国家卫生健康委员会"十三五"规划教材

专科医师核心能力提升导引丛书

供专业学位研究生及专科医师用

临床流行病学

Clinical Epidemiology

第 5 版

主　　编　黄悦勤

副 主 编　刘爱忠　孙业桓

编　　者　（按姓氏笔画排序）

田　庄　北京协和医院　　　　　　　　何　耀　中国人民解放军总医院

刘建平　北京中医药大学循证医学中心　陈维清　中山大学公共卫生学院

刘爱忠　中南大学湘雅公共卫生学院　　周宝森　中国医科大学附属第一医院

刘肇瑞　北京大学第六医院　　　　　　赵根明　复旦大学公共卫生学院

闫永平　空军军医大学军事预防医学系　贾存显　山东大学公共卫生学院

孙业桓　安徽医科大学公共卫生学院　　黄悦勤　北京大学第六医院

编写秘书　张婷婷　北京大学第六医院

人民卫生出版社

图书在版编目（CIP）数据

临床流行病学 / 黄悦勤主编 . —5 版 . —北京：
人民卫生出版社, 2020

ISBN 978-7-117-30007-0

Ⅰ. ①临⋯　Ⅱ. ①黄⋯　Ⅲ. ①临床流行病学 - 研究生
- 教材　Ⅳ. ①R181.3

中国版本图书馆 CIP 数据核字（2020）第 100317 号

| 人卫智网 | www.ipmph.com | 医学教育、学术、考试、健康，购书智慧智能综合服务平台 |
| 人卫官网 | www.pmph.com | 人卫官方资讯发布平台 |

临床流行病学

第 5 版

主　　编：黄悦勤

出版发行：人民卫生出版社（中继线 010-59780011）

地　　址：北京市朝阳区潘家园南里 19 号

邮　　编：100021

E - mail：pmph @ pmph.com

购书热线：010-59787592　010-59787584　010-65264830

印　　刷：北京铭成印刷有限公司

经　　销：新华书店

开　　本：850×1168　1/16　　印张：22　　插页：2

字　　数：621 千字

版　　次：2002 年 8 月第 1 版　　2020 年 7 月第 5 版
　　　　　2023 年 5 月第 5 版第 5 次印刷（总第 22 次印刷）

标准书号：ISBN 978-7-117-30007-0

定　　价：85.00 元

打击盗版举报电话：010-59787491　E-mail：WQ @ pmph.com

质量问题联系电话：010-59787234　E-mail：zhiliang @ pmph.com

主 编 简 介

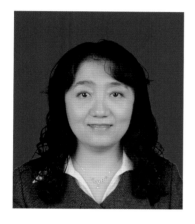

黄悦勤　教授,博士生导师。北京大学第六医院社会精神病学与行为医学研究室主任,兼任中国残疾人联合会副主席,《中国心理卫生杂志》社长兼常务副主编,中国心理卫生协会危机干预专业委员会主任委员,中国残疾人康复协会副理事长,康复国际执行委员及健康与功能专业委员会主席,美国精神病协会国际理事,世界艺术与科学学院院士,香港大学名誉教授,在国内外多个学术团体兼职。

教学领域专长流行病学、临床流行病学和预防医学。自 1997 年开始担任北京大学医学部研究生必修课“临床流行病学”的主讲教师至今。长期从事科研、教学和党政工作,研究领域涉及各类精神障碍以及控烟、生殖健康等。承担一系列国家级、部委级和国际合作项目,其中最重要的是国家科技支撑计划项目课题“中国成人精神疾病流行病学调查”和卫生部公益性行业科研专项“中国精神障碍疾病负担及卫生服务利用的研究”,主要结果已经在 *Lancet Psychiatry* 发表。目前负责国家重点研发计划“中国精神障碍队列研究”;担任世界精神卫生调查和“10/66 痴呆国际合作研究”的中国负责人,科研经费累计逾 5 000 万元。主编教材和专著 7 本,参编教材和专著 45 本;共发表学术文章 330 篇,其中第一作者和责任作者文章 170 篇;编写创作科普文章、健康教育录像和电影等。

副主编简介

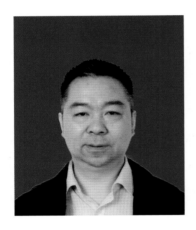

刘爱忠 教授,博士生导师。中南大学湘雅公共卫生学院流行病与卫生统计学系主任,中南大学数学与交叉科学中心副主任。中华医学会临床流行病学和循证医学分会第八届委员会委员,中国卫生经济学会卫生技术经济评价专业委员会委员,湖南省健康管理学会社区健康管理专业委员会主任委员,湖南省健康管理学会常务理事,湖南省流行病学专业委员会副主任委员,湖南省临床流行病学与循证医学专业委员会副主任委员,湖南省预防医学会疫苗与免疫专业委员会副主任委员。

长期从事流行病学、临床流行病学等教学科研工作,主持 10 余项、参与多项国家级、省部级和国际合作课题的研究。获省部级科技成果奖 6 项。发表学术论文 190 余篇,其中 SCI 论文 50 余篇;主编教材 4 部,副主编教材 7 部。担任国家级资源共享课"流行病学"的课程负责人,清华大学学堂在线"临床流行病学""管理流行病学"慕课课程负责人。

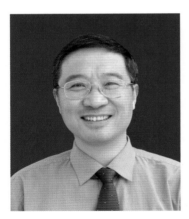

孙业桓 教授,博士生导师。现任安徽医科大学研究生学院院长、循证医药学中心主任。现任《中华行为医学与脑科学杂志》《中华流行病学杂志》《医学教育研究与实践》等杂志编委、中华预防医学会流行病学分会委员、伤害预防与控制分会常务委员、安徽省预防医学会伤害预防与控制专业委员会主任委员。

从事教学工作 37 年,主要从事流行病学、临床流行病学、循证医学、医学科研方法学等教学工作,为安徽省学术和技术带头人、省级教学名师。曾获省级科技进步三等奖、国家级教学研究成果二等奖、省级教学研究成果特等奖、一等奖、二等奖;在国内外发表学术论文 250 余篇;主编、副主编、参编出版学术著作或教材 20 余部。

全国高等学校医学研究生"国家级"规划教材 第三轮修订说明

进入新世纪,为了推动研究生教育的改革与发展,加强研究型创新人才培养,人民卫生出版社启动了医学研究生规划教材的组织编写工作,在多次大规模调研、论证的基础上,先后于2002年和2008年分两批完成了第一轮50余种医学研究生规划教材的编写与出版工作。

2014年,全国高等学校第二轮医学研究生规划教材评审委员会及编写委员会在全面、系统分析第一轮研究生教材的基础上,对这套教材进行了系统规划,进一步确立了以"解决研究生科研和临床中实际遇到的问题"为立足点,以"回顾、现状、展望"为线索,以"培养和启发读者创新思维"为中心的教材编写原则,并成功推出了第二轮(共70种)研究生规划教材。

本套教材第三轮修订是在党的十九大精神引领下,对《国家中长期教育改革和发展规划纲要(2010—2020年)》《国务院办公厅关于深化医教协同进一步推进医学教育改革与发展的意见》,以及《教育部办公厅关于进一步规范和加强研究生培养管理的通知》等文件精神的进一步贯彻与落实,也是在总结前两轮教材经验与教训的基础上,再次大规模调研、论证后的继承与发展。修订过程仍坚持以"培养和启发读者创新思维"为中心的编写原则,通过"整合"和"新增"对教材体系做了进一步完善,对编写思路的贯彻与落实采取了进一步的强化措施。

全国高等学校第三轮医学研究生"国家级"规划教材包括五个系列。①科研公共学科:主要围绕研究生科研中所需要的基本理论知识,以及从最初的科研设计到最终的论文发表的各个环节可能遇到的问题展开;②常用统计软件与技术:介绍了SAS统计软件、SPSS统计软件、分子生物学实验技术、免疫学实验技术等常用的统计软件以及实验技术;③基础前沿与进展:主要包括了基础学科中进展相对活跃的学科;④临床基础与辅助学科:包括了专业学位研究生所需要进一步加强的相关学科内容;⑤临床专业学科:通过对疾病诊疗历史变迁的点评、当前诊疗中困惑、局限与不足的剖析,以及研究热点与发展趋势探讨,启发和培养临床诊疗中的创新思维。

该套教材中的科研公共学科、常用统计软件与技术学科适用于医学院校各专业的研究生及相应的科研工作者,基础前沿与进展学科主要适用于基础医学和临床医学的研究生及相应的科研工作者;临床基础与辅助学科和临床专业学科主要适用于专业学位研究生及相应学科的专科医师。

全国高等学校第三轮医学研究生"国家级"规划教材目录

| 11 | SAS 统计软件应用（第 4 版） | 主　编 | 贺　佳 |
| | | 副主编 | 尹　平　石武祥 |

12	医学分子生物学实验技术（第 4 版）	主　审	药立波
		主　编	韩　骅　高国全
		副主编	李冬民　喻　红

| 13 | 医学免疫学实验技术（第 3 版） | 主　编 | 柳忠辉　吴雄文 |
| | | 副主编 | 王全兴　吴玉章　储以微　崔雪玲 |

| 14 | 组织病理技术（第 2 版） | 主　编 | 步　宏 |
| | | 副主编 | 吴焕文 |

| 15 | 组织和细胞培养技术（第 4 版） | 主　审 | 章静波 |
| | | 主　编 | 刘玉琴 |

| 16 | 组织化学与细胞化学技术（第 3 版） | 主　编 | 李　和　周德山 |
| | | 副主编 | 周国民　肖　岚　刘佳梅　孔　力 |

17	医学分子生物学（第 3 版）	主　审	周春燕　冯作化
		主　编	张晓伟　史岸冰
		副主编	何凤田　刘　戟

| 18 | 医学免疫学（第 2 版） | 主　编 | 曹雪涛 |
| | | 副主编 | 于益芝　熊思东 |

| 19 | 遗传和基因组医学 | 主　编 | 张　学 |
| | | 副主编 | 管敏鑫 |

| 20 | 基础与临床药理学（第 3 版） | 主　编 | 杨宝峰 |
| | | 副主编 | 李　俊　董　志　杨宝学　郭秀丽 |

| 21 | 医学微生物学（第 2 版） | 主　编 | 徐志凯　郭晓奎 |
| | | 副主编 | 江丽芳　范雄林 |

| 22 | 病理学（第 2 版） | 主　编 | 来茂德　梁智勇 |
| | | 副主编 | 李一雷　田新霞　周　桥 |

23	医学细胞生物学（第 4 版）	主　审	杨　恬
		主　编	安　威　周天华
		副主编	李　丰　吕　品　杨　霞　王杨淦

| 24 | 分子毒理学（第 2 版） | 主　编 | 蒋义国　尹立红 |
| | | 副主编 | 骆文静　张正东　夏大静　姚　平 |

| 25 | 医学微生态学（第 2 版） | 主　编 | 李兰娟 |

| 26 | 临床流行病学（第 5 版） | 主　编 | 黄悦勤 |
| | | 副主编 | 刘爱忠　孙业桓 |

| 27 | 循证医学（第 2 版） | 主　审 | 李幼平 |
| | | 主　编 | 孙　鑫　杨克虎 |

28	断层影像解剖学	主　编	刘树伟　张绍祥
		副主编	赵　斌　徐　飞
29	临床应用解剖学（第 2 版）	主　编	王海杰
		副主编	臧卫东　陈　尧
30	临床心理学（第 2 版）	主　审	张亚林
		主　编	李占江
		副主编	王建平　仇剑崟　王　伟　章军建
31	心身医学	主　审	Kurt Fritzsche　吴文源
		主　编	赵旭东
		副主编	孙新宇　林贤浩　魏　镜
32	医患沟通（第 2 版）	主　审	周　晋
		主　编	尹　梅　王锦帆
33	实验诊断学（第 2 版）	主　审	王兰兰
		主　编	尚　红
		副主编	王传新　徐英春　王　琳　郭晓临
34	核医学（第 3 版）	主　审	张永学
		主　编	李　方　兰晓莉
		副主编	李亚明　石洪成　张　宏
35	放射诊断学（第 2 版）	主　审	郭启勇
		主　编	金征宇　王振常
		副主编	王晓明　刘士远　卢光明　宋　彬
			李宏军　梁长虹
36	疾病学基础	主　编	陈国强　宋尔卫
		副主编	董　晨　王　韵　易　静　赵世民
			周天华
37	临床营养学	主　编	于健春
		副主编	李增宁　吴国豪　王新颖　陈　伟
38	临床药物治疗学	主　编	孙国平
		副主编	吴德沛　蔡广研　赵荣生　高　建
			孙秀兰
39	医学 3D 打印原理与技术	主　编	戴尅戎　卢秉恒
		副主编	王成焘　徐　弢　郝永强　范先群
			沈国芳　王金武
40	互联网＋医疗健康	主　审	张来武
		主　编	范先群
		副主编	李校堃　郑加麟　胡建中　颜　华
41	呼吸病学（第 3 版）	主　编	王　辰　陈荣昌
		副主编	代华平　陈宝元　宋元林

42	消化内科学（第3版）	主 审	樊代明	李兆申		
		主 编	钱家鸣	张澍田		
		副主编	田德安	房静远	李延青	杨 丽
43	心血管内科学（第3版）	主 审	胡大一			
		主 编	韩雅玲	马长生		
		副主编	王建安	方 全	华 伟	张抒扬
44	血液内科学（第3版）	主 编	黄晓军	黄 河	胡 豫	
		副主编	邵宗鸿	吴德沛	周道斌	
45	肾内科学（第3版）	主 审	谌贻璞			
		主 编	余学清	赵明辉		
		副主编	陈江华	李雪梅	蔡广研	刘章锁
46	内分泌内科学（第3版）	主 编	宁 光	邢小平		
		副主编	王卫庆	童南伟	陈 刚	
47	风湿免疫内科学（第3版）	主 审	陈顺乐			
		主 编	曾小峰	邹和建		
		副主编	古洁若	黄慈波		
48	急诊医学（第3版）	主 审	黄子通			
		主 编	于学忠	吕传柱		
		副主编	陈玉国	刘 志	曹 钰	
49	神经内科学（第3版）	主 编	刘 鸣	崔丽英	谢 鹏	
		副主编	王拥军	张杰文	王玉平	陈晓春
			吴 波			
50	精神病学（第3版）	主 编	陆 林	马 辛		
		副主编	施慎逊	许 毅	李 涛	
51	感染病学（第3版）	主 编	李兰娟	李 刚		
		副主编	王贵强	宁 琴	李用国	
52	肿瘤学（第5版）	主 编	徐瑞华	陈国强		
		副主编	林东昕	吕有勇	龚建平	
53	老年医学（第3版）	主 审	张 建	范 利	华 琦	
		主 编	刘晓红	陈 彪		
		副主编	齐海梅	胡亦新	岳冀蓉	
54	临床变态反应学	主 编	尹 佳			
		副主编	洪建国	何韶衡	李 楠	
55	危重症医学（第3版）	主 审	王 辰	席修明		
		主 编	杜 斌	隆 云		
		副主编	陈德昌	于凯江	詹庆元	许 媛

56	普通外科学（第 3 版）	主　编	赵玉沛			
		副主编	吴文铭	陈规划	刘颖斌	胡三元
57	骨科学（第 3 版）	主　审	陈安民			
		主　编	田　伟			
		副主编	翁习生	邵增务	郭　卫	贺西京
58	泌尿外科学（第 3 版）	主　审	郭应禄			
		主　编	金　杰	魏　强		
		副主编	王行环	刘继红	王　忠	
59	胸心外科学（第 2 版）	主　编	胡盛寿			
		副主编	王　俊	庄　建	刘伦旭	董念国
60	神经外科学（第 4 版）	主　编	赵继宗			
		副主编	王　硕	张建宁	毛　颖	
61	血管淋巴管外科学（第 3 版）	主　编	汪忠镐			
		副主编	王深明	陈　忠	谷涌泉	辛世杰
62	整形外科学	主　编	李青峰			
63	小儿外科学（第 3 版）	主　审	王　果			
		主　编	冯杰雄	郑　珊		
		副主编	张潍平	夏慧敏		
64	器官移植学（第 2 版）	主　审	陈　实			
		主　编	刘永锋	郑树森		
		副主编	陈忠华	朱继业	郭文治	
65	临床肿瘤学（第 2 版）	主　编	赫　捷			
		副主编	毛友生	沈　铿	马　骏	于金明
			吴一龙			
66	麻醉学（第 2 版）	主　编	刘　进	熊利泽		
		副主编	黄宇光	邓小明	李文志	
67	妇产科学（第 3 版）	主　审	曹泽毅			
		主　编	乔　杰	马　丁		
		副主编	朱　兰	王建六	杨慧霞	漆洪波
			曹云霞			
68	生殖医学	主　编	黄荷凤	陈子江		
		副主编	刘嘉茵	王雁玲	孙　斐	李　蓉
69	儿科学（第 2 版）	主　编	桂永浩	申昆玲		
		副主编	杜立中	罗小平		
70	耳鼻咽喉头颈外科学（第 3 版）	主　审	韩德民			
		主　编	孔维佳	吴　皓		
		副主编	韩东一	倪　鑫	龚树生	李华伟

71	眼科学（第 3 版）	主　审	崔　浩	黎晓新		
		主　编	王宁利	杨培增		
		副主编	徐国兴	孙兴怀	王雨生	蒋　沁
			刘　平	马建民		

72　灾难医学（第 2 版）　　　　主　审　王一镗
　　　　　　　　　　　　　　主　编　刘中民
　　　　　　　　　　　　　　副主编　田军章　周荣斌　王立祥

73　康复医学（第 2 版）　　　　主　编　岳寿伟　黄晓琳
　　　　　　　　　　　　　　副主编　毕　胜　杜　青

74　皮肤性病学（第 2 版）　　　主　编　张建中　晋红中
　　　　　　　　　　　　　　副主编　高兴华　陆前进　陶　娟

75　创伤、烧伤与再生医学（第 2 版）　主　审　王正国　盛志勇
　　　　　　　　　　　　　　主　编　付小兵
　　　　　　　　　　　　　　副主编　黄跃生　蒋建新　程　飚　陈振兵

76　运动创伤学　　　　　　　　主　编　敖英芳
　　　　　　　　　　　　　　副主编　姜春岩　蒋　青　雷光华　唐康来

77　全科医学　　　　　　　　　主　审　祝墡珠
　　　　　　　　　　　　　　主　编　王永晨　方力争
　　　　　　　　　　　　　　副主编　方宁远　王留义

78　罕见病学　　　　　　　　　主　编　赵玉沛
　　　　　　　　　　　　　　副主编　张抒扬

79　临床医学示范案例分析　　　主　编　胡翊群　李海潮
　　　　　　　　　　　　　　副主编　沈国芳　罗小平　余保平　吴国豪

全国高等学校第三轮医学研究生"国家级"规划教材评审委员会名单

顾　问
　　韩启德　桑国卫　陈　竺　曾益新　赵玉沛

主任委员（以姓氏笔画为序）
　　王　辰　刘德培　曹雪涛

副主任委员（以姓氏笔画为序）
　　于金明　马　丁　王正国　卢秉恒　付小兵　宁　光　乔　杰
　　李兰娟　李兆申　杨宝峰　汪忠镐　张　运　张伯礼　张英泽
　　陆　林　陈国强　郑树森　郎景和　赵继宗　胡盛寿　段树民
　　郭应禄　黄荷凤　盛志勇　韩雅玲　韩德民　赫　捷　樊代明
　　戴尅戎　魏于全

常务委员（以姓氏笔画为序）
　　文历阳　田勇泉　冯友梅　冯晓源　吕兆丰　闫剑群　李　和
　　李　虹　李玉林　李立明　来茂德　步　宏　余学清　汪建平
　　张　学　张学军　陈子江　陈安民　尚　红　周学东　赵　群
　　胡志斌　柯　杨　桂永浩　梁万年　瞿　佳

委　员（以姓氏笔画为序）
　　于学忠　于健春　马　辛　马长生　王　彤　王　果　王一镗
　　王兰兰　王宁利　王永晨　王振常　王海杰　王锦帆　方力争
　　尹　佳　尹　梅　尹立红　孔维佳　叶冬青　申昆玲　田　伟
　　史岸冰　冯作化　冯杰雄　兰晓莉　邢小平　吕传柱　华　琦
　　向　荣　刘　民　刘　进　刘　鸣　刘中民　刘玉琴　刘永锋
　　刘树伟　刘晓红　安　威　安胜利　孙　鑫　孙国平　孙振球
　　杜　斌　李　方　李　刚　李占江　李幼平　李青峰　李卓娅
　　李宗芳　李晓松　李海潮　杨　恬　杨克虎　杨培增　吴　皓

吴文源　吴忠均　吴雄文　邹和建　宋尔卫　张大庆　张永学
张亚林　张建中　张绍祥　张晓伟　张澍田　陈　实　陈　彪
陈平雁　陈荣昌　陈顺乐　范　利　范先群　岳寿伟　金　杰
金征宇　周　晋　周天华　周春燕　周德山　郑　芳　郑　珊
赵旭东　赵明辉　胡　豫　胡大一　胡翊群　药立波　柳忠辉
祝墡珠　贺　佳　秦　川　敖英芳　晋红中　钱家鸣　徐志凯
徐勇勇　徐瑞华　高国全　郭启勇　郭晓奎　席修明　黄　河
黄子通　黄晓军　黄晓琳　黄悦勤　曹泽毅　龚非力　崔　浩
崔丽英　章静波　梁智勇　谌贻璞　隆　云　蒋义国　韩　骅
曾小峰　谢　鹏　谭　毅　熊利泽　黎晓新　颜　艳　魏　强

前　言

　　临床流行病学是一门为医学界逐渐熟知的、有蓬勃生命力的交叉学科。近年来,随着提高临床研究方法学水平的需求增加,在临床疾病的诊断、治疗和防治中,越来越多的临床医学及其相关学科的专业人员开始了解和学习这门临床研究的基础学科。《临床流行病学》于2002年被纳入首批全国高等医药院校研究生规划教材,出版后得到了全国医学院校和读者的普遍欢迎。2005年经过教育部学位与研究生教育发展中心组织的通讯评议和国务院学位委员会评议组召集人会议审议,本教材入选"研究生教学用书"。按照教育部学位管理与研究生教育有关遴选出版2006至2014年推荐研究生教学用书的安排,人民卫生出版社积极组织本教材进行第2次、第3次、第4次出版。2018年10月,人民卫生出版社启动了第三轮全国高等学校医学专业研究生国家级规划教材修订工作,再次统一部署,提出了本教材第5版的编写指导思想,将读者对象定位为临床医学、基础医学、预防医学、药学、护理学等专业的硕士生、博士生及相应的医药工作者;目的是要在研究生科研能力的培养过程中起到引领作用,兼顾实用性和思想性,为学生的创新提供探索、挖掘的工具与技能。作为国内目前唯一的《临床流行病学》研究生教材,本书面向有流行病学和统计学基础知识的临床专业研究生,提供解决临床中复杂问题的理论依据、思维方法和分析手段,在众多版本的同名教材中突出高深和广博的特色。

　　本教材第5版继承了前4版的基本思想,突出体现临床流行病学是临床医学重要的基础课程和科学研究必需的方法学科,将临床研究的设计、测量和评价作为贯穿全书的主线,并根据本教材的读者对象是临床医学专业的研究生以及接受继续医学教育的临床医生,结合本教材出版18年以来的教学实践经验,前四章力求全面深入地阐述临床流行病学的设计和测量方法,按照流行病学方法学体系全面介绍了临床研究所需的科研方法学,还增加了临床研究必不可少的医学伦理学的原则和应用方法。第五章至第十章为评价部分,以临床科研实用为目的,分别介绍了临床研究的质量控制、诊断试验、治疗性研究、预后研究、因果关系推断的方法,以及循证医学及系统综述的方法。为了突出研究生教材的前沿性,第十一章和第十二章分别介绍了临床决策分析和卫生经济学在临床研究中的应用。编者们根据多年教学实践了解的临床科研的实际需要,在第十三章专门介绍了临床研究的资料分析,在第十四章专门讲述了临床研究文献的阅读与评价,在第十五章详细介绍了临床研究选题与立题和论文撰写方法,力求帮助读者理论与实践相结合,融会贯通地学习全书的理论和知识。总之,本教材突出体现了临床研究方法学的理论性精深和实用性宽广的主要特色,旨在成为从事临床医学科研和教学的各层次专业人员实用的高级参考书。

　　作为主编,我通过23年的教学经验和前4版教材的编写,充分体会到临床流行病学在临床研究的应用价值和发展前途,深刻感受到为提高临床科研水平自己责无旁贷。我和全体编者力争使本书获得同行专家学者的认同和广大读者的喜爱,成为临床研究生和科研工作者的良师益友。

　　在本教材第1~5版的出版历程中,来自全国各单位的编者齐心协力、无私奉献,保质保量地完成了编写任务;本书的学术秘书张婷婷博士在整个编写过程中付出了辛勤劳动。在此,我要向对本教材出版作出贡献的全体编委会成员鞠躬致谢,衷心感谢同仁们多年来给予我的充分信任和大力合作。

临床流行病学的学科随着医学和科技日新月异的发展,未来将融入更多的理论、观念、方法,不断提高和扩充,知识更新永无止境。因此,当读者阅读本教材时难免会发现不完善之处和差错。我和编委会成员真诚地欢迎各院校老师和同学、从事临床科研的专业人员以及广大读者给本教材提出建设性意见。

黄悦勤

2020 年 4 月 18 日

目　　录

第一章 绪论

第一节 临床流行病学基本概念

一、临床流行病学的定义

临床流行病学（clinical epidemiology）是将现代流行病学及生物统计学的原理和方法引入临床医学领域，基于群体水平，研究疾病的自然史、诊断方法和治疗效果评价的交叉学科。作为一门近代发展迅速且应用广泛的方法学科，临床流行病学的研究对象从传统临床医学的患者个体扩大到患病群体；通过严谨的设计、测量和评价，探讨疾病的病因、发生、发展、诊断、防治和预后的规律，并为临床决策提供科学证据。因此，临床流行病学是临床医学重要的基础课程和科学研究必需的方法学科。

临床流行病学一词来源于两门学科，即临床医学和流行病学。临床流行病学为临床问题寻找答案，并且以当前能够获取的最佳证据来指导临床决策，因此称之为"临床"；同时，因为运用了流行病学的系统方法学来解决各种临床问题，将患病个体的诊断和治疗放在相同疾病的患病群体背景下进行，因此又称之为"流行病学"。从历史的角度来看，流行病学的创始人大多数都是临床医生，到二十世纪中晚期，临床流行病学才从流行病学学科中分离出来，两门学科因而具有了各自相对独立的科研方向、机构、课程、书籍和杂志。但是，所有临床医学家和流行病学家都越来越清醒地意识到，这两门学科是交叉融合在一起的。为了正确判断临床信息，临床医学工作者需要像学习其他医学基础学科一样，学习临床流行病学，掌握能够产生正确结论的各种临床观察和判断的方法学，为临床实践和临床科研创造基础。

著名临床流行病学家 Robert H. Fletcher 认为，临床流行病学是对单个患者作预测的科学，它运用研究几组患者的严格的科学方法，对许多有类似临床情况的患者加以测量，以保证对单个患者预测的准确性。临床流行病学的目的是建立和发展能够减少系统误差（systematic error）和随机误差（random error）导致错误结论的临床研究方法，从而得出符合真实情况的结论。为了在临床医疗中作出正确决策，临床医生需要真实可靠的证据信息，而临床流行病学就是取得这种证据信息的一门重要的方法学。

二、临床流行病学的学科发展和现状

1938 年，美国的 John Paul 首先提出了临床流行病学的概念，他认为传统的流行病学是研究人群中疾病的分布和影响因素的学科，而临床流行病学则是为临床医师和临床科学研究者服务的重要方法学，从患者入手研究各种临床问题。但之后的三十多年间，临床流行病学的学说并未被临床医学的学术界所接受。直到二十世纪七十年代后期和八十年代初期，通过 David L. Sackett、Alvan R. Feinstein 和 Robert H. Fletcher 等学者的共同努力，在临床研究和医疗实践中，创造性地将流行病学及生物统计学的原理和方法有机地与临床医学相结合，发展和丰富了临床研究方法学，成为现代临床流行病学。

早在 1747 年，英国的 James Lind 关于维生素 C 缺乏症（坏血病）的病因研究是人群中最早开展的流行病学实验性研究。实验流行病学（experimental epidemiology）的概念是英国学者 Topley 于 1919 年首先提出的，他用鼠伤寒沙门菌感染纯种小鼠群，改变宿主及环境因素，观察这些因素对动物群感染流行的影响，创立了实验流行病学。而流行病学实验研究的原理和方法广泛应用到临床研究中则始于二十世纪八十年代。

最初,临床流行病学强调在临床研究中进行严格的设计、测量与评价(design, measurement and evaluation on clinical research, DME)。因此,DME成为临床流行病学初期的核心内容,其目标是针对临床医学研究中存在的问题,为提高临床医学研究水平提供科学的方法学。在学科发展的过程中,临床流行病学工作者在临床科研中大力提倡进行随机对照试验(randomized controlled trial, RCT),认为此研究设计方法采用随机化分组,可以消除研究对象分组时的选择偏倚和混杂偏倚;采用双盲、对照可以消除试验过程中的信息偏倚,因此能够保证研究结果的真实性。随着医学模式的转变和学科的发展,临床流行病学作为循证医学(evidence-based medicine)的方法学基础,注重通过严谨的临床试验获取医学证据。同时,提倡为了提高临床决策的科学性,应用策略论和概率论的理论,以各种临床资料的概率数值为依据进行临床决策分析。此外,近年来临床流行病学还运用经济学的原理和方法研究临床问题,开展卫生经济学的评价。总之,临床流行病学学科随着时代对临床医学研究要求的提高而不断吸取现代流行病学、生物统计学、经济学、其他相关医学学科以及社会人文科学等学科的原理和方法,扩大学科的领域、内容和体系,有着广阔的发展前景。

临床流行病学学科组织的建立和发展与二十世纪八十年代初美国洛克菲勒基金会(Rockefeller Foundation)的支持和资助有着直接的关系。在该基金会的发起和支持下,于1982年建立了国际临床流行病学网络(international clinical epidemiology network, INCLEN),它的第一期项目是在美国、加拿大和澳大利亚建立了5个国际临床流行病学资源和培训中心(clinical epidemiology resource and training center, CERTC),为全世界,尤其是发展中国家培养了大批临床流行病学高级专业人才。之后在22个国家建立了临床流行病学单位(clinical epidemiology unit, CEU),主要分布在亚洲、非洲和拉丁美洲的发展中国家,包括我国的复旦大学(原上海医科大学)和四川大学(原华西医科大学)。通过各国CEU的努力,在当地进行了大量临床流行病学的普及工作,大大提高了各国临床研究的水平。INCLEN组织每年召开一次学术年会,并建立了刊物——INCLEN Newsletter,

还出版发行了《临床流行病学杂志》。在二十世纪九十年代初,INCLEN进入了总体计划的第二期项目,提出其宗旨为:"在最可靠的临床依据和有效使用卫生资源的基础上,促进临床医学实践,从而改善人民健康。为达此目的,本工作网内各国临床医师、统计学家及社会学家须共同奋斗,以建立和维持科学研究和医学教育最佳和可靠水平的能力。"通过INCLEN的第二期项目,该组织不断发展和壮大,临床流行病学学科的知识在世界范围内得到广泛和深入的普及。

我国于1980年在美国洛克菲勒基金会的帮助和卫生部的支持下,派遣专家到英国剑桥大学参加由洛克菲勒基金会和卫生部主办的"临床流行病学"培训班学习,将临床流行病学这一新的交叉学科引入我国。1983年,在卫生部的领导下,我国13所部属院校接受了世界银行的教育贷款项目,即DME培训项目。此后,1989年召开了首届临床流行病学/DME学术会议,成立了中国临床流行病学网(China clinical epidemiology network, CHINACLEN),1993年正式成立了中华医学会临床流行病学分会。从此,我国临床流行病学的学术活动发展为全国性正规化的活动,推动我国临床流行病学学科取得了长足进展。

近年来,国内临床流行病学有了飞跃发展。在世界卫生组织及医学界的广泛支持下,临床流行病学知识得到临床工作者的重视和学习,临床流行病学的方法在医学科研中的地位得到认可和普及,这一可喜的进步对医学事业的发展,尤其是在大力倡导循证医学的理念指导下,对于提高临床科研水平产生了积极的推动作用。

三、临床流行病学与临床医学和流行病学的关系

著名临床流行病学家David L. Sackett、Alvan R. Feinstein和Robert H. Fletcher对临床流行病学与其相关学科的关系进行了充分阐述。David L. Sackett精辟地分析了基础医学、临床医学和流行病学之间的相互关系,认为几乎所有基础医学研究和绝大多数流行病学研究都与临床密切结合,能解决患者存在的实际问题,而以后在生物医学中出现了分子生物学的革命,流行病学研究中出现了近代计算机信息革命,这两次革命使得基础

医学和流行病学的研究越来越脱离临床医学。因此，只有发展临床流行病学，使直接为患者服务的临床医师，经过严格训练，既掌握生物医学科学，又将流行病学和生物统计学的原理和方法应用到临床的诊断和治疗过程中，才能使临床研究获得深入发展。Robert H. Fletcher 认为临床流行病学是将流行病学的原理和方法应用于临床，解释和观察临床问题的一门方法学。他认为临床流行病学区别于其他医学学科的最重要特征是其所研究的对象是患病群体，其所关心的是患病群体中临床事件（clinical events）的概率变化，分析临床事件是以一个完整的人体作为统计单位，而不是以人体中神经传递介质、组织培养、细胞膜及基因序列等作为观察单位。因此临床流行病学是宏观研究临床问题的科学。Alvan R. Feinstein 将临床流行病学称为临床研究的"建筑学"，高度概括了临床流行病学的重要性，即临床医学工作者除了需要掌握生物医学的基础知识，还需要将临床流行病学作为一门基础课学习，应用于临床实践和科研。

综上所述，临床流行病学是弥合临床医学和流行病学，乃至预防医学之间"裂痕"的桥梁，预防医学各学科，尤其是流行病学和生物统计学原理为临床流行病学提供了系统的方法学，而临床医学各学科丰富的临床信息亦为临床流行病学奠定了学科基础。

第二节　临床流行病学的特点和研究内容

一、临床流行病学的特点

（一）临床特点

临床流行病学的学科基础之一是临床医学，是在临床医学基础上建立起来的一门方法学。临床研究是以疾病的诊断、治疗、预后和病因为主要研究内容，以患者为主要研究对象，以医疗服务机构为主要研究基地，由多学科人员共同参与组织实施的科学研究活动。临床流行病学的任务是解决各种临床问题，因此临床流行病学家首先应该具有临床知识和经验，能够正确应用临床流行病学的方法解决临床各学科中的具体问题，并应用循证医学

的思想获得科学的结论，从而进一步应用于临床实践。学习临床流行病学，将其原理和方法应用于临床各科解决临床实际问题，才能实现临床流行病学的宗旨。应该指出，临床流行病学的方法具有普遍意义，可以广泛应用于临床各学科和专业。而且，由于临床医学的研究对象是患病人群，除了生物医学因素外，社会因素和心理因素等都对临床现象和疾病诊治有影响。因此，为了促进临床医学的发展，提高临床科研水平，临床工作者都应该学习临床流行病学这门临床医学的方法学。

（二）流行病学特点

流行病学的定义是"研究人群中疾病与健康状况的分布及其影响因素，并研究防治疾病及促进健康的策略和措施的科学"。传统流行病学在长期发展中形成的科学方法学日益在医学科学众多领域里发挥着重要的作用。目前，流行病学渗入到临床、基础和预防医学各个领域，与各有关学科相互结合、相互渗透，进而逐渐交融，产生了诸如分子流行病学、遗传流行病学、血清流行病学、药物流行病学、职业流行病学、管理流行病学、临床流行病学等许多交叉学科。从此意义上讲，临床流行病学就是流行病学在临床医学领域中应用的一个分支学科。

如前所述，临床流行病学与流行病学的关系在于其学科的原理和方法是来自现代流行病学。临床医学的微观研究已进入分子生物学和基因时代，但是其宏观研究长期以来停留在描述性研究的水平上，与医学科学日新月异的发展不相符合。临床工作者日益意识到流行病学概念，即群体的观念在临床医学中的重要地位，从流行病学引进科学的方法学在临床医学研究中能够发挥相当重要的作用。同时，随着临床流行病学的发展，学科的方法学也得到补充和发展。随着医学模式的转变，临床流行病学的方法学还引入了医学社会学和卫生经济学的原理和方法。因此在临床流行病学发展过程中，临床医学家需要依靠流行病学家、生物统计学家、卫生经济学家和医学社会学家的协同努力，提高科学研究的学术水平。

（三）发展的特点

临床流行病学是一门相对年轻的学科，因此能够在医学理论和实践的发展过程中更多地汲取最具时代特色的新观念和新学说。现代流行病学

和统计学由于电子计算机技术的突飞猛进而在方法学领域有着强大的生命力,临床流行病学的学科特点在此基础上,随着生物－心理－社会医学模式向着环境－生态－大众健康模式发展,以临床医学为基础,与流行病学、生物统计学、卫生经济学、社会医学,以及人文科学等相关学科相互结合、互相渗透;以患病个体为基础,扩大到相应的患病群体;由医院内个体患者的诊治扩大到社区人群疾病的防治;对疾病早期发现与防治,以及对疾病发生、发展和转归的规律更加全面和深入地探讨,使临床医学从经验医学转向循证医学。同时,临床流行病学将研究范畴向患者的社会行为、社会环境和社会卫生服务和保障、临床科研管理等领域扩展,不断与时俱进。简而言之,临床流行病学学科的发展对现代医学的发展有重要意义和价值。

二、临床流行病学的研究内容

(一)疾病诊断

近年来,随着科技飞速发展,新的检测方法和技术不断出现,导致临床诊断对仪器测查、实验室检查和影像学图像的依赖性明显增加。而多数诊断试验的正确性并非是绝对的,只能提供一个患病与否的概率,因而临床医师需要建立诊断概率的观念,正确评价并合理选择诊断试验或进行联合试验,以便通过较少项目的检查和化验获得对疾病的正确诊断。临床流行病学就是要研究各种疾病诊断方法的灵敏度、特异度、似然比、预测值等,为临床诊断提供科学的方法。

(二)疗效评价

临床应用的各种新药或新疗法的临床疗效评价是临床流行病学的一项重要研究内容。任何一种新研制的药物或治疗方法在推广应用之前,应通过严格的临床试验。但在国内外临床实践中,新药物或新疗法未经临床试验或未经严格的临床试验验证的情况屡见不鲜。轻易推广未经严格临床试验验证的治疗方法非但不能达到预期的疗效,还可能给患者带来不良影响,甚至严重后果,如"反应停"(沙利度胺)造成胎儿短肢畸形的事件。因此,任何一种新药物或疗法在临床推广应用之前都应开展多次同期随机双盲对照临床试验,以肯定其疗效并鉴定其作用。许多事实已经

证实,临床试验是科学地评价新药物和新疗法的正确方法。

(三)探讨病因

正确地认识疾病的病因是选择特异性诊断、进行特异性防治的基础,对疾病的病因探索是医学各学科研究的重要领域。将病因研究方法所包括的临床观察、实验室研究和流行病学研究综合应用于对疾病的危险因素和病因的探索,是临床流行病学的研究内容之一。在流行病学病因研究中,根据对疾病与病因的因果关系论证强度的强弱依次分为实验研究、队列研究、病例对照研究和描述性研究。而在临床进行病因因果关系研究时,除了上述方法外,还包括了临床实践中为探讨病因提供线索的病例分析和个案报告。与传统的宏观流行病学相比,临床流行病学更侧重疾病致病机制的研究。临床医生直接面对患者,可以及时获得最新的疾病信息,并应用科学的研究方法学,合理地利用信息和资源,探索疾病的危险因素和病因,研究致病机制,为疾病的早期诊断、有效防治以及改善预后、提高患者的生存质量等方面提供真实可靠的科学证据。

(四)循证医学

任何医疗决策都应基于客观的临床科学依据,循证医学(evidence-based medicine)的概念是审慎、明确和科学地应用现有的最好证据,同时结合医生的个人专业技能和临床经验,考虑患者的愿望,对患者作出医疗决策。传统的临床医学对诊断、治疗和预后的决策建立在临床医生个人的经验之上,而循证医学明确要求临床医学提供给患者的医疗应建立在目前所能提供的最佳医学证据的基础上,要求临床医生进行广泛的文献检索、运用评价临床文献的正规方法,以获得最真实可靠的信息,然后依据这些证据,对所诊治患者的诊断和治疗作出决策,对疾病预后进行判断。循证医学是"唯物主义""实事求是"的思想在医学实践中的具体体现。因此,循证医学针对医学实践中普遍存在的决策困难问题,更多地关注证据的收集和积累,利用有限的资源更好地为大众提供医疗卫生服务,推动医学科研水平和临床医疗水平的提高。循证医学涉及的相关学科,尤其是临床流行病学是实现上述目标、开展循证医学实践的主要基础理论和基本方法,而医学文献二次

评价也在近年随之发展迅猛,得到广泛普及。

（五）卫生经济学评价

近年来将经济学原理和方法应用于医学领域,产生了一门新的交叉学科——卫生经济学。卫生经济学评价（health economic evaluation）是应用一定的经济学分析和评价方法,将相关卫生规划或卫生活动的投入和产出相联系,进行比较评价。

卫生经济学评价的目的是论证某卫生规划或卫生活动实施方案的可行性,比较改善同一健康问题的各个方案,或者比较改善不同健康问题的各个方案,其核心原则就是比较每个方案的投入与产出,并且在不同方案之间进行比较,选择最佳方案。卫生经济学评价可以应用于预防保健领域,选择最为经济的预防保健措施或者最需要实施预防保健措施的人群,从而使用相同的资源获得最大的收益。卫生经济学评价还可以应用于技术评估领域,了解各项新技术的花费以及对个体健康状况的改善,从而选择适宜的新技术。在临床医疗实践中,卫生经济学评价亦可以比较疾病的各种诊疗方案,选择最佳方案。卫生经济学评价应用于药品研究领域,可以比较用于治疗相同疾病的不同药品,或者治疗不同疾病的不同药品,为选择治疗方案提供依据。卫生事业管理者和决策者可以通过卫生经济学评价的方法决定投资领域和投资方案,从而使有限的资金可以取得最大的收益。从产出衡量的角度,卫生经济学评价分为如下三大类:

1. 成本效果分析（cost-effectiveness analysis） 是将某卫生规划或卫生活动每个方案的成本与效果相联系进行分析和评价。

2. 成本效益分析（cost-benefit analysis） 是指将某卫生规划或卫生活动每个方案的成本与效益相联系进行分析和评价。

3. 成本效用分析（cost-utility analysis） 是将各个卫生规划或卫生活动实施方案的成本与效用相联系起来考虑,从而比较、评价和选择各种不同的方案。在进行产出测量时,通常是把各个不同方案的不同结果都转化为效用指标,比如质量调整寿命年、伤残调整寿命年等,使得各个方案的结果都使用一致的指标来表示。

（六）临床决策分析

为了提高临床决策的科学性,必须以各种概率数值为依据,以策略论和概率论的理论为指导,经过一定的分析、计算,使复杂的临床问题数量化,才有可能选出最佳行动方案,这就是临床决策分析。临床医学要求任何一项临床决策至少在理论上应该是必要的、有效的、安全的和经济的,但在临床实践中发现不完全符合,甚至完全不符合上述要求的决策屡见不鲜。例如,冠状动脉旁路移植术在美国曾风行一时,耗用了大量人力和物力资源。但一些随机对照研究表明,术后患者生活质量虽得到改善,而患者 5 年存活率并无明显变化。同时非手术疗法也有相当快的进展,亦能有效地改善患者的生活质量。对此,国内外仍有不同意见的争论,尚需要进行全面系统的临床试验进行验证。因此,应当树立权衡临床决策利弊得失的观念,提高临床决策的科学合理化程度。

（七）大数据技术的应用

随着当今社会的高速发展,科技发达,信息流通,交流方式改变,生活更便捷。信息时代发展到数据时代,高科技时代的产物应运而生——大数据（big data, mega data）。大数据指无法在一定时间范围内用常规软件工具进行捕捉、管理和处理的数据集合,是需要新处理模式才能具有更强的决策力、洞察发现力和流程优化能力的海量、高增长率和多样化的信息资产。大数据不用随机分析法即抽样调查,而是采用所有数据进行分析处理,具有大量、高速、多样、低价值密度、真实性的特点,临床流行病学无疑将吸取其中的精华。

此外,普及临床流行病学知识,需要临床流行病学工作者长期大量的工作,因而临床流行病学是医学人才培训的重要内容之一,具有促进学科发展的重要意义。同时,临床流行病学原理和方法可以作为各级医学科研基金任务书中研究设计的评价依据,以保证应用正确的方法学达到预期的研究目标。

第三节 临床流行病学的研究方法

一、原则

由于患者病后的主观感受、疾病的严重程度、疾病所处的发展阶段、体内外环境的影响、目前的治疗条件、过去治疗的经历以及对治疗措施的依从性等方面均可能存在着差别,从而使患同种疾病的不同患者的临床反应复杂化。同时,医生的理论水平、实践经验以及工作态度的差异,亦可以使他们在观察同一患者时所获得的重要临床特征、作出的临床诊断和获得影响预后的基线信息等存在差异。此外,临床工作还可能受到某些机遇或偏倚因素的干扰。上述各种情况均可影响或歪曲临床观察和科研结果,从而导致错误的结论。所以,临床流行病学就是要提供科学系统的方法,在临床研究的设计、资料收集和分析的各阶段应用流行病学、统计学及其他相关学科的方法,深刻、准确、全面地认识复杂的生物医学现象,应用逻辑思维方法进行归纳和演绎,即从个别事物中概括出一般原理、以一般的共同原理来认识和判断个别事物,获得临床研究的正确结论。

临床流行病学的宗旨就是面对临床医学实践中的复杂情况,应用流行病学和生物统计学的原理和方法学,并与临床实践相结合,以设计、测量和评价为主线,应用于复杂的临床医学研究实践。

二、设计

临床科研应该有明确的研究目的(objective),要对实施的研究措施可能产生的客观效应提供科学的假设(hypothesis),然后根据研究的目的,结合临床的可行性进行研究设计。设计(design)指临床研究方案和观察方法的设计,是临床科研实施前最重要的内容,直接决定科研的成败。临床科研设计的内容一般包括下列内容。

(一)研究目的和科研假设的确定

研究目的和假设的来源可以是有重大公共卫生学意义的内容或临床实际所遇到的问题,也可以从文献资料获得思路,根据大量的信息提出具体、明确的研究假设,以便为达到研究目的进行论证。

(二)确定设计方案

根据不同的临床研究性质、研究目的和假设及各种科研设计方案的科学性和可行性来选择相应的设计方案。例如,若研究某种治疗措施的临床效果,可以选择同期随机双盲对照试验;若需要观察肿瘤的预后,可以选择队列研究;若探讨某种疾病的危险因素,可以选择病例对照研究;若对比不同诊断方法的临床实用性,可以进行诊断试验评价研究。必须指出,每种设计方案都有其优点和适用性,也有一定的局限性,要根据课题选择最合适的设计方案。

(三)确定研究因素

一般说来,研究因素主要包括生物性因素、化学性因素、物理性因素、人口学特征、某些遗传因素、心理因素、不良的行为和生活方式等。进行设计时要确定具体研究因素及其强度、单因素或多因素,以及研究因素的不同暴露水平和研究因素的实施方法等内容。

(四)确定研究对象

进行设计时首先要确定在不同层次上选择研究对象,根据来源和作用,将研究对象分为四个层次:第一层是目标人群(target population);第二层是源人群(source population);第三层是合格人群(eligible population);第四层是研究对象(study participants)。在上述四层水平上选定研究对象之后,应该确定选择研究对象的标准,包括诊断标准、纳入标准和排除标准。由于研究对象是人,因此要遵循临床研究的医学伦理原则,包括研究对象在临床研究中的受益性和知情同意、研究对象的代表性和可比性、研究结局的发生率、志愿者(volunteer)的选择等。最后的重要步骤是根据研究目的和方案计算确定研究对象的样本量。

(五)确定效应指标

临床研究是通过观察研究因素在研究对象身上产生的效应来验证疗效和因果关系,因此需要运用恰当的指标进行评价。在选用具体指标时要考虑指标的关联性、特异性、客观性、真实性和可靠性,确定指标的类型和数量,并制订效应指标观察常规。同时要充分考虑效应指标的可操作性,以保证在临床研究中成功实施。

(六)研究设计的质量控制

根据临床流行病学设计的三大原则,即设置对照、随机分组和盲法,对临床研究的设计、资料收集和分析中可能出现影响结果真实性的三大偏倚,即选择偏倚、信息偏倚和混杂偏倚进行分析和控制,同时应用统计学原理计算机遇导致的误差,并通过提供足够的样本量减少随机误差,以利于获得具有高度真实性和可靠性的临床研究结果。

三、测量

测量（measurement）是用定量的方法来衡量和比较各种临床现象。在临床流行病学资料分析当中，需要利用频率测量指标和效应测量指标进行定量分析。前者是流行病学的描述指标，主要包括发病率、患病率、死亡率、病死率、治愈率、有效率、缓解率、复发率、毒副作用、体征的改变和实验室测定结果等；后者是流行病学的分析指标，主要包括绝对效应（率差）、相对效应（率比）和归因（防治）比例等，宏观指标还有伤残调整寿命年、质量调整寿命年等。

临床流行病学的测量方法要正确区分定量资料和定性资料，准确无误地使用客观指标和主观指标进行临床现象的测量，同时要研究测量中出现的各种变异及其对结果正确性的影响程度，并通过改进测量方法和严格遵循操作规则而减少误差。此外，要保证进行测量的试验措施有反应性和可测性，使测量的方法有良好的灵敏度（sensitivity）和特异度（specificity），明确各种测量指标的判断标准和临床意义。

由于在当前医学科技水平上，并非所有生物医学领域的测量指标都是客观性的，比如疼痛、满意度、精神状态，因此调查问卷和量表就是收集资料和主观指标客观化的测量手段。调查问卷是以问题的形式系统地记载调查内容的一种印件，其功能是将问题传达给受访者并使其如实回答。量表是一种测量工具，是确定主观的、有时是抽象概念的定量化测量的程序，是受访者主观特性的度量标准。采用调查问卷和量表进行测量，在精神医学、心理学、社会学等领域较为普遍。

四、评价

临床流行病学的评价（evaluation）方法是运用流行病学的原理和方法，结合临床各学科的知识，评价各种临床数据、实验室数据、各种临床研究结论的临床意义，同时要对资料进行统计学假设检验，确定其统计学意义，从而检验研究结果的真实性（validity）、可靠性（reliability）和可行性（feasibility）。此外，要根据临床流行病学对危险因素、病因、诊断、防治、疾病预后以及卫生经济学等严格评价的标准和有关判断临床意义的指标，结合专业及临床实际，对研究结果的科学价值及其适用性予以全面评价。需要强调的是，在评价过程中应该对研究结果的临床意义和统计学意义进行综合评价，二者相辅相成，根据临床科研的实际，全面评估研究结果的价值。

在对临床研究的第一手资料分析的同时，采用系统综述与 Meta 分析的方法对文献资料进行二次分析，也是当今信息社会的一类研究方法，在浩瀚的文献数据库中挖掘临床研究数据，通过全面收集所有相关的研究，对其逐个进行严格评价和分析，用统一的科学评判标准筛选出符合质量标准的文献，进行定性或定量综合，也能获得一定的科研成果，为循证医学实践提供证据。

本书将以临床科研的一般思路和程序，首先介绍临床流行病学的常用指标、研究设计的原则、方案、研究的真实性和可靠性、因果推断的基本原理和方法，同时介绍诊断试验、疗效研究、预后研究的设计和评价方法；其次，还介绍当前循证医学和系统综述、临床决策分析和卫生经济学评价的新进展；最后，为满足临床科研的实际需要，概括介绍临床研究的资料分析方法，包括资料收集方法及常用统计学方法的选用；此外，专门编写了临床研究文献的阅读与评价实例，以及具有实用价值的临床研究选题、立题和临床研究论文撰写方法，供广大读者在学习过程中理论联系实际，融会贯通地掌握临床流行病学的理论和方法。

思 考 题

1. 如何理解临床流行病学的学科特点？
2. 简述设计、测量、评价的具体内容。

（黄悦勤）

临床研究资料包括常规资料和专题资料等,测量指标包括陈述疾病频率分布的描述指标以及研究分布影响因素或防治效果的分析指标,它们是表述临床研究结果或做因果推断的重要数据基础。这些指标不仅可应用于医院小样本人群,也可应用于社区大样本人群。正确理解和应用这些资料以及测量指标,是临床研究的重要起点和基础。

第一节 概 述

一、临床研究的资料来源

(一)业务统计报表

如法定传染病报表、职业病报表、医院工作报表等是国家规定的报表,由国家统一设计,要求医疗卫生机构定期逐级上报,提供居民健康状况和医疗卫生机构工作的主要数据,作为制定卫生工作计划与措施、检查与总结工作的依据。

(二)日常性工作记录

包括门诊病历、住院病历、健康检查记录、病理检查、各种物理学检查及医学检查记录、孕妇保健记录、新生儿健康监测记录等。这类资料来自医院的病案室或相应科室,在较多医院完成了电子化录入与保存,因此利用较为方便。

以上两类资料具有容易获得、可作动态分析和进行多项目分析比较的优点。但是这些资料的可靠性、完整性存在一定问题;常因标准不一致,给资料的统计分析和比较造成困难;资料所提供信息的范围有一定限制,通常难以满足研究需要。

(三)专题调查

是指通过专题调查或研究获取的资料,如临床疗效分析、诊断试验评价等。这些资料难以从临床日常工作记录中得到,必须通过专题调查或研究获得。这类资料与前两种资料比较,其优点是可以根据研究目的与需要,收集所需的系统及完整的资料,并且通过一定质量控制措施,保证资料的可靠性。难点是花费人力、物力和财力较大。

(四)文献资料

有些理论性研究和临床决策,不一定仅依靠自己的研究资料,还可利用文献资料。文献资料又称间接资料,包括一切发表在各种文字载体上的研究成果或未公开发表的科研资料,其形式可以是参考书、期刊、工具书以及互联网上发布的信息等。例如 Meta 分析就是通过收集正式发表或尚未发表的具有同质性的文献资料进行定量综合分析。

二、临床研究的测量方法

临床科研中无论作诊断、预测和治疗,均需对机体的生理功能或疾病状态进行测试和评价,其测量方法与临床日常工作性测量的方法基本类同,但目的与要求却有区别。日常工作性测量的目的在于确定诊断、治疗及判断单个患者的治疗效果;而临床科研测量目的在于掌握研究群体的总体特征、研究基线情况与干预措施的效应反应。临床科研测量要求在整个研究过程中,测量的方法要统一,并执行严格的质量控制,在测量的各个环节都要避免测量误差。

(一)测量的概念

测量(measurement)就是用数值(数据)来反映事物的某种状态或特征的转换过程,即将非数世界的某种状态 A 转换成数世界中状态 A′,简而言之就是资料(数据)的收集过程(图 2-1)。

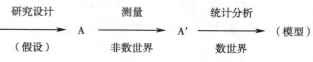

图 2-1 设计、测量和结果分析过程

测量包括三个要素：测量对象、测量规则和测量值。测量规则就是针对测量对象如何赋予数字或符号（测量值）。所谓医学测量是指医学研究和实践中的数据收集过程。诊断实验是为诊断提供信息的医学测量。测量中所用的方法（工具）统称为测量方法。现代科学或医学的发展特征之一，就是新的测量方法的出现或测量的精细化、复杂化和纵深化。

在医学研究中，一般对研究设计和统计分析十分注重，而对测量或涉及测量评价的测量理论尚存在重视不够的倾向。一个质量好的测量能实现研究设计的目的，并为统计分析提供良好的基础。一个质量差的测量不仅难以达到研究设计的目的，而且用再好再高深的统计分析方法也难以挽救或弥补。因此，必须注重测量及其评价。

（二）测量方法的分类

1. **感官测量法** 临床医生凭借生物感官对患者的体征进行观察，如视、触、叩、听。整个测量操作、记录或输出须经人工（非自动化），有人为因素介入。

2. **仪器测量法** 利用简单器械对患者的体格和生命指征进行测量，如身高计、体重计、体温计、血压计等。此外，借助复杂仪器设备对患者有关脏器的结构和功能进行测量，如用超声波、心电图、X线片、放射性核素扫描、CT和内镜等。

3. **实验室检测法** 通过化学、生物化学、微生物、血清学、免疫学等实验对患者的生理、病理现象进行测量，如血液检查、尿液检查、粪便检查、骨髓及其他组织活检、肝功能检查、肾功能检查等。

以上测量是研究人员利用自己的感官或借助仪器和实验室检测等客观手段了解研究对象的情况，称为客观测量（objective measurement）。通过这些方法测得的指标称为客观指标（objective index）。其中有些测量可以用度量衡测量，其结果可以用具体的数值表示出来，如高度、长度、温度、速度、硬度、重量、容量、血流量、肺活量等，或白细胞、红细胞计数、细菌数，又如溃疡、肿瘤大小的测量，故将其称之为计量测量（quantitative measurement），所得到的资料为计量资料或定量资料（quantitative data），其指标被称为定量指标（quantitative index）。仪器测量与实验室测量方法

多属于定量或半定量测量，随着医学科学技术的发展，临床测量日益趋向客观、定量化。

4. **询问调查法** 以人为研究对象，可将其主观体验、经历或状态以问答方式测得。广义的调查法也可包括查看记录资料。

临床医疗和研究中许多症状的测量，如疼痛、头昏、失眠、关节僵硬、呼吸困难、咽部不适、忧郁、焦虑等，目前尚无较好的客观定量测量方法，主要是通过询问或问卷的方式，由患者根据自己的主观感觉做出回答，故称为主观测量（subjective measurement）。因为这类临床现象的测量结果往往只能用列名定性描述方法，如有与无，是与否，好与坏，轻与重等，所以又被称为定性测量（qualitative measurement），其指标称为定性指标（qualitative index）。这种测量都是调查对象根据自己的主观感觉做出的判断和回答。同客观定量测量相比，定性临床测量缺乏精准性，使得临床诊断、治疗疗效、预后与临床科研评价、比较、分析有一定困难。

面对上述困难，临床研究人员提出了相应解决办法，一方面是研究新的定量测量方法，代替定性测量方法；另一方面是借用心理学、精神病学等测量方法，将定性测量指标进行量化处理，以数字来表示，以便进行统计学处理。近年来研究人员将最初用于心理学和精神病学的测量技术应用于医学研究之中，测量评价研究对象的健康状况，形成以评分系统所得的指标量表和各种问卷为代表的临床定性指标量化处理，使之发展成为一门新兴的健康测量方法学。

量表和问卷分为自评和他评两种，每种又分为填空式的开放问题和选择式的固定问题，开放问题可以广泛收集信息，但数据清理时需要先给所有信息进行编码和过录，增加了资料分析的难度。固定问题可以保证信息收集的一致性，也易于资料的统计分析，越来越多地应用于科研的问卷调查。

（三）测量误差

1. **误差的概念**

（1）**误差（error）公理**：任何测量结果都具有误差，误差自始至终存在于一切科学研究的测量过程中，简而言之，测量误差无所不在。

（2）**误差定义**：测量给出值（测得值、标

称值）与其客观真值之差。真值是一个理想的概念。

2. 误差的来源

（1）装置误差：或称仪器误差。装置是指计量器具和辅助设备的总和。如血压计、分光光度计、自动生化分析仪等装置本身的问题所导致的测量误差。

（2）环境误差：指与要求的标准环境状态或时空变化所导致的测量误差。如温度、气压或其他环境条件对血压测量的影响。

（3）人员误差：指测量者的心理如偏好、定势，生理如视觉缺陷等所导致的测量误差。这在需要人的操作或感官判定参与的测量，包括询问测量中出现。如在血压测量中，测量者的听觉状况，读数偏向，测前心理定势（如已知受测者是高血压患者）等，都会影响血压测量值。当测量是自评时，个体的人格特征、受教育程度、理解能力、文化背景都可能影响自我感受而产生错误的信息。当测量是他评时，访谈者和受访者均可能因为个人的理解能力、主观偏好、相互信任程度、文化背景等差异产生非真实的信息。

（4）方法误差：指由于测量程序、操作方法和计算方法等所导致的误差。如血压测量中气囊袖带所缚的位置，测定次数，平均值计算等对血压测量的影响。

3. 误差的分类

（1）系统误差：又称偏倚（bias）。指在偏离规定的测量条件下多次测量同一量时，其绝对值和符号保持恒定的误差；或在该测量条件改变时，按某一确定的规律变化的误差，即该误差是某一个或几个因素的函数。统计学上用对同一量的多次测量值的期望值（均值）与真值之间的差距来表示偏差：偏差 = 测量均值 − 真值。

消除系统误差的基本方法有：以修正值的方式加入测量结果中；在测量过程中，消除产生系统误差的因素；或选择适当的测量方法，使系统误差抵消而不致带入测量结果中（如血压测量中的"随机零点"法）。

（2）随机误差：在实际测量条件下，多次测量同一量时，误差的绝对值和符号的变化时大时小，时正时负，即以不可预定的方式变化着的测量误差。由多种因素的微小变化的共同影响，很难说哪一项因素是主要因素。它们分别引起的误差都均匀地小，而且交错变化，这类因素称为随机因素，所造成的误差即随机误差。随机误差具有统计规律性，它为截尾（有界范围）正态分布：有界、对称（抵偿）和单峰性。有界性是指一定测量条件下的有限测量中，其误差的绝对值不会超过一定的界限，这可用于剔除粗大（过失）误差。对称（补偿）性是指随着测量次数（n）的增加（趋向于无穷大），随机误差的平均值趋向零，即绝对值相等的正、负误差出现的次数大致相等。单峰性指分布曲线上只有一个峰，实际意义是绝对值小的误差出现的次数比绝对值大的误差出现的次数多。

（3）粗大或过失误差：超出在规定条件下预期的误差，它明显歪曲客观事实，其测得值称为坏值、异常值或界外值，应当剔除不要。判定粗大值可用"均数 +2.58σ"或拉伊特准则即"均数 +3σ"，如果测量值超出此范围就应剔除。

三、分类测量指标的统计类型

正确理解临床研究指标的统计类型，对于掌握它们的应用条件、实际意义和相应分析方法至关重要。下述指标是针对定性的分类测量，如发病与否、患病与否、死亡与否等，其常用指标的统计类型分为比例、比和率（真率）。

（一）比例

比例（proportion）是指分子包含于分母的分数，如 A/（A+B），常表达为百分数，无量纲，取值范围 0~1。分子和分母代表的应该是同一人群。如果分子被限定在某一年龄、性别或种族组内，分母也应该有同样的限定。比例可以是反映某事件发生或现存状态的概率，如发病概率（风险）、时点患病率；也可以是反映大类中各小类的概率或强度（率）等的组成比例即相对频率（relative frequency），如疾病或死亡构成比。注意，它不是概率或强度（率）指标，不要误用。概率性比例指标多使用于小人群或固定的短时间随访资料。期间患病率如果分母不稳定，难以确定分子是否来源于分母，则不是比例而是相对比。

（二）比或相对比

比（ratio）或相对比（relative ratio）是指分子不包含于分母的分数，因而明显区别于比例，如 A/B，它有量纲或无量纲（分子分母测量单位相同）。分子和分母本身可以是绝对数，也可以是真率、比例或比。注意优势（odds）或概率比是指某事件发生或某状态现存的正反概率（Pr）之比，即等于 $Pr/(1-Pr)$，它是一种特定的比（值）；两优势之比，称为优势比，但不宜泛称比值比，否则失掉特定含义。相对效应指标如相对危险度也属于比或相对比。

（三）率或真率

率（rate）或真率（true rate）是指描述离散事件某变量在单位时间内的瞬时改变量，类似于速率的概念，有量纲（测量单位），反映事件发生的强度或密度。在流行病学实际应用中，多使用平均率（average rate），即指一段时间内的平均改变量，如发病密度或死亡密度，它们的分子是发生事件数，分母是人时（观察人数乘以观察时间），如发生数除以观察人时数。真率指标多应用于大人群长时间随访的资料，或者有观察时间变量的生存资料。广义的发病率或患病率等的"率"是指频率（frequency）描述指标，需要注意区别。

四、分类测量指标的应用类型

（一）频率测量指标

临床研究资料中分类测量水平较多，分类测量中可以对各类别计数，算出它们的发生强度现存比例，从而得到疾病、伤残或死亡在人群中出现的指标，这就是频率测量指标，它是描述性指标。频率测量指标主要分为两种类型：疾病率（morbidity）和死亡率（mortality）。疾病率包括发病率和患病率。死亡测量包括人群死亡率和患者病死率（病例致死率）。

（二）效应测量指标

在做因果推断时，需要在频率测量指标的基础上对病因作用或防治效果作出估计，从而得到因果强度或比重的指标，这就是效应测量指标，它是分析性指标。效应测量指标主要分为三种类型：绝对效应（率差）、相对效应（率比）和归因（防治）比例。

第二节　发病率与患病率

在流行病学的众多定义中，Anderson C 的定义最为简明：流行病学是关于疾病出现（occurrence）的研究。这里的"出现"主要包括疾病事件的发生（incidence）和疾病状态的现存（prevalence）。描述流行病学就是对疾病频率的分布作陈述，而疾病频率就是关于疾病"出现"的数据，因此疾病频率的测量是在社区人群或医院患者群体中对疾病进行定量研究的起点。

一、发病率的分类

广义的发生率，除了发病率，也包括新感染发生率、临床症状或体征发生率、并发症发生率或特定效应发生率等。从统计特征可将发病率分为风险（危险概率）和真率（发病密度）。

（一）风险或危险概率

风险（risk）或危险概率指个体在一个特定期间并以不发生其他原因的死亡为条件（无竞争风险），发生某病或经历某健康状态改变的概率。风险本来的含义就是不利事件的发生概率。该类测量指标无测量单位，数值范围 0~1，可表达为针对观察的无病固定队列的累积发病率（发病数/观察期初无病人数）。

观察的"特定期间"是人为确定的。如在调查局部传染病暴发，该期间可方便地定义为流行期或第一代病例出现的期间，此时风险常被称为罹患率（attack rate），虽然它实际上并不是真率。单纯从分数的观点看，风险属于比例，即分子包括在分母之内。正因为如此，容易发生将疾病类别频率构成比（也属于比例）误解成风险的含义，但前者是相对频率。

（二）真率或密度

在给定时间（点）上，疾病发生相对于观察队列大小在单位时间的瞬时改变强度，该类测量指标有量纲，为时间的倒数（1/时间），理论上数值范围 0~∞，即针对观察的无病固定或动态队列的发病密度（incidence density，ID）（发病数/观察人时数）。

真率（rate）可能超过 1 甚至于无穷大，这似乎不可理解，因为按风险的意义理解，最多 100% 的人发病（取值为 1）。但是，真率不同于风险。粗略地讲：如果 100 人观察 1 年均发病，风险（期间 1 年）和真率（单位 1/年）均为 1，如真率的单位取为 1/月，则该真率就为 1/12（分母由 100 人年变为 1 200 人月）；如果 100 人观察半年均发病,风险(期间 0.5 年)仍为 1,但真率(单位 1/ 年)却为 2(分母由 100 人年变为 50 人年);如果分母人时数趋近于无穷小,而分子发病数不为 0,理论上真率就为无穷大。非严格意义上的"率",其实包含风险(概率)和真率(密度)两类,这两类测量指标在应用条件、实际意义和统计分析上是不相同的,不应当混用。在大人群疾病监测中,发病率的分母通常取观察年的年中人口数或平均观察人口数,这实际意味着平均有这么多人被观察满了 1 年,因而实际上是人年数(平均人口数乘以 1 年,或观察期中点人口数乘以观察期),由此计算的发病率就是密度率。由于一般是乘以 1 年,看起来无数值差别且又容易忽略分母的单位,常常导致将这种密度率混同于发病风险。发病风险的分母一定是观察期初的无病人数,在应用中需要注意区别。

二、发病密度的估计

由于一般不能将观察队列的无病人数表达为时间的函数(除非密度保持恒定时),所以很少计算瞬时发病率,而是针对给定的随访期间估计平均密度,就如同估计车辆在一段期间内的平均速度,而不是某一时点的瞬时速度。发病密度(incidence density, ID)是指在一定时间内发生某病新病例的速度。

$$ID = \frac{I}{PT} \qquad 式(2-1)$$

I 是观察期间新病例的发生数,PT 是该期间内观察人群产生的人时数(人年、人月或人日等)。最常用的是人时(person-time, PT)作分母

计算发病密度。该指标在队列研究中常用。ID 的单位是 1/ 时间。平均密度的缺点是掩盖或忽略了瞬时率在时间上的变化,甚至可能造成误解。以下阐述平均密度的计算。

例如,有一固定队列 101 人随访 2 年(Δt),有 2 个新病例刚好发生在随访期中点,因此 PT(人时)=99 × 2+2 × 1=200(人年),ID=2/200=1/100/ 年或 0.01/ 年。

如果每一个被随访的个体的观察期已知,可以累计随访个体的观察期间来计算人时 PT:

$$PT = \sum_{i=1}^{N} \Delta t_i \qquad 式(2-2)$$

Δt_i 指第 i 个被随访个体的观察期间,即从进入研究到疾病发生或中途退出(withdrawal)。中途退出包括:①由于迁移或不合作等而失访;②由于非研究疾病的原因而死亡;③研究观察活动终止;④由于观察开始后的某些原因使被随访者不合格而被排除,例如做了子宫切除术而不能再观察到子宫癌的发生。

下面举一个假设的例子,其中有 12 个开始无病随访个体,研究观察活动期间 5.5 年,有 5 人发病(其中 1 人发病时迅速死亡,另 1 人发病 1 年后死亡),有 2 人因其他原因死亡,有 2 人随访到研究终止,还有 3 人失访,见图 2-2。

图 2-2 中符号"×"指发病;"○"指死亡。利用式(2-1)和式(2-2),可计算平均密度 =5/(2.5+3.5+…+1.5)=0.192/ 年。对于可以发生一次以上的健康事件(如心肌梗死或无病后免疫的疾病),研究者可估计人群总发生率,这时个体观察期(Δt_i)可以包括疾病发生后的随访期,例如

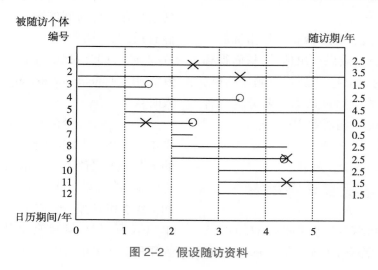

图 2-2 假设随访资料

图 2-2 中的第一个被随访者观察期间就为 4.5 年（而不是 2.5 年）。

如果假设随访的动态人群是稳定的，即人群大小和年龄分布保持恒定，人时（PT）就可以用稳定的无病人群大小（N'）乘以实际随访期（Δt）来计算：

$$PT = N'(\Delta t) \qquad 式（2-3）$$

对于罕见病，N' 近似于总人群大小（N），包括患病病例。例如，对 100 000 人随访 5 年，该期间发生膀胱癌新病例 500 人，平均密度 $\approx$ 500/100 000 × 5=0.01/ 年。

三、风险（危险概率）的估计

风险的估计方法有三种：①简单累计法（simple cumulative method）；②精算法或寿命表法（actuarial or life table method）；③密度法（density method）。简单累计法仅限于短期的风险估计，长期的风险估计还得靠精算法和密度法来计算。下面分别介绍常用的两种风险估计方法。

1. 简单累计法 对一组对象随访一段时期（Δt），可以通过计算观察期间（t_0, t）内新发生病例的比例来估计风险（概率），而将这个比例称为累积发病率（cumulative incidence，CI）。一般而言，累积发病率（CI）仅适合于估计疾病第一次发生的风险，因此观察队列的个体在研究开始或进入研究时应当是非病例。如果每一观察个体的观察期（Δt_i）是相等的，CI 就等于观察队列的平均风险。如果是固定队列（研究开始后无新对象进入），并且在随访期内很少中途退出（$\Delta t_i \approx \Delta t$），风险（$R$）的简单累计法如下：

$$R_{(t_0, t)} = CI_{(t_0, t)} = I/N_0' \qquad 式（2-4）$$

I 是（t_0, t）期间新发生病例，N_0' 是观察期初（t_0）的非病例数。由于风险（R）是条件概率，如果有失访或竞争风险（死于其他原因，尤其在随访期较长时），则 CI 将不是风险的精确估计。因此，简单累计法的应用是非常局限的。

2. 精算法或寿命表法 在固定队列或者尤其是在动态队列（研究开始后仍有新对象进入）中，非病例个体的随访期（Δt_i）变化很大时，常用精算法来计算 CI 以估计 R。该法通常用来估计疾病死亡概率，也容易用来估计疾病发生概率。

精算法中的风险（R）估计如下：

$$R_{(t_0, t)} = CI_{(t_0, t)} = \frac{I}{N_0' - (W/2)} \qquad 式（2-5）$$

W 是随访期间内各种中途退出人数，$N_0' - (W/2)$ 可看成是有效风险人数（假定中途退出时间发生于随访期间的中点），它代表了没有中途退出的非病例人数。为了估计 Δ 年累计期间（t_0, t_j）的风险，可用下式将每一年的风险估计值综合起来：

$$R_{(t_0, t_j)} = CI_{(t_0, t_j)} = 1 - \prod_{j'=1}^{j} (1 - CI_{j'}')$$
$$式（2-6）$$

式中 $R_{(t_0, t)}$ 表示（t_0, t_j）期间发病风险；$CI_{(t_0, t_j)}$ 表示（t_0, t_j）期间累积发病率；$CI_{j'}'$ 表示（t_{j-1}, t_j）期间的累积发病率。

需要注意的是：Δ 年累计期间（t_0, t_j）中的区段（t_{j-1}, t_j），不是随访的日历期间，而是个体经历随访的观察期间。利用图 2-2 的资料，估计第一次暴露后的 2 年发病风险为：

$$1 - (1 - 0.087)(1 - 0.111) = 0.188$$

其余的计算数据详见表 2-1。

表 2-1　精算法估计图 2-2 资料的发病风险

j	(t_{j-1}, t_j)	N_{0j}'	I_j	W_j	R_j	$R(t_0, t_j)$
1	(0,1)	12	1	1	0.087	0.087
2	(1,2)	10	1	2	0.111	0.188
3	(2,3)	7	2	3	0.364	0.484
4	(3,4)	2	1	0	0.500	0.742
5	(4,5)	1	0	1	0.000	0.742
合计	(0,5)	—	5	7	—	—

表中（t_{j-1}, t_j）表示随访期间；N_{0j}' 表示期初人数；I_j 表示发病人数；W_j 表示失访人数；R_j 表示（t_{j-1}, t_j）期间发病风险；$R(t_0, t_j)$ 表示（t_0, t_j）期间累计发病风险。

应用精算法的假定前提，是所有的中途退出个体。他们的中途退出平均而言发生于区段（t_{j-1}, t_j）的中点。如果该区段足够短（如 ≤ 1 年）或中途退出的个体相对较少，偏离这个假定对风险估计的影响不大。

四、患病率的分类和估计

由于现患病例仅代表生存病例或长病程病例，所以它不如发病病例那样适合于确定危险因素。但知道疾病患病率，对于计划卫生服务和管理医疗保健设施非常重要,对于描述复发性疾病也有用处。广义的患病状态,也包括感染(不含新发生感染)、亚临床状态或危险因素状态(如吸烟)以及临床分类状态等。

(一)时点患病率

时点患病率(point prevalence)常简称为患病率,它是群体中个体在某时点为病例的概率,也可以看成是比例指标。时点患病率(P_t)可估计为在时点 t 研究群体(N_t)中患病者(C_t)的比例:

$$P_t = C_t/N_t \qquad 式(2-7)$$

终身患病率的 C_t 还包括曾患过病而现已痊愈者。

(二)期间患病率

期间患病率(period prevalence)是群体中个体在给定期间(t_0, t)内任一时点为病例的概率。当个体病例的确切发作时间不知道时,如某些精神疾病,调查者不能区分发病病例和患病病例,期间患病率常用来替代风险。

对于稳定(动态)人群,由于某些病例不是一直在所观察的人群中,期间患病率(PP)被估计为群体中在给定随访期间(t_0, t)内,任一时点为病例的($C_{(t_0, t)}$)与该群体(N)的比值:

$$PP_{(t_0,t)} = C_{(t_0,t)}/N = (C_0+I)/N \quad 式(2-8)$$

病例($C_{(t_0, t)}$)包括在随访期初(t_0)的现患病例(C_0),以及随访期间发现的新病例(I)。如果研究人群是固定队列,上式的分母可被期初观察人数(N_0)取代。如果动态人群不稳定,期间患病率将没有多大实际意义。在这种情况下,如果可能的话,最好分别估计时点患病率和累积发病率。

五、患病率与发病率的关系

当发病密度(ID)和平均病程($\overline{T}$)都相当稳定时,则患病率与发病密度、病程的关系满足如下关系式:

$$患病率(P) = \frac{发病密度(ID) \times 平均病程(\overline{T})}{发病密度(ID) \times 平均病程(\overline{T}) + 1}$$
$$式(2-9)$$

如果疾病罕见,尤其是高度致死性疾病,则 $ID(\overline{T})+1 \approx 1$,即上式的分母约等于1;因此 $P \approx ID(\overline{T})$,这就是一般教科书上常见的公式,但必须注意这里的患病率是指时点患病率,发病率是指发病密度。因此患病率的变化可反映出发病率和病程的变化。例如由于治疗技术的改进,患者中死亡人数减少,但病程延长,这可导致患病率增加。患病率下降既可以由于发病率下降,也可以由于患者恢复快或死亡快,病程缩短所致。如果病程缩到很短,尽管发病率增高,但患病率仍可减低。

P、ID 和 $\overline{T}$ 三者中,只要已知两个,就可以估计第三个。如果要直接估计 $\overline{T}$,则可用下式来计算:

$$\overline{T} = P/[ID(1-P)] \qquad 式(2-10)$$

例如,在1948—1952年的5年间,纽约市布鲁克林区,急性白血病时点患病率为 $6.7/10^6$,发病密度为 $32.5/10^6$ 人年;慢性白血病时点患病率为 $56.1/10^6$,发病密度为 $29.0/10^6$ 人年。现分别计算急性白血病和慢性白血病的平均病程($\overline{T}$):

急性白血病 $\overline{T} = 6.7/[32.5(1-6.7/10^6)]$
$$= 0.206\ 1(年) = 2.47(月)$$

慢性白血病 $\overline{T} = 56.1/[29.0(1-6.1/10^6)]$
$$= 1.934\ 6(年) = 23.22(月)$$

第三节 死亡与生存频率

死亡频率与发病率测量基于相同的设计类型,即队列随访设计;它们都是对发生事件的测量,死亡频率针对死亡事件,而发病率针对发病事件。同样,死亡频率也分为风险(概率)和平均密度。由于死亡资料比发病资料更容易收集,并且一般更为可靠,所以尤其对于高致死率的罕见病,死亡资料有时用来替代发病率来产生和检验病因假设。死亡资料的另一用途是做为硬结局或终极点信息,做为评价治疗和预防干预效果的基础。

生存频率度量同死亡对立的状态,常用生存概率或其推算出来的平均生存时间,它是反映寿命数量或防治效应基础的重要指标。由于"生存"是一种状态而不是一种事件,所以不能计算"生存密度"。从一般生存频率指标可以派生出调整特定死因、伤残或其他健康问题的生存指标。

一、死亡频率的分类

在随访期间(t_0, t)发生的死亡事件可分为相互排斥的三种情况：①D_x，直接死于研究疾病 X；②D_{xy}，疾病 X 的病例直接死于其他原因 Y（非 X），疾病 X 为根本或贡献死因；③D_y，未患疾病 X 的人死于其他原因 Y。因此总死亡数 $X=D_x+D_{xy}+D_y$。

根据死亡事件的上述情况，死亡频率（密度）可以分为三类：

1. 死亡率（mortality rate）　指在总人群中特定疾病 X 的死亡强度，死亡情况指直接因疾病 X 的（根本死因）死亡（D_x）或伴有疾病 X 的死亡（D_x+D_{xy}）。

2. 病死率（case-fatality rate）　指在患疾病 X 的人中的死亡强度，死亡情况同上，指直接因疾病 X 的死亡（D_x）或有疾病 X 的死亡（D_x+D_{xy}），但研究对象是患疾病 X 的人，而不是总人群。需要注意同人群死亡率计算上的区别，主要是分母范围明显不同，病死率的分母是患病人群，死亡率的分母是总人群（包括未患病人群）。另外，病死率反映疾病 X 对该病患者的致死强度，而死亡率反映疾病 X 对总人群的死亡威胁，后者还要取决于人群发病率。如果人群发病率很低，即使病死率较高，对总人群的死亡威胁并不大。

3. 总死亡率（total death rate）　指在总人群中所有疾病的死亡强度，死亡情况即总死亡数 $X=D_x+D_{xy}+D_y$。它与死亡率的研究对象都是总人群，但死亡情况还包括 D_y，即死于其他原因 Y 而未患疾病 X 的人，即分子包括的范围是所有死因导致的死亡人数。

以上三类死亡频率（密度）都具有相应的风险（概率）测量指标。同死亡风险相对的是生存概率（probability of survivorship），它等于 1– 死亡风险。

二、死亡频率的估计

1. 死亡密度（mortality density，MD）　在给定的随访期间（t_0, t）人群中直接由于疾病 X 的死亡密度（MD_x）估计如下：

$$MD_{x(t_0,t)} = D_x/PT \qquad \text{式（2–11）}$$

PT 的计算方法与发病密度相同，可以有两种计算方式，参见式（2–2）和式（2–3）。

在给定的随访期间（t_0, t）人群中伴疾病 X 死亡密度（MD）估计如下：

$$MD_{(t_0,t)} = (D_x+D_{xy})/PT = MD_{x(t_0,t)} + MD_{xy(t_0,t)}$$
$$\text{式（2–12）}$$

PT 的计算方法同上。

2. 病死密度（fatality density，FD）　类似地，FD_x 和 FD 估计如下：

$$FD_{x(t_0,t)} = D_x/PT_c \qquad \text{式（2–13）}$$
$$FD_{(t_0,t)} = (D_x+D_{xy})/PT_c = FD_{x(t_0,t)} + FD_{xy(t_0,t)}$$
$$\text{式（2–14）}$$

PT_c 的计算严格来说仅针对新病例的随访经历，实际上大多将发病病例与患病病例合在一起计算。

3. 总死亡密度（total death density）　同死亡密度类似：

$$DD_{(t_0,t)} = (D_x+D_{xy}+D_y)/PT = D/PT$$
$$\text{式（2–15）}$$

4. 精算法估计死亡风险　同发病风险估计类似，仍利用图 2-2 的资料，计算数据详见表 2-2。

表 2-2　精算法估计图 2-2 资料的伴疾病 X 死亡风险

j	期初生存人数 N'_{0j}	人时数 PT_j	死亡数 $(D_x+D_{xy})_j$	中途退出数 W_j	死亡密度 MD_j	精算法 R_j	精算法 $R_{(t_0,t_j)}$
1	12	11.5	0	1	0.000	0.000	0.000
2	11	9.5	1	2	0.105	0.100	0.100
3	8	5.5	1	4	0.182	0.167	0.250
4	3	3.0	0	0	0.000	0.000	0.250
5	3	2.0	0	2	0.000	0.000	0.250
合计	—	31.5	2	9	0.063	—	—

注意：由于计算的是伴疾病 X 的死亡风险，图 2-2 中第三个被随访者虽然也在区间（1~2）年死亡，但由于并非死于疾病 X，该个体应该算作中途退出。

三、生存频率的估计

生存概率（S）是指从观察开始至少到某时点仍处于存活状态（活到或者活过该时点）的概率：

$$S = \frac{\text{至少到某时点}(t_i)\text{仍存活人数}}{\text{观察起点}(t_0)\text{上存活人数}}$$

式（2-16）

生存概率等于 1- 同期死亡概率。生存概率也称为生存率，统计性质类似于时点患病率。注意：死亡概率是死亡事件发生概率。

第四节　疾病频率间影响关系小结

一、疾病池模型

可以将疾病频率比作一个水池，即疾病池（图 2-3），有助于理解疾病频率间的影响。该水池的流入水量代表发病率，水平面代表患病率，流出水量代表终止率（痊愈、死亡或迁出）。

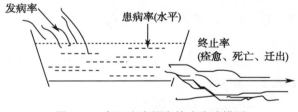

图 2-3　表示疾病频率的疾病池模型

1. 稳态条件表示水平面高度（患病率）不变，这就意味着流入水量（发病率）与流出水量（终止率）保持平衡，对于大多数慢性病（不可逆即无痊愈）而言就是发病率与死亡率保持平衡（忽略迁出）。

2. 患者在疾病池停留得越久，表示病程越长而终止率越小（病程与终止率互为倒数）。对于出生 - 死亡（流入 - 流出水量）而言，期望寿命与总死亡率互为倒数。

3. 当流入水量（发病率）大于流出水量（终止率），水池的水平面（患病率）升高；反之则降低。

4. 当流入水量（发病率）不变，流出水量（终止率）增大可使水平面（患病率）下降，而流出水量（终止率）减小可使水平面（患病率）上升。

二、影响疾病频率的因素

包括危险因素（影响发病率）、预后因素和医疗保健因素（影响发病以后的频率）以及检出因素（影响疾病出现的观察，如疾病漏检、疾病诊断标准改变或抽样误差等）。医疗保健因素也可以成为危险因素，危险因素也可以成为预后因素。下面将影响因素和疾病频率的作用路径表示如图 2-4 所示。

需要注意的是，反映病例的死亡强度的病死率仅受预后因素和医疗保健因素影响，而反映人群（包括病例和非病例）死亡强度的死亡率不仅受预后和医疗保健因素影响，还受危险因素（通过发病率）的影响。这从死亡率与发病率的函数关系也可以看出来。因为发病率上升，可造成人群中病例增加，即使在病死率不变的情况下，也可导致死亡率上升，反之亦然。针对同一疾病，病死率较高说明病例的死亡强度较大，但如果发病率较低，则人群死亡率也较低，说明该病对人群的死

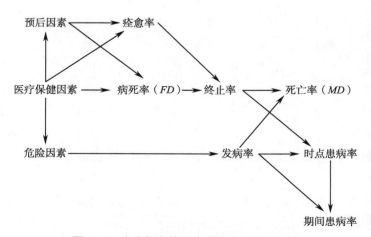

图 2-4　疾病频率的影响因素及其作用路径

亡威胁较低。例如,狂犬病的病死率接近 100%,即病例的死亡强度极高,但人群发病率极低,因而人群死亡率也很低,说明对人群的死亡威胁并不高。

另一方面,人群死亡率的下降,既可以由临床治疗效果改善、降低了病死率所致,也可以由于人群预防效果提高、降低了发病率所致,还可以两者兼有(如二十世纪七十年代后欧美心血管病死亡率的下降)。

三、疾病频率综合应用举例

1990 年 8 月,某远洋客轮上发生一起军团病的暴发流行;船离开港口时载有 350 名乘客和 50 名船员。8 月 1 日之前的一周内,在一次风暴中有 50 名乘客遇难。8 月份的第一周中,船上有 30 人发生军团病,其中 15 人两周内陆续死亡。随后一周内又有 20 人发生军团病,但无死亡。假设军团病病程持续两周以上。请分别计算:

1. 发病频率

(1)8 月 1 日—14 日的军团病发病密度

$ID = (30+20)$ 例 $/[(320+30/2)+(300+20/2)]$ 人周

$= 7.8$ 例 $/100$ 人周

(2)8 月 1 日—14 日的军团病累积发病率

$CI = (30+20)/350 = 14.29/100$(两周内)

2. 患病率

(1)8 月 1 日—14 日的军团病期间患病率

$PP = (30+20)/(350+335)/2 = 14.60/100$

(2)8 月 14 日的军团病时点患病率

$P = (30-15+20)/335 = 10.45/100$

3. 死亡频率

(1)8 月 1 日—14 日的军团病累计死亡率(死亡风险)

$M = 15/350 = 4.29/100$

(2)8 月 1 日—14 日的军团病累计病死率(病例死亡风险)

$F = 15/50 = 30/100$

第五节 效应测量

效应测量是在频率测量指标的基础上对病因作用或防治效果作出估计,从而得到因果强度或比重的指标。效应测量指标主要分为三种类型:绝对效应、相对效应和归因比例。另外,还可以包括衡量生命质量的寿命年系列指标。

一、绝对效应

绝对效应(absolute effect)是指暴露(处理)组与对照组的频率测量之差,又称差值测量(difference measure),它反映暴露(防治)组中归因于暴露(防治)的频率效应。还有一类差值是总人群与非暴露组的频率测量之差,它反映总人群中归因于暴露的频率效应,它等于前一类差值与人群暴露率的乘积。对于发病、患病或死亡,差值为正值表示危险效应,差值为负值表示保护效应。对于反映有效频率的功效,差值为正值表示有效。

1. 发病差值(incidence difference,ID) 发病差值包括发病密度差值(IDD)和发病概率差值(RD):

$$IDD = ID_{暴露/处理} - ID_{对照} \qquad 式(2-17)$$

$$RD = R_{暴露/处理} - R_{对照} \qquad 式(2-18)$$

2. 患病差值(prevalence difference,PD) 患病差值是指时点患病率的差值(PD):

$$PD = P_{暴露} - P_{对照} \qquad 式(2-19)$$

3. 死亡差值(mortality difference,MD) 死亡差值基本类似于发病差值,如死亡密度差值(MDD):

$$MDD = MD_{暴露} - MD_{对照} \qquad 式(2-20)$$

4. 功效差值(efficacy difference,ED) 功效(efficacy)代表防治效果的正面指标,如有效率、缓解率或预期反应率等。功效差值(ED)也基本类似于发病差值:

$$ED = E_{防治} - E_{对照} \qquad 式(2-21)$$

二、相对效应

相对效应(relative effect)是指暴露组与非暴露(对照)组的频率测量之比,又称比值测量(ratio measure)。它反映暴露组中归因于暴露的频率比效应,比值 >1 表示危险效应,比值 <1 表示保护效应。

(一)发病比较

1. 动态队列的人时资料(大人群随访期长,针对慢性病,已经有发病率较低的前提)适合于计算发病密度比(IDR):

$$IDR = \frac{ID_{暴露}}{ID_{非暴露}} = EOR \qquad 式（2-22）$$

因此,如果病例对照研究中的病例是新病例,对照又能够代表产生观察病例的人群,则由此估计的暴露优势比（EOR）等于 IDR。

2. 固定队列的概率资料（小人群随访期短,针对急性病）适合于计算发病危险比（risk ratio）即相对危险度（relative risk, RR）,以及累积发病率比（cumulative incidence ratio, CIR）:

$$RR = \frac{R_{暴露}}{R_{非暴露}} = CIR = \frac{CI_{暴露}}{CI_{非暴露}} \qquad 式（2-23）$$

当随访期很短（趋近于零）时,RR=IDR;当随访期很长（趋近于无穷大）时,RR=1。因此,随着随访期延长,RR 比 IDR 更接近于无效值1。

根据 Bayes 定理以及人群中发病概率低（<0.10）,可得出:RR ≈ EOR。因此病例对照研究中的 EOR 仍可估计 RR。

在固定队列研究中,根据 Bayes 定理,发病优势比（ROR）=EOR。当发病概率足够低时,RR ≈ ROR, ROR ≈ IDR。

（二）患病比较

在横断面研究中,患病率比（prevalence ratio, PR）是暴露组与非暴露组的时点患病率之比。

1. 具有延长危险期的横断面研究和病例对照研究（使用患病病例） 其中做因果推断涉及的效应指标是 IDR。根据式（2-9）,PR 与 IDR 有如下关系式:

$$PR = \frac{P_{暴露}}{P_{非暴露}} = IDR\left(\frac{\bar{T}_1}{\bar{T}_0}\right)\frac{ID_0\bar{T}_0+1}{ID_1\bar{T}_1+1}$$

$$式（2-24）$$

因此,即使暴露组与非暴露组的平均病程相等（$\bar{T}_1=\bar{T}_0=\bar{T}$）,即暴露不是预后因素,则

$$PR = IDR\frac{ID_0\bar{T}+1}{ID_1\bar{T}+1} < IDR \qquad （IDR>1）$$

$$式（2-25）$$

式（2-25）说明如果暴露不是预后因素,并且疾病不影响暴露状态,则横断面研究中的 PR 将比 IDR 更接近于无效值1。仅当 ID 远远小于终止率,即罕见病尤其是高致死性罕见病的情况下,才有 PR ≈ IDR。但在这种情况下,实际上很难进行横断面研究。

根据式（2-10）,IDR 与患病优势比（POR）有如下关系式:

$$IDR = \frac{ID_{暴露}}{ID_{非暴露}} = \frac{\bar{T}_0}{\bar{T}_1} \cdot \frac{P_1/(1-P_1)}{P_0/(1-P_0)} = \frac{\bar{T}_0}{\bar{T}_1} \cdot POR$$

$$式（2-26）$$

患病优势比（POR）等于 EOR。如果暴露不是预后因素（$\bar{T}_1=\bar{T}_0=\bar{T}$）,并且疾病不影响暴露状态,横断面研究 POR 或病例对照研究的 EOR 均等于 IDR。

2. 具有限制危险期的横断面研究和病例对照研究（使用患病病例） 其中做因果推断涉及的效应指标是 RR。如果暴露不是预后因素,并且疾病不影响暴露状态,则 PR 等于 RR。病例对照研究的 POR（用 EOR 估计）将比 PR 更远离无效值1,因而可能与要估计的 RR 有差异。但是,如果总患病率非常低（POR ≈ PR）,结局事件不是生存的关联条件,且结局事件不影响暴露状态,则病例对照研究中估计的 POR ≈ RR。

（三）死亡比较

死亡密度比（MDR）计算公式如下:

$$MDR = \frac{MD_{暴露}}{MD_{非暴露}} \qquad 式（2-27）$$

根据式（2-19）,并且疾病不可逆,以及暴露不是预后因素,可得到 MDR 与 IDR 的关系式:

$$MDR = IDR\frac{ID_0\bar{T}+1}{ID_1\bar{T}+1} < IDR \qquad （IDR>1）$$

$$式（2-28）$$

因此,对于不是预后因素的大多数慢性病危险因素,MDR 将比 IDR 更接近于无效值1。如果是罕见疾病尤其是高致死性罕见病（$ID=1/\bar{T}$）,则 MDR ≈ IDR。

三、归因比例

归因比例（attributable proportion）是指绝对效应与暴露（处理）组或人群频率之比,它反映危险因素或保护因素分布改变的预期效应比例。归因比例的取值范围为0~1,常常表达为百分比,因而又称为归因百分比（attributable percent）。

（一）归因危险比例

广义的归因危险包括暴露组或人群的绝对效应与归因比例,详见表2-3。

表 2-3　归因危险与归因危险比例

针对暴露组（病因学意义）		针对人群（公共卫生意义）	
归因危险		**人群归因危险**	
归因于暴露的发病率（超额危险）	$AR=I_E-I_0=I_0(RR-1)$　　式（2-29）		$PAR=I_t-I_0=P_e\cdot AR$　　式（2-30）
归因危险百分比		**人群归因危险百分比**	
归因于暴露的发病率比例（病因学分数）	$AR\%=\dfrac{I_E-I_0}{I_E}=\dfrac{RR-1}{RR}=1-1/RR$　　式（2-31）		$PAR\%=\dfrac{I_t-I_0}{I_t}=\dfrac{P_e(RR-1)}{P_e(RR-1)+1}=P_{e/D}\cdot AR\%$　　式（2-32）

暴露组或人群的绝对效应或狭义的归因危险度（attributable risk），又称超额危险（excess risk），可用密度率或发病概率的差值来表示，如同前述。暴露组或人群的归因危险比例（attributable risk proportion）是指相应的绝对效应与暴露组或人群的发病频率之比，它表示在暴露组或人群中，归因于暴露的发病频率比例，又称病因学分数（etiologic fraction）。针对暴露组的超额危险和归因危险比例，反映暴露的病因学效应大小；针对人群的超额危险和归因危险比例，反映暴露的公共卫生效应大小，它与人群中的暴露率有关。如果暴露的病因学效应（AR、$AR\%$ 或 RR）大，而人群暴露率（P_e）低，则暴露的公共卫生效应（PAR 或 $PAR\%$）较小。一个病因学效应较小但人群暴露普遍的危险因素，其公共卫生效应将会较大。临床上在分析患者的可能病因（危险因素）时，不仅要考虑病因学效应强的因素，而且更应当考虑暴露率高的因素。

表 2-3 的公式中，I_E 为暴露组的发病率，I_0 为非暴露组的发病率，I_t 为人群的发病率；P_e 为人群的暴露率，$P_{e/D}$ 为新病例中暴露率。对于限制危险期（急性病），发病率用发病概率（R）或累积发病率（CI），发病比用 RR；对于延长危险期（慢性病），发病率用发病密度（ID），发病比用发病密度比（IDR）。曾有人用 AR 代表人群归因危险百分比（$PAR\%$），需要注意区别。

对于 $AR\%$ 和 $PAR\%$，病例对照研究资料也可以计算，其中 RR 用 OR 估计，P_e 用对照组的暴露率估计。如果用横断面研究资料计算，对于慢性病用 POR 估计 IDR，对于急性病用 PR 估计 RR。

利用美国马萨诸塞州弗雷明翰镇心脏研究资料（表 2-4），计算归因危险：

$AR=I_E-I_0=0.321-0.162=0.159$

$AR\%=(I_E-I_0)/I_E$
　　　$=(0.321-0.162)/0.321=49.5\%$

$PAR=I_t-I_0=0.197-0.162=0.035$

$PAR\%=(I_t-I_0)/I_t$
　　　$=(0.197-0.162)/0.197=17.8\%$

（二）归因预防比例

如果暴露组的发病率小于非暴露组，归因危险比例就成了负值，从而难以解释。在这种情况下，即 $RR<1$ 时，应当计算归因预防比例（attributable prevented proportion），又称预防分数（prevented fraction, PF）或保护功效（protective efficacy, PE），它反映归因于暴露（处理）的潜在病例实际预防比例，或发病频率实际下降的比例。类似于广义的归因危险，归因预防也分为针对暴露（处理）组、人群的预防差值（prevented difference, PD）和预防分数，详见表 2-5。

表 2-5 的公式中，I_E 为暴露组的发病率，I_0 为非暴露组的发病率，I_t 为人群的发病率；P_e 为人群的暴露率，$P_{e/D}$ 为新病例中暴露率。对于限制危险期（急性病），发病率用发病概率（R）或累积发病率（CI），发病比用 RR；对于延长危险期（慢性病），发病率用发病密度（ID），发病比用发病密度比（IDR）。曾有人用 PF 代表人群预防分数（PPF），需要注意区别。

对于 PF 和 PPF，病例对照研究资料也可以计算，其中 RR 用 OR 估计，P_e 用对照组的暴露率估计。如果用横断面研究资料计算，对于慢性病用 POR 估计 IDR，对于急性病用 PR 估计 RR。

表 2-4　收缩压分组观察 18 年冠心病发生结果

收缩压分组 /mmHg	观察人数	冠心病发生	冠心病未发生	发病概率	*RR*
≥ 165	296	95	201	0.321	1.98
<165	1 067	173	894	0.162	1.00
合计	1 363	268	1 095	0.197	

表 2-5　预防差值与预防分数

针对暴露组		针对人群	
预防差值		人群预防差值	
归因于暴露的发病率下降（预防差值）	$PD = I_0 - I_E = I_0(1-RR)$ 式（2-33）	$PPD = I_0 - I_t = P_e \cdot PR$ 式（2-34）	
预防分数		人群预防分数	
归因于暴露的发病率下降比例（预防分数）	$PF = \dfrac{I_0 - I_E}{I_0} = 1-RR$ 式（2-35）	$PPF = \dfrac{I_0 - I_t}{I_0} = P_e(1-RR) = \dfrac{P_{e/D}(1-RR)}{P_{e/D}(1-RR)+1} = P_e \cdot PF$ 式（2-36）	

PD 又称为绝对风险减少（absolute risk reduction，ARR），而用 ARR 的倒数（$1/ARR$）即需治人数（number needed to treat，NNT），表示每预防 1 例危险事件需要防治处理的危险人数。

$$NNT = 1/PD = 1/(I_0 - I_E) \qquad 式（2-37）$$

在临床治疗对预后改善中，主要用 NNT 来评价处理功效，如果 NNT 较小，则在每例治疗费用不变时，总治疗费用较低。而在一般的人群干预试验中，NNT 的评价意义有限。PF 又称为相对危险度减少（relative risk reduction，RRR），如同上述，是一种归因预防比例。

对于防治试验的正面功效指标，可计算归因功效比例（efficacy proportion，EP）：

$$EP = \frac{处理组有效率 - 对照组有效率}{1 - 对照组有效率}$$

$$式（2-38）$$

预防分数（PF）中用的是负面指标（发病），如果将上式中的有效率替换成 1- 无效率，则

$$EP = \frac{对照组无效率 - 处理组无效率}{对照组无效率}$$

$$式（2-39）$$

式（2-39）与 PF 的式（2-34）完全一致。因此 EP 与 PF 在数学上是相等的，差别在于选用正面或负面的效应指标。临床治疗研究常选用正面（有效）指标，人群预防研究常选用负面（无效如发病）指标。

四、寿命年系列指标

随着流行病学研究领域的扩大和发展，为了全面评价疾病的危害和人群的生命质量，除了使用各种生命质量量表（请参见相关书籍或文献），还可以用如下潜在减寿年数、伤残调整寿命年、质量调整寿命年和健康寿命年等一系列指标。

（一）潜在减寿年数

潜在减寿年数（potential years of life lost，PYLL）指某病某年龄组人群死亡者的期望寿命与实际死亡年龄之差的总和，指死亡所造成的寿命损失。它以期望寿命为基础，计算不同年龄死亡造成的潜在寿命损失年，强调了早死对健康的影响，定量地估计了疾病造成早死的程度。$PYLL$ 计算是对每例死亡计算死亡年龄与期望寿命之差，再取总和。其计算公式：

$$PYLL = \sum_{i=1}^{e} a_i d_i \qquad 式（2-40）$$

e：预期寿命（岁）。a_i：剩余年龄，$a_i = e - j_i$，其意义为：当死亡发生于某年龄（组）时，至活满 e 岁还剩余的年龄。j_i 为相应年龄组组中值。d_i：某年龄组的死亡人数。

为了避免死亡年龄不同所造成的影响，以便能更加合理地反映和评价疾病造成的死亡负担，1982 年美国疾病控制中心提出了应用潜在减寿年数这一指标。根据死亡年龄对期望寿命有明显影响这一原理提出：当平均死亡年龄大时，对期

望寿命影响较小;反之,当平均死亡年龄小时,对期望寿命的影响则较大。该指标在考虑死亡数量的基础上,以期望寿命为基准,进一步衡量死亡造成的寿命损失,强调了早亡对健康的损害。用潜在减寿年数来评价疾病对人群健康影响的程度,能消除死亡者年龄构成的不同对预期寿命损失的影响。

PYLL 是人群疾病负担测量的一个直接指标,也是评价人群健康水平的一个重要指标。通过比较各种不同原因所致的寿命减少年数,可反映出各种死因对人群的危害程度。此外,在卫生事业管理中筛选确定重点卫生问题或重点疾病时,潜在减寿年数是一个很有用的指标,同时也适用于防治措施效果的评价和卫生政策的分析。

该研究方法的优点是计算简便、易于理解、结果直观。潜在减寿年数不仅可用于了解居民过去和现在的卫生健康水平,对卫生防病工作的设计、测量和评估也是必需的。某地脑血管疾病死亡的 *PYLL* 如表 2-6 所示。

表 2-6 某地脑血管疾病死亡的 *PYLL*(*e*=70 岁)

年龄组/岁	组中值(*j_i*)	死亡人数(*d_i*)	平均剩余年龄(*a_i*)	合计 *PYLL*
0~	0.5	1	69.5	69.5
1~	3.0	0	67.0	0.0
5~	10.0	3	60.0	180.0
15~	17.5	2	52.5	105.0
20~	25.0	8	45.0	360.0
30~	37.5	49	32.5	1 592.5
45~	52.5	265	17.5	4 637.5
60~	67.5	707	2.5	1 767.5
75~		969	0.0	0.0
合计		2004		8 712.0

(二)伤残调整寿命年

伤残调整寿命年(disability adjusted life year,DALY)是指从发病到死亡所损失的全部健康寿命年,包括因早死所致的寿命损失年(years of life lost,YLL)和疾病所致伤残引起的健康寿命损失年(years lived with disability,YLD)两部分。伤残调整寿命年(*DALY*)是一个定量计算因各种疾病造成的早死与残疾对健康寿命年损失的综合测量

指标。

疾病可给人类健康带来包括早死与残疾(暂时失能与永久残疾)两方面的危害,这些危害的结果均可减少人类的健康寿命。定量计算某个地区每种疾病对健康寿命所造成的损失,就可以科学地说明该地区危害健康严重的疾病和主要卫生问题,对发病、失能、残疾和死亡进行综合分析,是以时间为单位对生命数量和生命质量的综合度量。*DALY* 的具体计算公式较为复杂,涉及微积分,请参阅相关书籍。

应用 *DALY* 指标可从宏观上认识疾病,了解控制疾病的重要性,可用于全球或某个国家或某个地区疾病负担的分析。对不同地区、不同对象(性别、年龄)、不同病种进行 *DALY* 分布的分析,可以帮助确定危害严重的主要病种、重点人群和高发地区,为确定防治重点及研究重点提供重要信息依据。应用 *DALY* 还可进行成本效果分析,研究不同病种,不同干预措施挽回一个 *DALY* 所需的成本,以求采用最佳干预措施来防治重点疾病,使有限的资源发挥更大的挽回健康寿命年的效果。

DALY 虽然可将疾病造成的早死和失能合并考虑来反映疾病对人群造成的负担,但由于该指标存在主观性,例如 *DALY* 选择了最高的期望寿命(日本人)作为出生期望寿命的估计值,因而势必夸大了其他国家疾病的负担,尤其是疾病引起的早死所致的健康寿命损失年。因此,*DALY* 在国家的水平上过高地估计了寿命损失年数。其次,公式中有关权重等参数的确定均具有主观性,与客观实际很难完全一致。*DALY* 在计算时认为 10 个人丧失 1 年同 1 个人丧失寿命 10 年是相等的,这同现实生活实际存在不符。此外,*DALY* 对疾病给人群造成的心理负担、家庭负担和社会负担未能给予充分评价。

(三)质量调整寿命年

质量调整寿命年(quality adjusted life year,QALY)是一种健康状态和生命质量的正向综合测量指标,它把生存时间按生存质量高低分为不同阶段,每阶段给予不同的权重(0~1 间取值),从而得到质量调整寿命年,*QALY*= 寿命年数 × 权重。一个 *QALY* 反映一个健康生存年,即它可反映在疾病状态下或干预后剩余(经过调整)的健

康寿命年数。$DALY$ 表示的是损失的健康寿命年，而 $QALY$ 反映的是经过质量调整仍保存下来的寿命年。

（四）健康寿命年

1998 年，Hyder 等人提出了一个试图将疾病的致死效果（因某病死亡损失的寿命年 L_1）及致失能效果（因某病失能损失的寿命年 L_2）结合在一起的新的测量疾病负担指标——健康寿命年（health life years，HeaLY）$=L_1+L_2$。

$HeaLY$ 与 $DALY$ 一样，均以发病为起点，以一种疾病发病后其疾病的自然史为基本框架来评价患病和死亡的综合效应，但它的计算公式更简化并易于理解。$HeaLY$ 从疾病的发病开始，从疾病的自然史角度考虑到疾病引起死亡的情况以及不同年龄组死亡的影响，同时更充分地考虑到发病期间失能对健康的影响。这对宏观地认识疾病和控制疾病具有十分重要的意义。在应用 $DALY$ 和 $HeaLY$ 时，其不便之处是所需资料在发展中国家不容易获得，此外由于采用标准期望寿命，也使估计结果与实际略有差异。

思　考　题

1. 测量方法与测量误差间有何关系？

2. 发病率与患病率、死亡率与病死率有什么区别？

3. 发病概率与发病密度的差别有什么实际意义？

4. 如何理解和把握各种频率测量指标的相互关系？

5. 如何理解和把握不同效应测量指标的意义和区别？

（黄悦勤）

第三章 临床研究设计的原则

良好的临床研究设计是获得高质量循证医学证据的基础,掌握设计中的主要原则更是开展临床研究必不可少的环节,其中的伦理学和科研管理规范等文件则是研究者进行临床研究必须遵循的法律法规。

第一节 临床研究的主要特点

一、群体性研究

临床研究是以患者及其相关群体为主要研究对象的科学。临床研究中的各种研究方法,均是以群体为特征开展研究的。针对单个或几个病例的报道对于描述疾病的特点是有益的,但仅凭单个或几个病例报道尚不足以反映此种疾病在人群中的表现规律。因为每位患者的临床表现都存在个体的变异性,要把个案研究中总结出的经验推广到其他患者群体较为困难。为了克服个案研究的局限性,深入的临床研究应采用群体研究的方式,在研究中将一组患有相同疾病的患者作为研究对象,并设立对照组,用群体研究方法观察疾病发生、发展及转归的现象,从而揭示疾病防治的规律。

二、观察性研究

临床研究最常用的是观察性研究,而且多采用回顾性方法,主要是利用临床工作中现有的临床资料进行回顾性总结和分析。观察性研究不能由研究者人为控制实验研究条件,不能进行人为干预,也不能随机分组,只能通过方案设计和后期分析排除或调整非研究因素的影响,以求得出正确的结论。临床上常用的观察性研究有描述性研究和分析性研究。描述性研究是对疾病或临床事件的各种特征进行描述,并进行初步分析和推论,

为进一步研究提供线索,是临床科研的初级阶段,研究方案包括病例报告、病例分析、现况调查等。其主要优点是研究周期短,成本低,可以利用现有的临床病历资源,在较短的时间内获得多年来积累的临床资料,只需少数人参与即可完成研究工作,不干扰正常的临床工作,在临床研究中广泛应用。但描述性研究存在很多缺陷,如数据资料的完整性和同质性差,研究质量在很大程度上受限于病历记载资料的完整性和同质性,在已选择的研究对象中往往出现数据缺失,甚至不得不放弃部分研究病例,使研究对象的代表性降低。通过查阅病历的方式很难寻找到具有可比性的同期对照,也降低了临床研究的科学性。因此,描述性研究常被用作病因和治疗性研究的初步探索。分析性研究是更为深入的探索性研究,包括病例对照研究、队列研究等,其设计较规范,并设立对照组进行比较性研究,其论证强度较描述性研究高。队列研究常常需要前瞻性地收集临床资料,可划归于验证性研究。

三、干预性研究

临床干预性研究多为治疗性研究,包括部分临床预防性研究。干预性研究可分为探索性研究、培育性研究和验证性研究。

探索性干预研究可以是事先设计的前瞻性研究,如干细胞临床治疗性研究的探索阶段,也可以是回顾性研究,即利用临床偶然发现或前期临床实践中自然形成的新疗法,对临床资料进行回顾性总结。该阶段研究的主要任务是初步探索并验证某种新的干预措施的有效性和安全性,为培育性研究奠定基础。这个阶段的研究风险高,不确定因素多,只能得到初步证据,研究结果不能直接用于指导临床实践。

培育性干预研究是探索性研究的延续,重点

解决干预（治疗）措施或方案的优化，适应证范围的探索，安全性的进一步观察、评估和处理措施的探索。研究内容的维度多，不确定因素多，通过研究要形成阶段性研究结论，研究结果不能直接用于指导临床实践等是这类研究的特点。

验证性干预研究是临床研究最后一个阶段，主要任务是验证培育性研究产出的优化的干预措施/方案是否有效安全，能否在临床推广应用。验证性研究更像是一个工程，按规范化的研究模式设计方案，然后按要求操作实施，最终得出明确的结论。验证性研究通常采用随机对照研究方案，论证强度较高，结论可靠，是评价临床干预措施效果的金标准，可直接指导临床实践。

四、研究对象的依从性

（一）依从性的定义

依从性（compliance）是指患者正确执行医嘱，接受相应的医疗措施的程度。依从性可分为完全依从、部分依从（超过或不足剂量用药、增加或减少用药次数等）和完全不依从三类。如何提高依从性，不但是临床研究成功的关键一环，也是临床实践中提高疾病治愈率的重要措施。

（二）依从性的重要性

在临床实践中，患者能否得到正确的诊断、及时和必要的治疗、获得最佳的近期疗效和远期转归等，与患者执行医嘱的程度密不可分。如果研究对象不打算或不能够坚持医嘱的安排，也就是完全不依从或仅部分依从，那么，研究者无论多么精心地设计，多么认真地执行研究方案，多么精明地整理、分析资料，也不会产生真实的研究结果，研究者的一切努力都将会化为泡影。因此，在临床实践和临床科研中要及时了解患者的依从情况，建立依从性监测系统，采取必要的措施提高研究对象的依从性。

（三）依从性不良的产生原因

患者的依从性不良可由各种各样的原因产生，其中有些是由不可避免的客观原因所造成的。常见的依从性不良可分以下几种情况：

1. 医患关系不好，沟通不佳，患者不信任医师的治疗方案。

2. 患者因事务繁多、年老记忆力减退，忘记服药。

3. 患者经短期治疗后，症状无明显改善，对治疗方案失去信心。

4. 患者因药物的不良反应而减量或停药。

5. 患者因症状显著改善而自行停药。

6. 由于病情恶化需采取进一步的治疗措施，如改用其他药物或做手术治疗等改变原定治疗方案。

7. 医疗措施昂贵，个人经济困难。

8. 患者中途不愿再做新药临床试验的受试者，故不再按医嘱执行。

9. 医嘱的措施可能较复杂（例如，膳食控制、运动处方、改变生活方式、多种药物联合应用等），患者不容易执行。

（四）提高依从性的措施

1. 医生和患者之间要建立起良好的关系，患者对医生的信任是提高依从性至关重要的一环。

2. 在患者进入试验时对患者详细说明其治疗方案及试验的意义、目的，告知预期可能出现的情况（如好转需多长时间、不良反应有哪些等），使患者能够充分合作。

3. 鼓励患者提出与病情有关的问题，报告不良的或未预想到的药物反应，医生及时与患者进行交流，这有助于患者理解疾病的严重性，理智地权衡治疗方案的优点和缺点，减少不必要的擅自停药或改变治疗方案的行为。

4. 在所提供的药品包装上清楚地写明用药方法。

5. 为每一个受试者提供一份说明书。

6. 长期随访患者时，要确定一个适当的随访间隔。间隔太长则中间缺乏督促，间隔太短则引起患者厌烦而不合作。

7. 治疗方案采用患者易于接受的剂量、剂型等。

8. 在执行研究方案前进行一次预试验，对患者的依从性进行评价，可以减少方案中不切实际的医嘱。

9. 长期执行医嘱时，社会和家庭的督促和支持也非常重要。

（五）依从性的评估方法

依从性的评估通常很不容易，因为患者依从性有时很难测量，尤其是有时缺乏公认的评估标准。对依从性的判定最简单常用的方法是经常向患者提出简单的问题，如"你是否少服了1次或几次药物？"但依从性的关键还是取决于患者和研究者的忠实性。下面介绍几种常用的依从性评估方法：

1. 体内药物水平测定法　对在体内代谢半衰期较长的药物，可测定患者血液、尿液或唾液中所服药物的浓度或代谢产物来衡量是否依从。对某些不能直接测定的药物也可加入便于检测的指示剂，如维生素 B_2 或荧光素，以便从分泌物或排泄物中测出这些指示剂来衡量患者依从性。但目前这种检测方法比较复杂，费用较高，出结果的速度较慢。另外，对指示剂的要求也较高，如需要无毒性、性能稳定、排泄快、测定简便的指示剂。此法只能对依从性做出定性的判断，所以尚难以推广，只在某些专项研究上使用。

2. 治疗效果评价法　当一项治疗措施被确认有效，依从者比不依从者有肯定的效果，而且达到理想治疗目的与其良好的依从性呈正相关关系，此时用治疗效果的好坏来评价依从性就是一种可行的方法。在除外疾病自限性因素外，治疗效果与依从性密切相关，可认定达到治疗目的或缓解者，即为对治疗依从性好的标志，否则为依从性不良者。当然此法必须以诊断明确，治疗试验措施有效，用药恰当，所治疾病可恢复并具有对症治疗措施的有效反应等为基础。由于依从性标准确定的合适与否，有效与无效之间的个体差异等均会影响该法对依从性的判断，用是否达到治疗效果的方法来衡量依从性的大小，常常也不是很完善。

3. 直接询问法　通过询问患者可直接了解依从情况，发现问题及时改进。当研究对象复诊时，采取问卷的方式，测定患者的依从性，通常是可行的，绝大多数患者都能反馈他们服药的真实情况。为防止患者不愿意承认自己依从性不好，在询问时必须注意方式、方法和技巧，以获得真实情况。例如要求患者改善饮食，或要求患者记载心绞痛发作次数及随之服用硝酸甘油的次数与剂量等，待患者复诊时即可采用直接询问方式，调查询问24小时或几天来的膳食情况、心绞痛及服药情况，并与患者自己的记录进行核对。通过直接询问患者了解依从性是一种简便的方法，往往可以获得较为准确的信息。

4. 预约和随访法　患者或研究对象不能够按预定的日期到医院作复查，中途退出或失访，是最常见的依从性不良现象。通过了解患者的预约复查和随访率，可以间接判断依从性。

5. 药片计数法　这是目前普遍主张采用的方法。在研究对象每次接受询问时，比较患者瓶中实际剩下的药片数和应该剩余的药片数（可以从处方和用药时程推算出），以衡量患者服用的依从性。

临床常用在复诊时比较患者实际剩余的药片数和处方药物总量，求得依从率：

$$依从率 = \frac{患者已服药物量}{处方药物总量} \times 100\%$$

依从率的标准可以根据研究需要制订具体的标准。有人报道在治疗高血压时，以服用处方量的80%为依从性高低的判断标准，服药量 $\geq 80\%$ 处方药量者为高依从性，否则为低依从性。也可以根据具体情况做出经验性判断，如根据多数患者服用一定的处方药量后，达到了治疗目的，此时这部分患者所服药物量与处方药物总量的百分比，即为依从性的标准。

五、研究结果的不一致性

（一）临床不一致性

1. 定义　在临床上，同一医生对同一组患者先后检查几次，或者不同医生对同一组患者的检查结果不相符，称为临床不一致性（clinical disagreement）。一项高质量的临床研究在于能稳定地获得基本一致的结果，即临床的一致性或可重复性。一致性愈高，则结果愈可靠；反之，不一致性愈高则可靠性愈差。

2. 发生环节　临床不一致性可发生于采集病史、体格检查、辅助检查等结果的解释以及诊断、治疗等诸多环节。如有人挑选了89张X线胸片，分别请3位专家阅读，每位专家对同批片子在不同场合下阅读2次，结果对结核病诊断的情况是：每两位阅片者在89张胸片中的不一致率为13.5%；每位阅片者两次读片的不一致率为5.2%。如果这批片子事先经过挑选，阅片者均为放射科专家，临床实际中不一致率可能会高于此值。

3. 产生原因　临床不一致性来自于观察者、被检查者、仪器和检查过程等方面。造成临床不一致的原因有两个：一个是随机误差，另一个是系统误差。随机误差是在个体差异存在的前提下，由抽样而造成的样本指标与总体指标之间的差异，它是不可避免的，但可以用统计学方法做出估计并予以控制。系统误差是在临床研究或推论过程中，由于某些人为因素的介入与影响，使得研究所产生的结果与真实的情形不相符。

对临床不一致性分析的目的是评价用于临床研究资料的质量，据此判断临床研究结果的可靠程度。

（二）结果不真实性

1. **定义** 临床研究结果与临床实践不相符，称为临床研究结果的不真实性，即临床研究收集的数据、分析结果和所得结论与临床客观实际不相符。

2. **发生环节** 研究结果的不真实性，可发生在设计、实施和分析的任何阶段。

3. **产生原因** 主要是由于系统误差造成，是在临床研究或推论过程中，由人为因素所致。例如，在检测患者是否感染了丙型肝炎病毒（HCV）时，如果厂家提供的抗 HCV 试剂盒存在质量问题，就会出现假阳性或假阴性的不真实结果。

（三）不一致性与不真实性的关系

临床研究结果的不真实性直接影响临床不一致性，如果临床研究结果的不真实性高，临床不一致性也高；但临床一致性好，并不能表明临床研究结果的真实性就好。

临床研究都不可能完美无缺，或多或少存在一定偏倚。主要的问题是如何客观评估临床研究的偏倚大小。设计阶段和分析资料阶段都应该对可能产生的偏倚进行评估，偏倚多大的研究结果可以接受，超过这个偏倚则结果不能接受。这是对待临床研究结果与临床实践不一致时的科学态度。如在大规模人群检测丙型肝炎病毒感染时，首先要对厂家提供的抗 HCV 试剂盒用国际上标准的试剂进行评价，并在研究的不同阶段进行重复性实验，定性、定量分析该试剂盒的灵敏度、特异度和符合率等指标，以达到对研究结果一致性和真实性的科学评估。

六、临床研究注册

所有在人体中或采用取自人体的标本进行的研究，包括各种干预措施的疗效和安全性的有对照或无对照试验（如随机对照试验、病例对照研究、队列研究及非对照研究）、预后研究、病因学研究以及包括各种诊断技术、试剂、设备的诊断性试验，均需注册并公告。这是医学研究伦理的需要，也是临床研究者的责任和义务。

（一）申请临床研究注册程序

1. 全部注册程序均为在线申报。

2. 首先在中国临床试验注册中心网站（http://www.chictr.org.cn/index.aspx）上注册账户（图 3-1），点击 ChiCTR 首页右侧的"用户登陆"区的"新用户注册"。

3. 将研究者的信息录入《个人信息注册表》后点击"注册"，注册成功后，在"用户登录"区输入研究者的用户名和密码，点击"登录"就可进入用户页面。

4. 在用户页面上方点击"注册新项目"，则出现注册表，选择"中、英文"注册。凡在中国大陆和台湾实施的临床试验均需采用中、英文双语注册，在我国香港特别行政区和其他国家实施的临床试验可只采用英语注册。

5. 所有内容填完后请选择"待审核"和"保存"，然后点击"提交"。

6. 所有申请注册的试验均需提交伦理审查批件复印件。

7. 所有申请注册的试验均需提交研究计划书全文和受试者知情同意书。

8. 临床试验注册中心审核专家随时对完成的注册申报表进行审核。

9. 如资料合格，审核完成后，自提交注册表之日起两周内获得注册号。

10. 在获得注册号后第二周即可在世界卫生组织国际临床试验注册平台（WHO ICTRP）检索到已注册的试验。在国内外注册均是唯一的注册号。

（二）需要注意的其他问题

1. 纳入受试者完成后，需要即时通知中国临床试验注册中心。

2. 试验完成后，统计结果需上传到临床试验公共管理平台 ResMan（www.medresman.org），一年后公布结果。

3. 注册表中要求提供临床试验计划使用的数据收集和管理系统信息，目的是促进研究者对

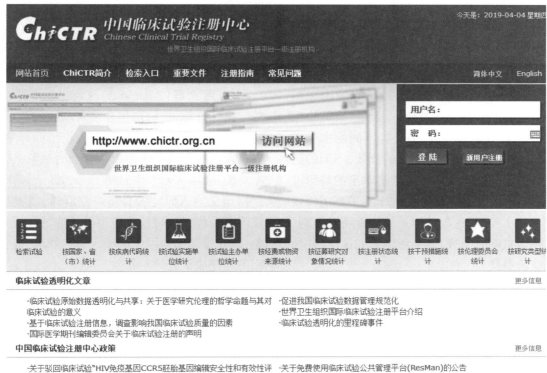

图 3-1　中国临床试验网上注册平台截图

临床试验数据管理的标准化，提高临床试验质量和证据质量。

需要特别指出的是，临床试验注册不是为了发表文章，而是研究者的伦理责任和义务；因此，无论是预注册还是补注册，均不能保证研究文章的发表。

第二节　临床研究设计的基本要素

开展临床研究的目的是观察和论证某个或某些研究因素对研究对象所产生的效应或影响，因此临床研究包括研究因素、研究对象和研究效应三个基本要素，各类型临床研究设计都不能缺少这三个组成部分。

一、研究因素

（一）性质

研究因素是根据不同的研究目的给受试对象施加的各种处理。在设计临床研究时首先必须明确研究因素：第一类研究因素是临床试验研究中临床医生所给予研究对象的各种治疗和预防等干预措施，也就是人为因素，如药物、疫苗、物理疗法等；第二类研究因素是影响疾病疗效和预后的因素，如病情、体质、营养等；第三类研究因素是自然存在的影响发病的危险因素和病因因素，如环境污染、吸烟、病毒等。需要指出的是，在进行病因或疾病预后研究时，研究对象本身具有的某些特征，如年龄、性别、种族、职业、行为生活方式等也常被用作研究因素。研究因素必须紧密地体现临床科研的目的和预期结果。

（二）强度

研究因素作用于研究对象引起的效应与强度有着依赖关系。在设计时要注意掌握研究因素的作用强度，过大可能使研究对象受到伤害或在临床实践上无法使用，过小则难以出现预期的效应。此外，还要充分考虑给药途径、用药的时间间隔等，这些均可对药物（研究因素）的强度产生影响。一般可经阅读文献和开展小规模的预试验找出研究因素的适宜使用强度。

（三）单因素、多因素及不同水平

通常，每次临床研究只观察一个研究因素的效应，此谓单因素设计。如欲观察某药治疗高血压的疗效,研究人员要选择性别、年龄、临床类型和分期基本一致的患者并按统一的方法和剂量给药。这是一个研究因素和一个水平的临床研究。这种方法的优点是目的单一明确,相对易于执行,条件易控制。缺点是由于每次被研究的因素单一,能阐明的问题较少,研究效率较低。有的临床试验研究因素虽是单一的,但可有不同的水平或等级,即观察一种药物不同剂量的疗效,不同的药物剂量就是不同的水平。单因素多水平的科研可以看作是多因素设计。但一般每个水平都需要设计一个单独试验组,这与单因素设计无明显区别。若有多种因素需要研究,则会影响研究速度,并导致对照组的浪费。

现代统计学在实验设计方面有了长足的进展,因而有可能在一次实验中同时观察多种因素的效应,称之为多因素设计。如正交设计(orthogonal design)和析因设计(factorial design)。应当看到,设计中的每个因素可以具备不同的水平,此时即称之为多因素多水平设计。研究人员运用多因素分析方法将多因素多水平的研究结果加以分析,从中找出最主要的因素和最有代表性的水平等级。

(四)实施方法

在获得研究因素强度的基础上,经过阅读文献和开展预试验,制定出使用常规和制度,还应规定具体的使用方法,在正式试验中一般不允许变动,称作标准化。但在临床实践中,由于病情的变化使标准化方法有时难以实施,这就需要拟订在实施过程中当标准化措施难以遵守以致实验无法进行时,及时发现和克服这种临床复杂情况的方法。标准化的目的是在整个研究过程中,采用研究因素的条件始终一致,所获得的资料才有可比性,有利于分析研究因素与疗效之间的关联。

二、研究对象

研究对象又称为受试对象,在临床科研中根据课题研究的目的选择相关的研究对象。研究课题不同,对研究对象的要求也不一样。

(一)研究对象的有关概念

进行临床研究要确定在不同水平上抽取研究对象,选择的人群范围由大到小,一般应该从预期研究结果要推论的人群开始,选择具备纳入标准和排除标准的人群中的一部分人作为实际进入试验的研究对象。研究对象的选择层次如下:

1. 目标人群(target population) 即研究结果能够适用和推论到的人群;根据研究目的,选择目标人群的范围最大。

2. 源人群(source population) 即按照一般定义和计算,能够产生合格对象的人群,需要从中排除不能评定的对象、能够评定但不合格的对象以及因为资料不全而无法分类的对象。

3. 合格人群(eligible population) 即按照严格定义纳入研究的合格对象群体,需要从中排除因不合作、保密性、无应答而不能纳入研究的对象,还要排除那些因无法满足研究要求、资料缺失而不能完成研究的对象。

4. 研究对象(study participants) 即为研究提供资料且研究结果唯一直接适用的一部分个体。

(二)选择研究对象的标准

1. 诊断标准(diagnostic criteria) 应以公认的国际疾病分类诊断标准选择研究对象,因为这些标准具有权威性,且与同类的研究结果有可比性。但有时某些疾病尚无公认的诊断标准,研究者可组织该领域的专家自行讨论和拟订标准,但需要得到国内外本领域专业人员的广泛认可。

2. 纳入标准(inclusion criteria) 应根据研究的目的,在符合诊断标准的基础上制订适当的研究对象纳入标准,根据纳入标准选择研究对象。

3. 排除标准(exclusion criteria) 当研究对象符合诊断标准时也未必都能选作研究对象,如患者年龄太大或体弱、有其他合并症,同时患有另一种可能影响本试验效果的疾病,或者对药物有严重不良反应等情况,就不宜选作研究对象,应予以剔除。因此设计时还应制订不能入选的具体规定,即排除标准。

例如,在研究聚乙二醇干扰素联合利巴韦林(peg-interferon plus ribavirin)治疗慢性丙型肝炎的临床试验中,可将研究对象的纳入标准定义为:①未接受过抗病毒治疗;②血清 HCV RNA 载量 $\geq 2 \times 10^3$copies/ml;③ALT $\geq$正常界值上限的 2 倍;④代偿性肝脏疾病。排除标准定义为:①妊娠及哺乳;②其他慢性肝脏疾病,如自身免疫性肝炎、代谢性肝病、酒精性肝病等;③肝细胞癌、失代偿肝病及器官移植后患者;④合并精神疾病;⑤合并 HBV 或 HIV 感染；⑥合并其他严重血液系统、心肺等疾患。

（三）选择研究对象的其他重要原则

1. **研究对象能从临床试验中受益**　从遵守医德和伦理的原则出发，患者应该在医院获得最佳的治疗。如评价药物的疗效，研究者应清楚地掌握该药的作用机制、适应证、禁忌证或敏感菌株等资料，这样就可选择合适的患者，从而使研究对象从临床试验中受益；从临床试验的角度来说也可以尽可能获得阳性结果。应该强调，已知该试验对其有害的人群不能作为研究对象，如有消化道出血史者不能作为抗炎药（如阿司匹林）的试验对象；通常老人、儿童和孕妇一般不作为研究对象。

2. **研究对象要有代表性**　要求入选的研究对象在疾病类型、病情以及年龄、性别等方面具备某病患者的全部特征，可代表所研究疾病的全部患者，则临床试验的结论才能够推论到目标人群，研究结果才具有明显的实用和推广价值。若研究对象的代表性差，临床试验结果的适用范围将受到限制。

3. **尽量选择新发病例**　一般说来在常见病、多发病的研究中要尽可能选择新发病的患者作为研究对象，因为旧患者难以充分反映药物的疗效。但是有关选择新旧患者问题还应具体分析。当需要检验或估计新药的特殊疗效时，可选择经多种方法久治未愈的患者，这样可较易判断疗效。至于罕见病，因新病例数较少，在临床试验中也不得不选入一些旧患者。

4. **尽量选择依从性好的研究对象**　为了在临床试验获得正确的结果应选择依从性好的患者作研究对象，研究者通过观察和谈话了解患者的情况，从中选择那些能够服从试验安排并坚持合作的患者作为研究对象。若不依从患者的数量较大，研究结果就会出现误差。

（四）研究对象的样本量

研究对象的选择标准确定之后，就要正确估计本次试验所需的样本量，以便减小抽样误差造成的影响，获得正确的结论。估计样本量有以下决定因素：

1. **研究因素的有效率**　有效率越高，即试验组和对照组比较数值差异越大，样本量就可以越少，反之就要越多。

2. **研究结局或疾病的发生率**　预期出现的结局或疾病的发生率越高，样本量就可以越少，反之就要越多。

3. **检验水准**　即假设检验的第一类错误 α，α 为假阳性错误出现的概率。通常 α 取 0.05 或 0.01。α 越小，所需要的样本量越大。

4. **检验效能（power）**　又称把握度，为 $1-\beta$，β 为假设检验的第二类错误，即假阴性错误出现的概率。检验效能即避免假阴性的能力，通常 β 取 0.10 或 0.20。β 越小，检验效能越高，则所需要的样本量越大。

5. **双侧检验与单侧检验**　在实施统计学假设检验时，当研究结果高于和低于效应指标的界值均有意义时，应该选择双侧检验；而当研究结果仅高于或低于效应指标的界值有意义时，应该选择单侧检验，采用双侧检验比单侧检验需要的样本量大。

三、研究效应

研究因素作用于研究对象所产生的效应即研究效应，其大小需要采用恰当的指标来评价，即效应指标。常用能反映效应的指标有发病率、病死率、治愈率、缓解率、复发率、毒副作用发生率、临床症状体征和实验室测定结果的改变等。

（一）选择效应指标的原则

1. **关联性**　选用的效应指标须与临床研究要解决的问题有密切关系，即所选用的指标与本次试验的目的有本质上的联系，称作指标的关联性。如欲了解某药物对糖尿病患者主要微血管并发症的疗效，研究效应指标就可以选新发或恶化的肾病和视网膜病变的发生率等。随着医学科技的飞速发展，科研工作者应当及时了解最新信息，使自己的科研工作所选用的指标与要解决的临床问题具有更好的关联性。

2. **灵敏性和特异性**　在选用研究效应指标时，宜选用能准确反映研究效应本质且灵敏性高、特异性强的指标，因为灵敏性高的指标能反映研究效应的即时变化。而特异性强的指标既易于揭示问题的本质，同时又不为其他因素所干扰，也与要解决的主要问题密切相关。如痰中结核菌检出率是反映开放性肺结核疗效的特异性指标；而癌胚抗原作为筛查癌症的指标就不具备高度的特异性，因为消化道炎症也可能使血液中的癌胚抗原升高。

3. 客观性 临床实践中,观察的效应指标从性质上可分为客观指标和主观指标两类。客观指标是指那些不易受主观因素影响、并能够客观记录的指标,如心电图、X线胸片、化验数据和微生物培养等。主观指标是靠研究对象回答或研究者自行判断而不能客观检测记录的指标,如研究对象陈述某些症状,如疲倦、疼痛、食欲不佳等。这些指标易受主观因素的影响,其真实性和可靠性明显不如客观指标。此外,有些指标虽是客观指标,但却受主观因素的影响,如听诊心脏杂音、触诊肝脾大小等,也被称之为半客观指标。因此,在临床研究中应尽量选用客观指标,少用主观指标,因其受研究对象和研究者心理状态、启发暗示和感官差异的影响较大。如果确需选用主观指标,则要尽量进行量化处理。如将疼痛的程度用1~10的刻度尺让患者自行标定后再进行统计学处理分析。

4. 真实性和可靠性 真实性是指测得值与真实值的符合程度。考察效应指标真实性(validity)的方法是计算灵敏度(sensitivity)和特异度(specificity)。在选择指标时,要以金标准来考察其灵敏度和特异度。改进检测方法和研制新的仪器是提高指标真实性的主要途径。可靠性(reliability)是指在相同的条件下多次研究结果的稳定程度。考察指标可靠性的方法一般采用符合率,还可以进行 Kappa 检验和相关分析。影响可靠性的因素有使用的仪器、生物学变异和个体差异,以及观察者间测量变异和观察者自身测量变异等。因此应选择变异小的指标以利提高临床试验结果的可靠性。

(二)效应指标的分类

1. 按性质分类 按照效应指标的不同性质可将其分为三类:

(1)计数指标:将观察单位按某种属性或类别分组,然后计算各组观察单位的个数所得的资料称为计数资料(enumeration data),每一个观察单位以其性质为特点,如性别、血型、民族、婚姻状况等。

(2)计量指标:对每个观察单位用定量的方法测定某项指标的大小,所得的资料称为计量资料(quantitative data),一般有度量衡等单位,以数量为特征。计量资料又可分为连续型(身高、体重等)和离散型(白细胞计数、牙齿个数等)资料两种。

(3)等级指标:将观察单位按照某种属性的不同程度分组,然后计算各组包含的观察单位的个数所得的资料,称为等级资料(ranked data),或称有序资料(ordinal data)。这类指标按其属性为计数指标,但具有等级和连续指标的性质。如在一项临床试验中,为了显示药物治疗效果的不同程度,有时使用痊愈、显效、好转、无效四个等级作为效应指标,即可归类于等级指标。

2. 按目的分类 根据效应指标的不同目的又可将其分为三类:

(1)判别性指标(discriminative index):判别性指标常用于区分个体或群组间的健康或疾病状况。例如,用 Barthel 指数评估量表(Barthel index scale, BI)得分来评估脑卒中患者残疾状态(能独立行走,轻中度残疾,重度残疾)。

(2)评价性指标(evaluative index):评价性指标常用于评价研究对象个体或不同组间接受研究因素后随时间的改变程度。例如,用脑卒中康复运动功能评定量表(stroke rehabilitation assessment of movement, STREAM)得分来评估脑卒中患者康复治疗入院时和出院时的上下肢肌肉张力和灵活性改善程度。

(3)预测性指标(predictive index):预测性指标主要用于预测结局或判断预后。例如,用脑卒中后1周 STREAM 得分来预测患者3个月后的日常生活活动(ADL)功能。

(三)指标的数量

一项临床研究中究竟要使用多少个效应指标并没有具体规定。这要根据研究工作的目的以及目前医学发展水平而定。由于人是一个复杂的有机体,患病后既有生物学上的改变,又有心理和社会学等方面的变化,效应可从不同方面表现出来。从这个意义来说,效应指标可有多种,包括主观指标和客观指标。但并非使用的指标越多越好,指标过多会出现混杂和交互作用,增加资料分析和解释的难度;可是如果指标的数量过少,可能会损失信息,降低研究的质量,甚至可使整个临床研究失败。

(四)指标的测量

为了消除研究者和受试对象心理因素的影响,应该尽可能地采用盲法对研究效应指标进行测量。要制订严格具体的测量标准、测量方法、测量次数和测量间隔,并严格按照标准执行。如在开展干扰素等抗病毒药物治疗慢性乙型肝炎的多中心研究时,需要对患者外周血中 HBV DNA 载量进行测量,这时就必须对参与研究的各医院测量 HBV DNA 的方法、次数、间隔时间、仪器设备等作出严格和统一的规定。

第三节 临床研究设计的基本原则

科研设计的目的是在复杂的临床研究中,确保研究结果免受已知的或未知的非研究因素的干扰,获得真实可靠的研究结果。需要遵循的基本原则主要包括设置对照、随机化分组和盲法测量。

一、设置对照

(一)设置对照的意义

1. **科学评价干预措施的效果** 设立对照(control)是科学研究的核心思想和基本要求,只有通过比较才能有鉴别。观察性研究中的病例对照研究中需要有病例组和对照组(control group),队列研究中的对照组为非暴露组。在临床疗效研究中,接受治疗的患者病情好转不等于治疗一定有效,它可能完全是非特异因素导致的,而与治疗无任何关系,因为没有接受任何治疗的患者也有可能好转甚至痊愈。如某些急性自限性疾病,像上呼吸道感染、甲型病毒性肝炎等,患者即使不治疗也可因其自然转归,症状可消失而自愈。在慢性非自限性疾病时,其自然史也会出现缓解和复发的交替过程,如系统性红斑狼疮,在用药物治疗该病时,若未设对照组,则极易将疾病的自然缓解误认为是药物的疗效。

2. **排除非研究因素对疗效的影响** 临床试验中,除研究因素外,研究对象的年龄、性别、性格特征、心理状况、所患疾病的类型、病程、严重程度和护理因素等均可影响疗效,而且还有霍桑效应、安慰剂效应、潜在的未知因素的存在,均可能影响疗效。因此,在临床试验中只有设置了对照才能够排除上述各种非研究因素对疗效的影响,进而确定干预措施的真实效果。

3. **评价干预措施的毒副反应** 评价药物疗效的临床试验中,部分患者出现不同程度的异常反应是常见的。要正确地判断出上述反应究竟是疾病本身的表现,还是药物的毒副作用,只有与对照组比较才能做到。未设对照的临床研究报告的毒副作用,结果缺乏科学依据。同样,评价新型疫苗的毒副作用,设立对照也是必不可少的措施。

(二)对照的类型

在临床疗效研究中按照不同的分类标准,可将对照分为不同的种类。按对照选择方法分为随机对照和非随机对照;按对照的性质分为有效对照、安慰剂对照和空白对照;按研究设计方案分为自身对照、交叉设计对照和历史性对照等。

1. **按对照的选择方法分类**

(1)随机对照(randomized control):按严格规范的随机化方法将研究对象分为试验组和对照组,以此方法设置的对照类型即为随机对照。随机对照的优点首先从理论上讲可使试验组和对照组的研究对象除了研究因素以外的各因素,如年龄、性别、病情轻重和其他一些未知因素在两组间均衡分布。其次是能消除研究者或研究对象在受试者分组上的主观因素,可以减少或消除选择偏倚和混杂偏倚。再次是应用统计学方法来比较两组疗效时,由于多数统计方法以随机样本为基础,因此这种类型更适宜于作统计学处理。随机选取对照的缺点是研究对象有时不配合,可行性不足,而且对于有些药物或疾病还可能涉及医德方面的争议。

应当指出,尽管随机对照是临床试验的最优方案,但并非所有的临床疗效评价都能用随机对照这种方法。如某些罕见病和致死性疾病均不宜用此法来评价疗效。

(2)非随机对照(non-randomized control):是未按照严格规范的随机化方法选择的对照类型,如在多中心临床试验中按不同医院进行分组,即一所医院作为对照组,依然实施现行疗法,而另一所医院作为试验组采用新疗法,经过一段时间后比较两组的疗效。这种设置对照的方法简便易行,也易为患者和医师接受。主要缺点是不同医院收治的患者的基本临床特征和主要预后因素的分布可能不均衡,影响组间的可比性,致使临床试验的结论产生偏倚。

2. 按对照的性质分类

（1）有效对照（effective control）：又称标准疗法对照，是临床试验中最常用的对照形式，即以常规或现行的最好疗法作为对照。适用于已知有肯定疗效的治疗方法的疾病，如抗结核新药试验中采用链霉素和异烟肼作为对照。

（2）安慰剂对照（placebo control）：即感官性状与试验药物相似但完全没有药理作用的类似物作为对照组用药。通常用乳糖、淀粉、生理盐水等成分制成，不加任何有效成分，但外形、颜色、大小、味道与试验药物或制剂极为相近。在所研究的疾病尚无有效的防治药物或使用安慰剂后对研究对象的病情无影响时才可以使用。设置安慰剂对照的目的不仅是要确定一项治疗措施有无临床效果，更重要的是要判断该项治疗措施的效应是否超过安慰剂所达到的作用。通过与安慰剂对比就可知道一项治疗措施的特异性和非特异性的作用程度。因此，设置安慰剂对照所取得的试验结果对一项治疗措施的临床应用将起到指导意义。但给予患者无疗效的安慰剂会存在医德和伦理方面的争议。

（3）空白对照（blank control）：即对照组不采取任何治疗措施，目的是观察药物对有自愈倾向的疾病的真正效应。但不给患者采用任何治疗措施存在医德和伦理方面的争议，一般仅在尚无有效疗法时用来探索新措施的效果。

3. 按照研究设计方案分类

（1）自身对照（self control）：将一组受试对象治疗前后的效果比较，也可分为前后两个阶段，分别施加不同的干预措施，然后比较两个阶段的疗效差异。在前一阶段结束后应有一段时间间隔，以避免前一阶段的干预效应对后一阶段的干预效应产生影响。自身对照的优点是可以消除研究对象自身影响药物疗效的各种内环境因素的差异，而且节省样本量。缺点是不适用于有自愈倾向的疾病，难以保证前后两个阶段病情的完全一致。

（2）交叉对照（cross-over control）：将整个设计分为两个阶段，先将研究对象随机分为第一组和第二组，试验的第一阶段第一组接受 A 措施，第二组接受 B 措施，观察两组的疗效。此阶段结束后，两组患者均停药一段时间进行洗脱，之后再进入试验的第二阶段，将两组在接受治疗措施上对调，第一组改为 B 措施，第二组改为 A 措施，然后再观察两组的疗效，并进行综合分析。如图 3-2 所示。这种设计不仅有试验组和对照组的组间对照，而且有同一研究组的自身前后对照，从而降低了两组的变异度，从理论上讲可大大减小各种干扰因素和偏倚的影响，提高评价疗效的效率，同时也可用较少的样本完成试验。但采用交叉设计必须有一个严格的前提，即进入第二阶段起点时，两组研究对象的病情和一般状况均应该与进入第一阶段起点时相同，这对许多临床试验来说难以做到，从而限制了这种研究设计的应用。因此，该方法的应用也主要限于慢性复发性疾病。例如，有研究采用交叉对照设计模式对阿利吉仑（Aliskiren）治疗 IgA 肾病的疗效进行了探索，研究对象被随机分为 A 组和 B 组后，A 组口服阿利吉仑（300mg/d），B 组口服安慰剂，16 周后停药 4 周，然后 A 组和 B 组干预措施互换，再观察 16 周，结果表明该肾素抑制剂具有明显的抗蛋白尿作用。

（3）历史性对照（historical control）：将一组患者作为试验组接受一种新疗法，然后与过去某个时间用某种方法治疗的同类型患者作为对照组进行比较。这是一种非随机、非同期的对照研究，对照组患者的资料可来自文献和医院病历资料。如某病在一段时间内自然病程、诊断方法、诊断标准和治疗水平比较稳定或变化不大，并注意两组患者在临床特征、主要预后因素等保持均衡，采用此类型对照评价一种疗法的疗效有其优越性。其优点是：①易为被患者接受，较少违背医德和伦理；②节省经费和时间。但其缺点更为突出：①不少文献资料缺乏研究对象有关特征的记载，有的医院病历资料残缺不全，难以判断对比两组

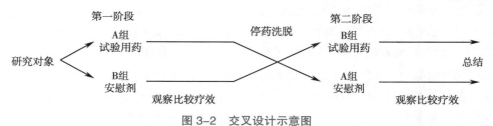

图 3-2 交叉设计示意图

是否可比；②由于科学进步日新月异，诊断手段的改进，使得一些轻型或不典型患者得到早期诊断，再加上护理技术的进步，使得对比两组疗效上的差别并不完全反映不同疗法的差异。因此，一般不宜采用。但在特殊情况下，如对一些预后极差的疾病，采用历史性对照还是有一定说服力的。

二、随机化

（一）随机化的目的和意义

随机化（randomization）是临床研究的重要方法和基本原则之一。在临床科研设计中，随机化的方法有两种形式。第一种随机化是随机抽样，指在目标人群中借助随机抽样的方法，将研究对象从目标人群中抽取出来。采用随机抽样的方法可以使目标人群中的每一个个体都有同等的机会被选作研究对象。在临床研究中，由于人力、物力和财力以及时间的限制，不可能把全部的和各种类型的患者都纳入研究中，只能是按照设计的要求，选择一定数量的患者作为研究对象。为了避免选择偏倚和混杂偏倚，同时又保证抽取的样本对总体患者有代表性，采用随机化的抽样方法是主要的手段。

在临床研究中第二种随机化是随机分组，即将研究对象应用随机化分组的方法，使每一个个体都有同等的机会进入试验组或对照组。这样就能使组间的若干已知的或未知的影响因素达到基本均衡的水平，能被测量的和不能被测量的因素基本相同，提高各组间的可比性。未经随机化分组设置的对照组论证强度往往受到质疑。有研究报告了22所医院2 331例心肌梗死患者应用抗凝剂治疗的结果，发现经抗凝剂治疗的患者病死率为8.3%，而不给该药的患者为27.3%，两组病死率差异有统计学意义（$P<0.01$）。而且两组病死率的高低与患者的性别、梗死部位、诊断标准、不同医院在内的非研究因素无关。但是，进一步查阅临床原始资料后发现，两组在年龄构成和病情严重程度方面存在明显差异。抗凝剂治疗组患者中年龄在 >60 岁者占43%，而对照组患者年龄在 >60 岁者占65%，两组年龄差异有统计学意义（$P<0.01$）。那么，如何排除未给抗凝剂治疗的对照组病死率是由于年龄大所致的呢？所以，尽管收集的样本足够多，也设置了对照组，如果没有采用随机化分组，导致非研究因素在两组之间不均

衡，该抗凝剂究竟对降低心肌梗死的病死率有无作用尚不能做出准确回答。

（二）常用随机化分组的方法

1. 简单随机化（simple randomization）　又称完全随机化（complete randomization），如随机数字表法、掷硬币、抽签等方法。

简单随机化分组的步骤包括确定分组数及分组方法、选择抽样方法（随机数字表法）、确定随机数字表的读数起始点、确定随机数字表的读数方向，按以上规定的方法分配研究对象。

随机数字表常用于抽样研究及对样本的分组随机化。表中各数字相互独立，并可按需要视相邻的数字为任意位数的组合，无论从横行、纵列或斜向等各种顺序均呈随机状态。使用时可任意从任何一个数字开始，按任意顺序取用，但起始数字代表的位数（如个位、十位、百位）和录用顺序应预先有所规定，不能在同一次录用中随意变更。

下面是应用简单随机化方法将 20 名合格受试者随机分配至甲、乙两组的例子，步骤如下：

（1）依次编好 1、2、3……20 的顺序，（此顺序即为以后进入研究的合格受试者的序号）。

（2）通过随机数字表，完成随机数字的排列，将所得之随机数字，按 1、2、3……20 的顺序排列。

现将所得之随机数字依次排列如下表：

序号：1 2 3 4 5 6 7 8 9 10 11 12 13 14 15 16 17 18 19 20

随机数字：21 32 66 44 35 78 43 19 77 48 59 67 72 34 33 56 88 91 61 27

（3）令末位数为单数的随机数字相应序号的研究对象分配至甲组，双数和零者进入乙组。

按此规定则有：

甲组：序号为 1, 5, 7, 8, 9, 11, 12, 15, 18, 19, 20 的受试者。

乙组：序号为 2, 3, 4, 6, 10, 13, 14, 16, 17 的受试者。

（4）平衡两组例数：上述甲乙两组例数不等，甲组为 11 例，乙组为 9 例，若要使两组例数相等，可用下述方法：

续查随机数字，得一随机数字 36，将其除以甲组例数，得余数，如本例为 36÷11 得余数 3，则原属甲组中第三位（即序号为 7）的受试者需调至乙组。

若两组例数仍不等,依上法继续操作,直至两组例数相等。

(5)随机分配卡的编制:随机分配卡的内容包括序号、组别、随机数字、治疗方法。按(1)~(4)步骤所得分组结果,分别填写好1~20的随机分配卡,则序号为1的随机分配卡为"序号:1;组别:甲;随机数字:21;治疗方法:新药"。

(6)随机分组的管理:随机分配卡片用信封密封,信封上编上号码,信封编号应与内含之卡片序号相同。将内含随机卡之信封按编号依次排好。随机分配卡由专人保管,当合格受试者进入研究时,按其进入之顺序拆开序号相同的信封,根据其中卡片的规定分组和医嘱给予治疗,不得做任何更改。

简单随机化的方法简便可行。随着受试病例数的增加,两组间例数不等的机会减少,如受试病例达到100名时,两组的病例数比为6:4的概率稍大于0.05。在超过200例时,两组例数更为接近,其组间的可比性也较好。新药的临床研究,常为多中心协作,同一单位的观察例数常有限,因而常需平衡组间例数。

若确需进行组间例数不等比例的随机分组,如甲组:乙组=3:1,则可规定遇随机数字末位数为:

1、2、3、5、6、7 者分至甲组

4、8 者分至乙组

0、9 弃去

简单随机分组的优点是简单易行,可使用计算机软件辅助。其缺点是如果研究对象数量大时,工作量相当大,有时甚至难以做到。

2. 区组随机化(block randomization) 将研究对象分成例数相等的若干区组,在每个区组中再进行简单随机化分组。这种方法能保证区组内和组间的病例数相等,便于进行期中分析和临时停止试验,不会因为两组例数相差太大而导致偏倚。

(1)举例如下:将24名患者作区组随机分配至甲、乙两组。其步骤为:

1)令每一区组内含4名受试者,则有下列六种排列方式:甲甲乙乙、甲乙甲乙、甲乙乙甲、乙乙甲甲、乙甲乙甲、乙甲甲乙。

2)查随机数字表,得1~6这六个数字的随机顺序,若为5,3,2,1,6,4,则最早进入研究的4名患者按上述第5种方式被分配至甲、乙组,即

为乙、甲、乙、甲。其余类推。

(2)区组随机化的优点:

1)有利于保持组间例数的均等:即使最后一区组的分配未全部完成,两组相差的例数最多不超过区组所包含的例数的一半。

2)有利于保持组间的可比性:若疾病的严重程度有明显的时间性或季节性,则轻重病例进入研究的时间可能相对集中。如用简单随机化方法分组,在研究的最早阶段,两组例数相等的机会甚少,这样有可能使重症(或轻症)患者较多地被分配至某一组别,造成组间轻、重患者的构成不一样。按区组随机化分配病例时,有可能克服这一缺陷。这是由于同一区组的病例总是在相对集中的时间被纳入研究,他们同属于重症或轻症,而任一区组的分配结束时,两组例数又总是相等,因此,即使在研究过程的任一时点中止,组间轻、重患者的构成总是十分接近。

(3)区组随机化的缺点:如果不是双盲试验,同时研究者又知道区组的含量大小,则很容易事先知道每一区组最后一名患者的分组去向,而导致选择性偏倚的产生。

3. 分层随机化(stratified randomization)按照研究对象的不同特征先进行分层,即将可能产生混杂作用的某些因素,通常包括年龄、性别、临床类型、病情、病程等分层,在每一层内再进行简单随机化分组,使试验组和对照组的均衡性提高。

对分层因素的选择,有三条原则可供参考:第一,选择所研究疾病或其并发症的危险因素分层;第二,选择对所研究疾病的预后有明显影响的因素分层;第三,需要遵守最小化的原则,即将分层因素控制到最低限度(2~3个),否则将会造成分层后各组的样本量太少的不利局面。

例如,某研究中年龄和病情轻重是影响预后的重要因素,那么就将这2个因素作为分层因素,先按年龄分层,如20~39岁、40~59岁、≥60岁;然后再按病情分层,即轻、中、重;最后按照简单随机的方法将研究对象分到试验组和对照组,如图3-3所示。

分层随机化分组可增加各组间的均衡性,提高研究效率。在受试对象数量较大的临床试验中,简单随机化即可以保证试验组和对照组的可比性,则不需要进行分层随机化。而较小样本量(<200例)的临床试验,采用分层随机化分组比较合适。

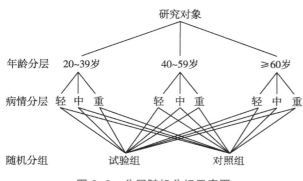

图 3-3　分层随机分组示意图

4. **整群随机化（cluster randomization）**　按社区或团体分配，即以一个组、一个病房、一个病区、一个医院为一个整体单位随机分组。这种方法比较方便，但必须保证各组非研究因素的可比性。

整群随机化分组要求各群内变异和整个研究对象变异一致，即抽到的人群能充分代表总体，而各群组间变异越小越好。此法的优点是在实际工作中易为研究对象所接受，抽样和调查都比较方便，也可节约人力、物力，因而多用于大规模调查。其缺点是抽样误差较大，组间的均衡性不易保证，分析工作量也大。

（三）随机分配方案的隐藏

在随机分配受试对象的过程中，受试对象和选择合格受试对象的研究人员均不能预先知道随后受试者的分配方案，称之为随机分配方案隐藏（allocation concealment）。

随机分配序列产生后，受试对象的入组情况就已确定。如果产生分配序列与选择、分配合格受试对象入组的研究人员是同一人，或者产生的分配序列表保存在选择和分配受试对象入组的研究人员手中，那么此研究人员就会预先知道下一个合格受试对象的入组情况。如果此研究人员为了让具有某种特征的受试对象接受某种干预措施以获得有益于该种干预措施的结果，就有可能改变随机分配序列，不按照事先产生的分配序列分配受试对象，导致选择性偏倚。有研究发现，与分配方案隐藏完善的试验相比，未隐藏分配方案或分配方案隐藏不完善的试验，可夸大治疗效果达30%以上。

进行随机分配方案的隐藏，首先要求产生随机分配序列和确定受试对象合格性的研究人员不应该是同一个人；其次，如果可能，产生和保存随机分配序列的人员最好是不参与试验的人员。常用的隐藏随机分配方案的方法包括以下4种：

1. **中心电话法**　当研究人员确定受试对象的合格性后，通过电话通知中心随机系统，中心随机系统记录下该受试对象的基本情况后即通知研究人员该受试对象的入组情况。

2. **药房控制法**　随机分配方案的产生和保存由药房控制，研究人员将合格受试对象的情况通知药房后，药房负责人员即将其入组情况告之研究人员。

3. **编码容器法**　根据产生的随机分配序列，将药物放入外形、大小相同并按顺序编码的容器中。研究人员确定受试对象的合格性并将其名字写在容器上，然后将药物发给受试对象。

4. **信封法**　产生的随机分配序列被放入按顺序编码、密封、不透光的信封中。当研究人员确定受试对象的合格性后，按顺序拆开信封并将受试对象分配入相应的试验组。

（四）研究对象分组的其他方法

1. **半随机化分配**　即根据受试者的生日（单、双数）、住院号（单、双数）安排组别。当进行大样本研究时，如社区人群的试验，半随机化分配受试者比较简便，同时也能较好地达到组间均衡。临床试验性研究常因研究对象数量少、半随机化难以达到组间均衡，而其使用受到限制。

2. **不等的随机化**　对照临床研究中试验组与对照组的例数比例以 1∶1 为佳。这是因为 1∶1 的比例符合随机化的"同等可能性原则"，在 1∶1 的情况下，进行组间数据的统计学处理时，统计效能最高（当 $\alpha=0.05$ 时，其统计效能达 95%）。因为临床试验中的药物属于试验性药物，其有效性和安全性尚待证实，因而有可能需要更多地关注该试验药物，让其在较多的受试者身上进行重复，这时就可能需要适当地增加试验组的例数，然而这种比例的扩大也应受到限制。有研究表明，在其他条件（例如，总例数、检验水准 α）固定不变的情况下，随着试验组例数的增加，统计效能在逐步降低，如试验组与对照组例数之比为 2∶1 时，则统计效能降低至 0.925；若为 4∶1，则降低至 0.82。由此可见，若将其比例控制在 2∶1 或 3∶2 的范围内，尚属可行，若超过 3∶1 的比例，则将使结论的可靠性受到较大影响，也可能出现伦理学问题。

3. **非随机化分配** 有时由于临床研究条件限制，无法进行随机化分组，只能采用方便分组的方法。例如，有的研究者按患者就诊顺序的单、双数分配至甲、乙组。按这种方法，在确定第一名患者的组别后，其余所有研究对象将会分配到哪一组，就完全可以预先知道，这不符合随机事件的"不确定性"及随机分配的"同等可能性原则"，属于非随机化的分配。这种方法很难保证两组的年龄、性别、病情严重程度等非研究因素均衡可比。

（五）均衡性原则

1. **均衡性的定义** 均衡性是指试验组和对照组或各试验组之间，除了观察的研究因素外，其他条件应尽可能相同或一致，如受试对象的年龄、性别、病种、病期、病型、病程、心理等因素保持均衡可比。在某些临床研究中，由于有些因素不能进行完全随机分组，若组间的不均衡可能影响可比性，就需要通过一定的方法来保证少数因素的均衡性，如配对设计。

2. **提高均衡性的方法**

（1）限制研究对象的入选条件：为了提高研究对象整体的均衡性，可以在研究设计中，通过设定纳入、排除标准，对受试对象的基线条件进行限制，避免研究对象基线差异过大。例如，为评价某新型降糖药治疗 2 型糖尿病的效果，可以限定患者的年龄、体重、并发症等基本情况，甚至将研究对象的空腹血糖限定在一定范围，排除血糖过高的患者。在此基础上再进行分组，可以有效降低组间基线情况的差异。

（2）分层均衡法：因机遇的存在，通过简单随机化分配，有时也难以完全保证一些可能影响研究结果的重要因素在试验组与对照组之间均衡一致。此时，可以采用分层均衡法将重要的危险因素或预后因素设为分层因素，先将患者分层后再进行随机分组，可以在一定程度上提高组间的可比性。例如，研究某新药治疗高血压的效果时，按患者的年龄、性别等进行分层随机分配，可以有效保证不同研究组之间的年龄和性别均衡可比。

（3）配比设计：即在设计时根据试验组的特征，1∶1~1∶4 配上相应的对照，要求在某些因素和特征上保持一致。配比的条件可以是年龄、性别等一般情况，也可以是病情、病程等临床特征。

在临床研究中，通过配比设计，可使试验组与对照组在可能影响研究结果的配比因素上保持一致，将有效提高组间均衡性。

3. **均衡性检验** 在进行资料的处理时，首先要比较试验组和对照组的年龄、性别、临床特点等非研究因素是否均衡可比。如果组间差异有统计学意义，如 $P<0.05$，则两组间不可比或称为不均衡。此时，应根据主要影响疗效或预后的因素，再将两组的受试对象进行分层分析，如各层均衡可比，则可进一步分析研究因素的效应。否则研究结果的推论要谨慎，要分析两组不均衡的程度和对研究结果的影响作用大小。

三、盲法测量

（一）盲法的概念

盲法（blinding）是临床研究中十分重要的设计原则和质量控制措施。所谓盲法测量是指不让研究对象和／或研究者知晓研究对象的分组和接受干预措施的具体状态，以避免双方的行为或决定对信息测量、反馈及效果评价等的干扰和影响，保证测量的一致性，避免测量过程中的主观干扰。

在临床研究中，偏倚可来自患者，也可来自研究人员。曾有学者报告过尼亚拉胺（Nialamide）对先天愚型患者的行为和智力的作用，患者被分为两个组，尼亚拉胺和安慰剂都标以编号，分给两个组患者服用。试验进行到一半时，公开地将治疗方案倒换过来，宣称其目的是让每个组的患者有一半时间也接受另一种治疗。但是，在操作时仅换了药瓶上的编号，各组所用药物仍然维持前后一致。即前一半时间里服用药物尼亚拉胺组患者，后半段时间实际上仍继续服该药；而原先的对照组以后仍继续服安慰剂。同时，研究设计者也没有让别的医护人员（研究观察者）知道。最终统计分析的结果表明，在试验的前半段尼亚拉胺明显地优于安慰剂，而在后半段时间里安慰剂与尼亚拉胺的疗效同样好。推测起来，由于此药的副作用，试验早期哪个组在服该药被猜对了，而且，观察者对其效用的偏倚也被带进试验的整个后半段时间。这个研究给了一个关于偏倚问题的有益警示，为了避免这些偏倚，一个有效的方法是使用盲法。盲法就是让患者和／或研究人员都不知道患者分在哪一组、所接受的是哪种治疗。这样才能使研究者根据受试对象的客观反应,作出实事求是的记录和判断,避免主观因素的影响。如判断疼痛消失的程度时,医护人员可能暗示或启发试验组患者,使他们觉得似乎疼痛减轻了。患者有可能为了让医师满意,也会表示其病情好转,这就有意或无意地导致偏倚。因此,采用盲法可以克服临床试验中潜在的、主观的、暗示性的各种偏倚,得到真实可靠的研究结果。在临床研究的其他研究类型中,如病例对照研究、队列研究、诊断试验等,资料收集阶段也可采用盲法以避免测量偏倚。

(二)盲法的分类

根据盲法的程度,又可分为单盲、双盲、三盲和非盲(开放试验),见表3-1。

表 3-1　临床试验的盲法分类

盲法	受试对象	研究人员	统计/实验人员
开放试验			
单盲法	+		
双盲法	+	+	
三盲法	+	+	+

1. 单盲(single blind)　所谓单盲试验是指研究者知道分组情况,研究对象不知道自己属于哪一组。这种盲法的优点是研究者可以更好地观察了解研究对象,必要时可以及时处理研究对象可能发生的意外问题,使研究对象的安全得到保障。缺点是避免不了研究者方面所带来的测量偏倚。因为研究者自觉或不自觉地重视试验组而对对照组观察不够。

2. 双盲(double blind)　所谓双盲试验,是指研究者和研究对象都不知道每个受试者被分配到哪一组。需要有第三方来负责安排、控制整个试验。它的优点是既可避免来自研究者,又可避免来自研究对象的主观因素所带来的偏倚。缺点是方法复杂,较难实行。一旦研究对象在试验过程中发生事先未预料到的意外反应,需要采取紧急医疗措施时,负责此项试验研究的第三方若不能及时查明此受试对象所在的组别,将耽误治疗和抢救时机。

3. 三盲(triple blind)　三盲试验设计是研究对象、研究者和试验管理者或资料分析者均不知道分组和处理情况。从理论上讲这种设计可以

完全消除各方面的主观因素,但在临床的实施过程中非常复杂困难,有时难以实现,即理想化的实验设计方法虽然有高度的科学性,但缺乏实际的可行性。因此,要兼顾科学性和可行性,开展规范的临床试验。

4. 开放试验(open trial)　与上述盲法相对应的是非盲法,又称开放试验,即研究对象和研究者均知道分组情况和所给予的干预措施,试验公开进行。某些临床试验仅能采用这种方法,如大多数外科手术治疗、行为疗法或功能训练。这类设计多适用于有客观观察指标且难以实现盲法的试验,例如,研究改变生活习惯,包括饮食、锻炼、吸烟等干预措施的效果,应该以客观的健康或疾病指标为效应指标进行非盲法观察。采用非盲法可以使研究者更安全、更周到地作出决策,例如患者是否需要继续治疗,药物是否需要增减,是否需联合使用其他药物等,使医疗决策更灵活。其优点是易于设计和实施,研究者了解分组,便于对研究对象出现的意外及时做出处理。其主要缺点是容易产生信息偏倚。研究对象陈述的症状、药物副作用、伴随使用的药物等都带有主观意愿,容易受到偏倚的影响。患者有时为了取悦医生,自觉或不自觉地夸大疗效,或者得到医生的某些暗示夸大疗效。相反,某些患者认为没有得到新药、好药的治疗,或对疗效不满意,则会要求退出试验,影响结果判断的可靠性。另外,研究者主观希望试验得到阳性的结果,如果故意将轻型患者分配到治疗组,也会夸大新药的治疗效果。

(三)盲法的实施原则和步骤

1. 原则　对于主要根据患者主观感受作为判断疗效结果的试验,应该使用单盲方法;对于主要由研究者根据受试者主诉判断试验效果的试验,应使用双盲方法;对于试验管理者容易暴露分组信息从而直接或间接影响受试者和研究者的试验,则应该采用三盲的方法。

2. 步骤

(1)用盲法对受试者随机编码,随机分组。

(2)药物盲法编码、分配、包装。

(3)保存盲底文件,准备应急信件。

(4)分次揭盲:第一次,试验终止,数据录入锁定后,公布分组情况;第二次,数据分析完成,总结报告形成后,公布干预内容。

第四节　临床研究中的医学伦理

临床研究主要以人为研究对象,必然会涉及医德与伦理学的问题。按照《赫尔辛基宣言》的要求,凡是以人体为研究对象的临床研究,所使用的临床干预措施,都必须有充分的科学依据,要安全有效,保证无损于受试者的利益。要向受试者明确解释研究的目的、意义、步骤、研究过程中可能得到的利益和可能受到的损害。坚持自愿的原则,要尊重受试者的人格,不能欺骗研究对象。如果受试者同意参加试验,要签署知情同意书。在试验过程中,受试者有随时选择退出试验的权利。因此,任何以人为研究对象的科学研究,必须事先向相关伦理学委员会申请,接受伦理学委员会的审查,通过后方可进行研究。

一、典型案例

医学研究在历史上曾有过一些违反伦理原则的项目,成为反面典型案例,时刻提示研究者要关注伦理问题,并在研究中处理好伦理问题。以下是发生在美国的两个案例,对于认识和理解伦理问题的重要性,以及处理伦理问题的惯例有一定的帮助。

1. Tuskegee 梅毒研究　1932 年美国阿拉巴马州的 Tuskegee 研究所和 Macon 县卫生局在该县的 Tuskegee 对当地 399 名患梅毒的黑人男性患者进行了梅毒自然病史的追踪观察研究。该研究项目给每位患者提供免费食物,给他们做详尽的检查、记录和细致的护理,但没有告知这些患者的诊断是梅毒,只是说他们得了血液疾病。在三十年代,尚不知道青霉素是梅毒的有效治疗方式,其他的疗法也无明确效果。但是四十年代美国大多数地方已经把青霉素作为常规有效的方式用于治疗梅毒。但是这些信息完全被该项目研究者隐瞒,并用欺骗要挟等手段拒绝用青霉素为研究中的梅毒患者治疗,使该试验得以继续进行下去。到 1972 年,399 例患者中,只有 74 例存活下来,128 例死于梅毒或相关并发症,有 40 例患者的妻子和 19 例患者的孩子也被感染上了梅毒。1997 年,克林顿总统代表美国政府向幸存的 8 位患者、患者家属和美国黑人致歉。

该案例提示,在临床研究中如果不把患者的健康利益放在最高位置,为了某些目的进行的医学研究就有可能危害患者的健康,违反伦理,造成严重后果。为了保证患者的利益,伦理原则要求给予参加临床研究的患者一定的权利,即有权力了解临床研究各方面的情况,有权力决定是否参加临床研究,有权力在参加临床研究后自由退出。

2. Willowbrook 病毒性肝炎研究　1956 年 Saul Krugman 等研究者在纽约州的 Willowbrook 州立学校进行了一项为期 14 年的病毒性肝炎研究。该项目通过给在校智障的青少年注射含温和性肝炎病毒的血清,希望观察该病的潜伏期、感染期和恢复期全过程,并观察 γ 球蛋白能否预防肝炎的发生。研究者声称即使不人为注射病毒,这些受试的青少年也有很大概率自然感染该病毒。结果造成了肝炎在接受注射的青少年中传播。该研究得到纽约州和研究者所在大学的批准,在注射前给每个孩子的家长发了一份知情同意书,有家长的签字,但当时没有专门的委员会对该项目进行伦理学审查。

该案例提示,在临床研究中仅有知情同意及签字并不一定能有效地保护受试者的利益。由一个有能力的、独立的委员会对临床研究是否符合伦理把关是有必要的。

二、医学伦理的特征和原则

医学伦理学有以下基本特征和原则,在临床研究中必须遵循。

(一)基本特征

1. 普遍性　临床研究的对象是人,所有研究都涉及受试者个人隐私的保护问题,就这一点而言,医学伦理具有普遍性。此外,研究中获取和使用受试者的健康信息、生物样本,让受试者服用受试药物、试用受试器械,收集受试者对某些问题的看法等各种做法涉及更多的伦理问题。研究者需要从受试者角度考虑临床研究是否存在医德和伦理问题,以及如何在研究过程中保护受试者的利益。

2. 决定性　保护受试者的健康及相关利益是伦理管理的主要目标。由于健康损害常不可逆,伦理管理实行"一票否定",即不符合伦理的临床研究不能立项实施,不符合伦理的临床研究结果不能发表,伦理评价结果在否定临床研究项目上具有决定性。

3. 利他性 伦理评估要考虑受试者的受益问题,受益可以是具体的个人,也可以是具有某种特征的人群。在某些临床研究中,参加研究的个人可能无法受益或受益的可能性很小,但从人群的角度考虑,这样的研究是有必要的。例如,进行疾病相关基因研究,需要受试者提供血标本、个人信息和健康信息。所有参加研究的受试者可能尚无法直接从当前的研究中受益,但今后患类似疾病的患者可能受益,受益是"利他"而不"利己",这种情况在伦理评价中被称为利他性。符合利他性原则,同时对受试者健康损害可控、轻微时,伦理上可以接受。

(二)基本原则

1. 不伤害 指临床研究应尽量避免或减轻可能给受试者造成的伤害。如需要获取血标本的研究要尽量减小取血量,或利用临床检验后剩余的准备废弃的血标本。

2. 有利 指临床研究应该对受试者的健康有益。如糖尿病患者参加新的降糖药的临床试验,免费获得试验药物和降血糖的治疗效果使参加该临床试验的糖尿病患者受益。在评价临床研究项目时,对受试者有利的受益应该非常明确,有足够的科学依据。

3. 尊重 指临床研究的设计和实施应该充分尊重受试者的知情权、选择权、隐私权等各种权利,并在研究过程中落实。

4. 公正 指临床研究应坚持公正原则,做到"分配公正""回报公正"和"程序公正"。分配公正指临床研究成果的分配应该在项目设计阶段就要考虑参研各方的利益和负担,使之得到公平的分配,并在获得成果后落实。回报公正即要求临床研究的实际获益单位在临床研究获得成果并获得经济利益时,要"投桃报李",将一部分获益回馈受试者或社会,尤其是国外医药公司在中国进行临床研究,其获益如何回馈中国的受试者和中国患者的问题需要重点落实。程序公正要求所建立的有关制度和程序适用于所有人,同时考虑到年龄、性别、经济状况和种族问题,不能制订双重标准。

三、临床研究伦理审批与知情同意书的签署

(一)患者与受试者

患者是指接受临床常规诊疗的患病的人,接受已得到学术界认可的诊断治疗,其诊疗受医疗行政部门的监管。受试者是指参加临床研究的患病的人,其接受的诊疗方案中多数方法与患者相同,但至少有一种是新的诊断或治疗方法。这种新的方法尚不成熟,有一定风险,需要通过临床研究验证其有效性和安全性。

临床研究中研究对象具有双重身份,既是患者,又是受试者。在考虑伦理问题时,要注意研究对象双重身份的特点,注意临床医疗伦理与临床研究伦理的区别,不要将患者和受试者混同。

(二)受益与风险

临床研究伦理评价的主要依据是受试者受益/风险评估,这里的受益和风险主要是指受试者的健康,受益和风险的大小要结合专业知识和受试者的实际情况认定。在图3-4中,受试者健康的受益/风险评估存在以下4种情况:

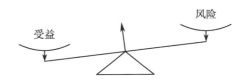

图3-4 临床研究伦理评价受益-风险模型示意图

1. 受益大于风险 受试者参加临床研究的预期受益大于风险,只要风险可接受,临床研究符合伦理,可以实施。

2. 风险大于受益 受试者参加临床研究风险大,受益小,显然不符合伦理。这类研究不宜立项,不宜实施,即使做了研究,论文也不宜发表,是伦理评审重点管理的研究项目。

3. 受益和风险都大 这类临床研究在伦理评审时非常困难,要根据具体情况分析受益和风险,尤其要重点评估研究对象和疾病的具体情况,参照类似临床研究的具体管理办法,考虑临床研究项目是否有可能实施。

4. 风险和受益都小 在病因学和诊断学研究领域,这类临床研究常见,如临床试剂盒验证、疾病相关易感基因研究等。这类研究对受试者健康危害的风险很小,主要考虑受益问题。这类研究通常关注研究成果对今后类似人群的健康可能带来的收益,依据利他性原则确认其是否符合伦理。

(三)伦理委员会

伦理委员会(ethics committee, EC)是一个由

医学专业人员、法律专家及非医务人员组成的独立组织，其职责为核查临床研究方案及附件是否符合伦理，并为之提供公众保证，确保受试者的安全、健康等权益受到保护。伦理委员会通常设立在开展临床研究的机构（如医院），承担该机构临床研究项目的伦理审查工作。伦理委员会成员至少应有5人组成（或更多，但必须是奇数），其组成成员至少应包括医学专业人员、法律专家及非医务人员，必须有不同性别的成员。伦理委员会应制订章程、工作流程、管理文件，设置日常工作机构和人员（可以兼职），定期或不定期组织项目审查、人员培训等活动。

伦理委员会承担临床研究申请前的伦理审查工作，承担临床研究项目实施前的临床研究实施方案的伦理审查工作，承担临床研究项目执行过程中的伦理监查和审查工作。伦理委员会有权对不符合伦理的临床研究项目做出不予批准申请基金或临床实施的决定，有权要求临床研究项目对不符合伦理的做法进行修改，以保证项目符合伦理管理的要求。

（四）伦理管理

临床研究项目的伦理管理包括伦理委员会审查批准和受试者知情同意及签字两个方面。

1. 伦理委员会审查批准　伦理委员会审查是临床研究项目伦理管理的重要组成部分，分为两个阶段。①临床研究项目标书完成后，研究者应将标书送交研究者所在单位伦理委员会审查。伦理委员会审查标书，确认其项目符合伦理原则，出具同意项目上报基金会申报基金的批件。伦理委员会批件作为附件随同标书上报基金会，作为基金会对标书进行形式审查的重要内容。包括伦理在内的形式审查合格后，标书才能进入实质性审查阶段。②临床研究项目获得基金会资助，研究者完成实施方案设计后，应将实施方案连同知情同意书等材料上报研究者所在单位伦理委员会审查，批准后临床研究才能实施。同样，伦理委员会应出具批件，作为确认项目经过伦理委员会审查的依据。在论文投稿流程中，提交伦理委员会批件和知情同意书模板已经成为许多杂志投稿的基本要求，研究者必须在项目正式开始前获得伦理委员会批件，以保证研究结果在发表过程中符合伦理管理要求。同理，随着伦理管理的规范化，

临床研究成果的审批也将要求相似的伦理管理文件。伦理委员会审查已经成为临床研究不可或缺的重要组成部分。

2. 知情同意及签字　受试者知情同意（informed consent）是伦理管理的重要组成部分。知情同意包括"知情"和"同意"两部分。"知情"是指受试者在参加临床研究前，研究者应该通过口头告知和书面告知方式使受试者了解临床研究项目的来源、目的、意义，受试者参加临床研究可能的获益和风险，以及发生不良反应/不良事件时的处理方法和可能的后果。"知情"部分应以受试者能够理解和接受的方式全面介绍临床研究的情况，使受试者对临床研究有完整的认识，并在了解临床研究各方面情况，尤其是临床研究可能的获益和对自己健康产生的不利影响后，决定是否参加临床研究。"知情"部分撰写的要求是完整全面地介绍临床研究各方面的情况，文字应通俗易懂，尽量少用复杂拗口的专业术语和英文缩写。伦理委员会为研究者准备了知情同意书模板，可以依据伦理委员会提供的模板中的提示撰写知情同意书，以保证知情部分的内容全面完整。"同意"是受试者在充分知情和认真考虑的前提下，自愿同意参加临床研究，并在知情同意书（consent form）上签字的过程。同意签字部分包括了受试者和研究者关于知情活动的声明，受试者和研究者姓名的正楷和亲笔签名，受试者和研究者联系电话等。知情同意书是一个整体，最好印在一张纸上，或在每页的脚注中提示共有几页，以形成一个完整的文件。对于未成年人、没有独立意识和认知的受试者（如昏迷患者、精神障碍患者等），则可以由监护人代做知情同意并签字，"同意"部分应设计相应的声明和签字同意的空格。

在临床研究的伦理实践中，有时可以免除知情同意和签字。如回顾性临床研究通过查阅病例资料进行研究，此时患者已经找不到了，无法做到知情，也无法获得同意和签字，在这种情况下临床研究项目应该向伦理委员会上报，同时申请免除知情同意签字。伦理委员会可以依据实际情况做出是否同意临床研究项目免除知情同意签字的决定，并出具伦理审查批件。这样做一方面规范了临床研究项目的伦理管理，另一方面便于研究者

操作,发表论文时有伦理委员会批件,可以通过论文提交的流程。免除知情同意签字是在特殊情况下的特殊做法,在提出申请前研究者需要做相关的文献复习,必要时可以准备类似的案例,供伦理委员会审查讨论时参考。

四、重要伦理文件简介

在临床研究伦理管理方面有几个重要的文件需要认真学习掌握。以下对这几个文件做简要介绍,详细内容请查阅相关文件全文。

(一)赫尔辛基宣言

1964年在芬兰赫尔辛基召开的第十八届世界医学大会上宣读并被大会采纳的"涉及人体试验的医学研究的伦理准则"被称为《赫尔辛基宣言》,1975年在日本东京举行的第二十九届世界医学大会上正式通过,此后于1983年、1989年、1996年、2000年、2008年和2013年分别经第三十五届、四十一届、四十八届、五十二届、五十九届和六十四届世界医学大会修订,是世界各国公认的医学研究伦理管理的纲领性文件,该宣言共有37条。

《赫尔辛基宣言》中指出,医学的进步是以研究为基础的,这些研究必然包含了涉及人类受试者的研究。涉及人类受试者的医学研究,其基本目的是了解疾病的起因、发展和影响,并改进预防、诊断和治疗干预措施(方法、操作和治疗)。即使是当前最佳的干预措施也必须通过研究,不断对其安全性、效果、效率、可及性和质量进行评估。但是,医学研究应符合伦理标准,必须能促进并确保尊重所有人类受试者,并保护他们的健康和权利。

该宣言对临床研究中涉及的伦理问题进行了详细的说明,并提出临床研究应该通过专门成立的委员会进行伦理审查,批准后方可实施;受试者应在充分知情并自愿同意签字的基础上才能参加临床研究。参与医学研究的医生有责任保护受试者的生命、健康、尊严、公正、自主决定权、隐私和个人信息。保护受试者的责任必须由医生或其他卫生保健专业人员承担,绝不能由受试者本人承担。

在开展涉及人类受试者的研究时,还必须考虑本国伦理、法律、法规所制定的规范和标准,以及适用的国际规范和标准。

(二)药物临床试验质量管理规范

1999年原国家药品监督管理局颁布了《药品临床试验管理规范》(Good Clinical Practice, GCP);2003年更名为国家食品药品监督管理总局(China Food and Drug Administration, CFDA)后重新颁布了新修订的《药物临床试验质量管理规范》,2016年12月又对《药物临床试验质量管理规范》进行了修订,起草了《药物临床试验质量管理规范(修订稿)》,共8章81条,向社会公开征求意见。该规范是我国药物临床研究领域涉及伦理管理的政府规范性文件。

该规范在第一章"总则"中指出,药物临床试验必须符合世界医学大会《赫尔辛基宣言》原则,受试者的权益和安全是临床试验考虑的首要因素,并高于对科学和社会获益的考虑。伦理委员会与知情同意书是保障受试者权益的主要措施。第二章"伦理委员会"全面系统地规范了药物临床试验中伦理委员会的组成、职责、工作内容;第三章"研究者"既规定了研究人员必须具备的资格,同时也明确规定参加药物临床试验的受试者必须是在知情同意的情况下才能参加临床试验。其他具体内容参见相关全文。

(三)涉及人的生物医学研究伦理审查办法

国家卫生健康委员会(原国家卫生和计划生育委员会)于2016年12月颁布了《涉及人的生物医学研究伦理审查办法》(以下简称《办法》),以规范生物医学研究伦理审查工作。《办法》共有7章50条,目的是保护人的生命和健康,维护人的尊严,尊重和保护受试者的合法权益,规范涉及人的生物医学研究伦理审查工作。涉及人的生物医学研究包括以下活动:①采用现代物理学、化学、生物学、中医药学和心理学等方法对人的生理、心理、行为、病理现象、疾病病因和发病机制,以及疾病的预防、诊断、治疗和康复进行研究的活动;②医学新技术或者医疗新产品在人体上进行试验研究的活动;③采用流行病学、社会学、心理学等方法收集、记录、使用、报告或者储存有关人的样本、医疗记录、行为等科学研究资料的活动。

《办法》中对伦理委员会的组成和职责、伦理审查原则、知情同意、监督管理和法律责任均有具体的规定。因此,涉及人的生物医学研究不仅应认真考虑研究目的,防控研究风险,约束研究行为,而且要加强医患沟通,遵守医学伦理原则,在保障受试者权益的前提下,努力促进医学发展。

（四）生物医学新技术临床应用管理条例

为规范生物医学新技术临床研究与转化应用，促进医学进步，保障医疗质量安全，维护人的尊严和生命健康，国家卫生健康委员会于2019年2月26日发布了《生物医学新技术临床应用管理条例》，共有7章63条。

本条例所称生物医学新技术临床研究（以下简称临床研究），是指生物医学新技术临床应用转化前，在人体进行试验的活动。在人体进行试验主要包括以下情形：①直接作用于人体的；②作用于离体组织、器官、细胞等，后植入或输入人体的；③作用于人的生殖细胞、合子或胚胎后进行植入使其发育的。

该条例规定，开展生物医学新技术临床研究应当通过学术审查和伦理审查，转化应用应当通过技术评估和伦理审查。已完成临床前研究拟进行临床研究的，应当在医疗机构内开展，在人体进行的操作应当由医务人员完成。临床研究项目负责人应当同时具备执业医师资格和高级职称，具有良好的科研信誉。临床研究项目申请由项目负责人向所在医疗机构指定部门提出，并逐级审批通过后方可开展。临床研究项目涉及的具体诊疗操作，必须由具备相应资质的卫生专业技术人员执行。研究人员要及时、准确、完整记录临床研究各个环节的数据和情况。留存相关原始材料，保存至临床研究结束后的30年；其中涉及子代的需永久保存。

任何组织和个人不得开展未经审查批准的临床研究。否则将受到处罚，情节严重者将追究法律责任。

（五）人类遗传资源管理

为了有效保护和合理利用我国人类遗传资源，维护公众健康、国家安全和社会公共利益，自1998年起中国人类遗传资源管理办公室先后发布了6部法规文件，最新的文件为2019年7月1日起施行的《中华人民共和国人类遗传资源管理条例》。该条例对涉及遗传资源的国际合作项目提出了具体的管理办法，这是我国涉及医学研究伦理管理的政府管理文件。

人类遗传资源包括人类遗传资源材料和人类遗传资源信息。人类遗传资源材料是指含有人体基因组、基因等遗传物质的器官、组织、细胞等遗传材料。人类遗传资源信息是指利用人类遗传资源材料产生的数据等信息资料。国家支持合理利用人类遗传资源开展科学研究、发展生物医药产业、提高诊疗技术，提高我国生物安全保障能力，提升人民健康保障水平。外国组织、个人及其设立或者实际控制的机构不得在我国境内采集、保藏我国人类遗传资源，不得向境外提供我国人类遗传资源。该管理条例规定，在收集人类遗传资源材料前，收集单位应当向每位人类遗传资源材料提供者发放书面的知情同意书，内容包括收集目的、用途、对健康可能产生的危害、利益分享办法、保护个人隐私、自愿参与的选择权、可随时无条件退出的权力等。外国组织及外国组织、个人设立或者实际控制的机构需要利用我国人类遗传资源开展科学研究活动的，应当遵守我国法律、行政法规和国家有关规定，并采取与我国科研机构、高等学校、医疗机构、企业合作的方式进行。利用我国人类遗传资源开展国际合作科学研究，产生的成果申请专利的，应当由合作双方共同提出申请，专利权归合作双方共有。

该条例还指出，人类遗传资源相关信息属于国家秘密的，应当依照《中华人民共和国保守国家秘密法》和国家其他有关保密规定实施保密管理。

思 考 题

1. 什么是研究对象的依从性？如何提高依从性？

2. 我国临床研究注册有何规定？目的是什么？

3. 临床研究设计的基本原则有哪些？

4. 简述医学伦理的特征和原则。

5. 我国对人类遗传资源管理有何规定？

（闫永平）

第四章 临床研究设计方法

第一节 概　述

临床研究主要是探索诊断方法的应用价值，评价不同干预措施的有效性和安全性，了解疾病的预后及影响预后的因素，同时也探讨疾病的病因以及药物、手术、放射治疗和其他措施的疗效机制等内容。此外，当以患者为研究观察对象时，还要考虑医学伦理问题可能带来的影响。由此可知，临床研究的内容广泛，需要在研究设计时采取合适的方案才能达到预期的目的。

一、临床研究设计方案的选择

当研究假说被提出后，首先要考虑采用什么方法验证假说，即如何选择研究设计方案。临床研究设计方案有多种，每种方案均有各自的特点和应用条件。一般来讲，可以根据两个方面来选择具体的方案：一是拟探索问题的性质；二是研究人员和现有的研究条件。前者主要包括药物疗效及毒副作用的评价、影响预后的因素、新诊断方法的应用价值、病因或者致病因素的探索等。后者多指研究人员的研究设计能力，包括对临床专业知识、临床流行病学及生物统计学等知识的掌握程度。同时，也包括研究人员所在单位的设备、技术水平、经费和协作条件以及可获得患者的数量等。

二、临床研究设计方案的类型

临床研究设计方案按研究工作的时向可以分为前瞻性、回顾性、横断面等类别。但根据方法学、研究内容、因果联系强度也可以进行不同的分类。

（一）按方法学特征分类的临床研究方案

此种分类方法主要源于流行病学的方法学。因为临床流行病学的理论、方法主要是源于流行病学，因此，这是较为传统的一种分类方法。此种分类方法的优点是概括性较全面，主要不足是实验方案种类不够具体（表4-1）。

表 4-1　按方法学分类的临床研究方法

方法学分类		研究方法
观察性研究（observational study）	描述性	病例报告（case report）
		病例分析（case analysis）
		横断面研究（cross-sectional study）
	分析性	病例对照研究（case-control study）
		队列研究（cohort study）
实验性研究（experimental research）		临床试验（clinical trial）
		现场试验（field trial）
		社区试验（community trial）

（二）按研究内容分类的临床研究方案

临床研究内容较为广泛，包括疗效及药物不良反应评价、疾病预后评价、诊断试验、病因研究等。每一研究内容的设计方案都有一定的不同点。按研究内容分类考虑了不同设计方案的论证强度和可行性，较切合临床实际。其中主要的研究方法见表4-2。

（三）按因果联系强度分类的临床研究方案

按因果联系强度分类是根据每种方案的设计特点和论证强度将研究设计方案分为实验性研究和观察性研究两类，如表4-3所示。实验性研究所得结果的论证强度高于观察性研究。

表4-2 按研究内容分类的临床研究方案

研究内容	备选方案	论证强度	可行性
病因/危险因素	随机对照试验（RCT）	++++	+
	队列研究	+++	+++
	病例对照研究	+	+++
	描述性研究	±	++++
防治性研究	随机对照试验（RCT）	++++	++
	交叉试验	++	++
	前后对照试验	+	++
	病例对照研究	+	+++
	描述性研究	±	++++
预后研究	队列研究	+++	++
	病例对照研究	+	+++
	描述性研究	±	++++

表4-3 按因果联系强度分类的临床研究方案

强度排序	分类	方案	时间性
1	实验性研究	随机对照试验	前瞻性
2		交叉对照研究	前瞻性
3		前后对照研究	前瞻性
4		非随机对照试验	前瞻性
5		历史性对照研究	前瞻性
6		序贯试验	前瞻性
7	观察性研究	队列研究	前瞻性
8		病例对照研究	回顾性
9		现况调查	横断面
10		病例报告和系列病例分析	不确定

实验性研究的各方案均为前瞻性，其治疗措施多由研究者设计施加。由于每个试验所具有的特征不同，又分为真实验研究和类实验研究（quasi-experimental study）。类实验研究的论证强度弱于真试验研究。观察性研究中的队列研究虽然也为前瞻性，但设计内容与实验性研究方案有所不同。观察性研究包括病例对照研究、现况调查和叙述

性研究（病例分析）等。此种分类方法较为清晰，方案种类齐全，对不同方案进行因果联系强度划分有利于临床应用。

本章将对表4-3中的主要研究方案分别介绍。

第二节 病例报告和系列病例分析

一、病例报告

（一）概念和目的

病例报告（case report），又称个案报告，是针对临床实践中发现的某一个或某几个特殊病例或个别现象进行的报告，包括患者的诊断、病情、治疗、影响因素等特殊情况，也可以是经验教训总结。希望通过这样的报告，引起广大医务工作者的重视和关注。病例报告不是研究疾病的发生频率，只是对在临床上发现的个别现象予以报告。因此，病例报告不具有结果外推性作用，多数情况下不能作为临床实践的证据。

病例报告的主要目的是使临床实践中发现的稀有病例能够及时得到报道，以引起医学界的重视和再发现。许多病例首先被发现往往都是先通过病例报告完成的，之后被逐步证实；其次，是将个别患者的诊断、病情、治疗、预后等特殊情况做出报告，希望得到医务工作者的关注，同时也提出了新的研究问题。许多药物不良反应也多是先由病例报告之后引起医务工作者的重视。最后，可通过对个别病例进行较为详尽的描述和完善的临床及实验室研究报道，探讨疾病的致病机制及治疗方法。

由此可知，重视和加强病例报告，可以提高对新病种的识别发现能力，缩短诊断周期，不断提高临床诊治水平。

（二）应用范围

病例报告要求在研究中仅研究1个或2个，最多不超过5个病例。主要为未见或罕见的特殊病例、两种或多种少见疾病（或症候群）见于同一病例、创新性的诊断或治疗的病例、常见疾病的异常现象、出现特殊临床表现及病程发展特殊的病例、不典型或少见复杂疾病的临床误诊或误治病

例以及可提供某种疾病发病机制线索的病例。在实际工作中还会存在其他病例报告的内容,在此不一一列举。

(三)病例报告的步骤

1. 明确选题　说明报告该病例的依据。选题是病例报告的关键,只有内容新颖,才具有临床价值。因此,详细的文献检索及资料阅读必不可少。

2. 明确报告病例的诊断　报告中应明确诊断方法、诊断标准及诊断依据。

3. 明确具有完整的资料信息　提供病例的描述资料和有关数据资料,主要包括患者的一般状况,如性别、年龄、职业、民族等;主诉、现病史、既往史、体格检查、实验室检查、特殊检查、临床诊断等;详细记载疾病发生发展的经过,提供每一阶段各项检查的结果;对治疗措施及效果观察要重点报告,尤其对发病过程、症状、体征及检查结果等应作重点描述。

4. 指出病例的独特之处并加以讨论。

5. 指出该病例给予的启示。

病例报告对资料的完整性有较高的要求,若资料不完整则不能报告。

(四)注意事项

病例报告要突出新意、真实、简洁的特点。新意是病例报告的前提,没有创新,也就没有研究报告的必要;真实是病例报告的基础,没有真实资料,就会出现结果误导;最后,病例报告要短小精悍、言简意赅。

二、系列病例分析

(一)概念和特点

系列病例分析(case series analysis)是临床医生对一系列或一组相同疾病的临床资料,包括诊断、治疗、预后等内容进行整理、统计分析并最终得出结论的过程。病例分析是临床医生较为常用的一种方法,特别是基层医院的医生。通过病例分析可以总结对疾病的诊治经验、规律,获得有重要价值的信息,发现存在的问题,为提高临床诊治水平奠定基础。

系列病例分析主要用于分析某种疾病的临床表现和治疗效果,该方法属于回顾性研究,以观察法为主要手段,不设立对照组,仅是叙述性的。其结果论证强度较弱,结论有局限性,难以获得真正的因果关系,属于低级别证据。

(二)应用范围

系列病例分析在临床上应用较为广泛,几乎可以应用到临床各个方面。主要包括治疗措施效果的评价、预后结局观察、诊断与鉴别诊断结果的描述、主要的临床表现(即症状、体征阳性率)的描述、主要的检查结果(如心电图、彩超、CT、各项生化指标结果)的描述等。病例分析要首先确定病例的范围和期限,以保证病例诊断标准、病例收集标准的可靠性,使结论准确有说服力。

(三)系列病例分析的步骤

系列病例分析大致分为以下步骤:根据临床观察和资料报道提出拟分析的问题;进一步查阅了解与该问题相关的文献,明确拟研究问题的价值;初步阅读相关的主要病例记录,了解主要信息的记载情况,包括完整性和真实性,以判定该项研究的可行性;然后确定收集的内容,可以通过设计简要的调查表收集资料。对于问题记录不清楚、项目不完整、病例取舍等问题的处理均应事先规定。最后,根据资料的具体情况,结合研究目的和研究内容进行描述性分析。

(四)优点和缺点

1. 优点　资料容易收集获得,省时间和人力、物力,统计分析方法简单易行,易被广大临床医生接受;可以充分挖掘和利用临床资料,发挥了临床资源丰富的优势,为临床诊疗服务;可以及时地发现临床工作中存在的问题,经过总结和纠正,不断提高医疗质量;可以为深入研究提供线索,指明方向。

2. 缺点　所用资料有时缺乏完整性和标准化,可比性差;由于没有对照组而无法判断治疗措施的直接效果;偏倚较大且无法控制;研究结论缺乏外推性。

第三节　横断面研究

一、概述

横断面研究(cross-sectional study),又称现况研究,是在某特定的时间内调查某个目标人群或代表性人群的某种/些疾病的发病或者患病状况及与某些因素或特征的关系,如:调查某地区肺癌的患病率并了解肺癌患病的影响因素;横断面调查也可以用于医院内的调查,如了解某医院院内感染的状况、细菌的耐药性等。由于是同时获得患病和相关因素的信息,无法明确彼此的时序关系,故一般不进行因果联系的分析。

横断面调查的主要目的是了解疾病或健康水平的状况及影响因素,为寻找疾病的病因及影响因素奠定基础,为制订合理的卫生保健计划提供依据;在人群中筛查患者,以达到早发现、早诊断和早治疗的目的;用于评价医疗与卫生保健措施的效果;用于疾病监测。但横断面研究论证强度差,研究质量较低。

横断面研究按研究对象选择方式的不同可分为普查(census)和抽样调查(sampling survey)。

二、普查

(一)定义

普查指在特定时间对特定范围内的全部人群进行调查。特定时间应该较短,不宜太长,可以是数日、数周、数月不等。特定范围是指某个地区或具有某种特征的人群。普查的目的主要是为了疾病的早期发现和早期治疗;了解疾病的分布;建立某些生理、生化等指标的正常值范围。

(二)优点和缺点

普查的优点主要有:设计和实施均比较简单;可同时调查数种疾病。普查的不足主要有:由于普查时调查数量大,时间短促,难免漏查;工作量大,工作上难以做到细致;需要耗费大量的人力、物力和时间;由于是在人群中进行调查,只能使用一些简单易行的诊断手段,致使诊断不够准确。

三、抽样调查

抽样调查是调查某一人群中具有代表性的部分人群,估计出该人群某病的患病率或某些特征的情况,揭示出该疾病的分布规律。其特点是以小测大、以少窥多、以部分估计总体。在实际工作中,如果不是为了查出人群中全部患者,而是为了揭示某种疾病的分布规律或流行水平,就不需要采用普查的方法,可以从该人群中有计划地抽出一定数量的人进行调查。被抽样的人群称为总体,抽出的部分称为样本。

(一)抽样方法

1. **简单随机抽样(simple random sampling)** 是采用随机数、抽签等方法确定每一研究对象,这样做会使每个抽样单位被选为样本的机会相等,常用的有随机数字表法、计算机或计算器随机法。其中随机数字表的方法较为简单、实用,适用于小样本的研究;计算机或计算器随机法,可利用 Excel、SPSS、R、SAS、Stata 等软件产生随机数字,得到随机数字序列后,可按照类似随机数字表法的方法进行随机抽样,该方法常用于大样本量的研究。简单随机抽样是其他随机抽样方法的基础,样本量的估计也多基于这种抽样方法。

2. **系统抽样(systematic sampling)** 指对全部试验对象每隔若干间隔,系统地抽取一个单位的方法。但第一个系统号的确定是随机产生的。该方法简便易行,易于理解,但系统误差较大。

3. **分层抽样(stratified sampling)** 是先将调查总体按不同特征分层,然后分别在各层中进行随机抽样或系统抽样,最后各层集合组成一个样本。分层因素可以包括年龄、性别、经济、卫生、文化、居住条件等。由于考虑了各层次之间的影响,所以最大限度地保证了样本的代表性。

4. **整群抽样(cluster sampling)** 是从总体中随机抽取整群对象作为调查单位,抽样单位不是个体而是群体,对被抽到的整群单位中的每个个体进行调查。这种方法的优点是易实施,节省人物力,易被接受,但缺点是系统误差较大。用该抽样方法抽取的群数越多,精密度越好,故样本量要比其他抽样方法大。

5. **多级抽样(multistage sampling)** 是对上述多种抽样方法的综合应用,常用于大规模人群调查。具体方法是从总体中先抽取范围较大的单元,称为一级抽样单元(例如省、自治区、直辖市),再从每个抽中的一级单元中抽取范围较小的二级单元(县或区),以此类推,最后抽取其中范围更小的单元(村或居委会)作为调查单位。对所有调查单位的对象,可以是普查,也可以是抽样调查。规模较大的慢性病现况调查多采用此方法。

6. **容量比例概率抽样(probability proportional to size,PPS)** 按容量比例概率抽样方法常用于

人群调查。是指每个抽样单位被抽到的概率（如村、区、居委会等）与抽样单位的人数成比例。所以它产生的是一个概率样本（也就是有代表性的样本）。由于这种抽样方法考虑到每个抽样单位的大小，因此在抽样单位与抽样单位之间人数相差很大的情况下使用最有效。

（二）样本量的估计

1. **样本量的影响因素** 在抽样调查时，样本量过大可造成浪费且易出现偏倚，样本量过小则会使样本没有代表性。因此，样本量估计是横断面调查的一项重要工作。样本量的确定受下述四个因素的影响：

（1）患病率：患病率或阳性率高，则需要的样本量小。

（2）容许误差（δ）：在调查患病率时，首先确定样本患病率（p）与总体患病率（P）之间的最大容许误差，在调查均数时，确定样本均数（$\bar{x}$）和总体均数（μ）之间最大的容许误差。容许的误差（δ）越小，样本量要求越大。一般情况下，误差允许取 10%。

（3）检验水准（α）：一般为 0.05 或 0.01，要求越小，则样本量越大。

（4）变异程度：调查个体之间的差别，即标准差（S）越大，所需要的样本量就越大。

2. **样本量的计算方法** 样本量计算的公式法包括采用计量资料和计数资料的公式计算，以往也有估计和查表的方法，当前研发的一些样本量计算软件更为实用。

（1）公式法：现将以计量资料和计数资料为指标的横断面调查所需要的样本量计算公式做简要介绍，但仅满足简单随机抽样和系统抽样方法的样本量计算。如果是分层抽样方法，可用样本量专用公式；如果是整群抽样，计算出样本量后应另加上 1/2 的量。

1）对均数做抽样调查双侧检验时的样本量公式：

$$n = (t_{\alpha/2} S / \delta)^2 \qquad \text{式（4-1）}$$

式中 S 为样本标准差，$t_{\alpha/2}$ 为 t 分布中 α 值确定后的 t 值，δ 为容许误差。

【例 4-1】 拟调查孕妇血红蛋白含量，估计标准差为 10g/L，希望容许误差 δ 不超过 2g/L，α=0.05，问需调查多少人？

$$n = (1.96 \times 10/2)^2 = 96（人）$$

即需要调查 96 人。

2）对率做抽样调查时双侧检验的样本量公式：

$$n = (Z_{\alpha/2}^2 pq) / \delta^2 \qquad \text{式（4-2）}$$

n：样本例数；p：估计率；$q=1-p$；α=0.05；$Z_{\alpha/2}$=1.96≈2；δ：容许误差，$\delta=P-p$

设：α=0.05，$\delta=0.1 \times P$，则得：

$$n = 400\left[(1-p)/p\right] = 400 \times q/p \qquad \text{式（4-3）}$$

【例 4-2】 拟调查某地区高血压患病率，据既往资料估计高血压的患病率 p=30%，设 α=0.05，δ=0.1P，问需调查多少人？

$$n = 400\left[(1-0.3)/0.3\right] = 933（人）$$

即需要调查 933 人。

若估计高血压的患病率 p=15%，则 n=400$\left[(1-0.15)/0.15\right]$=2 267（人）

该计算公式适用于患病率大于 10% 的横断面调查。

（2）软件法：PASS（Power Analysis and Sample Size）软件是用于估计样本含量和分析检验效能的专业统计软件，可以用于估算临床研究中的样本量，能对多种统计学检验条件下的样本量和检验效能进行估计。该软件可在给定检验水准 α 和 β 的前提下，对样本量 n 实现动态估计；也可对已知检验水准 α 和样本量 n 的研究进行检验效能的估算。目前 PASS 软件已更新至 19.0 版本，本书将对几种常用的临床设计方案的样本量估算进行软件操作讲解。本节介绍横断面研究的样本量估算方法。

1）对均数做抽样调查：以例 4-1 中数据为例，PASS（19.0 版）软件操作如下：

---

①PASS 主菜单选择：

Means → One Mean → Confidence Intervals for One Mean

②软件参数设置：

Find（Solve For）：N（Sample Size）* 所求结果为样本量

Confidence Level（1-Alpha）：0.95 * 置信水平为 0.95，即 α=0.05

Distance from Mean to Limit（s）：0.2 * 容许误差为 0.2

S（Standard Deviation）：1 ＊标准差为1
Know Standard Deviation：√ ＊勾选表示已知总体标准差
Interval Type：Two-Sided ＊双侧检验
Population Size：Infinite ＊抽样总体为无限大

参数设置界面如图 4-1 所示：

点击"Run"，输出结果如图 4-2 所示：

PASS 输出结果显示，需抽样调查 97 人，与公式法结果基本一致。

2）对率做抽样调查：以例 4-2 中数据为例，PASS 软件操作如下：

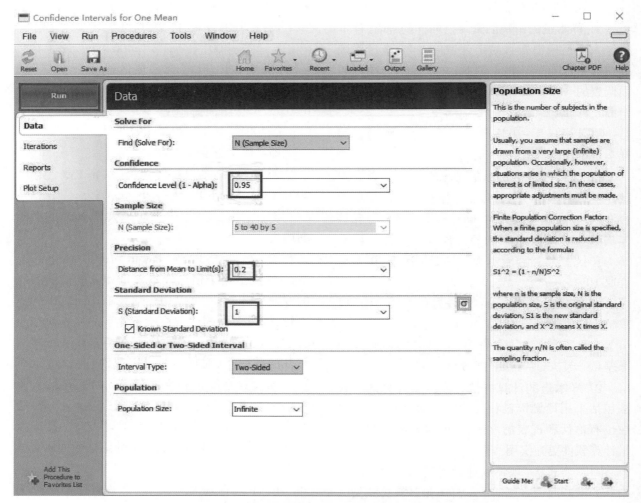

图 4-1　横断面研究对均数做抽样调查样本量估算参数设置界面

Confidence Intervals for One Mean
Numeric Results for Two-Sided Confidence Intervals with Known Standard Deviation

Confidence Level	Sample Size (N)	Target Distance from Mean to Limits	Actual Distance from Mean to Limits	Standard Deviation (S)
0.950	97	0.200	0.199	1.000

图 4-2　横断面研究对均数做抽样调查样本量估算结果界面

①PASS 主菜单选择：

Proportions → One Proportion → Confidence Intervals for One Proportion

②软件参数设置：

Find（Solve For）：N（Sample Size）＊所求结果为样本量

Confidence Level（1-Alpha）：0.95 ＊置信水平为 0.95，即 $\alpha=0.05$

Confidence Interval Width（Two-Sided）：
0.06 * 绝对误差值为 0.06（双侧）
P（Proportion）：0.3 * 患病率为 30%
Confidence Interval Formula：Exact（Clopper-

Pearson）* 公式选择精确估计法
Interval Type：Two-Sided * 双侧检验

参数设置界面如图 4-3 所示：
点击"Run"，输出结果如图 4-4 所示：

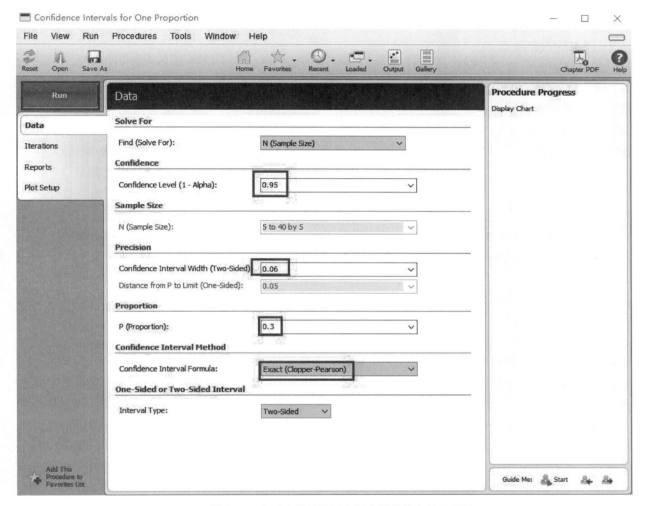

图 4-3 横断面研究对率做抽样调查样本量估算参数设置界面

Confidence Intervals for One Proportion - New
Numeric Results for Two-Sided Confidence Intervals for One Proportion
Confidence Interval Formula: Exact (Clopper-Pearson)

Confidence Level	Sample Size (N)	Target Width	Actual Width	Proportion (P)	Lower Limit	Upper Limit	Width if P = 0.5
0.950	928	0.060	0.060	0.300	0.271	0.331	0.065

图 4-4 横断面研究对率做抽样调查样本量估算结果界面

PASS 输出结果显示，需抽样调查 928 人，与公式法结果基本一致。

（三）设计原则

抽样调查以有代表性的一部分人群（统计学上称为样本）来估计某地区全部人群的情况，所以要特别重视抽样调查的设计和实施。

1. 代表性 在设计中要考虑抽样调查样本的代表性，须保证调查对象中的每一位个体都有同等或一定概率被抽中的机会，要做到这一点，调查对象必须均匀分布并有足够大的样本量。

2. 方法 在设计中要考虑使用的抽样方法和人群分组方法等。

3. **准确性** 在设计中要规定需要的准确性，即来自样本获得的某种特征的观察值与全部人群（统计上称作总体）该特征的实际值之间的差异。

4. **可靠性** 在设计中还要考虑样本估计总体的可靠性，即在相同条件下，反复测量同一指标获得的结果的稳定程度。

（四）优点和缺点

抽样调查的主要优点包括节省人力、物力、时间；调查对象数量较少，调查工作比较容易做到细致。抽样调查的缺点主要是设计、实施和资料分析比较复杂；不适用于变异过大的资料；不适于需要普查普治的工作；不适用于发病率很低的疾病，因为小样本不能提供所需的资料。

四、实施步骤

1. **选题和确定调查的目的** 一般要求调查目的明确、具体，一次调查的病种不宜太多。

2. **确定调查方法** 确定是普查还是抽样调查。若为抽样调查，则需确定抽样方法和样本量。

3. **调查表的设计** 根据研究目的的确定调查表的内容。调查表没有固定的格式，内容的繁简、提问和回答的方式均应该为调查目的服务，并同时满足资料的整理和分析要求；要根据调查对象和调查员设计自评或他评调查表。

调查表的内容主要包括三个部分：即一般性项目部分，可包括姓名、年龄、性别、出生年月、出生地、文化程度、职业、民族、工作单位、现住址等人口学信息；调查研究项目部分，是调查研究的关键内容；最后是调查者部分，列出"调查者"和"调查日期"等基本信息。

4. **确定调查方法和实验室检测方法** 尽量采用简单易行的技术和灵敏度高的检验方法。

5. **预试验调查** 主要检验调查计划是否可行和检测方法的准确性，以便进一步修订的必要性。

6. **人员培训** 熟悉调查的目的、内容及方法，统一调查及测量标准。

7. **资料的整理分析。**

五、资料的分析方法

横断面调查的资料分析方法主要是描述研究

人群中各种指标的分布特征以及不同特征间的比较。计数资料采用卡方检验，计量资料采用 t 检验或方差分析，资料非正态分布或方差不齐时则采用非参数检验的方法，若有多个影响因素可以采用多因素分析。采用复杂加权调整的方法，是对多级抽样获得的调查资料进行统计分析的先进方法。

六、常见的偏倚及其控制

横断面调查常见的偏倚主要有选择性偏倚和信息偏倚，前者包括无应答偏倚、幸存者偏倚等，主要通过严格的设计加以控制；后者包括回忆偏倚和报告偏倚、调查人员偏倚、诊断偏倚等，主要通过标准化和应用客观指标加以控制。

关于偏倚的内容详见本书第五章。

第四节 病例对照研究

一、概述

（一）概念及模式

病例对照研究（case-control study），又称回顾性研究（retrospective study），属于非实验性研究方法，是通过病例与对照的对比探讨某暴露因素与疾病之间是否可能存在因果关系。该方法与队列研究相比较，所需样本量少，节省时间、人力和物力，可以快速获得结果，因此很适合临床医生在医院内实施，用来探讨疾病的危险因素，评价药物的有效性、安全性及预后因素等。

经典的病例对照研究是以确诊的某特定疾病的现患患者作为病例，以未患有该病但具有可比性的个体作为对照，通过询问调查、实验室检查等方法，搜集既往各种可能的危险因素暴露史，测量并比较病例组与对照组中各因素的暴露比例，经统计学检验，若两组差别有意义，则可认为因素与疾病之间存在统计学的关联。在评估了各种偏倚对研究结果的影响之后，再借助病因判定标准推断出某个或某些暴露因素与疾病间的关系，从而达到探索和检验疾病病因假说的目的。其研究模式见图 4-5。

（二）特点

1. 属于观察性研究。

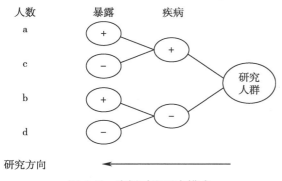

人数　　暴露　　疾病

a

c

b

d

研究方向

图 4-5　病例对照研究模式

2. 需要设立对照组。

3. 是由"果"到"因"的研究。"果"指的是疾病或者特征，"因"指的是病因或因素，它强调先由疾病入手，后去发现可能导致疾病发生的原因。

4. 提示疾病与暴露是否存在因果关系。这主要是由于病例对照研究是回顾性地追查可能与疾病有联系的因素，研究的时序不够合理。但一项设计科学、实施严格、样本量较大的病例对照研究并不亚于队列研究，特别在验证罕见病的病因时，病例对照研究有时是唯一可行的研究方法。

（三）类型

病例对照研究可以按研究目的和研究设计可划分不同的类型。

1. 按研究目的分类

（1）探索性研究：该研究没有明显的预先假设，通过广泛收集各种因素进行分析，从而发现与疾病发生可能有关的一种或几种因素。

（2）验证性研究：是根据已有研究结果的提示进一步检验一个或几个病因假说。

2. 按研究设计分类

（1）成组研究：即非配比研究，病例组与对照组不进行任何特征的配比。

（2）配比研究：配比是指对照在某些因素与特征方面与病例组相同，如控制年龄、性别等，其目的是控制混杂因素。配比包括群体配比和个体配比：

1）群体配比：又称成组配比（category matching）或频数配比（frequency matching）。选对照组时，要求配比因素所占的比例与病例组一致，如性别、年龄的构成一致等。如病例组中男女各半，则对照组中也一样。

2）个体配比（individual matching）：以病例、对照个体为单位进行配比，1∶1 称配对（pair matching），是最常用的匹配方式；1∶2 及以上称匹配或配比，一般不超过 1∶4。

近年来，随着流行病学研究的发展，病例对照研究衍生了较多新的类型，这些新的类型与传统的病例对照研究方法相比已有一定的改进。主要包括巢式病例对照研究（nested case-control study）、病例队列研究（case-cohort study）和病例病例研究（case-case study）等。

（四）应用范围

病例对照研究的应用范围极为广泛，既可用于病因的探索，又可用于临床研究，具体包括：

1. 探索病因和危险因素，为进一步研究提供线索。

2. 评价干预措施的效果，如某种药物应用与否及不同的应用剂量对疾病结局的影响。

3. 研究药物不良反应，即通过病例组和对照组对某种可能存在不良反应药物暴露率的比较，判断该药是否存在不良反应。当高度怀疑某种药物可能存在不良反应时，病例对照研究是切实可行的方法，由于伦理问题的限制，不宜采用 RCT 等试验性方法。

4. 用于疾病预后评价，可以通过此种方法研究导致疾病生存率或其他结局不同的因素。

二、设计与实施

（一）研究对象的选择

1. 病例的选择和来源　对病例的诊断要有明确的诊断标准，尽量采用国际通用或国内统一诊断标准；在病例的选择上最好对入选病例的特征事先有一定的规定，如年龄、性别、民族等，这样有利于对研究中的非研究因素进行控制。

病例来源主要有以下两个方面：

（1）某个医院或某些医院：病因研究时常选择一定时期内在某个或某些医院收诊的病例，包括门诊病例或住院病例；当要研究疗效、药物不良反应或疾病预后时，常选择某病患者中具有某临床特征者（存活、死亡或发生某并发症）为"病例"。从医院选择病例是最常用的方法，尤其适用于临床医生。在医院选择病例容易实施，诊断准确率高，患者容易合作，节省费用，信息准确可靠。但此类病例来源往往容易产生选择性偏倚。

（2）某人群中某病全部病例：将某时期一定人群中某病病例全部进行收集。一般可以通过疾病监测资料或普查资料获得。采用本法收集的病例代表性好，但往往不易收集完整，在实际执行时有较多困难，多用于疾病病因的研究。

在选择病例时有三种不同情况，即新发病例、现患病例和死亡病例。比较而言，新发病例发病时间更接近可疑因素的暴露时间，对过去的回忆比较可靠，提供的暴露信息较为准确；现患病例易掺入疾病迁延及存活的因素；死亡病例主要由家属提供信息，准确性较差。

2. 对照的选择和来源 选择对照的基本原则是对照与产生病例的人群来源应尽可能一致，另外对照组要有一定的暴露机会。

对照的来源主要有以下四种：

（1）从产生病例的同一科室与病例诊断相同者中选择，此类研究多用于药物的有效性、安全性及预后研究。如研究肺癌术后应用铂类化疗药物能否预防肺癌的复发，以肺癌复发的患者作为病例组，同时选择接受肺癌手术但未复发的患者作为对照组，调查两组患者的术后用药情况。

（2）从产生病例的同一所医院或多所医院诊断的其他患者中选择，此类对照一般多用于病因探讨。

（3）从社会团体人群或社区人口中选择对照，要求病例来自该人群，对照则为该人群中的非病例或健康者。这种对照的选择是较为理想的方法，但在实际施行中有较多的困难。

（4）以病例的配偶、兄弟姐妹、亲戚、同学、同事或邻居作为对照，这类对照有助于控制环境、遗传或社会经济地位等混杂作用。

除了以上几种形式外，在病因研究的病例对照研究中还可以在医院和社区同时选择对照，以进一步增加病例组和对照组间的可比性。

（二）样本量的估算

1. 样本量的影响因素

（1）人群中暴露于该研究因素的暴露比例 p_0。

（2）与该研究因素有关的相对危险度（relative risk，RR）或暴露的比值比（odds ratio，OR）的估计值。

（3）第一类误差的概率（α）。

（4）第二类误差的概率（β），（$1-\beta$）为把握度，往往取 90% 或 80%。

2. 公式法及查表法计算样本量 成组资料样本量计算公式如下：

$$n = 2\overline{p}\,\overline{q}(Z_\alpha + Z_\beta)^2 / (p_1 - p_0)^2 \quad 式（4-4）$$

Z_α 为检验水准 α 相应的标准正态值；Z_β 为 β 相应的标准正态值。Z_α 和 Z_β 可通过查正态分布的分位数表（表4-4）获得，病例组暴露于该研究因素的暴露比例为 p_1。

表 4-4　正态分布的分位数表

α 或 β	Z_α（单侧检验） Z_β（单侧和双侧）	Z_α（双侧检验）
0.001	3.090	3.290
0.002	2.878	3.090
0.005	2.576	2.807
0.010	2.326	2.576
0.020	2.058	2.326
0.025	1.960	2.242
0.050	1.645	1.960
0.100	1.282	1.645
0.200	0.842	1.282

$$p_1 = (OR \times p_0) / (1 - p_0 + OR \times p_0) \quad 式（4-5）$$
$$q_0 = 1 - p_0, \quad q_1 = 1 - p_1$$
$$\overline{p} = (p_0 + p_1)/2, \quad \overline{q} = 1 - \overline{p}$$

【例4-3】 某医生拟采用病例对照研究方法探讨阿帕替尼与肺癌预后的关系，得知非肺癌死亡的患者中应用阿帕替尼的比例为 20%，OR 值约为 2，设 $\alpha = 0.05$，$\beta = 0.10$，双侧检验，问应该采用多少研究样本。

用公式求出 p_1：

$p_1 = (2 \times 0.2)/(1 - 0.2 + 2 \times 0.2) = 0.333$

$q_0 = 1 - p_0 = 1 - 0.2 = 0.8$；$q_1 = 1 - 0.333 = 0.667$

$\overline{p} = (0.2 + 0.333)/2 = 0.266\,5$；$\overline{q} = 1 - 0.266\,5 = 0.733\,5$

从表4-4查得 $Z_\alpha = 1.96$，$Z_\beta = 1.282$，代入式（4-4）

$$n = \frac{2 \times 0.266\,5 \times 0.733\,5(1.96 + 1.282)^2}{(0.333 - 0.2)^2} = 232.3$$

即每组需 233 人。

为了方便起见,可以通过查附表4-1、附表4-2获得病例组与对照组各种比例配比所需的病例数和对照数。

3. **软件法** 以例4-3中数据为例,PASS软件操作如下:

①PASS主菜单选择:

Proportions → Two Independent Proportions → Test(Inequality) → Tests for Two Proportions(Odds Ratios)

②软件参数设置:

Find(Solve For):N1 * 所求结果为第一组样本量

Power(1-Beta):0.90 * 检验效能为90%

Alpha(Significance Level):0.05 * 检验水准为0.05

N2(Sample Size Group 2):Use R * 两组样本比例系数

R(Sample Allocation Ratio):1 * 两组例数相等

OR1(Ratio|H1=O1/O2):2 *OR值为2

P2(Control Group Proportion):0.2 * 对照组事件发生率为20%

Alternative Hypothesis(H1):Two-Sided * 备择假设(双侧检验)

Test Type:ZTest(Pooled)* 检验方法基于正态近似法

参数设置界面如图4-6所示:

点击"Run",输出结果如图4-7所示:

PASS输出结果显示,病例组和对照组各需至少230人,与公式法结果基本一致。

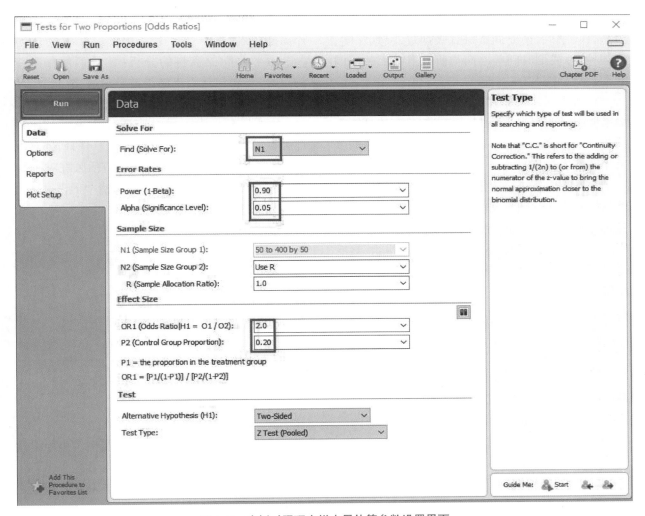

图4-6 病例对照研究样本量估算参数设置界面

Two Independent Proportions (Null Case) Power Analysis
Numeric Results of Tests Based on the Odds Ratio: O1 / O2
H0: O1/O2=1. H1: O1/O2=OR1<>1. Test Statistic: Z test with pooled variance

	Sample Size	Sample Size	Prop|H1 Grp 1 or	Prop Grp 2 or	O.R. if H0	O.R. if H1			
Power	Grp 1 N1	Grp 2 N2	Trtmnt P1	Control P2	OR0	OR1	Target Alpha	Actual Alpha	Beta
0.9011	230	230	0.3333	0.2000	1.000	2.000	0.0500		0.0989

Note: exact results based on the binomial were only calculated when both N1 and N2 were less than 100.

图 4-7　病例对照研究样本量估算结果界面

（三）暴露因素的确定及收集

病例对照研究的因素除了研究的因素外，还应包括其他可疑的因素及可能的混杂因素等。病例与对照的资料来源及收集方法应一致。变量信息的取得主要靠调查表，病例组和对照组应使用相同的调查表，询问和回答同样的问题。

首先要明确调查因素的数量。病例对照研究中暴露因素的选择不是愈多愈好，要根据研究目的精心考虑，仔细选择。如研究吸烟与肺癌之间联系时，吸烟是研究的暴露因素，因此，应紧紧围绕着吸烟问题进行深入调查，除了询问病例和对照是否吸烟外，还要调查每日吸烟量、吸烟深度、吸烟种类、戒烟时间等。而与研究目的无关的因素不要随意放入。

对研究因素的暴露要有明确规定，要尽可能地采取国际或国内统一的标准。如研究戒烟能否预防肺癌的发生时，应明确定义确切停止吸烟多久才能称之为"戒烟"。

对暴露因素进行定量或分级可以探讨暴露因素与疾病之间的剂量反应关系。如探讨某种药物是否与该病出现某种特征有关，除要分析是否应用药物外，还要将药物的应用分几个剂量组，然后比较不同剂量水平与特征间的关系。这一点在临床研究时更应引起注意。

三、数据资料的整理分析

（一）资料的整理

对调查后的资料要进行核查、修订，以保证资料尽可能完整和可信，之后建立数据库，将所有的资料输入到计算机保存和应用。

（二）资料的分析方法

1. 描述性统计

（1）一般特征描述：描述病例组和对照组各种特征的构成。

（2）均衡性检验：目的是比较病例组和对照组在某些基本特征方面是否相似或齐同，以保证病例组与对照组的可比性。

2. 推断性统计　病例对照研究中，反应暴露因素与疾病间联系强度的指标是 OR 值。由于在病例对照研究中不能计算发病率（或死亡率），因此不能直接计算相对危险度（RR），但可用比值比（OR）来估计和代替相对危险度，其对于暴露与疾病关联强度的意义与 RR 值基本相同。病例对照研究资料可以分为非配比资料、分级资料、配比资料、分层资料。现将非配比资料、分级资料、1：1 配比资料的分析作较为详细的介绍，对分层资料作简要介绍。

（1）非配比资料的分析：比较两组暴露率的差异，步骤包括画出结果的分析表格、计算 OR 值、进行 OR 假设检验、计算 OR 值的置信区间。

【例 4-4】　为了研究脂质代谢异常与原发性肺癌的关系进行病例对照研究。选择 84 名原发性肺癌患者为病例组，对照组包括医院对照 87 例，健康体检 76 例。检查他们血清中低密度脂蛋白水平，调查结果如表 4-5 所示。

表 4-5　低密度脂蛋白与原发性肺癌之间关系

暴露情况	病例组	对照组	合计
低密度脂蛋白高	41（a）	33（b）	74（n_1）
低密度脂蛋白正常	43（c）	130（d）	173（n_0）
合计	84（m_1）	163（m_0）	247（n）

1）比值比（OR）：

$$OR = ad/bc$$

$$= (41 \times 130) \div (33 \times 43) = 3.76 \quad \text{式（4-6）}$$

反映出具有高水平低密度脂蛋白者患原发性肺癌的危险性为低密度脂蛋白正常者的 3.76 倍。

2）低密度脂蛋白异常增高与原发性肺癌之间联系的假设检验：

H_0：低密度脂蛋白异常增高与原发性肺癌之

间无联系。即 $OR=1$。

H_1：低密度脂蛋白异常增高与原发性肺癌之间有联系。即 $OR>1$。

检验水准 $\alpha=0.05$。

$$\chi^2 = \frac{(ad-bc)^2 \times n}{m_1 \times m_0 \times n_0 \times n_1}$$

$$= \frac{(41 \times 130 - 33 \times 43)^2 \times 247}{84 \times 163 \times 74 \times 173} = 21.55$$

因自由度 $\nu=1$，$\chi^2_{0.05}=3.84$，$\chi^2_{0.01}=6.63$，$P<0.01$。

P 值小于 0.01，拒绝 H_0，说明低密度脂蛋白异常增高与原发性肺癌之间的关联有统计学意义。

3）比值比置信区间的估计

$$OR_L, OR_U = OR^{(1\pm Z/\sqrt{\chi^2})} = 3.76^{(1\pm1.96/\sqrt{21.55})}$$

$$= (2.15 \sim 6.58)$$

式（4-7）

本例 95% 置信区间范围：OR 的 95% 置信区间上限为 6.58，下限为 2.15，说明总体比值比有 95% 可能在 2.15~6.58 之间。提示异常升高的低密度脂蛋白很可能与原发性肺癌的发生有关。

（2）暴露因素分级资料分析：病例对照研究除了可以进行某因素暴露有无的分析比较外，还可以将暴露因素分级进行进一步分析，以此说明暴露因素与疾病之间的剂量反应关系，增加判断暴露因素与疾病之间因果关系依据的强度。暴露因素分级资料分析原理和过程与因素暴露有无的比较十分相似，不同的是将原来的暴露状况作了细化，即暴露由原来的一种情况变成了几种情况。例如男性吸烟量与肺癌的关系分析步骤如下：

1）将收集到的暴露因素资料根据暴露因素的分级归纳整理成表，格式见表 4-6。

2）计算各级的 OR 值：计算各分级的 OR 值时，通常以不暴露或低水平的暴露作参考值。本例则以每日吸烟 0 支作为参考值为 1。其他各级比值比为：

每日吸烟 1~4 支的 $OR = \frac{a_1 d}{b_1 c} = \frac{33 \times 27}{2 \times 55} = 8.10$

每日吸烟 5~10 支的 $OR = \frac{a_2 d}{b_2 c} = \frac{250 \times 27}{293 \times 2} = 11.52$

每日吸烟 15 支以上的 $OR = \frac{a_3 d}{b_3 c} = \frac{364 \times 27}{274 \times 2} = 17.93$

3）对列联表内数据行卡方检验：

表 4-6　男性每日吸烟支数与肺癌之间关系

分组	每日吸烟支数				合计
	0	1~4	5~10	>15	
病例	2	33	250	364	649
	（c）	（a_1）	（a_2）	（a_3）	
对照	27	55	293	274	649
	（d）	（b_1）	（b_2）	（b_3）	
合计	29	88	543	638	1 298
OR	1.0	8.10	11.52	17.93	

利用公式：

$$\chi^2 = n\left(\sum \frac{A^2}{n_R n_C} - 1\right) \qquad 式（4-8）$$

计算得 $\chi^2=43.15$，自由度 $\nu=3$，$P<0.001$。

上述结果说明，病例组与对照组按吸烟水平分级后，其组间差别有统计学意义。其 OR 值随着吸烟量增加而递增，即随着吸烟量增加患肺癌的危险性也增加。为进一步证实暴露因素与疾病之间的剂量反应关系，还应进行趋势检验。在此不作叙述。

（3）1:1 配对资料的分析：将 1 个病例与 1 个对照配成对子，然后调查每一对病例和对照的暴露情况。因此，每一对的暴露情况有四种。设（+）表示暴露，（-）表示非暴露，这四种结局可表示为：病例（+）对照（+）、病例（-）对照（+）、病例（+）对照（-）和病例（-）对照（-）。上述四种形式分别以 a、b、c、d 表示。

【例 4-5】 为探讨经一线化疗药物治疗后替莫唑胺对小细胞肺癌患者 6 个月内复发情况的影响，按 1:1 配对进行了一项病例对照研究。将某医院经一线化疗药物治疗后 6 个月内复发的小细胞肺癌患者作为"病例"，以同期经一线化疗药物治疗 6 个月后未复发的患者作为"对照"，调查他们经一线化疗药物治疗后替莫唑胺的应用情况。共 179 对病例与对照，其结果见表 4-7。1:1 配比的病例对照研究资料分析步骤如下：

1）画出分析的表格

表 4-7　替莫唑胺与小细胞肺癌复发率

未复发	复发		对子数合计
	用药	未用药	
用药	20（a）	114（b）	134
未用药	26（c）	19（d）	45
对子数合计	46	133	179

2）比值比（*OR*）的估计：1:1 配比的病例对照研究中，*OR* 值为病例有暴露史而对照无暴露史的对子数与对照有暴露史而病例无暴露史的对子数之比。

$$OR = c/b \qquad 式（4-9）$$

本例 $OR=c/b=26/114=0.23$，结果说明，经一线化疗药物治疗后口服替莫唑胺与小细胞肺癌患者 6 个月内复发之间的联系强度为 0.23，是一个保护因素，说明口服替莫唑胺可以减少小细胞肺癌 6 个月内的复发率。

3）口服替莫唑胺与小细胞肺癌 6 个月内复发之间联系的假设检验：

H_0：口服替莫唑胺与小细胞肺癌 6 个月内复发之间无联系。即 $OR=1$。

H_1：口服替莫唑胺与小细胞肺癌 6 个月内复发之间有联系。即 $OR \neq 1$。

用下列公式计算：

$$\chi^2 = (b-c)^2/(b+c)$$
$$= (114-26)^2/(114+26) = 55.3 \qquad 式（4-10）$$

自由度 $\nu=1$，$\chi^2_{0.01}=6.63$，$P<0.01$

上述结果表明，口服替莫唑胺与小细胞肺癌患者 6 个月内复发之间关联有统计学意义。

在 1:1 配比的病例对照研究中，当 $b+c<40$ 时用连续性校正公式检验暴露因素与疾病之间的联系。

该公式为：$\chi^2 = (|b-c|-1)^2/(b+c)$

$$式（4-11）$$

4）*OR* 值的 95% 置信区间的计算

$$OR_L, OR_U = OR^{(1 \pm Z/\sqrt{\chi^2})}$$
$$= 0.23^{(1 \pm 1.96/\sqrt{55.3})} = (0.15, 0.34)$$
$$OR_L = 0.15, \quad OR_U = 0.34$$

上述结果说明，本例的总体 *OR* 值有 95% 的可能在 0.15~0.34 之间。

1:M 配比病例对照研究资料的分析过程在此不作叙述，可查阅有关书籍。

（4）控制混杂因素的分析方法：控制混杂因素比较常用的分析方法主要有分层分析（stratification analysis）和 Logistic 回归模型（Logistic regression model）。

1）分层分析：对在试验设计阶段无法控制的混杂因素，可以在资料分析时用分层分析的方法进行分析，以判断是否为混杂因素。其方法是按可能的混杂因素分层（表 4-8），分析暴露因素与疾病间的危险度。当粗危险度同分层后的危险度有所不同时，即可以认为有混杂作用存在。

表 4-8　病例对照研究分层资料归纳表

暴露史	*i* 层		
	病例	对照	合计
有	a_i	b_i	N_{1i}
无	c_i	d_i	N_{0i}
合计	M_{1i}	M_{0i}	T_i

注：*i* 为第 *i* 层的数据

计算步骤包括：

①计算各层单个四格表的 *OR* 值：其计算方法与式（4-6）相同。

②计算总的 *OR* 值：当各层的 *OR* 值接近时，可计算总的 *OR* 值，即各层 *OR* 合并的 *OR* 值。通常记作 OR_{MH}。

$$总 OR_{MH} = \frac{a_i d_i / T_i}{b_i c_i / T_i} \qquad 式（4-12）$$

③计算总的 χ^2 值：分层资料总 χ^2 亦可用 Mantel-Haenszel 提出的 χ^2_{MH} 方法计算。

$$\chi^2_{MH} = \frac{[\sum a_i - \sum E(a_i)]^2}{\sum V(a_i)} \qquad 式（4-13）$$

式中 $\sum E(a_i)$ 为 $\sum a_i$ 之理论值，即

$$\sum E(a_i) = \sum m_{1i} n_{1i}/T_i \qquad 式（4-14）$$

式中 $\sum V(a_i)$ 为 $\sum a_i$ 之方差，即

$$\sum V(a_i) = \sum_{i=1}^{i} \frac{m_{1i} m_{0i} n_{1i} n_{0i}}{T_i^2 (T_i - 1)} \qquad 式（4-15）$$

④估计总 *OR* 值 95% 的置信区间：仍可用前述方法计算。

2）Logistic 回归分析：分层分析法只能调整个别少数混杂因素的作用，且对连续型变量采用等级分级法时，常引起不合理的分组。自 Logistic 回归模型提出后，经过多年的发展，目前已成为现代流行病学危险因素研究的首选方法。在病因和发病因素的研究中，危险因素和疾病的关系非常复杂，各种危险因素间可以互相影响，它们对结果的影响大小也不相同。采用 Logistic 回归模型进行多变量分析，能在复杂关系中平衡

多种混杂因素的作用,进一步筛选出主要的危险因素,及其在决定病因和发病因素中的相对比重。

Logistic 回归是一种适用于因变量为二项分类的多因素曲线模型,如把患者分类为治愈与未愈、生存与死亡、发病与未发病。现在也已用于因变量为多项分类资料的分析。该模型有两种:非条件 Logistic 回归模型和条件 Logistic 回归模型。其中非条件 Logistic 回归模型适用于成组资料,条件 Logistic 回归模型适用于配对资料。其回归方程如下所示:

$$\ln[P/(1-P)]=\beta_0+\beta_1X_1+\cdots+\beta_iX_i \quad \text{式（4-16）}$$

$\beta_0,\beta_1,\cdots,\beta_i$ 是 Logistic 回归系数。$\ln[P/(1-P)]$ 称为比值的自然对数,简称对数比值(log odds),也称为 Logit P。β_i 表示在其他自变量不变的条件下,X_i 每改变一个测量单位时所引起的比值的自然对数的改变量,可用最大似然法来估计 β_i 值。β 为 OR 的自然对数值,$OR=exp(\beta)$。

有关分层分析和 Logistic 回归模型的详细使用方法可以参考有关书籍。

四、偏倚及其控制

研究原理导致病例对照研究容易发生偏倚。但病例对照研究出现的偏倚可以通过合理的设计和采用一些分析方法加以减少或防止。

（一）选择偏倚

选择偏倚(selection bias)是由于选入的研究对象与未选入的研究对象在某些特征上存在差异而引起的误差。这种偏倚常发生于研究的设计阶段。常见的选择性偏倚有住院率偏倚(Berkson bias)、现患病例-新发病例偏倚(Neyman bias)、检出症候偏倚(detection signal bias)、无应答偏倚等。设计阶段采用随机化、配比、限定的方法可以控制选择偏倚。

（二）信息偏倚

信息偏倚(information bias)也称为观察偏倚,是指收集资料阶段,在测量暴露因素的暴露情况时发生的偏倚,主要包括回忆偏倚和调查偏倚。回忆偏倚主要由于被调查者记忆失真而提供一些自认为与疾病有关的暴露,但实际不真实,从而导致偏倚的产生。调查偏倚是在收集病例和对照的暴露资料时,调查者对病例和对照态度不同,对调查项目理解及掌握标准不一致造成偏倚。在资料收集阶段采用盲法、严格培训、标准化测量的方法可以控制信息偏倚。

（三）混杂偏倚

当探讨某暴露因素与疾病之间联系时,存在的混杂因子可能掩盖或歪曲了暴露因素与疾病之间的联系,这种现象称为混杂偏倚(confounding bias)。在设计阶段采用配比和限定的方法,在资料分析阶段采用分层分析和多因素分析的方法可以控制混杂偏倚。

关于偏倚的内容详见本书第五章。

五、优点和缺点

（一）优点

特别适用于罕见病的研究,有时往往是唯一选择;可以较快得到对疾病危险因素的估计,同时也相对更加省钱、省力、省时,易于组织实施;应用范围广泛,除了用于探索、验证病因外,还可用于疗效、预后等方面的研究。

（二）缺点

不适于研究人群中暴露比例很低因素的研究,而且存在的偏倚较大,不能判断暴露与疾病的时序关系,因此论证因果关系的能力没有队列研究强。

六、病例对照研究的衍生类型

随着病例对照研究的广泛应用,近些年在经典的病例对照研究基础上衍生出了若干种新的方法,克服了经典方法本身的一些缺陷,大大丰富和发展了病例对照研究的内涵。现简要介绍几种主要类型。

（一）巢式病例对照研究

1. **定义**　巢式病例对照研究(nested case-control study),又称嵌入式病例对照研究、套叠式病例对照研究、队列内病例对照研究,是在一个队列基础上的病例对照研究或队列研究与病例对照研究结合的设计形式。

2. **研究设计要点**　选定一高危人群组成研究队列,临床上也可规定某一时段内先后入院的某类患者为纳入对象,累积成一队列,完成基线调查和采集拟检测的标本,然后随访一定时间,将发生研究事件(疾病的初发、复发、死亡等)的研究对象从队列中提出组成病例组,同时从队列中没有发生研究事件的研究对象中按病例对照设计的配比要求,选择相应的对照组。统计分析基本按病例对照研究方法处理,着重分析暴露因素与发病的联系。

3. 特点 暴露、发病时序同队列研究,符合因果推论要求;以人群为基础,收集资料先于发病,选择偏倚和调查偏倚较小;标本采集先于发病,较为准确地反映了发病前该标志状态,不受发病后疾病的影响;病例组与对照组产生于同一队列,故其代表性与可比性较好;研究样本较队列研究小,节约人力、物力,特别是在分子流行病学研究时;可利用已建立的队列和相应标本库,无须长期随访,节省费用;新建队列和标本库需要较大人力、物力,不适于非常罕见疾病的研究。

巢式病例对照研究的论证强度近似于队列研究,是一种低偏倚、高效益的研究方法,特别是在分子流行病学研究时可考虑为首选方案。

（二）病例队列研究

巢式病例对照研究是按配对条件选取的对照,对全队列可能代表性不强。如果在此队列基础上开展多项研究,每次研究都需要选取对照,比较繁琐。病例队列研究(case-cohort study)是在队列建立后,以随机抽样或分层随机抽样从队列中抽出一个有代表性的子队列作为对照,以后无论进行哪项研究均以此组为对照;如果全队列数量不大,也可以队列中未发病人群为对照组,解决对照的代表性和重复选取对照的问题。

（三）病例病例研究

1. 定义 病例病例研究(case-case study),也称作病例系列研究(case series study),该类型属于无对照的病例研究。在病例对照研究中,有时很难选择合适的对照,在分子流行病学研究中更是如此。而从无研究疾病的对照个体获取某种生物标本有时存在违背医学伦理的现象。病例病例研究不用专门设立对照组,是通过对不同基因型病例危险因素暴露史的对比分析,来研究疾病的遗传与环境的交互作用。

2. 研究要点

（1）研究的对象:对病例的要求同病例对照

研究,以人群为基础的新发病例为首选,选取一定时期连续新发病例可减少选择偏倚。

（2）研究的前提:研究假设是基因型应与研究的暴露或环境因素独立或不影响环境因素的暴露。但有时某些基因型会促进或减少某种环境因素的暴露。如乙醇脱氢酶的变异被认为是乙醇中毒和酒精中毒性肝病的危险因素,脱氢酶迟缓性代谢基因变异的人因酒后更易发生颜面潮红反应,而趋于少饮酒,故在不同人群中,乙醇脱氢酶的多态性与酒精暴露成负相关。

（3）研究的局限性:只能用于研究遗传因素和环境因素的交互作用,不能分析遗传、环境因素的主效应。不宜应用于环境因素之间的交互作用的研究。

（4）研究的优点:主要优势在于无需专门选择对照组,避免了对照选择不当引起的偏倚和标本收集检测的各种问题,而且样本量也少于传统的病例对照研究,高效、节省经费和人力,适用于研究遗传、环境交互作用的初筛。

除上述类型外,还有病例自身交叉研究等类型,在此不作介绍。

第五节 队列研究

一、概述

队列研究(cohort study),又称定群研究、群组研究,是重要的医学研究方法之一,在评价治疗措施的效果、药物的不良反应、影响预后的因素、病因等方面有较多应用。尽管队列研究属于非实验性研究,但在循证医学证据等级中为Ⅱ级证据,仅次于随机对照试验,是临床医疗防治措施评价的重要证据来源之一。在采用随机对照试验评价临床疗效可能面临方法学和伦理学限制的时候,有时队列研究是唯一选择。

（一）设计模式

队列研究是在"自然状态"下,根据某暴露因素的有无将选定的研究对象分为暴露组和非暴露组,随访观察两组疾病及预后结局,如发病、治愈、药物反应、生存、死亡等的差异,以验证暴露因素与研究疾病之间有无因果联系的观察分析方法（图4-8）。

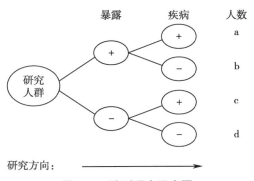

图 4-8　队列研究示意图

队列根据研究对象构成的特点可以分为固定队列（fixed cohort）和动态队列（dynamic cohort），前者是研究对象在固定时期或一个短时期之内进入队列并随访至终止，不加入新成员，后者是在某时期确定队列后，可随时增加新的观察对象。前者较适合人群研究，而后者适合临床研究。

从性质上讲，队列研究同实验性研究一样，也是前瞻性的，但其论证强度弱于后者。它是一种有假设、无干预的前瞻性研究设计。与实验性研究不同，暴露组和非暴露组并非随机获得，而是在自然状态下根据因素暴露的有无自然形成，暴露因素也不是人为施加的，是在自然状态下存在的。如评价骨髓移植治疗白血病的效果，治疗组是经过首次化疗后接受骨髓移植者，将骨髓移植作为"暴露因素"，而将首次接受化疗后继续接受化疗者作为"非暴露组"，然后比较两组接受不同治疗措施后的生存情况。由于研究人员不能控制研究对象是否进行骨髓移植，也就是研究对象的分组并不是经研究人员随机分配，而是由研究对象与骨髓提供者的人类白细胞抗原的一致性决定的，故属队列研究，而不是实验性研究。

若为疾病的病因研究，则在研究工作开始时，两组研究对象均不应患所研究的疾病。如研究乙肝表面抗原（HBsAg）与原发性肝癌的关系，则应先除外研究对象中的肝癌患者，再将其余的研究对象按 HBsAg 阳性或阴性分为两组，随访观察和比较两组各自的肝癌发病率。

（二）特点

1. 属于观察性研究。

2. 需要设立对照组，研究对象按是否暴露于某因素进行分组，而非随机分组。

3. 是由"因"到"果"的研究，研究在疾病发生前开始，需经过一段时间随访观察后，才能获得发病的病例，是一种先有原因存在，再去追究相应疾病结果是否发生的研究。

4. 随访过程中，研究者可通过调查与记录，获得暴露与疾病发生的动态情况。

（三）类型

队列研究按照研究时间的起止点，分为前瞻性队列、历史性队列和双向队列研究。

1. 前瞻性队列研究（prospective cohort study）　前瞻性队列研究是指暴露组与非暴露组是根据每个观察对象现时的暴露状态确定的，研究结局，如发病或死亡，需前瞻观察一段时间才能得到，故其性质是前瞻的，即从现在追踪到将来。例如，评价急性白血病患儿骨髓移植术的治疗效果研究，暴露组为 24 例首次化疗后接受骨髓移植术的急性白血病患儿，非暴露组为 21 例首次化疗后复发又接受化疗的急性白血病患儿。追踪观察两年，暴露组存活 11 例，9 例处于缓解阶段；非暴露组存活 2 例，1 例处于缓解阶段。

前瞻性队列研究的特点是偏倚小，结果可信性强；但需要定期随访，观察时间长，浪费时间、人力及物力。

2. 回顾性队列研究（retrospective cohort study）　又称历史性队列研究（historical cohort study）。该研究暴露组和非暴露组是根据过去某时期是否暴露于某因素而定，观察结局，如发病或死亡，在研究开始时就可以从历史资料中获得。该研究方法仍属于前瞻性研究，只是观察时间提前。该种方法也适合临床研究，例如，美国某公司 2006 年回顾比较了应用两种冠状动脉支架 1 年期靶血管血运重建（TVR）临床结果，共 1 558 例。暴露组为 1 年前使用紫杉醇释放冠状动脉支架，非暴露组为 1 年前使用雷帕霉素释放冠状动脉支架，观察至今。比较两队列的 TVR 临床结果，差异无统计学意义（$P=0.23$）。但在糖尿病患者中，使用紫杉醇支架的 TVR 发生率明显低于雷帕霉素支架的方法（2.8% vs 8.5%，$P=0.004$）。提示糖尿病患者用紫杉醇支架疗效优于雷帕霉素支架。

历史性队列研究的先决条件是每位研究对象需有完整翔实的暴露记录、疾病或死亡结局记录，这样才能查清每位研究对象的转归。历史性队列研究与前瞻性队列研究相比,节省人力、物力,特别是因为研究开始时所研究的结局已经发生,无须多年随访等待,资料收集及分析可在较短时间内完成。但缺点是暴露与结局跨度时间长,偏倚大。

3. **双向性队列研究(ambispective cohort study)** 是将前瞻性队列研究与回顾性队列研究结合起来,进行双向队列研究,即在回顾性队列研究之后,继续进行一段时间的前瞻性队列研究。如在进行回顾性队列研究的过程中,从暴露到现在的观察时间还不能满足研究的要求,还需继续前瞻性观察一段时间,则选用双向性队列研究。

二、设计与实施

(一)研究对象的选择

1. **研究现场** 由于队列研究的随访时间较长,因此队列研究的现场选择除要求有足够数量的符合条件的研究对象外,还要求当地的领导重视,群众理解和支持,最好是当地的文化教育水平高,医疗卫生条件较好,交通较便利。但是对于人口流动比较大的地区,失访率会较高,一般不宜作为研究现场。

2. **研究人群**

(1)研究对象的条件:在病因研究中,要求研究对象目前未患某研究结局疾病,而在观察期间可能发生研究结局疾病;在临床研究中要求满足临床诊断标准、纳入标准,不同暴露(因素或治疗措施)的两个队列应有可比性。

(2)暴露组的选择:可以选择医院内各种患者,用于不同干预措施的比较;可以选择人群中的患者,用于防治效果研究,结果具有代表性;也可以选择医疗人寿保险人群、有组织的人群团体、特殊暴露人群、职业人群等。

(3)非暴露组的选择:可以有内对照、外对照或两者同时设立。内对照是在选定的一组研究人群内部形成对照,如著名的英国医生吸烟队列,暴露组为英国医生中吸烟的人,非暴露组为英国医生中不吸烟的人,可见两组间研究对象无论受教育水平、工作内容、经济状况都比较相似,仅存在吸烟习惯的差别,可比性较好;外对照是指在选择的人群中无法产生非暴露组,而需在该人

群外寻找对照组。例如,研究教师职业站立与静脉曲张发生的关系,无法在教师队伍中选出不站立的非暴露组,而只能选择教师以外的人作对照;在有些情况下,可同时设立内、外对照,这样可以增加结果的可比性。

(4)暴露组与非暴露组的可比性:要保证两组人群的基本特征相似,如疾病严重程度、病期、病理类型、年龄、性别、文化程度、经济状况等均衡可比;两组在追踪观察过程中判定所研究疾病及其研究结局的研究方法和标准可比。

(二)样本量的估算

1. **样本量的影响因素**

(1)非暴露组发病率(p_0):一般情况下无法精确地估计非暴露组发病率,常用一般人群发病率代替非暴露组发病率。

(2)该因素引起的相对危险度(RR)估计值。

(3)所希望达到的检验水准(α)。

(4)所希望达到的检验把握度($1-\beta$):检验把握度也称检验效能,($1-\beta$)越大,则需要的样本量也越大。

2. **样本量计算公式为:**

$$n = \frac{(Z_\alpha\sqrt{2\bar{p}\,\bar{q}} + Z_\beta\sqrt{p_0q_0 + p_1q_1})^2}{(p_1 - p_0)^2} \quad 式(4-17)$$

式中 p_1 为暴露组发病率、p_0 为非暴露组发病率。

$$p_1 = RR \times p_0, \quad q_1 = 1 - p_1, \quad q_0 = 1 - p_0,$$

$$\bar{p} = \frac{p_0 + p_1}{2}, \quad \bar{q} = 1 - \bar{p}$$

Z_α 和 Z_β 分别为与 α、β 值相对应的标准正态分布分位数,可以查表得到。

【例4-6】 某医生采用队列研究的方法评价某药物预防脑卒中再发的效果,得知不用药者脑卒中的再发率为23%,估计 RR 值为0.5,设 $\alpha=0.05$、$\beta=0.1$,问需要多少样本量?

已知:$Z_{\alpha/2}=1.96$ $Z_\beta=1.282$ $p_0=0.23$ $q_0=0.77$

$p_1 = RR \times p_0 = 0.5 \times 0.23 = 0.115$ $q_1 = 0.885$

$\bar{p} = (0.23 + 0.115)/2 = 0.173$ $\bar{q} = 1 - 0.173 = 0.827$

代入公式:

$$n = \frac{(1.96\sqrt{2 \times 0.173 \times 0.827} + 1.282\sqrt{0.23 \times 0.77 + 0.115 \times 0.885})^2}{(0.115 - 0.23)^2}$$

$$= 225.12 \approx 226$$

即用药组和非用药组各需要 226 例。考虑到失访,须再加 10% 左右的样本量,两组各实际需要样本量约为各 249 例。

若用查表法,可以采用前瞻性临床试验的设计方法查附表 4-4 和附表 4-5。

3. **软件法** 以例 4-6 中数据为例,PASS 软件操作如下:

①PASS 主菜单选择:

Proportions → Two Independent Proportions → Test(Inequality) → Tests for Two Proportions(Ratios)

②软件参数设置:

Find(Solve For):N1 * 所求结果为第一组样本量

Power(1-Beta):0.90 * 检验效能为 90%

Alpha(Significance Level):0.05 * 检验水准为 0.05

N2(Sample Size Group 2):Use R * 两组样本比例系数

R(Sample Allocation Ratio):1 * 两组例数相等

R1(Ratio|H1=P1/P2):0.5 *RR 值为 2

P2(Control Group Proportion):0.23 * 对照组事件发生率为 23%

Alternative Hypothesis(H1):Two-Sided * 备择假设(双侧检验)

Test Type:ZTest(Pooled)* 检验方法基于正态近似法

参数设置界面如图 4-9 所示:

点击"Run",输出结果如图 4-10 所示:

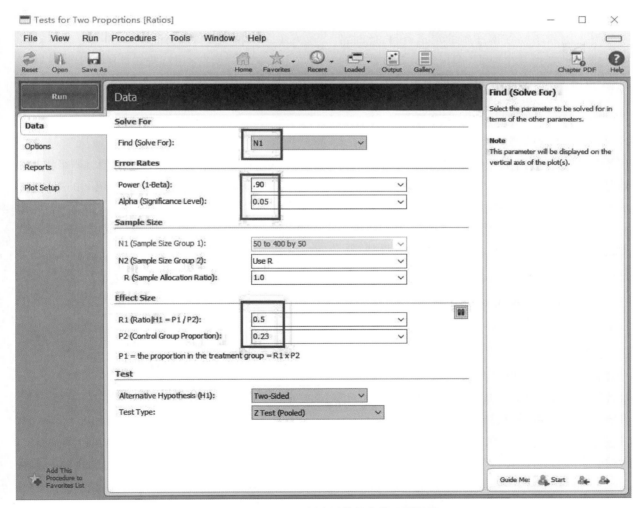

图 4-9 队列研究样本量估算参数设置界面

Two Independent Proportions (Null Case) Power Analysis
Numeric Results of Tests Based on the Ratio: P1 / P2
H0: P1/P2=1. H1: P1/P2=R1<>1. Test Statistic: Z test with pooled variance

Power	Sample Size Grp 1 N1	Sample Size Grp 2 N2	Prop|H1 Grp 1 or Trtmnt P1	Prop Grp 2 or Control P2	Ratio if H0 R0	Ratio if H1 R1	Target Alpha	Actual Alpha	Beta
0.9003	225	225	0.1150	0.2300	1.000	0.500	0.0500		0.0997

Note: exact results based on the binomial were only calculated when both N1 and N2 were less than 100.

图 4-10 队列研究样本量估算结果界面

PASS 输出结果显示,用药组和非用药组各需要 225 例,考虑到失访再加 10% 样本量后各需 248 人,与公式法结果基本一致。

(三)研究因素的确定

队列研究的暴露因素多已被病例对照研究、现况调查、临床经验初步验证。对暴露因素必须有明确的规定,如探讨吸烟与肺癌之间因果联系时,首先要明确吸烟的定义,然后考虑是否吸烟、吸烟种类、吸烟量与肺癌的关系。在队列研究中常根据不同的暴露水平将暴露组分为几个亚组进行追踪观察,可以以最低剂量组作为非暴露组。有些暴露因素不易获得准确的定量资料,此时常将暴露水平分为几个级别,即可粗略分为严重暴露、中度暴露、轻度暴露和非暴露。

(四)观察结局的确定

观察结局指追踪观察过程中出现的预期事件,包括存活结局、死亡结局以及影像、生化等客观指标。只要按国际或国内统一标准确定执行即可。

(五)观察期间的确定

队列研究还要根据结局发生的概率和数量合理地确定追踪观察期间,以便尽量缩短观察期限,节约人力、物力、财力。

三、资料的收集

(一)收集资料的主要内容

收集的内容主要是追踪暴露组与非暴露组每个观察对象发生研究结局的指标,其次还要收集基线资料以及因素的变动情况。可以从常规登记中收集结局资料,如病历、传染病报告、尸检报告或生命统计、出生死亡登记等,也可以利用定期健康检查资料。

1. 基线资料的收集 在研究对象选定后,必须详细收集每个研究对象在研究开始时的基本情况,包括暴露的资料及个体的其他信息,这些资料一般称为基线资料或基线信息(baseline information)。基线资料可作为判定暴露组与非暴露组的依据,为今后分析影响研究结局的因素提供依据。基线资料一般包括待研究暴露因素的暴露情况,疾病与健康状况,年龄、性别、职业、文化程度、婚姻等个人状况,家庭环境、个人生活习惯及家族疾病史等。

2. 随访资料的收集 随访资料的内容一般与基线内容一致,但收集重点是结局指标,具体内容视研究目的与研究设计而定。此外,有关暴露状况的资料也要不断收集,以便及时了解其变化。

(二)收集资料的方法

在收集结局资料时,要保证随访中确定结局的方法和标准在暴露组与非暴露组保持一致,并且最好采用盲法。

四、资料的分析

队列研究资料的分析主要是计算暴露组与非暴露组的疾病发生率;比较及检验两组间的差异;评价暴露因素与疾病结局的因果关系。根据统计分析的要求,队列研究的资料一般整理成表 4-9 的形式。

表 4-9 队列研究资料归纳整理表

	病例	非病例	合计	发病率
暴露组	a	b	$a+b=n_1$	a/n_1
非暴露组	c	d	$c+d=n_0$	c/n_0
合计	$a+c=m_1$	$b+d=m_0$	$a+b+c+d=n$	N

式中 a/n_1 和 c/n_0 分别为暴露组的发病率和非暴露组的发病率。

(一)疾病发生(或死亡)频率的测量

队列研究测量疾病发生或死亡的指标有发病(死亡)密度和累积发病(死亡)率。

1. 发病密度(incidence density,ID) 是人群中发生的新病例与该人群中所有观察对象的观察时间总和之比。用公式表示如下：

$$ID = I/\Sigma T_i \qquad 式（4-18）$$

式中 ID 为发病密度，I 为观察期间发生的新病例数，ΣT_i 为每个观察对象的观察时间之和。

从发病密度定义可见，发病密度表示单位时间内新病例数的变化。发病密度的分母（观察时间之和）常用人时（person-time）来表示。上述公式也可表示为：

$$ID = I/\Sigma P_i T_i \qquad 式（4-19）$$

式中 I 为新病例数，$\Sigma P_i T_i$ 为观察人时。

发病密度有时间单位，常以人年表示。另外，随着时间单位的改变，发病密度的"数值"也可发生变化，但其实际测量值大小不变。

计算发病密度需要计算暴露人年数，计算方法如下：

（1）小样本暴露人年计算：若样本较小，以个人为单位计算暴露人年，则可将每一个体的随访人年数进行累加即可。比较适合临床小样本的随访研究。

（2）大样本暴露人年计算：大样本暴露人年的计算是将观察人群年初人口数与年末人口数之和除以 2 为当年暴露人年数，累加之后获得总年数。适合人群较大样本的随访研究。

（3）寿命表法计算人年：当观察对象人数较多时，也可利用寿命表法计算暴露人年数。规定观察当年内进入队列的个人均作 1/2 人年计算，失访或出现结局的个人也作 1/2 人年计算。则暴露人年计算公式为：

$$L_X = I_X + 1/2(N_X - D_X - W_X) \qquad 式（4-20）$$
$$I_{X+1} = I_X + N_X - D_X - W_X \qquad 式（4-21）$$

式中 L_X 为 X 时间内暴露人年数，I_X 为 X 时间开始时的人数，N_X 为 X 时间内进入队列的人数，D_X 为 X 时间内出现结局的人数，W_X 为 X 时间内失访的人数。具体应用时可以参考有关书籍。

2. 累积发病率（cumulative incidence, CI）是一定期间内在固定的人群中发生疾病的概率，即一定期间内在固定的人群中，发生该种疾病的人所占的比率。用公式表示为：

$$CI = I/P \times 100\% \qquad 式（4-22）$$

式中 CI 为累积发病率，I 为观察期间内发生的新病例数，P 为观察人口数。

在队列研究中当观察人口固定，观察期间人口无变化，则可用固定观察人口数作分母计算累积发病率。

（二）暴露因素致病效应指标的测量

在临床上，常用的因果联系强度指标有相对危险度（relative risk, RR）、归因危险度（attributable risk, AR）以及归因危险度百分比（attributable risk percent, AR%）。

1. 相对危险度（relative risk, RR） 是暴露组的累积发病（死亡）率与非暴露组的累积发病（死亡）率之比，或暴露组的发病（死亡）密度与非暴露组的发病（死亡）密度之比。公式如下：

$$RR = CI_1/CI_0 \qquad 式（4-23）$$
$$RR = ID_1/ID_0 \qquad 式（4-24）$$

相对危险度表示暴露组发病或死亡危险是非暴露组的多少倍，说明了假设因素与疾病的关联强度。当：

$RR=1$，说明暴露因素与疾病无关联。

$RR>1$，说明存在"正"的暴露与疾病关联，暴露因素是一种危险因素或有害因素。

$RR<1$，说明存在"负"的暴露与疾病关联，暴露因素是一种保护性因素或有益因素。

【例 4-7】 在探讨血液中儿茶酚胺与冠心病之间联系的队列研究中，以高水平儿茶酚胺者为暴露组，低水平儿茶酚胺者为非暴露组。追踪观察 7 年后两组的累积发病率分别为 22% 和 9%，则 $RR=22\%/9\%=2.44$，说明高水平儿茶酚胺者患冠心病可能性是低水平儿茶酚胺者的 2.44 倍。

RR 的置信区间计算公式为（Miettinen 法）：

$$RR_L, RR_U = RR^{(1\pm Z/\sqrt{x^2})} \qquad 式（4-25）$$

式中 RR_L 为 RR 值的下限，RR_U 为 RR 值的上限，RR 为相对危险度，Z 为置信区间水平的正态离差值，计算 95% 置信区间时 $Z=1.96$，χ^2 为卡方值。

2. 归因危险度（attributable risk, AR） 又称特异危险度或率差（rate difference），用暴露组发病密度（死亡密度）与非暴露组发病密度（死亡密度）之差或暴露组累积发病率（累积死亡率）与非暴露组累积发病率（累积死亡率）之差表示：

$$AR = ID_1 - ID_0 （或 AR = CI_1 - CI_0） \qquad 式（4-26）$$

归因危险度表示暴露于某因素者中完全由该因素所致的发病率，或者说明暴露组与非暴露组的发病差值特异地归因于暴露因素的程度。

如例 4-7 资料计算的归因危险度为：$AR=22\%-9\%=13\%$。说明高水平儿茶酚胺致冠心病的发病率为 13%。

3. **归因危险度百分比（attributable risk percent, AR%）** 又称病因分值（etiologic fraction, EF），暴露人群中由于暴露于某因素导致的发病或死亡占暴露者发病或死亡的百分比，即在暴露病例中疾病真正归因于暴露的比例。其计算公式如下：

$$AR\% = (ID_1 - ID_0)/ID_1 \times 100\% \quad 或$$

$$AR\% = (CI_1 - CI_0)/CI_1 \times 100\% \qquad \text{式（4-27）}$$

例 4-7 资料所计算的归因危险百分比为 59.1%，说明高水平儿茶酚胺者中 59.1% 的冠心病是由高水平儿茶酚胺引起的。

（三）资料的统计分析

1. **累积发病率资料的分析** 以例 4-7 为例，暴露组（高儿茶酚胺组）的累积发病率为 22%，非暴露组（低儿茶酚胺组）的累积发病率为 9%，相对危险度为 2.44。将收集到的资料整理成四格表，见表 4-10。儿茶酚胺与冠心病之间关联的假设检验：

表 4-10　儿茶酚胺与冠心病发病之间关系

	冠心病组	对照组	合计
高儿茶酚胺组	27（a）	96（b）	123（n_1）
低儿茶酚胺组	95（c）	961（d）	1 056（n_0）
合计	122（m_1）	1 057（m_0）	1 179（N）

$H_0: RR=1$（儿茶酚胺与冠心病之间无关联）

$H_1: RR \neq 1$（儿茶酚胺与冠心病之间有关联）

$$\chi^2 = \frac{(ad-bc)^2 \times n}{m_1 \cdot m_0 \cdot n_1 \cdot n_0}$$

$$= \frac{[27 \times 961 - 96 \times 95)^2 \times 1\,179]}{122 \times 1\,057 \times 123 \times 1\,056} = 19.93 \quad (P<0.01)$$

上述结果表明，儿茶酚胺与冠心病之间有高度显著的关联。

相对危险度的 95% 置信区间的估计：

$$RR_L, RR_U = RR^{(1\pm Z/\sqrt{\chi^2})} = 2.44^{(1\pm1.96/\sqrt{19.93})}$$

$$RR_U = 2.44^{(1+1.96/\sqrt{19.93})} = 3.61$$

$$RR_L = 2.44^{(1-1.96/\sqrt{19.93})} = 1.64$$

上述结果表明，相对危险度有 95% 可能在 1.64~3.61 之间。

2. **发病密度资料的分析** 发病密度资料的组间比较也可采用卡方检验进行，但由于发病密度的分母是人时数而不是人数，因此公式与累积发病率不同，可参阅相关资料。

【例 4-8】 为探讨 X 线射线与乳腺癌之间的关联，选择因患肺结核反复接受 X 线透视检查的妇女为暴露组，同时选择患肺结核但接受 X 线透视很少的妇女为非暴露组，然后追踪观察两组乳腺癌的发生情况。随访结果见表 4-11。

表 4-11　暴露组与非暴露的乳腺癌发病密度比较

	暴露组	非暴露组	合计
乳腺癌（随访中发病）	41（a）	15（b）	56（M_1）
人年数（随访人年数）	28 010（N_1）	19 017（N_0）	47 027（T）

（1）发病密度的计算

暴露组乳腺癌 $ID_1 = I/PT = 41/28\,010 = 1.46‰ /$ 人年

非暴露组乳腺癌 $ID_0 = I/PT = 15/19\,017 = 0.79‰ /$ 人年

（2）相对危险度的计算

$RR = ID_1/ID_0 = 1.46‰ /0.79‰ = 1.86$

（3）X 线射线与乳腺癌之间关联的显著性检验采用计分检验法

$H_0: RR=1$

$H_1: RR \neq 1$

$$\chi_{score} = \frac{a - N_1 M_1/T}{\sqrt{\dfrac{M_1 N_1 N_0}{T^2}}}$$

$$= \frac{41 - \dfrac{28\,010 \times 56}{47\,027}}{\sqrt{\dfrac{56 \times 28\,010 \times 19\,017}{47\,027^2}} = 2.08} = 2.08$$

式（4-28）

从标准正态分布表查 $\chi_{score} = 2.08$，$P = 0.019$

上述结果说明反复接受 X 线检查与乳腺癌之间关联有显著性。

（4）95% 置信区间的估计

$$RR_L, RR_U = RR^{(1\pm Z/X)}$$

$$= 1.86^{(1\pm1.96/2.08)}$$

$$RR_L = 1.86^{(1-1.96/2.08)} = 1.04$$

$$RR_U = 1.86^{(1+1.96/2.08)} = 3.34$$

上述结果说明，相对危险度有 95% 可能在 1.04~3.34 之间。

五、偏倚及其控制

（一）选择偏倚

队列研究最初选定的研究对象中可能有人拒绝参加研究，研究对象由志愿者组成，回顾性队列研究中有些人的档案丢失或记录不全，早期患者在研究开始时未能发现等，都可造成研究的选择偏倚。采用配比、限制的方法可以控制选择偏倚。

（二）失访偏倚

在一个长期的追踪观察中，难免有研究对象的迁移、死亡（因其他疾病）和因某种原因退出队列。这是队列研究不可避免的偏倚。一项研究的失访率最好不超过 10%，否则要慎重考虑结果的真实性。提高研究对象的依从性，选择稳定人群和定期随访可以控制失访偏倚。

（三）测量偏倚

在收集研究对象的暴露因素资料和研究对象的结局资料时所出现的偏倚称为测量偏倚或信息偏倚。如判断有暴露为无暴露或判断无暴露为有暴露，将患病诊断为无病或将无病诊断为患病等。采用严格培训和标准化测量的方法可以控制测量偏倚。

（四）混杂偏倚

在队列研究中也会存在混杂偏倚，如果混杂因素在暴露组与非暴露组之间构成不均衡时常可歪曲暴露因素与疾病之间的联系。在分析资料阶段利用多因素分析的方法控制混杂因素以正确评价暴露因素与疾病的关联。

关于偏倚的内容详见本书第五章。

六、优点和缺点

（一）优点

队列研究采用前瞻性研究设计，研究对象暴露资料的收集在结局发生之前，所以资料可靠，一般不存在回忆偏倚；可直接得到暴露组和非暴露组的发病率或死亡率，可计算出 *RR* 和 *AR* 等指标，直接分析暴露因素与疾病之间的因果关系；病因发生在前，疾病发生在后，因果现象发生的时间顺序合理，可用于证实病因联系；有助于了解疾病自然史；获得多种预期以外疾病的结局资料，分析一因多病的关系。

（二）缺点

队列研究需要较多的人力、物力；得出结果需较长时间，随访时间长、对象容易失访；改变暴露因素后易产生偏倚；不同群体的队列研究会因为群体不同，而难以保证除干预措施以外的其他条件基本相同；不适用于罕见病结局的研究。

第六节　实验性研究

一、随机对照试验

（一）概念

随机对照试验（randomized controlled trial，RCT）是按照正规随机方法，使每位研究对象（患者）有同等机会被分入试验组或对照组，试验组实施治疗措施（intervention），对照组给予对照措施或仅给予安慰剂（placebo），在相同条件下，应用客观效应指标，经一段时间随访观察后，比较两组的差别，从而确认试验效果的一种试验性研究。或将研究对象按已知的对研究结果影响较大的因素分层，形成不同的组，再用随机化方法将各不同组的对象分为试验组和对照组。分层后，可增强试验组和对照组在研究初始阶段的可比性，获得正确的结论。但分层不宜过多，否则不利于管理。而且在样本量不是很大时，每组中病例过少，会对实施随机化法和结果分析带来困难。

（二）基本原则

1. **对照原则**　临床试验的研究对象因个体间的病例生理特征、心理状态、文化水平及所处的自然和社会环境等差异，易出现一系列混杂因素，干扰因果推断，因此需设置对照组。

2. **随机化原则**　随机能够保证每个研究对象被分配进入试验组和对照组的机会均等，使各种已知和未知的混杂因素在各组间均衡可比，从而减少偏倚的产生，使研究结果更为真实可信。

3. **盲法原则**　为避免临床试验参与者（包括研究对象、观察者和资料整理分析者）的主观心理因素和行为对研究结果产生的某些干扰作用，建议在随机对照试验中采用盲法，减少信息偏倚的产生。

4. **重复原则**　指试验结果的可重现性，主要和研究对象的样本量有关；样本量大，可重现性好，样本量小，试验结果的重现性降低。重复原则可排除单个观察单位的观察或试验结果的偶然性,是消除非处理因素影响的重要手段。

（三）设计模式

随机对照试验的设计模式如图4-11。

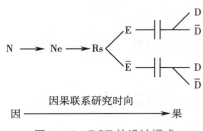

因果联系研究时向

因 ——————————→ 果

图4-11 RCT的设计模式

N:符合公认的诊断标准的患者总数或人群总数;Ne:该人群或患者中符合纳入标准又不具备排除标准的人数;Rs:分层后随机分配;E:暴露可疑致病因素或接受防治措施的试验组;$\bar{E}$:未暴露可疑致病因素或未接受防治措施的对照组; :随访期或观察期,中间填时间;D:发病人数、有效人数、生存数等;$\bar{D}$:未发病人数、无效人数、死亡数等

【例4-9】 拟探讨盐酸埃克替尼和多西他赛在晚期非小细胞肺癌患者中的治疗效果,首先选择符合诊断标准的非小细胞肺癌患者为研究对象,并根据一定的纳入和排除标准选取满足样本量要求的合格病例,采用随机的方法将合格病例随机分为两组,一组为试验组,另一组为对照组,试验组使用盐酸埃克替尼,对照组则使用多西他赛,观察随访6个月后,比较两组肺癌病情的控制率(图4-12)。如果试验组肺癌病情控制率高于对照组,则说明盐酸埃克替尼能够较好地控制晚期非小细胞肺癌患者病情的进展,疗效优于多西他赛。

RCT的精髓在于精心考虑研究对象的代表性和可比性,采用随机、对照、盲法(安慰剂)等原则,尽可能避免或减少一些人为的、已知的或未知的各类偏倚的影响,从而使研究结果具有真实性和可比性,保证临床防治措施的应用价值。

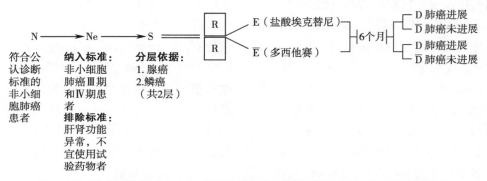

图4-12 盐酸埃克替尼和多西他赛在晚期非小细胞肺癌患者中治疗效果的研究

（四）应用范围

随机对照试验主要用于临床的防治性研究,探讨和比较某一新药或新的治疗措施对疾病的治疗和预防效果,为正确的决策提供科学依据。

1. 临床防治性研究是应用RCT最多的方面,具体有以下几种情况:

（1）探讨某一新药或新的治疗措施与安慰剂对照的结果差异,以评价试验药物的有效性及安全性,多见于新药的Ⅱ期、Ⅲ期临床试验。

（2）探讨某一新药或新的治疗措施与传统治疗措施的结果差异,以判定新的疗法能否提高疾病的治疗或预防效果。此种情况应用的前提是目前不能肯定新疗法比旧疗法好。

（3）用于大样本、多中心的随机对照试验。虽然有小样本的RCT研究结果提示某种疗法对某种疾病可能有益或者提示存在不良反应,但由于样本量较小还不能肯定这种疗法的结果,这就需要进行多中心、大样本的RCT研究。

应该注意的是,并非所有疗法均需经RCT证实。如长期的临床实践经验已肯定的疗效,就无需再进行RCT试验验证,如手术治疗阑尾炎、青霉素治疗细菌性感染等;某些罕见病也无需进行RCT,因为病例来源有限,不能积累足够数量的患者;不少致死性急性疾病也不宜做RCT。

2. 预防和群体干预性研究 RCT还可应用于群体的疾病预防和干预性研究,是前瞻性研究的一个特例,是群体研究方法中的一种科学性很强的实验性研究。如评价HPV疫苗能否预防HPV感染的试验研究,就可以采用随机对照的方法。

3. 病因学因果关系的研究　在特定的条件下，RCT 也可以用于病因学因果关系的研究，而应用的前提是拟研究的可能致病因素，对人体尚无确切的危险性证据，但它又不能排除与疾病的发生有关。在此类研究中，要时刻注意伦理学问题。

（五）样本量估算

1. 公式法

（1）数值变量样本量估计方法：数值变量指身高、体重、血压、血脂和胆固醇等计量资料。计算样本量时，可按公式计算或直接查表获得。

1）当评价两个比较组是否有差异，且两组样本量相等时：

①采用单侧检验，样本量计算公式为：

$$n_1 = n_2 = 2\left[\frac{(z_\alpha + z_\beta)\sigma}{\delta}\right]^2 \qquad 式（4-29）$$

式中 σ 是总体标准差，σ^2 是总体方差。如有预试验样本，可以用两样本标准差 s_1 和 s_2 计算总体方差的估计值 σ^2，计算方法为：$\sigma^2=(s_1^2+s_2^2)/2$，δ 为两组数值变量均值之差，Z_α 为检验水准 α 相应的标准正态值；Z_β 为 β 相应的标准正态值，n 为计算所得一个组的样本人数，如果两组人数相等，则全部试验所需的样本量为 $2n$。

【例 4-10】　在一项拟探讨二甲双胍能否降低糖尿病患者血压值的研究中，将受试者分为试验组与对照组，血压值的标准差分别为 12mmHg 与 10.3mmHg，设 $\alpha=0.05$，$\beta=0.10$，检测两组血压差为 2mmHg，单侧检验，需要多大样本？

$$\sigma^2 = (s_1^2+s_2^2)/2 = (12^2+10.3^2)/2 = 125.045$$

当单侧检验时，$Z_\alpha=Z_{0.05}=1.645$，$Z_\beta=Z_{0.10}=1.282$，代入公式 4-29 得：

$$n_1 = n_2 = \frac{2(1.645+1.282)^2 125.045}{2^2} = 535.651 \approx 536$$

因此两组各需 536 例受试者。

②采用双侧检验，样本量计算公式为：

$$n_1 = n_2 = 2\left[\frac{(z_{\alpha/2} + z_\beta)\sigma}{\delta}\right]^2 \qquad 式（4-30）$$

式中 δ 为容许误差；σ 是两样本总体标准差，σ^2 是总体方差。

【例 4-11】　欲比较 A 药与 B 药对改善贫血的作用，据以往经验，A 药可增加红细胞 1×10^{12}/L，B 药可增加红细胞 2×10^{12}/L。若 $\sigma=1.8\times10^{12}$/L，

取 $\alpha=0.05$，$\beta=0.20$，每组例数相等，问需要多少病例？

$\sigma = 1.8\times10^{12}$/L，$\delta=(2-1)\times10^{12}$/L$=1\times10^{12}$/L，

当双侧检验时，$Z_{\alpha/2}=Z_{0.05/2}=1.96$，$Z_\beta=Z_{0.20}=0.842$

$$n_1 = n_2 = 2\left[\frac{(1.96+0.842)\times1.8}{1}\right]^2 = 50.9 \approx 51$$

即每组各需要调查 51 例。

2）当评价两个比较组是否有差异，且样本量不相同，即两组样本量之 $n_1:n_2=1:k$ 时，采用双侧检验，样本量计算公式为：

$$n_1 = \frac{k+1}{k}\left[\frac{(z_{\alpha/2}+z_\beta)\sigma}{\delta}\right]^2 \qquad 式（4-31）$$

$n_2=kn_1$，如需进行单侧检验，将 $Z_{\alpha/2}$ 改为 Z_α 即可。

如有预试验样本，可以用两样本标准差 s_1 和 s_2 和样本量 n_1 和 n_2 计算总体方差的估计值 σ^2，计算公式为：

$$\sigma^2 = \frac{s_1^2(n_1-1)+s_2^2(n_2-1)}{n_1+n_2-2}$$

【例 4-12】　例 4-11 中若 A 药组样本量占整个样本量的 60%，每组各需多少病例？

$$n_1 = \frac{2/3+1}{2/3}\left[\frac{(1.96+0.842)\times1.8}{1}\right]^2 = 63.6 \approx 64$$

$$n_2 = 2/3\times64 = 42.4 \approx 43$$

即 A 组需要 64 例，B 组需要 43 例。

3）当评价两个比较组是否无差异，即非劣效性检验，且样本量相同时，样本量计算公式为：

$$n_1 = n_2 = 2\left[\frac{(z_\alpha+z_\beta)\sigma}{\delta_0-\delta}\right]^2 \qquad 式（4-32）$$

【例 4-13】　为了对 AⅡ与 ACE 两种药物疗效进行比较，确认 AⅡ是否不比 ACE 的疗效差，本试验采用两组等样本量的非劣性设计，假定 AⅡ与 ACE 的降压的非劣效界值 $\delta=-0.60$，若事先确定容许误差 $\delta_0=0.20$kPa，已知两组合并标准差 $\sigma=1.06$kPa，按 $\alpha=0.05$，试计算得出非劣效结论有 90% 把握度（即 $\beta=0.10$）时的每组样本量为多少？

$$Z_\alpha = Z_{0.05} = 1.645, \quad Z_\beta = Z_{0.10} = 1.282,$$
$$\sigma = 1.06\text{kPa}, \quad \delta_0 = 0.20\text{kPa}, \quad \delta = 0.06$$

$$n_1 = n_2 = 2\left[\frac{(1.645+1.282)\times1.06}{0.40}\right]^2 = 120.3 \approx 121$$

即 AⅡ与 ACE 两种药物组各需要至少 121

例受试者。

4）当评价两个比较组是否效果相等，即等效性检验，且样本量相同时，样本量计算公式：

$$n_1 = n_2 = 2\left[\frac{(z_\alpha + z_{\beta/2})\sigma}{\delta_0 - \delta}\right]^2 \quad 式（4-33）$$

【例 4-14】 假定上例中各参数不变，只是按等效性试验来进行设计，则需要的总样本量为多少？

$$z_{\beta/2} = z_{0.10/2} = 1.645$$

$$n_1 = n_2 = 2\left[\frac{(1.645 + 1.645) \times 1.06}{0.40}\right]^2 = 152$$

即 A II 与 ACE 两种药物组各需要至少 152 例受试者。

（2）分类变量样本量计算：分类变量指计数资料，如发病率、感染率、阳性率、死亡率、病死率、治愈率、有效率等。计算样本量时，可按公式计算或直接查表获得。

1）当评价指标是分类变量时，若两个比较组样本量相同可以按下列公式计算样本量：

$$n = \frac{\left[z_\alpha\sqrt{2\overline{p}(1-\overline{p})} + z_\beta\sqrt{p_1(1-p_1) + p_2(1-p_2)}\right]^2}{(p_1 - p_2)^2}$$
$$式（4-34）$$

p_1 为对照组发生率，p_2 为试验组发生率

$$\overline{p} = (p_1 + p_2)/2$$

n 为计算所得一个组的样本量

【例 4-15】 用甲、乙两种药物治疗小细胞肺癌患者。在预试验中得知甲药显效率为 65%，乙药显效率为 45%。设 $\alpha = 0.05$；$\beta = 0.10$。为使两种药物疗效的差别有显著性，在正式研究中每组需观察多少病例？

双侧检验 $Z_{\alpha/2} = 1.96$，$Z_\beta = 1.282$，可计算：

$$\overline{p} = (p_1 + p_2)/2 = (0.65 + 0.45)/2 = 0.55$$

代入公式：

$$n = \frac{\left[1.96\sqrt{2 \times 0.55 \times 0.45} + 1.28\sqrt{0.65 \times 0.35 + 0.45 \times 0.55}\right]^2}{(0.65 - 0.45)^2}$$

$$= 127.8 \approx 128$$

即每组各需 128 人。

2）非劣效性研究两独立样本频率比较：两组样本量相等时，样本量估算公式为：

$$n_1 = n_2 = (p_1q_1 + p_2q_2)\left(\frac{Z_\alpha + Z_\beta}{\delta_0 + \delta}\right)^2 \quad \delta = p_1 - p_2$$
$$式（4-35）$$

【例 4-16】 已知阳性对照药物的有效率为 85%，预实验提供的试验药物的有效率为 80%，若随机对照试验研究中可接受的两药有效率差为 10%，设 $\alpha = 0.025$；$\beta = 0.20$。非劣效性试验研究设计的样本量为：

$$n_1 = n_2 = (0.85 \times 0.15 + 0.8 \times 0.2)\left(\frac{1.96 + 0.842}{0.1 + 0.80 - 0.85}\right)^2$$
$$= 902.89$$

即试验和阳性药物对照组至少需要各 903 名受试者。

3）等效性研究两独立样本频率比较的样本量估算公式：

$$n_1 = n_2 = (p_1q_1 + p_2q_2)\left(\frac{Z_\alpha + Z_{\beta/2}}{\delta_0 - \delta}\right)^2$$
$$式（4-36）$$

2. 查表法

（1）计量资料：当进行计量资料的配对比较（t 检验）时，可直接查附表 4-3 获得样本量。配对有多种形式，最常用的是将患者按其特点的相似性配成对或同一患者实验前后作配对，即自身对照。这种配对比较由于可比性好，偏倚小，所需样本量较小。若已知差数的均数（$\overline{x}$）和标准差（s），根据 $t = \overline{x}/s$，以及检验水准（α）、把握度（$1 - \beta$）即可根据此表查得所需样本量。

（2）分类资料：当进行两样本率比较时，可直接查附表 4-4（单侧）和附表 4-5（双侧）获得样本量。如已知两率中数值偏小的率、两样本率之差（δ）、检验水准（α）、把握度（$1 - \beta$），就可根据上述两表查得样本量。

3. 软件法

（1）成组设计均值比较样本量估计。

以例 4-10 中数据为例，PASS 软件操作如下：

①PASS 主菜单选择：

Means Two → Independent Means → Test（Inequality）→ Tests for Two Means（Two-Sample-T-test）[Differences]

②软件参数设置：

Find（Solve For）: N1 * 所求结果为每组样本量

Power（1-Beta）: 0.90 * 检验效能为 90%

Alpha（Significance Level）: 0.05 * 检验水准为 0.05

N2（Sample Size Group 2）：Use R * 两组样本比例系数

R（Sample Allocation Ratio）：1 * 两组例数相等；若 n1∶n2=1∶k，此处需填写对应 k。

Mean1（Mean of Group1）：2 * 第 1 组均数为 2

Mean2（Mean of Group2）：0 * 第 2 组均数为 0（两组差值为 2 即可）

S1（Standard Deviation Group1）：12 * 第 1 组标准差为 12

S2（Standard Deviation Group2）：10.3 * 第 2 组标准差为 10.3

Alternative Hypothesis（H1）：Ha：Mean1>Mean2 * 备择假设（单侧检验）；若选择 Ha：Mean1 ≠ Mean2，则为双侧检验

Nonparam. Adj.（M–W Test）：Ignore * 不使用非参数校正

参数设置界面如图 4-13 所示：

点击"Run"，输出结果如图 4-14：

PASS 结果显示，两组各需研究对象 536 例，与公式法完全一致。

（2）成组设计均值非劣效检验样本量估算

以例 4-13 中数据为例，PASS 软件操作如下：

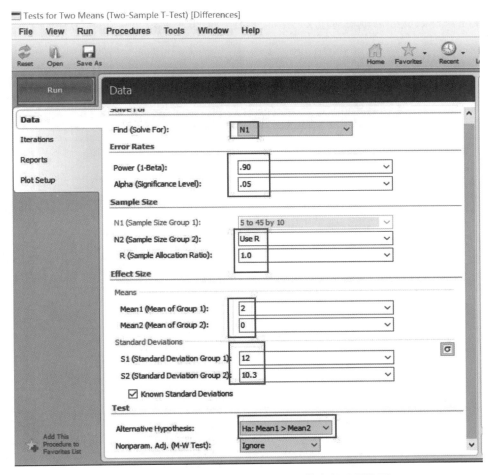

图 4-13　成组设计均值比较样本量估算参数设置界面

图 4-14　成组设计均值比较样本量估算结果界面

①PASS 主菜单选择：

Means → Two Independent Means → Non-Inferiority → Non-Inferiority for Two Means [Differences]

②软件参数设置：

Find (Solve For) : N1 * 所求结果为第一组样本量

Power (1-Beta): 0.90 * 检验效能为 90%

Alpha (Significance Level) : 0.05 * 检验水准为 0.05 (单侧)

N2 (Sample Size Group 2) : Use R * 两组样本比例系数

R (Sample Allocation Ratio) : 1 * 两组例数相等；若 n1 : n2=1 : k，此处需填写对应 k

NIM (Non-Inferiority Margin): 0.6 * 非劣效界值 0.6，PASS 中只可输入正值

D (True Difference, Trt Meaf-Ref Mean) : -0.2 * 试验组与对照组总体均值差值

S1 (Standard Deviation Group1) : 1.06 * 第 1 组标准差为 1.06

S2 (Standard Deviation Group2) : S1 * 两组标准差相同

Higher Means Are: Better * "高优" 指标

Nonparametric Adjustment: Ignore * 不使用非参数校正

参数设置界面如图 4-15 所示：

点击 "Run"，输出结果如图 4-16：

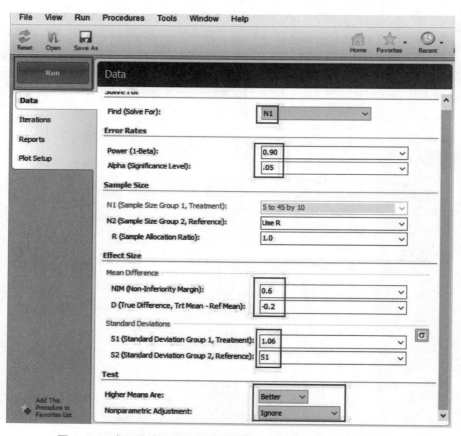

图 4-15　成组设计均值比较非劣效检验样本量估算参数设置界面

Power Analysis of a Non-Inferiority Test of The Difference of Two Means

Numeric Results for Non-Inferiority Test (H0: Diff <= -NIM; H1: Diff > -NIM)

Higher Means are Better

Test Statistic: T-Test

Power	N1/N2	Non-Inferiority Margin (-NIM)	Actual Difference (D)	Significance Level (Alpha)	Beta	Standard Deviation1 (SD1)	Standard Deviation2 (SD2)
0.90008	121/121	-0.600	-0.200	0.05000	0.09992	1.060	1.060

图 4-16　成组设计均值比较非劣效检验样本量估算结果界面

PASS 输出结果显示,两组各需 121 例研究对象,与公式法完全一致。

（3）成组设计均值比较等效检验的样本量估算

以例 4-14 中数据为例,PASS 软件操作如下:

①PASS 主菜单选择:

Means → Two Independent Means → Equivalence → Equivalence Tests for Two Means［Differences］

②软件参数设置:

Find（Solve For）:N1* 所求结果为第一组样本量

Power（1-Beta）:0.90 * 检验效能为 90%

Alpha（Significance Level）:0.025 * 检验水准为双侧 0.05

N2（Sample Size Group 2）:Use R * 两组样本比例系数

R（Sample Allocation Ratio）:1 * 两组例数相等;若 n1:n2=1:k,此处需填写对应 k

|EU|（Upper Equivalence Limit）:0.6 * 等效界值上限为 0.6

-|EL|（Lower Equivalence Limit）:- Upper Limit * 等效界值下限为上限的负数

D（True Difference）:-0.2 * 两组均数差值为 -0.2

S（Standard Deviation）:1.06 * 两组合并标准差为 1.06

参数设置界面如图 4-17 所示:

点击 "Run",输出结果如图 4-18:

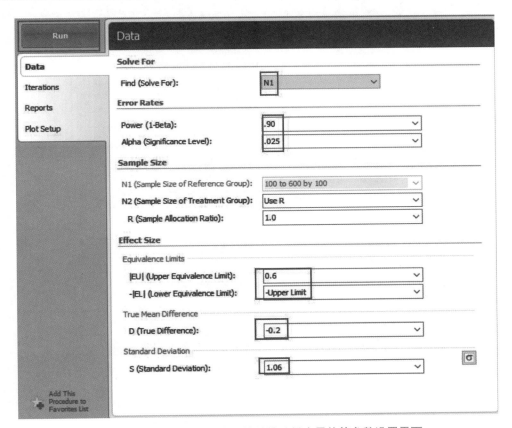

图 4-17　成组设计均值比较等效检验样本量估算参数设置界面

Power Analysis of Two-Sample T-Test for Testing Equivalence Using Differences
Numeric Results for Testing Equivalence Using a Parallel-Group Design

	Reference Group Sample Size (N1)	Treatment Group Sample Size (N2)	Lower Equiv. Limit	Upper Equiv. Limit	True Difference	Standard Deviation	Alpha	Beta
Power								
0.9009	149	149	-0.60	0.60	-0.20	1.06	0.0250	0.0991

图 4-18　成组设计均值比较等效检验样本量估算结果界面

PASS 输出结果显示,两组各需 149 例研究对象,与公式法基本一致。

(4)成组设计率比较的样本量估算

以例 4-15 中数据为例,PASS 软件操作如下:

①PASS 主菜单选择:

Proportions → Two Independent Proportions → Test(Inequality)→ Tests for Two Proportion[Differences]

②软件参数设置:

Find(Solve For):N1 * 所求结果为第一组样本量

Power(1-Beta):0.90 * 检验效能为 90%

Alpha(Significance Level):0.05 * 检验水准为 0.05

N2(Sample Size Group 2):Use R * 两组样本比例系数

R(Sample Allocation Ratio):1 * 两组例数相等;若 n1:n2=1:k,此处需填写对应 k。

D1(Difference|H1=P1-P2):0.20 * 两组率差为 0.2

P2(Control Group Proportion):0.45 * 乙组显效率为 45%

Alternative Hypothesis(H1):Two-Sided * 双侧检验

Test Type:Z Test(Pooled)* 选择检验方法

参数设置界面如图 4-19 所示:

点击"Run",输出结果如图 4-20:

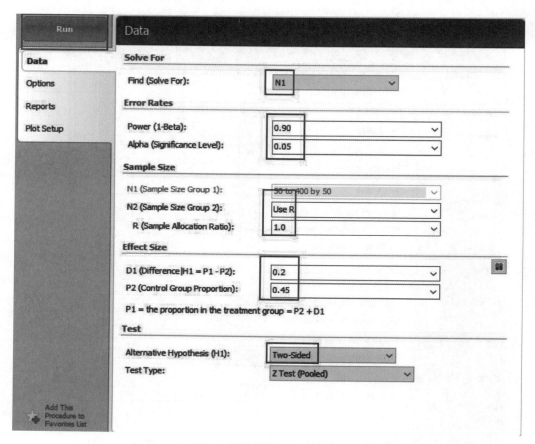

图 4-19 成组设计率比较样本量估算参数设置界面

Two Independent Proportions (Null Case) Power Analysis
Numeric Results of Tests Based on the Difference: P1 - P2
H0: P1-P2=0. H1: P1-P2=D1<>0. Test Statistic: Z test with pooled variance

Power	Sample Size Grp 1 N1	Sample Size Grp 2 N2	Prop|H1 Grp 1 or Trtmnt P1	Prop Grp 2 or Control P2	Diff if H0 D0	Diff if H1 D1	Target Alpha	Actual Alpha	Beta
0.9001	128	128	0.6500	0.4500	0.0000	0.2000	0.0500		0.0999

Note: exact results based on the binomial were only calculated when both N1 and N2 were less than 100.

图 4-20 成组设计率比较样本量估算结果界面

PASS 输出结果显示,两组各需 128 例研究对象,与公式法完全一致。

（5）成组设计率比较非劣效检验的样本量估算

以例 4-16 中数据为例,PASS 软件操作如下:

①PASS 主菜单选择:

Means → Two Independent Proportions → Non-Inferiority → Non-Inferiority for Two Proportions [Proportions]

②软件参数设置:

Find（Solve For）: N1 * 所求结果为第一组样本量

Power（1-Beta）: 0.80 * 检验效能为 80%

Alpha（Significance Level）: 0.025 * 检验水准为 0.025（单侧）

N2（Sample Size Group 2）: Use R * 两组样本比例系数

R（Sample Allocation Ratio）: 1 * 两组例数相等；若 n1:n2=1:k,此处需填写对应 k。

P1.0（Non-Inferiority Proportion）: 0.75 * 非劣效范围内的事件发生率为 0.75（0.85-0.10）

P1.1（Actual Proportion）: 0.80 * 实际事件发生率

P2（Reference Group Proportion）: 0.85 * 对照组事件发生率

Test Type: Z Test（Unpooled）* 选择检验方法

Higher Proportions Area: Better * "高优" 指标

参数设置界面如图 4-21 所示:

点击 "Run",输出结果如图 4-22:

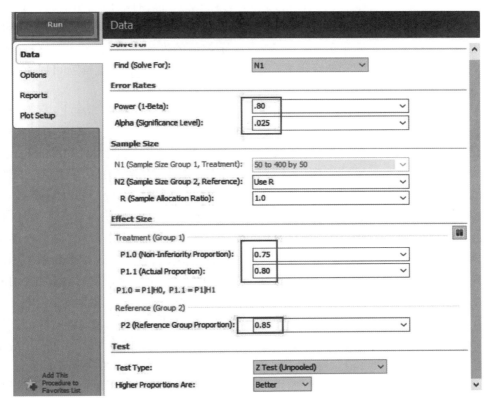

图 4-21 成组设计率比较非劣效检验样本量估算参数设置界面

Power Analysis of Non-Inferiority Tests of Two Independent Proportions
Numeric Results for Non-Inferiority Tests Based on the Difference: P1 - P2
H0: P1-P2<=D0. H1: P1-P2=D1>D0. Test Statistic: Z test (unpooled)

Power	Sample Size Grp 1 N1	Sample Size Grp 2 N2	Grp 2 Prop P2	Non-Inf. Grp 1 Prop P1.0	Actual Grp 1 Prop P1.1	Non-Inf. Margin Diff D0	Actual Margin Diff D1	Target Alpha	Actual Alpha	Beta
0.8002	903	903	0.8500	0.7500	0.8000	-0.1000	-0.0500	0.0250		0.1998

Note: exact results based on the binomial were only calculated when both N1 and N2 were less than 100.

图 4-22 成组设计率比较非劣效检验样本量估算结果界面

PASS 输出结果显示,两组各需 903 例研究对象,与公式法完全一致。

(六)资料的统计分析方法

同其他研究一样,在 RCT 设计中,也要根据试验的目的、指标和方法、试验的预期结果选择相应的统计学方法。首先在试验完成后,要按设计规定核对、整理资料,保证其准确和无遗漏。

无论是治疗性还是病因学的 RCT 研究,结果分析内容主要为两组或多组计数指标的比较、两组或多组计量指标的比较、相关性分析以及多因素分析等方面。

在两组或多组治疗结果计数指标的比较分析中,主要的指标包括治愈率、有效率、不良反应发生率、病死率、病残率等。对于组间的比较,可以采用卡方检验,求得卡方值及其显著性差异水平;如果是选用等级指标,如痊愈、有效、好转、无变化,可以选择 Ridit 分析;如果考虑多种因素对结果的影响,可以采用多因素分析的方法,如 Logistic 回归分析,这样可以得到研究因素(药物)的净效应,并弄清有关因素的影响大小和方向。此外,还可以计算有关联系强度指标,如 RR、AR、$AR\%$ 等,同时计算各自的 95% 置信区间。近几年产生了反映临床价值的系列指标,如相对危险度减少(relative risk reduction, RRR)、绝对风险减少(absolute risk reduction, ARR)、需治人数(number needed to treat, NNT)、害一需治人数(number needed to harm, NNH)等,可以计算它们各自的结果及 95% 置信区间。

在结果为定量指标的比较分析中,主要指标为算术均数、几何均数及中位数等。如果是两组间的比较,可以采用 t 检验;如果是多组间的比较,则可应用方差分析,在比较有无总体显著性差异的基础上,再作组间的两两比较。定量资料的分析要考虑资料的分布状态和方差齐性,如果不满足 t 检验和方差分析的条件,应做秩和检验;在定量资料的分析中,当考虑某一治疗性措施与结果的关系时,可以做相关性分析,如不同药量、不同疗程、不同年龄等因素与疗效的关系。同样在结果为定量指标的比较分析中可以采用多因素分析的方法,如多元线性回归,获得研究因素及其他因素对结果的贡献。

RCT 均为前瞻性研究,但根据研究疾病的病种和研究指标及随访期的不同而不同。无论时间长与短,存在失访是必然的。不同的失访率对研究结果的影响不同,目前被广泛应用的估计失访影响大小的方法是意向性分析(intention to treat analysis, ITT),即统计分析所有纳入研究的对象,包括治疗一段时间后失访的对象,这种分析往往会低估干预措施的效果。另外一种方法是遵循研究方案分析(per-protocol analysis, PP),该方法只对完成试验者进行分析,能反映干预措施的效果,但由于剔除了失访者,可能高估干预效果。

(七)优点和缺点

1. 优点

(1)研究结果的真实性强:由于设计考虑严谨,故此结果作为证据级别高,是系统评价的主要来源。

(2)可以有效地控制偏倚:由于设计中采用了随机分配原则,这样就可以防止选择偏倚和混杂偏倚的发生,并保证组间的均衡可比性;设计中采用了盲法原则,这样就可以避免一些信息偏倚的发生。

(3)病例诊断的标准化:标准化是随机对照试验结果质量的保证,对研究对象采用严格、一致的诊断、纳入和排除标准,有利于防止各种因素的干扰,确保研究结果的真实性和客观性。

(4)资料统计分析容易实施:RCT 试验设计的指标客观、明确,并多以随机抽样、盲法作为基础,所获资料非常便于统计分析。经常应用的卡方检验和 t 检验或者方差分析就可以完成绝大部分的统计分析工作,而较少需要应用复杂的统计分析方法。

2. 缺点

(1)存在潜在的伦理学问题:由于试验中要设立对照组,且要采用对照方案及盲法,因此在选择研究对象的时候要严格规定试验条件并保证试验分组的公平性。如果在试验中没有认真考虑某些问题,如安慰剂不恰当的应用、对照组措施选择不当或让研究对象暴露于某种有害致病危险因素中,则会出现伦理问题。因此,在 RCT 研究中,除了要有伦理委员会的批准和受试者的知情同意外,在整个试验过程中要时刻树立存在伦理问题影响的观念。

(2)实施难度大:本研究方案所需样本量大,

耗费人力、物力较多,研究工作的周期也较长,组织工作也较复杂。

(3)样本代表性受限:非多中心随机对照试验的研究对象往往限于本单位,且有严格的纳入标准、排除标准,因此研究对象的代表性不够充分,外在真实性也有一定的局限性。

二、单病例随机对照试验

(一)概念及原理

尽管随机对照试验是研究药物有效性和安全性的最佳方案,但其结果往往仅反映研究对象对药物的平均效应水平。由于 RCT 具有严格的纳入和排除标准,使得研究结果并非适合同类疾病的所有病例,如年龄、疾病类型、严重程度、并发症的有无等。另外有时由于客观原因或伦理学问题的限制而不可能进行 RCT,从而没有其他可供借鉴的试验结果。除此之外,有些需要长期治疗的慢性疾病患者,经常选择多种药物进行治疗,但并非所有的药物都是有效和必要的,其中有些是不必使用,有些是无效的,有些甚至是有害的。然而患者却往往认为这些药物的选择都是有益的,此时,通过该研究可以获得正确结论。

由此可知,对临床治疗措施的选择,既要考虑普遍性又要考虑特殊性,即使是质量很高的 RCT 结果,对于某患者也不一定适用。此时可考虑选用单病例随机对照试验。

单病例随机对照试验(N of one RCT)是应用随机对照试验的原理,随机安排治疗期和对照期,需要至少进行两轮以上,应用于单个病例的自身交叉对照治疗试验。评价多种药物的有效性及安全性,以筛选出最适宜的药物。单病例随机对照试验的目的是观察个体病例对多种治疗以及干预措施的反应,以帮助患者进行药物筛选及在临床上有针对性地帮助制订个体病例的治疗决策。

单病例随机对照试验与 RCT 既相似,又存在区别。首先,受试者既是试验者也是其自身的对照者,在试验过程中受试者交替接受试验药与对照药,在每一轮试验开始时,采用随机的方法来确定是先接受试验药物还是对照药物,在每个观察期间及每轮试验期间设有一段合理的药物洗脱期,在研究过程中要求采用盲法,当试验数据能充分表明试验药物对事先制订的研究目标是否有作用时,则可终止试验。

该类试验要求疾患在一段时间内较为稳定,疗效指标或病情能随给药、撤药而较快地变化,洗脱时间安排恰当。其局限性主要包括试验不同阶段的基线可能不一,影响可比性;不适用于许多病种和药物;结果不能类推到其他患者;过高估计疗效的可能性大等。若所研究的药物及疾病满足该方案的设计要求,单病例随机对照试验可为评价药物在个体治疗中的有效性和安全性提供一个较好的方法。

(二)设计模式

单病例随机对照试验的设计模式见图 4-23。该方案以每对药物为一个单位,作随机分配以决定试验药物和安慰剂的用药顺序。依药物效应发生和达到疗效稳定所需的时间,决定试验药物的观察期,并使每一药物的观察时期保持一致。每一干预措施所持续的时间称为一个观察期(period),每一轮(pair)试验包括一个使用试验药物的观察期和一个使用对照药物的观察期。

【例 4-17】 对一位 61 岁中度高血压的男性患者进行单病例随机对照试验,评价大蒜素是否有治疗效果。大蒜素及安慰剂被制成有相同颜色和气味的胶囊,试验分为 3 轮,每轮分为 2 期,每期为 3 周,每轮随机确定治疗期(大蒜素 500mg 口服,2 次/天)和安慰剂期。患者于每日中午取

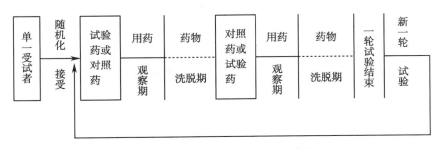

图 4-23 单病例随机对照设计模式

坐位测量血压，2次测量后取平均值记录，纳入分析。为了保证洗脱期的合理性，每期的第1周不纳入结果分析。试验结果显示，与安慰剂组比较，大蒜素无论对收缩压还是舒张压均有适度的治疗效果。

（三）应用条件

单病例随机对照试验并非适合所有疾病和干预措施的研究。主要要求是非自限性疾病、病情较为稳定且需较长期服药的慢性疾病，例如冠心病、哮喘、类风湿关节炎等，也适用于一些少见病、特殊病的治疗试验（不易满足样本量要求）；在临床上，主要用于医生或患者对某治疗措施的疗效及安全性尚存疑虑或者对药物不同剂量的效用不够清楚时；也可以用于一些长期服用多种药物，且对药物的有效性及安全性均不清楚的患者。

对于所选用的试验药物要求具有起效快、半衰期短、停止使用后药效消失快的特点，以减少残余效应（carryover effect）对结果的影响。

（四）实施步骤与资料的统计分析

在受试者本人知情和愿意合作的前提下，首先要选择符合该试验要求的病例，要充分考虑疾病的特征；在此基础上，根据试验目的和要求，确定、制备试验药物和对照药物（安慰剂）；然后仔细考虑确定试验的轮数、期数、天数及洗脱时间；将试验药物与对照药物配对，对每对试验药物与对照药物进行编号，之后采用随机的方法决定两种药物的服用顺序，依次进行试验；确定观察指标或结局判定指标；记录试验原始数据，最后对数据进行统计分析和评价。具体的统计分析方法与RCT类同。

（五）优点和缺点

1. 优点　无论患者情况如何特殊，所获得的结果对其都有一定的直接价值；可在短时间内从多种干预中选出最有效方案，使患者从该试验中获益，在医学伦理上也可减少争议；试验简单易行，易被患者接受，失访率低，提高了患者的依从性；在应用条件许可的情况下，可作为新药开发的前期试验。

2. 缺点　由于试验分为两个阶段或几个轮次进行，可能会出现基线的不可比；样本量小、数据少，获得结果的外推性受到限制。

（六）注意要点

1. 随机分配的对象是药物或干预措施（试验药物或对照药物），而不是患者。

2. 在单病例随机对照试验设计中，双盲是不可缺少的一个环节。对药物特殊的色泽、气味、使用方法等要有明确的规定和保证措施，若未能满足盲法的要求条件，可以采用第三者盲法判定结果。

3. 洗脱期确定应该合适。单病例随机对照试验设计实际上是在一个患者身上进行的多次交叉试验。因此在每个治疗周期以及在每一轮试验之间均需一段合适的洗脱期（washout period），以消除药物的残余效应。洗脱期的长短主要根据观察药物的半衰期来定。

4. 试验所使用的药物（包括治疗药物和对照药物）应有起效快、停药后药效消失快的特点。

5. 注意结论的外推性。单病例随机对照试验的目的是确定某一干预措施对某特定患者是否有益或是否有害，因此研究的结论仅适用于试验的受试者，而不能够推及所有患有相同疾病的其他患者。但若有多个研究效应指标类似的单病例随机对照试验，可在此基础上借助循证医学的原理和方法做进一步的综合评价，其结论将有助于指导相关的临床决策。

三、交叉对照试验

（一）概念

交叉对照试验（cross-over control trial，COCT）设计方案是随机对照研究的特例。该设计方案分为两阶段。首先将全部研究对象随机分为A、B两组。在第一阶段A组为试验组，B组为对照组，分别采用试验和对照措施进行观察。此阶段研究结束后经过一个休息时期（洗脱期），再进入第二阶段。此时将两组的治疗措施进行对换，即A组作为对照组，B组则为试验组，全部研究工作结束后再评价疗效。因此其兼有随机对照试验和自身前后对照试验的优点。

研究的两阶段间的洗脱期是为了避免第一阶段的"顺序效应"（试验组或对照组均有药物或心理的效应）。因此，对该期的长短应有一个估计，其原则是患者的病情在第二阶段开始前应与第一阶段开始前基本相似。这就需要结合试验药物的半衰期,血药浓度监测等再加以确定,一般要求不少于 5 个半衰期。

（二）设计模式

交叉对照试验可以分为随机交叉对照试验和非随机交叉对照试验。前者可减少偏倚以及药物的顺序效应的影响。但是,不论用哪种分组方法,每位受试者都要交叉接受两种不同的治疗措施。交叉对照试验的随机设计模式如图 4-24 所示。

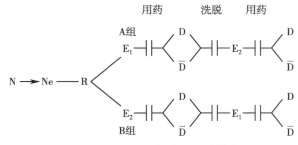

图 4-24　COCT 的随机设计模式

【例 4-18】 用交叉对照试验方法评价三氧化二砷联合二线化疗方案治疗进展期肺癌的临床疗效。首先是选择合格病例后让所有的患者停用一切药物一周,然后随机将研究对象分为 A 组和 B 组。对 A 组患者给予三氧化二砷联合二线化疗药物,B 组给予单纯二线化疗药物,对两组药物的疗效进行观察。此阶段结束后,对两组对象停用一切药物约一周,开始第二阶段的交叉试验。即让 A 组给予单纯二线化疗药物,B 组给予三氧化二砷联合二线化疗药物,继续观察两组对象的疗效。最后对两组的部分缓解率进行比较,见图 4-25。

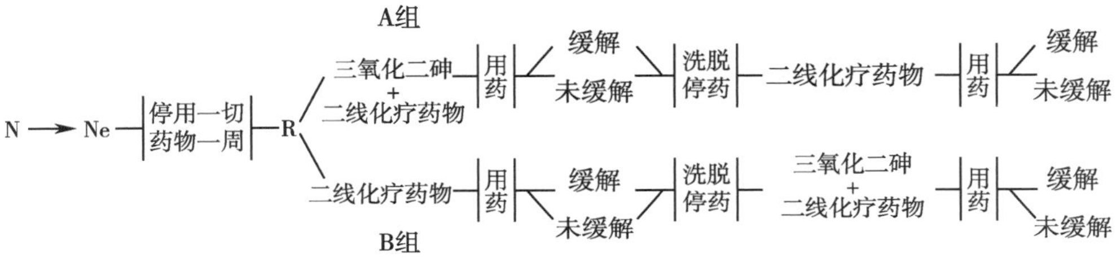

图 4-25　三氧化二砷联合二线化疗药物治疗进展期肺癌疗效的交叉对照设计

（三）应用范围和条件

1. 应用范围　交叉对照试验设计主要用于慢性疾病的治疗效果的观察,特别适合症状或体征在病程中反复出现且病程较长的疾病,如溃疡病、支气管哮喘、冠心病或抗高血压药物的筛选等。该方案除了可以用于药物治疗效果的研究外,也可用于药物预防效果的观察。

并非所有疾病都能进行交叉对照试验研究,一些急性病如败血症、大叶性肺炎等疾病就不适合该方案。

此外,在新药上市前的 I 期临床试验中常采用交叉对照试验来观察药物的毒副作用,以减少或消除个体差异对结果的影响。

2. 满足该设计方案的条件　由于该方案主要适用于慢性疾病的疗效观察,因此,病情必须稳定,病程不能太短,反应出现时间不能太晚,效应持续时间不能太长便成为了必要条件,否则不能保证试验的顺利完成。

（四）资料的统计分析方法

交叉对照试验的结局指标可以是定性或定量资料。定性资料在统计处理时,因为每一位受试者都先后接受试验组和对照组的治疗措施,所以每一位受试者自身就是一个"对子",故在统计处理时可采用配对卡方检验（McNemar 检验）。定量资料的统计分析方法一般利用差值的均值进行配对 t 检验以比较处理前后的组内差异。此外,定量资料的分析还要考虑阶段效应与延期效应的影响。定量资料的分析方法见表 4-12:

表 4-12　交叉对照试验定量资料分析方法

步骤	检验内容	检验方法	检验结果
1	延期效应	使用两组别的 E_1+E_2 项作组间比较	（1）差异不显著时,表明无延期效应。 （2）差异显著时,需放弃阶段 II 的数据,选择阶段 I 的数据进行组件比较。
2	阶段效应	使用两组别 E_1-E_2 项作组间比较	（1）差异不显著时,表明无阶段效应,合并两组别的 E_1-E_2 项作两处理的配对比较。 （2）差异显著时,需用校正阶段效应作用后的处理项作两处理的组间比较。

（五）优点和缺点

1. 优点 由于交叉对照试验是 RCT 方案的一种特例,因此除了具有 RCT 的一般优点外,还可以消除个体差异的影响,增加两组间的可比性。交叉对照试验设计方案中每位研究对象都先后接受了两种治疗措施,从而可以确切地评定每一病例对不同治疗措施的反应,消除了个体差异的影响,降低了对比的变异度,这一点 RCT 方案是不具有的。同时,交叉对照试验也节省了研究样本。由于每个患者都先后两次接受了试验和对照措施,因此,与 RCT 方案相比节省了一半样本量。这一点对于稀少病例的疗效研究十分有价值。

2. 缺点 本设计方案在临床使用上有局限性。首先,由于该方案只能用于慢性复发性疾病的治疗及预防性研究,加之必须保证研究对象进入第二阶段的病情应恢复到第一阶段治疗前的状态,对于一些疾病,在临床实际中难以做到这一点。如经第一阶段干预治疗后,有些对象已治愈、好转或者死亡,从而无法进入第二阶段,使得研究无法继续。其次,洗脱期时间的确定较为困难:洗脱期时间过短,则难以避免治疗的重叠作用,过长则使患者长期得不到治疗,影响病情,有时甚至违反伦理原则。最后,整个研究的持续时间要长于 RCT:因为试验要求交叉,从而使观察时间延长,再者倘若第一阶段结束后,患者的症状不复发,如溃疡病或支气管哮喘,则第二阶段开始时间会后延,超过洗脱期所需的时间,拖延了研究周期。观察时间的延长有时会使患者失访、退出数量增加或依从性下降。

（六）注意事项

1. 由于采用两个阶段处理观察,因此必须保证两阶段处理措施的实施方式、观察时间、指标、判断标准和观察期限等完全相同,以保证两阶段试验结果的可比性,使结果真实可靠。

2. 研究的两阶段间需要洗脱期是为了避免第一阶段试验组或对照组药物或心理效应的影响。因此,应在第一阶段的处理措施的效应完全消失后再进行第二阶段的处理。对洗脱期的长短应有一个估计,其原则是患者的病情在第二阶段

开始前与第一阶段开始前应基本相似。实际选择时需要结合试验药物的半衰期、血药浓度监测等指标来确定。

四、前后对照试验

（一）概念

前后对照试验（before-after trial, BAT）是将同一受试对象在应用处理措施或者对照措施前后的观察指标进行对比研究。试验过程分为试验前、后相等的两个阶段。试验或对照两种措施的先后安排可以随机,如方案 A 随机地进入第一阶段研究,受试者先接受方案 A 的干预,当完成试验观测任务后,停止用药并总结前阶段的结果。然后进入洗脱期,洗脱期结束后更换为方案 B 开始第二阶段的试验研究。试验结束时,将前后两阶段的观察效果进行比较。前、后两个阶段的试验结束时,整个治疗性试验才算完成。该方案是对两种不同处理措施进行比较的好方法。

（二）设计模式

前后对照试验的设计模式如图 4-26 所示。

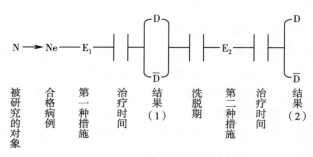

图 4-26 前后对照研究的设计模式

【例 4-19】 用前后对照试验研究小剂量螺内酯治疗糖尿病肾病的疗效。选择血压、血糖均控制良好,但仍有持续蛋白尿的糖尿病肾病患者 37 例（男性 27 例,女性 10 例）,患者采用原治疗方案治疗 6 个月,观察疗效。之后通过洗脱期,加用螺内酯,20mg/d,再治疗 6 个月,比较前后血压、生化指标、蛋白尿及 $TGF-\beta_1$ 排泄。最后评价血压、血糖控制良好的糖尿病肾病患者对小剂量螺内酯的受益状况。

（三）应用范围和条件

1. 应用范围 前后对照试验的应用与随机对照试验和交叉对照试验较类似,也多应用于临

床治疗性研究,以比较不同治疗措施的效果。所不同的是,它不是试验前随机分组的结果比较,而是同一组研究对象试验前后的疗效比较;前后对照试验也多用于慢性疾病,病程较长或是慢性复发性疾病的研究,如风湿病、高血压、溃疡病等。由于每个病例必须要经过前后两个阶段接受两种不同的处理措施,因此,需要相对较长的治疗时间。

2. 应用条件

（1）至少要有两种或两种以上的处理措施:只有一种治疗措施不能称为前后对照试验。在前一个阶段内,可以使用一般治疗措施或安慰剂,但不能不作处理而只作临床观察,如有的受试者仅接受前、后两个阶段的一种治疗,则作退出处理。例如,拟观察某种降压药的降压效果,只是将服用药物后的血压水平与服药前的血压水平比较,观察血压的下降幅度。这种观察试验不是前后对照试验。又如,在临床上,经常将住院患者入院时的某项指标,如肝功作为基线结果,应用某种药物治疗一定时期后观察指标的变化情况,并与入院时该指标的水平作比较,判定药物疗效的有无及大小。这种观察比较也不是前后对照试验模式。

（2）试验前后两个阶段观察期或用药期必须相等:该方案要求试验的两阶段所持续的时间要保持相等,否则会出现结果的不可比现象。

（3）洗脱期要有明确的规定:试验前应根据处理措施的效应与研究的目的确定两阶段之间的洗脱期是否必要以及时间的长短。由于疾病性质与药物作用各不相同,因此可以依照药物的性能和患者机体情况而定。如果是药物疗效试验,则与交叉试验的洗脱期确定方法一致。一般来讲,洗脱期应规定在药物的5个半衰期以上。

（四）资料的统计分析方法

对于前后对照试验定性资料结果的分析,由于前后对照试验是比较同一组试验对象前后两个阶段不同药物的疗效比较,因此,每一患者接受两种不同治疗后的结果会有四种可能性,即试验药物与对照药物治疗均有效（a）,试验药物与对照药物治疗均无效（d）,试验药物治疗有效对照药物治疗无效（c）,试验药物治疗无效对照药物治疗有效（b）,如表4-13所示。由于此类结果形式属于配对定性资料（计数资料）,因此可以使用配对卡方检验。

表4-13　前后对照试验定性资料结果分析表

对照药物	试验药物	
	有效（+）	无效（-）
有效（+）	a	b
无效（-）	c	d

对于前后对照试验定量资料结果的分析,不要简单对前阶段治疗结果均数 ± 标准差与后阶段治疗结果均数 ± 标准差进行两组独立样本的 t 检验,而应采用配对 t 检验,这样可以提高统计学效力。配对 t 检验的实施首先要获得每一治疗阶段每例患者治疗前后差值（d_1,d_2）,然后计算两阶段差值的差数（$d_3=d_1-d_2$）,最后计算全部观察例数差值差的均数与标准差（$\bar{x} \pm s$）,再作配对 t 检验。有关计算公式可以查阅有关卫生统计书籍。

（五）优点和缺点

1. 优点　每个受试者在整个研究过程中均有接受新疗法和对照疗法的机会。因此可以消除个体差异的影响,使研究结果更加真实可靠;所需样本量小,统计学效率较高。

2. 缺点　如果前后两阶段相隔时间太久,病情轻重程度不可能完全一致,这样会可能影响两个阶段的可比性;研究病种的范围受限,只能用于慢性复发性疾病;如果试验前后两阶段间的洗脱期时间过长,可能使部分患者的病情加重,也可能增加失访和退出的数量;洗脱期不足,则会影响研究的真实性。

（六）注意事项

1. 只适用于慢性病程长的疾病,或慢性复发性疾病。

2. 洗脱期长短应恰当。

3. 由于进行前后对照的两阶段时间不同,病情轻重不可能完全一致,注意基线情况是否相同或相近,尽量缩小个体差异。此外,如果是跨年度较大的病例研究,注意过去的诊断治疗水平与现在是否相同。

五、非随机对照试验

（一）概念

非随机对照试验（non-randomized controlled trial, NRCT）是指未按随机化原则将研究对象分组，而是根据患者意愿或临床医师根据病情、研究地点等因素人为、非随机的进行分组，一组作为试验组，另一组作为对照组，经过一段时间观察后比较两组的疗效。如：在两个同级医院合作开展对一种疾病两种疗法疗效的比较，其中一所医院的患者为一组，采用新疗法；另一医院患者为一组，采用传统的疗法，然后比较两组的疗效。又如：以两种抗生素治疗同一种疾病的疗效评价，将周一、三、五的门诊患者用甲药治疗，以周二、四、六的门诊患者采用乙药治疗，然后比较两种药物的疗效差异。上述两种情况均是没有采用随机分组原则，因此属于NRCT。

NRCT设计属于实验性研究类型，但由于缺乏随机的原则，因此属于类试验研究。NRCT的设计模式与RCT比较，除了没有随机分组外，其他完全相同。

（二）设计模式

其设计模式与RCT研究相似（图4-27）。

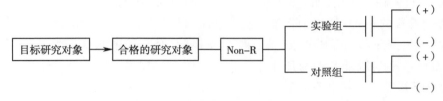

图4-27　非随机对照试验设计模式

（三）应用条件

对于某些疾病的临床治疗性试验并不完全适合做随机对照试验，如临床治疗手段存在某种特殊性，或者患者对某种治疗措施有主观选择性，或者临床上对某种疾病具有两种或以上治疗手段而为患者备选等。对此，可考虑采用非随机对照试验。

（四）资料的统计分析方法

结果分析也与RCT研究相似，结果作相应的统计学假设检验。

（五）优点和缺点

1. **优点**　临床医师和患者均容易接受，研究工作较容易进行。这主要是根据临床适应证或一些条件的限定而自然形成试验组和对照组；在一定程度上避免了伦理学的限制；与RCT相比较，NRCT方案所需样本较少。

2. **缺点**　两组基本的临床特点和主要预后因素可能分布不均衡，缺乏严格的可比性，可使两组的结果产生偏差。研究者为了获得阳性结果，可能将轻型患者，预后好的分在试验组，结果往往夸大了试验的疗效，人为导致了结果的差异，致使临床试验的结果出现偏差，导致错误结论。

（六）注意事项

应尽量缩小选择性以及测量性偏倚，保证研究结果与结论的真实性。如研究的样本量大且又作了相应的分层分析，结果的临床意义更显著。

六、历史性对照试验

（一）概念

历史性对照试验（historical controlled trial, HCT）在形式上属于前后对照试验的一种，前后对照试验以相同病例做前后对照比较，而历史性对照试验则以不同病例做前后对照比较，有相似之处，但更存有差别。

历史性对照试验是将现在患某病的患者作为试验组，采用新的干预措施。对照组不是在同时期确立的，而是将过去某一时期患同种病的病例作为对照组，这些患者患病时接受过传统疗法或某种干预措施，然后比较两组的结果以判断新的干预措施的疗效。这种方案是非随机、非同期的对照试验，尽管属于实验性研究，但仅为类试验。

（二）设计模式

历史性对照试验的设计模式如图4-28所示。

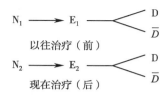

以往治疗（前）

现在治疗（后）

图 4-28　历史性对照研究设计模式

【例 4-20】 要比较左氧氟沙星治疗幽门螺旋杆菌感染的疗效，可以选择满足诊断标准及纳入标准的病例，对所有的病例均给予左氧氟沙星治疗，然后观察药物的疗效。此时不必同时设立采用另外一种抗菌药治疗的一组患者作为对照，而是将该医院以前用其他抗菌药治疗的同类病例与其进行比较，从而得出左氧氟沙星是否优于传统药物的结论。

（三）应用条件

在历史性对照研究中，所需病例没有严格的疾病类型的限制，而对照资料的来源主要包括历史上的文献资料记载以及不同时期患有与试验组相同疾病的患者。

1. 以文献资料作对照　假如该病的自然史、诊断标准和治疗措施在一段时间内比较稳定或变化不大，可采用文献资料作对照，以比较和评定目前治疗措施的疗效。但应注意两组病例在人口学特征、病情特点与预后因素等方面的可比性。在大多数文献资料中关于研究对象特征的详细记录少见，因此，使用这种方案就受到一定的限制。

2. 将不同时期患有与试验组相同疾病的患者作为对照　以现在开始纳入的患有某种疾病的研究对象作为试验组，以之前不同时期患有同种疾病的患者作为对照组，两阶段患者之间没有任何联系。应该尽量将本单位的历史资料作为对照，因为同一单位疾病的诊断标准及预后措施的变化容易掌握，会增加可比性。此种资料作为对照要好于第一种。

（四）统计分析方法

尽管历史性对照试验属于前后对照的一种形式，但在结果分析与统计分析方法上与前后对照试验有所不同。前后对照试验主要是配对资料形式，而历史性对照试验主要是两个独立样本的成组比较，即主要比较两组不同时期病例的结果差异，定性资料做卡方检验，定量资料应用 t 检验，与前后对照研究的统计分析方法完全不同。

【例 4-21】 拟评价手术加放疗治疗与单纯手术治疗视网膜母细胞瘤的生存效果。对现病例均采用手术 + 放疗。经 10 年以上随访，发现 5 年生存率为 58%，10 年生存率为 52%。经查阅，该院过去曾对该病开展单纯手术治疗，5 年生存率为 15%，10 年生存率为 7%。经卡方检验，手术加放疗的疗效明显优于单纯手术组（表 4-14）。

表 4-14　单纯手术与手术加放疗治疗视网膜母细胞瘤生存比较

生存率	单纯手术	术后 + 放疗	P 值
5 年	15%	58%	<0.000 1
10 年	7%	52%	<0.000 1

（五）优点和缺点

1. 优点　由于所有的研究对象均给予新的治疗措施，因此患者和临床医师均易接受，试验容易实施，同时避免了伦理学问题，提高了依从性；由于仅选择了一组试验对象，因此，节省了研究经费和时间。

2. 缺点　主要是该方案实施过程中存在较大的偏倚，试验组和对照组不可比，两组病例在疾病的特征和预后因素等方面可比性差，如疾病的诊断方法和标准、收治标准、辅助治疗等；此外，个体差异影响无法消除。

（六）注意事项

历史性对照试验是一种实用性较强的方法，但由于在研究过程中存在较大的偏倚，因此在应用及下结论时应该非常谨慎。在研究病种的选择上应考虑适合本方案特点，对于诊断方法和变化较大的疾病应审慎选择；在对照的选择上，尽可能选用近期的资料或者病例，并尽量多收集影响真实性的一些因素；在允许的情况下，可以做前、后病例的分层分析。

七、临床注册登记研究

（一）概念

注册登记研究是一个有组织的系统，为达到一个或多个预定的科学、临床或政策目标，利用观察性研究方法收集统一的数据来评估某一特定疾病、状况或暴露人群的特定结局（outcomes）。此特定结局将为表述该疾病的自然史、确定该产品或医学服务的临床效果（effectiveness）或成本效果、监测产品安全性或衡量医疗服务质量提供科学依据。

可根据其预期目的、人群不同分为不同注册登记类型，如产品注册登记（product registries）包括使用生物制药产品或医疗器械的患者。卫生服务注册登记（health services registries）由拥有共同临床流程、临床遭遇或住院治疗的患者组成。疾病注册登记（disease registries）患者则有相同诊断，如脑卒中或心力衰竭等。

（二）设计要点

注册登记设计中需考虑的关键点包括明确阐述研究问题、选择研究设计、将关注的临床问题转变为可测量的暴露和结局、选择研究的病例包括是否需要对照组、确定数据来源、决定研究样本量和随访持续时间。一旦这些关键设计问题解决了，就应该对登记设计进行审查，以评估系统误差（偏倚）的可能来源，这些都应该在实际和可实现的范围内解决。登记所获信息价值取决于是否能评估潜在的偏倚，以及定量判定这些偏倚对研究结果的影响。

（三）数据要素和数据来源

数据要素的选择应该遵从简易性、有效性和达到登记目的为重点。数据要素的选择应根据重要程度平衡以下一些因素，如对于登记的完整及主要结果分析、可靠性、对调查对象总体负担的贡献及与收集数据相关的成本增加。

数据来源可分为主要或次要。登记为其直接目的收集的是主要数据，出于登记之外的目的收集的是次要数据，次要数据和主要数据相比，统一结构和验证可能没那么严格。一般与登记相关的次要数据来源包括医疗记录系统、机构或组织的数据库、管理医疗保险索赔数据、死亡和出生记录、人口普查数据库和相关的现有登记数据库。

（四）数据收集和质量保证

在注册登记中数据收集、清理、存储、监测、审核和报告的综合系统决定了那些满足登记目标的数据之效用。影响数据最终质量的关键因素包括数据元结构及定义，人员培训方法，以及数据问题的处理方法（如缺失、超出范围或逻辑矛盾的值）。质量保证旨在确认实际的数据收集和已制订的步骤一致，并符合必需的质量标准，以实现登

记的预期目的和数据的预期用途。在登记初始时就应确定质量保证的要求。

（五）数据的分析和解释

登记数据的分析首先要求分析招募和维持、数据收集的完整性和数据质量。需要考虑的包括失访者的评估、大部分重要变量的完整性、重要的协变量，并了解缺失数据如何处理和报告。登记的分析应提供患者人群特征、所关注的暴露和终点的信息。统计分析计划表述了用于评估研究计划中特定的主要和次要目标的分析计划和统计方法。应提供病例登记数据的解释，以便正确地理解结论，使登记中的经验能应用到目标人群，并改善患者的治疗和结局。

（六）注册登记的评估

高质量的注册登记数据较其他登记的信息对于指导决策来说更有用。尽管任何质量评估都有局限性，但质量组成分析还是能用于评估可能影响结果的高水平因素和区分研究质量（属于科学方法）、证据质量（属于来自研究方法的数据/结果）。质量部分被归为"良好实施的基本要素"，应该列入所有病例登记的清单备查，也可归为"加强良好实践"的要素，在特定环境下可以提高信息价值。这种评估的结果应该考虑以下方面：疾病范围、登记类型和登记目的，还应考虑可行性和负担能力。

八、序贯试验

（一）概念

序贯试验（sequential trial）是在研究之前不规定样本量，而是随着试验进展情况而定。其试验设计是对现有样本按研究次序以单个病例或者对子展开试验及分析，后面的试验由上一步试验的结果决定。分析的结果一旦达到所规定的标准，即可停止试验并作出结论。可以根据序贯试验图进行具体判定。

（二）设计类型

1. **质反应与量反应** 根据观察指标是定性资料还是定量资料而定。

2. **封闭型与开放型** 封闭型试验需预先确定试验的最多样本量，当试验达到预先确定的样本量时试验即终止；开放型序贯试验则不预先确定最多样本量，试验一直进行至达到预先规定的

有效或无效标准为止。

3. 单向与双向 按单侧及双侧检验可分为单向序贯试验和双向序贯试验。当比较两种药物（A 与 B）的疗效时，单侧检验是只要求回答 A 药是否优于 B 药，双侧检验是要回答 A 药是优于 B 药还是劣于 B 药。

（三）优点和缺点

序贯试验设计的主要优点是省时、省力、省样本，克服了组间比较的盲目性，与其他研究方案的样本量要求相比，这种方法平均可节省 30%~50%

的试验对象；其次，这种方法比较符合临床实际情况，因为患者就医或入院是陆续而来的，特别是在需要迅速作出判断的单因素研究中，序贯试验常可很快解决问题；序贯试验的统计分析方法也较为简便。

序贯试验设计的主要缺点是仅适用于单指标的试验，如果拟观察某一疗法的长期疗效或是进行多因素的研究，则序贯设计难以满足要求，除非将几个因素化作一个综合指标或是将整个试验分解成几个序贯试验进行。

思 考 题

1. 按因果联系强度分类的临床研究方案可以分为几类、几型？各型方案间主要有何不同？

2. 病例报告的研究步骤是怎样的？

3. 抽样调查主要有哪些抽样方法？各自有何特点？

4. 某医生拟采用病例对照研究的方法研究肺癌患者死亡的影响因素，在病例及对照的选择上主要应该考虑哪些问题？

5. 为什么说在采用随机对照试验评价临床

治疗可能面临方法学和伦理学限制的时候，有时队列研究是唯一选择？

6. 随机对照试验需要遵循什么原则？

7. 为什么说随机对照试验（RCT）的研究结果具有真实性和可靠性，并具有较高的临床应用价值？

8. 与随机对照试验比较，交叉对照试验的主要优点有哪些？

（周宝森）

附表 4-1 病例对照研究的样本量（1）

$\alpha=0.05 \quad 1-\beta=0.90$

OR	病例:对照	对照组暴露者比例											
		0.01	0.05	0.10	0.15	0.20	0.25	0.30	0.40	0.50	0.60	0.70	0.80
1.5	1:1	11 065	2 347	1 266	913	743	648	590	538	538	584	694	948
	1:2	8 400	1 779	958	690	561	488	444	404	403	436	517	704
	1:3	7 505	1 589	855	615	500	435	396	359	358	387	458	622
	1:4	7 057	1 494	803	578	469	408	371	337	335	362	428	581
2.0	1:1	3 411	734	403	295	244	216	201	189	194	216	264	370
	1:2	2 606	559	306	224	185	163	151	141	145	161	196	273
	1:3	2 333	500	273	200	165	146	134	125	128	142	172	240
	1:4	2 195	470	257	188	155	137	126	117	120	133	161	223
2.5	1:1	1 804	393	219	163	137	123	115	111	117	133	166	236
	1:2	1 383	300	167	124	103	93	87	83	87	98	122	173
	1:3	1 239	269	149	110	92	82	77	73	77	87	107	151
	1:4	1 165	253	140	104	86	77	72	69	72	81	100	140
3.0	1:1	1 177	259	146	110	94	85	81	79	85	98	124	180
	1:2	905	198	112	84	71	64	61	59	63	73	91	131
	1:3	810	178	100	75	63	57	54	52	56	64	80	114
	1:4	762	167	94	70	59	53	50	49	52	59	74	106
4.0	1:1	668	150	87	67	58	54	52	53	58	69	89	131
	1:2	515	115	66	51	44	40	39	39	43	50	65	95
	1:3	461	103	59	45	39	36	34	34	38	44	56	82
	1:4	433	97	55	42	36	33	32	32	35	41	52	76
5.0	1:1	458	105	62	49	43	40	39	41	46	56	73	109
	1:2	345	80	47	37	32	30	29	30	34	41	53	79
	1:3	316	72	42	33	29	27	26	27	30	35	46	68
	1:4	297	67	39	31	27	25	24	25	27	33	42	62
7.5	1:1	235	60	37	30	28	27	27	29	34	42	57	87
	1:2	195	46	28	23	21	20	20	22	25	31	41	62
	1:3	174	41	25	20	18	18	18	19	22	26	35	53
	1:4	163	38	23	19	17	16	16	17	20	24	32	48
10.0	1:1	174	43	28	23	13	21	22	24	29	37	50	77
	1:2	134	33	21	17	14	16	16	18	21	27	36	55
	1:3	120	29	18	15	16	14	14	16	18	23	31	47
	1:4	112	27	17	14	13	13	13	14	17	21	28	42
15.0	1:1	108	29	20	17	17	17	18	20	25	32	44	69
	1:2	83	22	15	13	12	12	13	15	18	23	32	49
	1:3	74	19	13	11	11	11	11	13	15	20	27	41
	1:4	69	18	12	10	10	10	10	12	14	18	24	37
20.0	1:1	79	22	16	14	14	15	16	19	23	30	42	65
	1:2	61	17	12	11	11	11	12	13	17	21	30	46
	1:3	54	15	10	9	9	9	10	12	14	18	25	39
	1:4	50	14	10	9	8	9	9	11	13	16	23	35

注：表中数据应用 epi info6.04d 软件包计算

附表 4-2 病例对照研究的样本量（2）

$\alpha=0.01$　$1-\beta=0.90$

OR	病例:对照	对照组暴露者比例											
		0.01	0.05	0.10	0.15	0.20	0.25	0.30	0.40	0.50	0.60	0.70	0.80
1.5	1 : 1	15 504	3 288	1 773	1 279	1 041	907	827	755	755	818	973	1 328
	1 : 2	11 864	2 511	1 351	972	789	686	624	567	564	609	722	981
	1 : 3	10 643	2 251	1 209	869	705	612	556	504	501	540	637	865
	1 : 4	10 031	2 120	1 138	818	663	575	522	473	469	504	595	806
2.0	1 : 1	4 748	1 021	560	411	340	301	279	263	270	301	368	515
	1 : 2	3 675	788	430	314	259	229	211	197	201	223	270	376
	1 : 3	3 311	709	386	282	232	204	188	175	178	196	237	329
	1 : 4	3 128	669	364	265	218	192	176	163	166	183	221	305
2.5	1 : 1	2 499	544	303	226	189	170	159	154	162	184	229	327
	1 : 2	1 949	422	234	173	144	129	120	115	120	135	167	236
	1 : 3	1 760	380	210	155	129	115	107	102	106	119	146	206
	1 : 4	1 664	359	198	146	121	108	100	95	98	110	135	190
3.0	1 : 1	1 625	358	202	152	129	117	111	110	117	136	172	248
	1 : 2	1 274	279	156	117	99	89	84	82	87	99	124	178
	1 : 3	1 152	251	140	105	88	79	74	72	76	87	108	154
	1 : 4	1 089	237	132	98	83	74	70	67	71	80	100	142
4.0	1 : 1	919	207	119	92	80	74	71	72	80	95	122	180
	1 : 2	725	161	92	71	61	56	53	53	58	68	88	128
	1 : 3	656	146	83	63	54	49	47	47	51	59	75	109
	1 : 4	620	137	78	59	51	46	44	44	47	55	69	100
5.0	1 : 1	628	144	85	67	59	55	54	56	63	77	100	150
	1 : 2	497	113	66	51	45	42	40	41	46	55	71	105
	1 : 3	450	101	59	45	40	37	35	36	40	47	61	90
	1 : 4	426	96	55	43	37	34	33	33	37	43	56	82
7.5	1 : 1	345	82	51	41	38	37	37	40	46	58	78	118
	1 : 2	274	64	39	32	28	27	27	29	33	41	54	82
	1 : 3	248	58	35	28	25	24	24	25	29	35	46	69
	1 : 4	234	54	33	26	23	22	22	23	26	32	42	62
10.0	1 : 1	237	59	38	32	30	29	30	33	40	50	68	105
	1 : 2	188	46	29	24	22	22	22	24	28	35	48	72
	1 : 3	170	41	26	21	19	19	19	21	24	30	40	61
	1 : 4	161	38	24	20	18	17	17	19	22	27	36	54
15.0	1 : 1	146	39	27	23	23	23	24	28	34	43	60	94
	1 : 2	116	30	20	17	17	17	17	20	24	30	41	64
	1 : 3	105	27	18	15	14	14	15	17	20	25	35	53
	1 : 4	99	25	16	14	13	13	14	15	18	23	31	47
20.0	1 : 1	107	30	22	20	19	20	21	25	31	40	56	89
	1 : 2	85	23	16	14	14	15	15	18	22	28	39	60
	1 : 3	76	20	14	13	12	12	13	15	18	23	32	50
	1 : 4	72	19	13	12	11	11	12	14	16	21	29	44

附表 4-3 配对比较（t 检验）时所需样本量（对子数）

t 值 1−β	单侧 双侧	α=0.005 α=0.01		α=0.025 α=0.05			α=0.05 α=0.10		
		0.99	0.90	0.80	0.99	0.90	0.80	0.99	0.90	0.80
0.30				134			115		97	71
0.40			97	77	117	68	51	101	55	40
0.50		100	63	51	76	44	34	65	36	27
0.60		71	45	36	53	32	24	46	26	19
0.70		53	34	28	40	24	19	34	19	15
0.80		41	27	22	31	19	15	27	15	12
0.90		34	22	18	25	16	12	21	13	10
1.00		28	19	16	21	13	10	18	11	8
1.10		24	16	14	18	11	9	15	9	7
1.20		21	14	12	15	10	8	13	8	6
1.30		18	13	11	14	9	7	11	7	6
1.40		16	12	10	12	8	7	10	7	5
1.50		15	11	9	11	7	6	9	6	—
1.60		13	10	8	10	7	6	8	6	—
1.70		12	9	8	9	6	5	8	5	—
1.80		12	9	8	8	6	—	7	—	—
1.90		11	8	7	8	6	—	7	—	—
2.00		10	8	7	7	5	—	6	—	—
2.50		8	6	6	6	—	—	—	—	—
3.00		7	6	5	5	—	—	—	—	—
3.50		6	5	—	—	—	—	—	—	—
4.00		6	—	—	—	—	—	—	—	—

附表 4-4　两样本率比较时所需样本量（单侧）

上行：$\alpha=0.05$，$1-\beta=0.80$　　　中行：$\alpha=0.05$，$1-\beta=0.90$　　　下行：$\alpha=0.01$，$1-\beta=0.95$

较小率 /%	$\delta=$ 两组率之差 /%													
	5	10	15	20	25	30	35	40	45	50	55	60	65	70
5	330	105	55	35	25	20	16	13	11	9	8	7	6	6
	460	145	76	48	34	26	21	17	15	13	11	9	8	7
	850	270	140	89	63	47	37	30	25	21	19	17	14	13
10	540	155	76	47	32	23	19	15	13	11	9	8	7	6
	740	210	105	64	44	33	25	21	17	14	12	11	9	8
	1 370	390	195	120	81	60	46	37	30	25	21	19	16	14
15	710	200	94	56	38	27	21	17	14	12	10	8	7	6
	990	270	130	77	52	38	29	22	19	16	13	10	10	8
	1 820	500	240	145	96	69	52	41	33	27	22	20	17	14
20	860	230	110	63	42	30	22	18	15	12	10	8	7	6
	1 190	320	150	88	58	41	31	24	20	16	14	11	10	8
	2 190	590	280	160	105	76	57	44	35	28	23	20	17	14
25	980	260	120	69	45	32	24	19	15	12	10	8	7	—
	1 360	360	165	96	63	44	33	25	21	16	14	11	9	—
	2 510	660	300	175	115	81	60	46	36	29	23	20	16	—
30	1 080	280	130	73	47	33	24	19	15	12	10	8	—	—
	1 500	390	175	100	65	46	33	25	21	16	13	11	—	—
	2 760	720	330	185	120	84	61	47	36	28	22	19	—	—
35	1 160	300	135	75	48	33	24	19	15	12	9	—	—	—
	1 600	410	185	105	67	46	33	25	20	16	12	—	—	—
	2 960	750	340	190	125	85	61	46	35	27	21	—	—	—
40	1 210	310	135	76	48	33	24	18	14	11	—	—	—	—
	1 670	420	190	105	67	46	33	24	19	14	—	—	—	—
	3 080	780	350	195	125	84	60	44	33	25	—	—	—	—
45	1 230	310	135	75	47	32	22	17	13	—	—	—	—	—
	1 710	430	190	105	65	44	31	22	17	—	—	—	—	—
	3 140	790	350	190	120	81	57	41	30	—	—	—	—	—
50	1 230	310	135	73	45	30	21	15	—	—	—	—	—	—
	1 710	420	185	100	63	41	29	21	—	—	—	—	—	—
	3 140	780	340	185	115	76	52	37	—	—	—	—	—	—

附表 4-5　两样本率比较时所需样本量（双侧）

上行：$\alpha=0.05$，$1-\beta=0.80$　　中行：$\alpha=0.05$，$1-\beta=0.90$　　下行：$\alpha=0.01$，$1-\beta=0.95$

较小率 /%	$\delta=$ 两组率之差 /%													
	5	10	15	20	25	30	35	40	45	50	55	60	65	70
5	420	130	69	44	31	24	20	16	14	12	10	9	9	7
	570	175	93	59	42	32	25	21	18	15	13	11	10	9
	960	300	155	10	71	54	42	34	28	24	21	19	16	14
10	680	195	96	59	41	30	23	19	16	13	11	10	9	7
	910	260	130	79	54	40	31	24	21	18	15	13	11	10
	1 550	440	220	135	92	68	52	41	34	28	23	21	18	15
15	910	250	120	71	48	34	26	21	17	14	12	10	9	8
	1 220	330	160	95	64	46	35	27	22	19	16	13	11	10
	2 060	560	270	160	110	78	59	47	37	31	25	21	19	16
20	1 090	290	135	80	53	38	28	22	18	15	13	10	9	7
	1 460	390	185	105	71	51	38	29	23	20	16	14	11	10
	2 470	660	310	180	120	86	64	50	40	32	26	21	19	15
25	1 250	330	150	88	57	40	30	23	19	15	13	10	9	—
	1 680	440	200	115	77	54	40	31	24	20	16	13	11	—
	2 840	740	340	200	130	92	68	52	41	32	26	21	18	—
30	1 380	360	160	93	60	42	31	23	19	15	12	10	—	—
	1 840	480	220	125	80	56	41	31	24	20	16	13	—	—
	3 120	810	370	210	135	95	69	53	41	32	25	21	—	—
35	1 470	380	170	96	61	42	31	23	18	14	11	—	—	—
	1 970	500	225	130	82	57	41	31	23	19	15	—	—	—
	3 340	850	380	215	140	96	69	52	40	31	23	—	—	—
40	1 530	390	175	97	61	42	30	22	17	13	—	—	—	—
	2 050	520	230	130	82	56	40	29	22	18	—	—	—	—
	3 480	880	390	220	140	95	68	50	37	28	—	—	—	—
45	1 560	390	175	96	60	40	28	21	16	—	—	—	—	—
	2 100	520	230	130	80	54	38	27	21	—	—	—	—	—
	3 550	890	390	215	135	92	64	47	34	—	—	—	—	—
50	1 560	390	170	93	57	38	26	19	—	—	—	—	—	—
	2 100	520	225	125	77	51	35	24	—	—	—	—	—	—
	3 550	880	380	210	130	86	59	41	—	—	—	—	—	—

第五章 临床研究的真实性和可靠性

第一节 误 差

一、概述

在任何研究中,尤其是以人为研究对象的临床流行病学研究中,总会有误差存在,这是由来源于在不同水平的变异(variability)所致。在个体水平上有个体变异(individual variability)和测量变异(measurement variability),在群体水平上有遗传变异(genetic variability between individuals)、环境变异(environmental variability)和测量变异,在抽样水平上可以在抽样方法、样本量(sample size)和测量方法等环节中发生变异。误差包括随机误差(random error)和系统误差(systematic error),前者又称为机遇(chance),后者又称为偏倚(bias)。

二、随机误差

随机误差(random error),又称为机遇误差(chance error)或偶然误差(accidental error),是由某事件发生概率造成的测量值与真实值之间的差异,是随机性的,通常造成的差异在真实值的两侧波动。

在临床流行病学研究中,由于研究对象往往是来自某个特定总体中的样本,故样本与总体之间必然因被测定的生物学现象(或指标)的随机变异以及测量方法本身的随机变异等原因而存在一定的差别,从而导致实测值与真实值之间出现一定的差异,即随机误差。随机误差包括抽样误差(sampling error)和随机测量误差等,其中抽样误差是由于个体变异的存在,在随机抽样研究中产生的样本统计量与总体参数间的差别,其大小随样本不同而改变。随机测量误差是同一观察单位的某项指标在同一条件下进行反复测量时,其大小以偶然的方式出现的误差。

随机误差的出现从表象上看是随机的、偶然的,是无法消除和避免的,但究其本质,其分布又存在一定的规律性。这种规律是可以被认识的,如随机误差的值虽可正可负,可大可小,但是当研究对象的数量,即样本量(sample size)足够大时,随机误差服从正态分布。因此,可以利用其规律性,借助于统计学手段控制随机误差,从而提高研究的精密度(precision)。精密度又称精度,通常用随机误差的倒数去度量。在研究中可以通过以下两条途径来提高研究的精度:第一是增加样本量,通过计算获得所需的样本量;第二是提高单位样本量下所能获得的统计信息量,即统计学效率(statistical efficiency),如在研究的设计阶段,限制研究对象的特征,平衡各比较组间的年龄、性别等主要特征;在实施阶段,充分收集和利用有价值的信息;在分析阶段,运用相对高效的统计分析方法,提高误差估计的精度等。

在临床流行病学研究中,通常采用变异系数(coefficient of variation,CV)和标准误($s_{\bar{x}}$)来估计随机误差或精度,并可以通过扩大样本量使随机误差减小,但不可能完全消除。

三、系统误差

系统误差(systematic error)是人为造成的误差,是由于研究设计、实施和分析不正确造成的测量值与真实值之间的差异,是非随机的,通常偏离真实值的一侧。系统误差一旦出现,均是较大的误差。若系统误差能够被识别和纠正,其影响基本可以消除。系统误差不能像随机误差那样可以用统计学方法去计算和研究其规律;其不受样本量的影响,即使增加样本量,也并不能减少系统误差。

在流行病学研究中,由系统误差所致的错误称为偏倚(bias),通常是由人为造成的误差,临床流行病学的重点是偏倚的识别、防止、控制或消除。

四、随机误差和系统误差的关系

在研究的设计、实施、分析和推断过程中存在的各种对暴露因素与疾病关系的系统误差和随机误差可以用血压测量的结果加以说明(图5-1)。采用动脉内插管所测量的是血压的真实值,但仅在极少数的情况下可以采用该方法测量血压,大多数情况下采用的是血压计测量血压,因此可能会产生系统误差,使测量值均偏离在真实值的一侧;当采用血压计多次测量体表血压时,尽管血压计和测量方法没有错误,但难以获得完全一致的结果,这就是随机误差的影响。

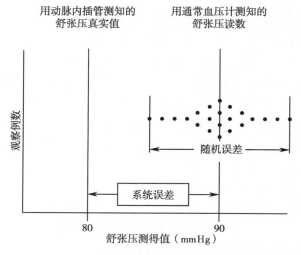

图5-1 系统误差和随机误差间的关系
(注:1mmHg=0.133kPa)

系统误差和随机误差,在产生原因、性质、评价指标等方面都不相同。在医学研究中,应从两者的不同来源、性质和特点出发,采用不同的控制方法,尽量减少随机误差,有效控制或消除系统误差,提高研究的质量,最终确保获得真实可靠的研究结果。

第二节 研究的真实性

一、概述

任何医学研究的设计、实施及数据分析过程中都难以避免产生各种误差,导致研究结果不能真实和精确地反映实际的结果,从而影响了研究的真实性和可靠性。真实性(validity)是一系列观察或研究所作推论的准确性(accuracy),即所得结果反映研究对象真实情况的程度。

临床医学研究的目的是从样本人群中,通过观察或研究,努力取得研究变量同结果变量间的真实联系,并将此真实联系推广到样本人群及其所属的目标人群范围内。一项能正确反映研究人群及目标人群真实状况的研究结果的外延性称为内部真实性(internal validity)。内部真实性反映了研究结果受误差尤其是系统误差的影响程度,强调研究结果是否无偏地反映了所研究因素与疾病的真实联系。内部真实性主要受到随机误差(random error)和系统误差(systematic error)的影响。如果一项具有内部真实性的结果推广至目标人群以外的其他人群仍然有效,表明该项研究结果不仅具有内部真实性,而且还具有外部真实性(external validity)。外部真实性考虑的是从研究中得出的联系可否被外推至不同时间、不同地区的人群。一项无内部真实性的结果,不可能具备外部真实性,但具有内部真实性,不一定就具备外部真实性(图5-2)。

二、偏倚

(一)定义

偏倚(bias)是随机误差以外的误差,指从抽样人群的比较研究中所得研究结果不能真实地反映该人群中真实结果而产生的系统误差。从临床科研的角度来看,偏倚是在研究各病例组间某变量有无差异的过程中因某种因素所产生的一种系统误差。临床科研的结论常通过不同组间比较而获得,例如甲乙两组病例疗效的比较,糖尿病患者中不同血糖值的比较等。临床科研获得各组间变量的差异有时并非代表真实的情况,而是在选择研究对象和收集资料过程中人为产生的,从而使研究结果不正确。与基础医学研究相比,临床科研更容易产生偏倚,因为临床研究的研究对象大多是人,不可能像动物实验那样做到各比较组间的基本情况相同。此外,由于患者的心理和生理变化,在研究过程中拒绝参加或中途退出的现象均可影响研究结果的真实性。因此在临床科研中偏倚普遍存在,要完全避免偏倚的产生是不太可

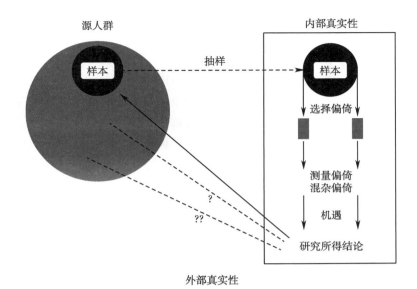

图 5-2　研究的内部真实性和外部真实性

能的,但研究者应做到尽量减少各种偏倚的产生,在科研设计和科研实施阶段设法控制它,防止它的形成。有些偏倚需要在资料分析阶段用统计学方法加以处理,从而得到纠正,使临床科研结果的真实性提高;但有些偏倚不能在分析阶段纠正,因此偏倚的识别和防止应当成为临床科研工作者的基本功。

偏倚可存在于各种研究类型中,如现况研究、病例对照研究、历史性或前瞻性队列研究和临床试验,偏倚也可以产生于研究过程的任何一个环节,从研究设计到实施,以及最后的资料分析和结论推导。因此,无论是探索病因的研究,还是临床疗效观察,以及诊断试验,都可能受到偏倚的影响。

偏倚是歪曲研究结果真实性的主要原因,其作用主要是降低真实性。偏倚使研究结果偏离真实值的大小和方向取决于偏倚的特点和严重程度,有些偏倚因素会夸大结果的真实性,有些偏倚因素则会减小结果的真实性,不同方向的偏倚因素都会使研究结果失去临床价值。

偏倚的问题是临床科研中最重要的问题之一。多数临床研究是在三级医院或大学的附属医院中开展的,这些医院是重症病例的集中处,从中所获得的结论有时在普通病例中并不适用。在这些医院收集的研究病例,预后往往与以群体为基础的病例研究不同。例如,在心肌梗死病死率的

研究中,三级医院中获得的结果中病死率常比人群中统计的资料低,因为发生心肌梗死的患者中有 50% 在送医院前已死亡。

（二）方向

偏倚是一种系统误差,它或偏向正方向,使真实值被夸大,或偏向负方向,使真实值被缩小,因此偏倚是有方向性的。

假定某一欲观察或测量的效应真实值为 θ,而反映在样本中的观测值为 $\hat{\theta}$。设定凡是夸大真实效应者为正偏倚,不论真实效应为危险效应还是保护效应;而缩小真实效应者为负偏倚。如将研究中的真实效应用 RR,当 $RR=1.0$,即为零效应;$RR>1$ 为危险效应;当 $RR<1$ 为保护效应。$\hat{RR}$ 为偏倚了的 RR。

1. 当效应值为危险效应,$RR>1$ 时:

（1）$\hat{\theta}>\theta>1$,夸大危险效应,或远离零效应值（或无效值）,故为正偏倚。比如,当 $RR=2.0>1.0$,是危险效应;若 $\hat{RR}=3$,它远离零效应值,夸大了原危险效应,则 $\hat{RR}$ 被判为正偏倚。

（2）$\theta>\hat{\theta}>1$,缩小危险效应,趋向零效应值,故为负偏倚。比如,当 $RR=2.0>1.0$,是危险效应;若 $\hat{RR}=1.5$,它趋近零效应值,缩小了原危险效应,$\hat{RR}$ 被判为负偏倚。

2. 当效应值为保护效应,$RR<1$ 时:

（1）$\hat{\theta}<\theta<1$,夸大了保护效应,$\hat{\theta}$ 远离零效应值,故为正偏倚。比如,$RR=0.5<1$,是保护效应;

若 $\hat{RR}$ =0.2,它远离零效应值,夸大了保护效应,$\hat{RR}$ 被判为正偏倚。

（2）$\theta < \hat{\theta} < 1$,缩小了保护效应,$\hat{\theta}$ 趋近零效应值,故为负偏倚。比如,$RR=0.5<1$,是保护效应;若 $\hat{RR}$ =0.8,它趋近于零效应值,缩小了保护效应,$\hat{RR}$ 被判为负偏倚。

也有一种被称为颠倒偏倚（switchover bias）,如当 $RR=0.5$,$\hat{RR}$ =1.5,或反之,$RR=1.5$,$\hat{RR}$ =0.5,即所产生的偏倚跨过零效应值1.0,由保护效应偏离为危险效应,或由危险效应偏离为保护效应。

在发生偏倚后,如果明确了偏倚的方向,可估计发生了偏倚后的结论是否还有效。比如,当真实的 $RR=5.0$,而偏倚了的 $\hat{RR}$ =3.0,且检验有统计学意义,这样 $\hat{RR}$ =3.0 是低估了真实值。如果纠正偏倚,RR 一定大于3.0,且更有统计学意义。也就是说承认偏倚的存在,虽然被缩小了,但结论仍然有效。

同样,当真实值 $RR=0.2$,而发生偏倚了的 $\hat{RR}$ =0.6,但具有统计学意义的保护效应。这是一负偏倚,相对于真实值 $RR=0.2$ 来说是过低估计了。因此,如若对此负偏倚加以纠正,则其保护作用会更强,且更具统计学意义。也就是说承认偏倚的存在,但偏倚的结论仍然有效,它只是过低估计了。仍然有效的意思是前者关于危险效应的结论没错,后者关于保护效应的结论也没错,只是都被缩小了。如若纠正偏倚,前者危险效应的结论不变,后者保护效应的结论也不变。

如果发生颠倒偏倚,则使偏倚的结论走向原真实情况的反面,歪曲了真相。

（三）种类

目前,国内外对偏倚尚无统一的分类,在各种临床流行病学书籍和文献中,已总结出二十余种偏倚,其分类方法主要是描述性的。本章采用 Meittinen 在1976年提出的建议,将临床实践和科研中所出现的偏倚按其性质和产生的阶段归纳为三大类,即选择偏倚（selection bias）、信息偏倚（information bias）和混杂偏倚（confounding bias）。选择偏倚主要在研究设计阶段产生,信息偏倚主要在研究实施阶段出现,而混杂偏倚主要是由于设计和资料分析阶段未加以控制和消除而影响研究结论。

三、选择偏倚

（一）定义

医学研究过程中,从按一定条件纳入的研究对象中获得的有关因素与疾病的联系不同于目标人群中该因素与疾病之间的真实联系,即认为有选择偏倚（selection bias）存在。各种流行病学研究均可发生选择偏倚,以现况研究、病例对照研究较为多见,因为在这些研究中暴露因素和疾病结果都先于研究对象的确定。如在病例对照研究中,病例和对照分别按不同条件选择,而这些条件又与既往暴露史有关;或在历史性队列研究中,暴露的识别直接与疾病的发生相关。

（二）种类

选择偏倚有多种,因研究对象的纳入方式和条件而异,包括检出症候偏倚、诊断偏倚、入院率偏倚、奈曼偏倚、无应答偏倚、失访偏倚、志愿者偏倚和健康工人效应等。

1. **检出症候偏倚**（detection signal bias）是由于某因素的存在而引起某种疾病症候出现,使患者提早就诊,导致该病的检出率增高,形成该研究因素与疾病有关联的假象。在以医院为基础的病例对照研究中这种偏倚的影响尤其明显。

例如,1975年 Ziel 和 Finkle 采用病例对照研究设计,从美国加利福尼亚州洛杉矶妇女中调查口服雌激素同子宫内膜癌的关系。结果认为两者之间存在高度关联,结论是口服雌激素是妇女子宫内膜癌的危险因素。1978年,Horwitz 和 Feinstein 指出,以上关于口服雌激素与子宫内膜癌相关的结论是由检出症候偏倚所致,即两者的高度关联是虚假的。因为在人群中有一定量的无症状子宫内膜癌的早期患者,她们若不服雌激素,不容易导致子宫出血,因而不去医院就诊而不能被发现。其中,服雌激素者易发生子宫出血而去医院就诊从而被发现并被选入病例组,因而病例组中选择性地纳入了大量口服雌激素的子宫内膜癌患者。进一步分析发现,服用雌激素的患者中79%为早期子宫内膜癌患者,未服用的病例中早期子宫内膜癌病例为55%。Feinstein 等人认为导致上述偏倚的原因还在于对照选择上,既然病例组中因暴露因子而被大量选入,对照组也应考虑到具有此因素的对象,至少选一般人群是不正确的,因为她们不具有口服雌激素致子宫出血去医院就诊因而被纳入对照组的因素。Feinstein 等人于是从同一医院中随机选取妇科中患其他良性肿瘤的患者,她们也有同样的因素,即因口服雌激素致子宫出血被检出良性肿瘤而住院。这样研究的结果,显示口服雌激素同子宫内膜癌之间并无关联。1978 年 Hutchinson 和 Rothman 发现上述错误结论很大程度上与病例组中选入大量的早期子宫内膜癌患者有关,因为只有她们在服用雌激素后才被入选病例组,而稍晚期的患者主要是因她们出现了子宫内膜癌本身固有症状才去医院就诊而被入选,同口服雌激素无关,故无口服雌激素暴露史的子宫内膜癌中稍晚期的患者比例较多。随着观察时间的延长,病例组中选入的稍晚期患者的比例在上升,病例组中有口服雌激素暴露史的比例在下降,乃至出现相反的结局,即出现了负偏倚。这是因为随着病例组早期患者的减少,口服雌激素暴露比例下降,而同时对照组未有相应的变动,因为妇科良性肿瘤没有像子宫内膜癌早晚期患者那样有暴露比例的变迁。Hutchinson 和 Rothman 将对照组换为妇科其他恶性肿瘤患者后,后者阴道出血的倾向性很低,这样就消除了偏倚。

以上这一实例说明产生选择偏倚的重要原因之一是入选的观察对象在所研究的特征方面同未选的对象有系统差异。同等重要的是如何选择好对照组。在研究过程中,对照组的选择是不容易的,它同研究者的临床知识、经验及关于研究变量的特征、对象入选的方法等有关,稍不注意,选择偏倚就会产生,最终影响研究的结论。因此,在设计中对研究对象入选的条件应作严格限制,比如病例组中的病例应严格限制为稍晚期的子宫内膜癌患者,对照组应尽量同病例组的条件相同,如去医院求治的机会、方便条件等皆应相同。

2. 诊断偏倚(diagnostic bias)　当采用不同的诊断或报告标准时,尤其是在疾病无严格统一的诊断或报告标准时,临床医生可能根据所掌握的有关危险因素与疾病发生的知识来诊断患者,从而使病例对照研究中病例的暴露史在研究开始前就被部分地设定,由此造成诊断上的偏倚,称为诊断偏倚。

在一项研究女性经期使用内用卫生棉条和发生中毒性休克综合征的病例对照研究中,由于临床医生已获得了相当多的有关经期使用卫生棉条和中毒性休克综合征可能有关的研究信息,他们会有意无意地将处于经期且使用内用卫生棉条有相关症状的妇女诊断为中毒性休克综合征,反之近期无使用内用卫生棉条史的妇女较少获得同样的诊断,从而夸大了经期使用内用卫生棉条和中毒性休克综合征间的联系。

3. 入院率偏倚(admission rate bias)　又称伯克森偏倚(Berkson's bias),指在以医院为基础的病例对照研究中,由于所比较的各组研究对象因入院率的不同而导致的偏倚。例如当研究某病 A 与因素 X 的关系时,以 B 病患者为对照。表 5-1 反映了人群中 A 病与因素 X 的关系,其真实的 OR 为 1。假定对象因 X 因素、A 病和 B 病的入院率分别为 40%、50% 和 20%,且三者就入院而言相互独立,结果从研究中所得的 OR 为 0.54(表 5-2)。由于 A 病、B 病和暴露于因素 X 的入院率不同,导致了在医院中所得样本不能反映人群中病例和产生病例的对照人群的真实暴露情况。入院率偏倚可通过对不同疾病住院率的估算来校正其 OR。

表 5-1　以社区为基础的病例对照
研究中因素 X 与疾病 A 的关系

	有 X	无 X	合计
病例组(A)	200	800	1 000
对照组(B)	200	800	1 000

注:A 病具有 X 因素同 B 病具有 X 因素间的 $OR=(200 \times 800)/(200 \times 800)=1.0$

根据入院率可计算得:

有 X 和 A 的人在医院中为:$200 \times 0.4+(200-200 \times 0.4) \times 0.5=140$ 人

有 A 但无 X 的人在医院中为:$800 \times 0.5=400$ 人

有 X 和 B 的人在医院中为:$200 \times 0.4+(200-200 \times 0.4) \times 0.2=104$ 人

有 B 但无 X 的人在医院中为:$800 \times 0.2=160$ 人

表 5-2　以医院为基础的病例对照
研究中因素 X 与疾病 A 的关系

	有 X	无 X	合计
病例组(A)	140	400	540
对照组(B)	104	160	264

注:住院样本中,A 病同 X 因素关联的 $OR=(140 \times 160)/(104 \times 400)=0.54$

从表 5-1、表 5-2 结果看,人群中 A 病同 X 因素本无关联,而以医院病例作为样本所得观察结果,X 因素为 A 病的保护因素,而对 B 病而言则为危险因素,此即入院率偏倚。因为它远离无效值 1.0,本来是无效,现在则为保护效应,或可以认为是造成了一个虚假的效应。

4. 纳入/排除偏倚(inclusion/exclusion bias) 病例对照研究中由于系统性地纳入或排除患有已知与暴露有关疾病的对象所致的偏倚称为纳入或排除偏倚。

例如,在进行一项以医院为基础的有关吸烟和肺癌关系的病例对照研究时,对照组中纳入肺气肿患者将低估吸烟与肺癌的联系,因为吸烟同样与肺气肿有较强的联系。为了避免这一显而易见的偏倚,有研究者尝试排除对照组中所有的肺气肿患者,但由于肺癌病例组中有相当一部分患者同时患有肺气肿,如果不能同样地排除这一部分病例,吸烟和肺癌的关系将因排除偏倚而被夸大。

5. 奈曼偏倚(Neyman bias) 又称为现患-新发病例偏倚(prevalence-incidence bias)。若病例对照研究只纳入现患病例或存活病例,即同时纳入新、旧病例而不包括死亡病例和那些病程短的病例,由此形成的病例样本与单纯由新病例构成的样本相比,其病情、病型、病程和预后等都不尽相同,既往暴露状况也各有特点。他们中相当一部分可能为"生物学上的强者",对疾病的发生和发展有较大的抵抗力,从而不能成为所研究疾病的代表性样本。此外,现患病例往往对自身所患疾病有所了解,有时会主动更改其对危险因素的暴露,导致了对危险因素与疾病关系的低估。而队列研究和干预试验可通过随访而确认疾病结果,随访所发现的病例多数为新发病例,因此较少发生奈曼偏倚。在以医院为基础的临床流行病学

研究中常常会发生奈曼偏倚,或存活者偏倚,这尤其在一些慢性病(如高血压、高脂血症等)的研究中,暴露因素常是一些患者所熟知的,如吸烟、饮酒、高胆固醇饮食等,幸存者往往已听从医生的建议,或从媒体宣传中得知危害而改变了相应的行为。

另外,同一研究目的下的病例对照研究所得结论可能与队列研究所得结论不一致,其原因除了研究自身的一般特点外,病例对照研究所纳入的研究对象大部分是现患病例,而队列研究可观察新发病例。这两种病例所提供的暴露等情况会有很大的差别。比如,现患病例,尤其是慢性病的现患病例不能如实详尽地回忆起较早时期的暴露情况,或因时间过久,某些生活习惯等暴露危险因子已有很大改变,更重要的是已分辨不清哪个暴露发生在疾病发生之前,哪个发生在后。而对队列研究来说,由于观察、调查的是新发病例,故很少存在上述问题。

例如,一项观察冠心病与高胆固醇血症关系的队列研究发现其 RR 为 2.18,而同时在病例对照研究中,其 OR 仅为 1.16。原因是病例对照研究中现患病例已改变了他们的饮食习惯。因此,在他们血中能测出胆固醇水平高于研究开始时的第 75 百分位数者的比例明显下降,病例组中的暴露率接近对照组的暴露率(表 5-3)。

6. 无应答偏倚(non-response bias) 主要发生于现况研究中。由于调查对象不合作或不参加调查,降低了研究的应答率。在病例对照研究和队列研究中各比较组应答率的不同也可造成对研究结果的歪曲。无应答对象通常不能代表所研究的人群,且一般无法判断其暴露或疾病状况,因此当无应答率较高时,从应答人群中得出的有关研究因素与疾病的联系不能反映两者间的真实联系。

表 5-3 美国弗明汉地区男性居民血胆固醇水平与冠心病关系研究

胆固醇百分位	队列研究(第 6 次检查)			病例对照研究(第 6 次检查)		
	冠心病	非冠心病	合计	冠心病	非冠心病	合计
>75	85	462	547	38	34	72
≤75	116	1 511	1 627	113	117	230
合计	201	1 973	2 174	151	151	302

注:$RR=2.18$;$OR=1.16$。

在临床研究中,对治疗效果、治疗反应等不作回答者亦称为无应答者。不应答的原因有多种,如研究对象不了解研究目的,尤其是当研究需要采集某种生物样本如血、组织等时,研究对象往往认为研究仅是为了科研而不清楚研究对其自身健康的意义而不应答。另外,调查内容不当,过于烦琐,涉及隐私;研究对象的文化程度较低或高龄而不能正确理解研究内容;研究对象病重、外出等也是不应答的重要原因。

无应答偏倚不仅影响研究对象的代表性,当使用缺损值处理软件来处理无应答者和失访者资料时,产生的偏倚可同时涉及选择偏倚和信息偏倚。

7. 志愿者偏倚(volunteer bias) 一般而言,志愿者同非志愿者在关心健康、注意健康饮食、戒烟戒酒、坚持锻炼等方面有系统差异,因志愿者常被选为观察对象,而非志愿者常落选,故这样的观察或研究结果常存在选择偏倚,这种偏倚称为志愿者偏倚。例如,在某项措施(如体育锻炼)预防冠心病的观察研究中,参加者都是志愿者,而将非志愿者作为对照,以比较该项措施的效果,可能得不出正确的结论。

8. 失访偏倚(loss of follow-up bias) 由于失访而引起的偏倚称为失访偏倚。失访是一种特殊的无应答形式,它主要发生在前瞻性队列研究及临床试验中。失访一般有两种,一种称作失访,另一种称作退出。前者是指那些观察期短于原规定的观察危险期者。比如原规定观察危险期(即某危险因子致暴露者发生某种预期结局所需最短暴露期限)是 2014 年 1 月 1 日至 2018年 12 月 31 日,共 5 年。某人自 2015 年 7 月 1 日进入观察,到 2018 年 12 月 31 日终止观察时仍然存活,尚未发生预期事件或结局,该受暴露者即为一个失访者。他的失访是被动的,在随访过程中自然形成,一般同所观察的暴露因素或结果无关。统计学处理时将这种失访当作截尾数据处理,并假设这些对象发生事件的概率虽观察不到,但同留在观察中的非失访者一样。另一种称作退出的失访是对象在随访过程中因种种原因拒绝继续留在观察组中。由于他们在退出时仍然存活或未发生预期事件,因此统计处理时也把他们当作截尾数据处理。但是,这些退出者的失

访是主动的,一般同所研究的暴露因素或结果有关,因而这种失访越少越好。研究者对这种失访的控制不能只看其在各比较组中的数量是否相同,而是应当调查他们主动退出的原因,视其是否同所研究的因素相关,从而估计其所致偏倚的方向和程度。被动失访中尚有一种称为竞争风险,即观察对象在出现所预期的结果前死于其他疾病或事故,这些疾病或事故即为竞争风险。如当观察某因素致子宫癌发生的情况时,有些妇女在随访过程中死于车祸或死于乳腺癌,因此,这些妇女因竞争风险而成为失访者,她们同观察中涉及的某暴露因素或预期结果无关。这些事件若数量不大,不至于引起偏倚。若是数量较大的主动退出,且与研究中的有关变量牵连,则将产生偏倚。

表 5-4 和表 5-5 是一个虚拟的例子。若无失访,食谱 A 的 $RR=2.5$。但若发生了失访,虽然两组都失访了 50 人,但由于失访同观察所涉及的因素有关,在食谱 A 组中,可能发生心肌梗死者有 20 人主动退出,而食谱 B 组中失访的都是未发生心肌梗死者,结果发生了明显的偏倚。因此,表 5-5 的数据不能因为 A 组和 B 组失访人数相同而采纳,而应了解各组失访的可能原因及结局,从而纠正偏倚。

表 5-4　无失访时食谱与心肌梗死的关系

食谱种类	心肌梗死		合计
	发生	未发生	
食谱 A	50	450	500
食谱 B	20	480	500

注:$RR=2.5$(无失访时虚拟的真实值)

表 5-5　失访后食谱与心肌梗死的关系

食谱种类	心肌梗死		合计
	发生	未发生	
食谱 A	30	420	450(500-50)
食谱 B	20	430	450(500-50)

注:$RR=1.5$

如前所述,失访偏倚和无应答偏倚会影响研究对象的代表性,而且当使用缺失值处理软件来处理无应答者和失访者资料时,产生的偏倚可同

时涉及选择偏倚和信息偏倚。

9. **健康工人效应（healthy worker effect bias）** 在进行职业流行病学研究时，当选择接触某种职业危险因素的工人作为观察对象时，很可能这些工人都是不易患所研究疾病的人群，而对该危险因素敏感的工人可能早已转出而失访，由此可能会发现暴露于该因素者某些疾病的发病率或死亡率反而比一般人群低，这种偏倚称为健康工人效应。这种偏倚产生的主要原因在于这些职业人群健康水平较高，对毒物耐受性较强，对某些疾病的易感性较低。

10. **时间效应偏倚（time effect bias）** 许多慢性病，自接触有效暴露之日起至出现临床表现止，其间经过一段漫长的潜隐过程，在此期间他们实际上是有暴露史但未出现症状或采用现有检测手段不能发现某种疾病的患者，但由于无明显症状，常被归入健康对照组内，由此产生的偏倚称为时间效应偏倚。

11. **领先时间偏倚（lead time bias）** 有些慢性病，比如肿瘤，自临床症状出现并被诊断后，经各种方法治疗，它的平均存活期是 2 年。若在健康人群中进行筛检，使这类患者在其症状出现前 3 个月被检出，并被诊断。经多种方法治疗，平均存活期约 2 年 3 个月，于是针对以上结果认为，筛检能使该病延长生存期平均约 3 个月，这为领先时间偏倚。因为此延长的 3 个月是因筛检提早发现患者的时间，即领先时间，实际上患者的生存期自出现临床表现算起并未延长。

（三）控制

1. 研究设计阶段

（1）建立和利用健康监测系统信息，尽可能使用发病率资料。控制选择偏倚的关键在于获取有代表性的研究样本，而只有建立健全的健康监测系统（health monitoring system，HMS），掌握全人群有关暴露和疾病发病的信息，才能最大限度地获取人群有代表性的样本，并在合理的暴露至发病时序基础上，估计疾病发生的危险性。

病例对照研究理论上要求病例组能代表人群中所有病例，对照组能代表产生病例的人群。但在实际工作中，因为缺乏涉及全人群的 HMS，病例和对照的选取往往来自医院人群，不能获得

有关疾病发生和死亡的相应资料，也不能在目标人群中识别所有的病例和对照人群。而来自特殊人群的样本往往难以完全避免选择偏倚的影响。

（2）采用严格科学的研究设计。在研究设计过程中应明确定义目标人群和样本人群，根据研究的性质预测样本建立过程中可能产生的各种选择偏倚，并采取相应的措施以减少或控制选择偏倚的发生。病例对照研究中应尽量避免完全以医院人群为对象，特别是对照人群，应尽可能选择社区样本，可以同时设立社区对照和医院对照。即使是病例组，若只能从医院选择样本，也应在不同地区、不同等级的医院中随机抽样；也可根据所研究疾病的自然史和其人群分布特点，在不同病情、病程和临床亚型的病例中获取所需样本。

如果所调查的目标人群中有已经建立的队列，则可从中获得所研究疾病的新病例，并在队列人群中随机选择对照，进行巢式病例对照研究。

队列研究中如果条件许可，也可设立多个比较组，可将暴露人群的发病水平与全人群的发病水平相比，或与不同暴露水平或非暴露的其他队列相比。暴露队列内部不同暴露程度的亚组间也可进行相互比较。

临床试验应遵循随机对照原则，志愿参加研究的所有对象应随机地被分配到试验组和对照组。随机化的目的是使所比较各组除观察因素外，其他条件保持均衡可比。

（3）明确对象纳入标准、统一疾病诊断和监测程序。所有纳入研究的对象都必须符合事先设立的纳入标准，包括疾病诊断标准和暴露判别标准。应尽可能选取合格的新发病例，避免来自存活者的偏倚。巢式病例对照研究的优点之一是能够提供暴露状况明确、发病时序清晰、疾病诊断可靠的新发病例和来自产生这些病例人群的有代表性的对照，充实了因果分析时序关系的论据，减少了选择偏倚的发生。

2. 资料收集阶段

（1）加强随访、提高应答率。在队列研究和干预试验的实施过程中，应动态掌握整个队列的变迁，定期随访、记录队列中有关暴露与疾病的变化，做好研究的宣传和解释工作，减少中途退出和

失访。

现况调查中的无应答对结果的影响随无应答率的升高而增大,研究中应尽量减少无应答的发生。可通过各种途径增加研究对象对研究意义的了解,减少研究给研究对象带来的不便。对无应答者应尽量获取其有关信息。

（2）在资料收集阶段尽可能多地收集有关暴露史的各种信息,包括暴露程度、暴露时间、暴露改变以及改变的原因等。

（3）确保疾病的诊断不是依据暴露史而得出。

3. 数据分析阶段

在数据分析阶段控制选择偏倚往往为时已晚。可以对无应答或中途退出者与应答者或完成随访者作一些基线变量比较。也可以根据相关的知识估计可能存在的偏倚及其方向,并进行灵敏度分析。另外,还可利用一些方法量化预期存在的偏倚,如用不同对象入院率来估计入院率偏倚等。

选择偏倚来源于设计和资料收集上的缺陷,应尽量避免和减少选择偏倚的产生。

四、信息偏倚

（一）定义

信息偏倚(information bias),又称观察偏倚(observation bias),指研究实施过程中由于所收集的有关暴露或疾病的信息不准确或不完整,造成对研究对象的归类错误。信息偏倚可来自对各种医疗、监测记录的摘录过程,也可来自调查表询问和疾病报告过程。无论是研究对象、其代理者还是研究者本身都可能有意或无意地引入信息偏倚。信息偏倚导致的归类不准确性在各比较组中的发生程度可以相同,也可以不同,其对研究结果的影响程度取决于各比较组受累及程度的差别。

（二）种类

1. 回忆偏倚(recall bias) 多见于病例对照研究和历史性队列研究中。由于所调查的因素发生于过去,其准确性必然受回忆间期长短的影响。而且既往经历对病例和非病例的意义往往不同,病例组对既往暴露情况的记忆深度和详细程度通常较对照组为甚,由此造成了回忆偏倚在比较组中分布不同。同时在此类研究中,如果对象因种种原因如高龄、年幼、重病或死亡不能直接应答而由其配偶、父母、子女或其他亲属代理时,所获得暴露信息的准确性还受到被询问代理者的记忆和对研究对象的了解程度的影响,由此导致的偏倚又称代理者偏倚(surrogate bias)。

2. 报告偏倚(reporting bias) 源自研究对象对某些信息的故意夸大或缩小。有时这种偏倚表现为愿望偏倚(wish bias),患有所研究疾病的研究对象往往会问自己"为什么是我?"他们试图表明得病并非是他们自己的过错。在这种情况下,他们会故意隐瞒某些与个人行为有关的因素而强调与工作或环境有关的因素。例如:当暴露因素涉及生活方式或隐私,如饮酒、收入水平、婚姻生育史和性行为时,被研究对象会因种种原因而隐瞒或编造有关信息,有时代理者也会为了患者或死者的声誉而故意隐瞒某些暴露史,从而影响所提供信息的准确性,导致报告偏倚发生。报告偏倚的影响因其在各比较组的发生程度而异,其作用同样是双向的。

3. 调查者偏倚(interviewer bias) 调查者在收集、记录和解释来自研究对象的信息时所发生的偏倚称为调查者偏倚。在病例对照研究中,由于研究者了解研究对象的病情,因此易受主观因素的影响,将疾病的发生归咎于某些暴露因素;而在队列研究和干预试验中,由于研究者了解研究对象的暴露情况,且致力于验证某些因素与疾病有关的假设,更容易在暴露组中诊断和发现所研究的疾病。

调查者偏倚受主观因素的影响较大,其发生可以是有意的,也可以是无意的。由于研究者渴望建立并验证某些因素的作用,当在研究中不能发现阳性联系时,往往会尽其所能地去主动发现和诱导对象提供所需要的信息,最终影响了对暴露或疾病状况的认定。

4. 测量偏倚(measurement bias) 由于研究中所使用的仪器、设备、试剂、方法和条件的不精良、不标准、不统一或研究指标设定不合理、数据记录不完整等,造成研究结果系统地偏离其真值的现象称为测量偏倚,可发生在各种流行病学研究的设计、实施和资料处理过程中。比如同一调查研究中的不同调查地点所使用的仪器型号或使用年限不同,或精确度差异较大;各调查点对同一研究指标采用不同的实验室检测方法,或尽管使用同一检测方法,但其检测试剂的供货商、品牌或批号不同等。

5. 向均数回归(regression to the mean) 以连续变量表示的某些测量值,由于随机误差的存在,在初次测量时可能表现为极端值,即远远高于或低于人群中其他对象的相应值,但在以后的多次重复测量中,该对象的上述测得值会出现向这一变量的人群均数靠拢的倾向,称为向均数回归。向均数回归所呈现的变化可能会被当作真实的变化而错误地归因于某种干预措施的效果。如一项研究某种新药控制血压作用的非比较性准实验,以收缩压读数大于 160mmHg 的患者为对象,所有对象均服用该药物。两个月后再次测量患者血压,结果发现,对象的平均血压由研究开始时的180mmHg 降至 165mmHg。这一结果可能是药物作用所致,也有可能仅是个别极端收缩压读数的向均数回归所致。

6. 生态学偏倚(ecological bias) 生态学研究在病因学推断上因偏倚的产生限制了其应用,其中最主要的问题是所谓的生态学谬误(ecological fallacy)或生态学偏倚。生态学研究中个体水平的生物学信息由于被结合于群体(组群)水平的暴露与疾病结果的推断中而丧失。由于每个组群内部的暴露状态并不一致,由组群间暴露水平与疾病发生的差异得出的生态学联系可能与相应的个体暴露水平与疾病发生的关系迥然不同,从而导致生态学谬误。需要注意的是,生态学偏倚尽管表现为信息上的偏倚,但其实是由研究方法本身的局限性所致,与上述提及的其他信息偏倚本质上并不相同。

(三)控制

从信息偏倚的种类可见,信息偏倚主要来自资料收集和解释过程中的不正确信息,而产生这些不正确信息的原因可以是研究对象本身的记忆误差,也可以由研究者的态度或方法不当所致,更重要的是在研究设计过程中对调查表设计、指标设立和检测方法的选择缺乏科学性和合理性。因此,控制信息偏倚就是要在研究的不同阶段控制和消除影响信息准确性的各种因素。

1. 研究设计阶段 在研究设计中对暴露因素必须有严格、客观的定义,并力求指标定量化。要有统一、明确的疾病诊断标准。调查表项目应易于理解和回答。例如:当询问对象是否饮酒时,首先要明确本次研究对饮酒的定义,如"每日饮酒二两以上并连续 6 个月以上"。调查前应开展预调查,充分估计调查实施过程中可能会遇到的问题以及各调查项目的可行性。

研究对象应清楚地了解本次研究的目的、意义和要求,以获取其配合和支持。对于涉及生活方式和隐私的问卷,应事先告知研究对象所有应答均获保密并将得到妥善保管,必要时可采用匿名问卷。

调查员需经过严格培训,诚实可靠,能正确理解调查的意义、方法和内容,能严谨客观地从事资料收集工作。研究者应定期检查资料的质量,并设立质量控制程序。

2. 资料收集阶段 信息偏倚与对象的记忆程度有关,在研究中可对同一内容以不同的形式重复询问,以帮助对象回忆并检验其应答的可信性。如询问吸烟暴露年数时可问"你以前共吸过几年烟?"和"你以前哪几年吸烟?哪几年不吸烟?"为了便于对象理解并准确地定量,可在询问中使用实物如杯子、量匙等为某些暴露因素定量,如每日饮酒量、盐摄入量等定量。为研究对象提供有关因素的实物照片也是一种形象、可取的方法,如询问食物烧烤程度时可出示不同烧烤程度的肉类照片来帮助对象回答。

为了避免主观诱导对象,除了严格培训调查员外,在临床试验和某些现场研究中,应尽可能采用"盲法"以消除主观因素对研究结果的影响,根据条件的许可,可分别采用"单盲""双盲"和"三盲"。但在采用"盲法"的同时需考虑其伦理学可行性。同时,现场调查时应采用严格的质量控制方法防止主观臆断回答和收集错误信息。

研究中所使用的各种测量仪器、试剂和方法都应标准化。应使用同一型号的仪器并定期校验;试剂必须是同一品牌、同一来源并力求同一批号;检测方法要统一,并由专人测定。

向均数回归控制通常并不困难。在实验研究中,可以通过设立对照组,尤其是随机化分组的对照组来控制向均数回归的影响。此时,向均数回归尽管仍存在,但它对各比较组的比较可能是无偏的,特别是在随机化研究中。另外一个有效的方法是不论在基线时还是随访过程中,采用一组重复测量值的均数来代替对象的相应指标测得值。重复测量的次数越多,所获值越稳定,受向均数回归的影响越小,当然也需考虑测量的成本效益。在分析过程中也可通过各种统计分析方法来估计向均数回归的程度。

关于生态学偏倚,由于生态学研究是以由各种不同情况的个体"集合"而成的群体为观察、分析单位的描述性研究,因此很难避免。但生态学研究在病因学研究中的意义本身在于为分析性流行病学研究提供线索,因此,只要充分注意到生态学研究的局限性,并运用适当的统计学方法来估计生态学偏倚的影响程度,必要时开展纵向的生态学趋势研究,生态学研究结果还是可以获得合理的应用。

对于信息偏倚,除了在方法学上杜绝其来源外,对其所致的错误分类结果,可进一步在资料分析过程中加以测量、校正,并进行相应的灵敏度分析。

五、混杂偏倚

(一)定义

在流行病学研究中,由于一个或多个外来因素(又称第三因子)的存在,歪曲了研究因素与疾病(或事件)的真实联系,称为混杂偏倚或混杂(confounding)。引起混杂的因素称为混杂因子(confounder)。混杂可在多种临床流行病学研究中发生,如队列研究、病例对照研究、预后研究等。

(二)形成混杂的条件

在研究暴露因素 E 与疾病 D 的关系时,如果因素 F 是可能的混杂因子,则应满足如下条件:①混杂因子 F 必须与所研究疾病 D 的发生有关,是该病的危险因素之一;②F 必须与所研究因素 E 有统计学联系;③F 必须不是研究因素 E 与疾病 D 病因链上的中间环节或中间步骤。满足这些基本条件的混杂因子 F 如果在所比较的各组间分布不均,就可导致混杂偏倚的发生。

例如,在研究体育锻炼与心肌梗死的关系时,年龄可能影响两者之间的真实联系。假设锻炼组中年轻者所占比例较高,而非锻炼组中年长者所占比例较高,同时年轻者的心肌梗死危险性低于

年长者。如果体育锻炼对心肌梗死具有保护作用,则由于比较组间的年龄分布不同,最终可能会高估体育锻炼对心肌梗死的保护作用,此时年龄因素产生混杂作用,夸大了锻炼与心肌梗死间的真实联系。

外来因素在不同比较组间的分布差异本身并不能导致混杂的发生,只有当外来因素既与疾病发生有关,又与暴露因素相关,才有可能成为混杂因素。同样,以体育锻炼与心肌梗死的关系为例,如果外来因素为每日水摄入量,尽管体育锻炼可以增加每日水摄入量,但在非锻炼组中并不能发现水摄入量的变化与心肌梗死有关。也就是说每日水摄入量并非心肌梗死的一个危险因子,因此,不能认为每日水摄入量在该项研究中产生了混杂。

在体育锻炼与心肌梗死关系的研究中,同样可发现正常或较低的体重指数对心肌梗死具有保护作用。由于正常或较低的体重指数可能是体育锻炼的结果之一,是体育锻炼降低心肌梗死发生危险性过程中的一个中间环节,而并非是一个独立的保护因子,因此不能认为体重指数是该项研究的混杂因子。

(三)混杂的判断和测量

流行病学研究中得出的任何一项具有统计学意义的联系,在进行因果联系推断之前,都必须充分排除潜在混杂因素的作用,估计和调整混杂偏倚的影响。

1. 判定混杂的依据

(1)$cRR \neq aRR(f)$:cRR 为总的未调整的相对危险度,aRR 为调整后的相对危险度,即对某个可能的外部危险因素或混杂因素 f 所作的调整。此公式针对的是队列研究,对于病例对照研究可用 $cOR \neq aOR$。即当分析某暴露因素同研究结果(往往是某疾病)间的相对危险度(暴露比值比)时,若总的 RR 或 OR 的值不同于控制了某可疑混杂因素后求出的 RR 或 OR 值,即可怀疑有混杂存在。

(2)$RRdf|\overline{E} \neq 1$:即在无暴露因素 E 存在的条件下,可疑的混杂因素 f 应同所研究疾病 d 间联系的相对危险度 RR 大于 1 或小于 1,即混杂因素 f 应是疾病 d 的危险因素或保护因素,或者至少与疾病 d 之间有统计学关联。之所以要在无暴露因素 E 存在的条件下,是为了表明该可疑混杂

因素 f 对疾病 d 的作用不是通过同暴露因素 E 相联系的间接作用,而是自身独立对疾病的作用;此外是为了避免可疑混杂因素 f 同暴露因素 E 对疾病 d 交互作用的混淆,因此要以非暴露组的信息进行判断。此公式针对的是队列研究。对于病例对照研究,则有 $ORdf|\bar{E} \neq 1$,意即可疑混杂因子 f 在非暴露 E 条件下同所研究的疾病 d 间有联系,即 f 为 d 的危险因子或保护因素。

(3) $RRef|\bar{D} \neq 1$:即在无疾病 D 存在的条件下,可疑的混杂因素 f 应同暴露因素 e 间联系的相对危险度 RR 大于 1 或小于 1,即混杂因素 f 应该与所研究的暴露因素 e 之间至少有统计学关联,或可疑混杂因子 f 在暴露组及非暴露组中的分布比例不等。之所以要在无疾病 D 存在的条件下,是为了表明可疑混杂因素 f 对暴露因素 e 的独立作用,因此要以对照组的信息进行判断。此公式适用于队列研究,对于病例对照研究,则为 $ORef|\bar{D} \neq 1$,即可疑混杂因素 f 应在无病例 D 存在的条件下(在对照组中)同所研究的暴露因素 e 间有统计学关联,即 f 在两组间的分布不均衡。

(4) F 作为可疑的混杂因素,不应是暴露因素同疾病之间,或因果联系路径之间的一个中间变量。

上述内容用箭头图总结于图 5-3 中,图中:(1)~(3)为混杂偏倚存在的几种情况;(4)~(8)无混杂偏倚存在,其中(3)表示 F' 是 F 的伴随因子,(4)和(5)为混杂条件不满足;(6)和(7)为因果链;(8)为复合病因。

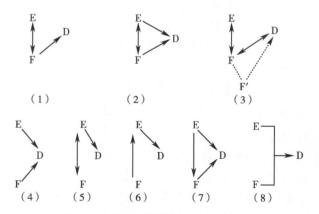

图 5-3 混杂因素判断示意图

注:→表示因果联系;↔表示非因果联系。E 表示暴露因子,F 表示可能的混杂因子,D 表示结果变量(疾病)

2. 混杂分析举例 在一次非配对的病例对照研究中,暴露因素为 X,疾病为 D,潜在混杂因素为年龄,研究结果如表 5-6 所示。

表 5-6 因素 X 在各比较组的分布

因素 X	病例组	对照组
有	30	18
无	70	82
合计	100	100

注:$cOR=1.9$

表 5-6 的结果提示:因素 X 可能与疾病 D 的发生有关。进一步考虑年龄对结果的影响(表 5-7),可见对照组 80% 对象年龄小于 40 岁,而病例组仅 50% 低于 40 岁,两组年龄分布不同。

表 5-7 各比较组的年龄分布

年龄 / 岁	病例组	对照组
<40	50	80
≥40	50	20
合计	100	100

从表 5-8 可见,代表一般人群的对照组中,40 岁以下年龄组的暴露比例远低于 40 岁及以上者。

表 5-8 对照组中因素 X 与年龄的关系

年龄 / 岁	有 X	无 X	X/%
<40	8	72	10
≥40	10	10	50
合计	18	82	18

将上述对象按年龄 <40 岁和 ≥40 岁进行分层分析(表 5-9),$OR_{<40}=OR_{\geq 40}=1.0$。用 Mantel-Haenszel 计算调整后的效应估计值 aOR(adjusted odds ratio)为 1.0。

表 5-9 暴露因素 X 与疾病 D 按年龄的分层分析

因素 X	<40 岁		≥40 岁	
	病例组	对照组	病例组	对照组
有	5	8	25	10
无	45	72	25	10
合计	50	80	50	20

注:$OR_{<40}=1.0$;$OR_{\geq 40}=1.0$

从上述分析可见，X 与 D 的调整前 cOR 为 1.9，但按年龄分层后，$OR_i \neq cOR$，$OR_{<40}$ 和 $OR_{\geqslant 40}$ 相等，且 $aOR \neq cOR$，此时可认为年龄作为一个混杂因素，夸大了 X 与 D 间的真实联系。

总的说来，当外来因素符合混杂因素的三项基本条件，其 $cRR(cOR) \neq$ 分层后的 $RR_i(OR_i)$，各分层 $RR_i(OR_i)$ 相等或相近，则混杂偏倚存在。

但外来因素的作用并非仅为混杂，$cRR \neq$ 分层 RR_i 或 $cRR \neq aRR$，也可由效应修饰（effect modification）所致，即产生交互作用。理论上，当样本足够大时，如果 $cRR \neq aRR$，且分层 RR_i 相近，则以混杂为主。$cRR \neq aRR$，分层 RR_i 不等，则以效应修饰为主。对这两种现象的分析目的完全不同，混杂作为一种偏倚，分析的目的是为了从所得的联系中校正或去除其作用，而效应修饰是两种或多种因素共同存在时产生的交互作用，是研究者所要研究、估计和报告的一种真实的存在。

下面再从具体数据来理解上述三项依据。表 5-10 所列的 6 个例子中，例 1~3 为队列研究，例 4~6 为病例对照研究。

例 1　$cRR=aRR(f)$，无混杂，原因是 $RRef=1.0$，即暴露因素 e 同可疑混杂因素 f 间无关系。

例 2　$cRR=aRR(f)$，无混杂，原因是 $RRdf \mid \overline{E}=1.0$，即在非暴露条件下 f 对 d 无作用。

例 3　$cRR \neq aRR(f)$，可能有混杂，同时 ef 及 df 之间都有关系，即 $RRef=36.0$，$RRdf \mid \overline{E}=10.62$，这说明 f 是 d 的危险因子，且它还作用于 e，故可以判定有混杂，因实际的 RR（即 aRR）由于混杂因子的存在被夸大成 cRR（4.0），故混杂是正混杂。

例 4、例 5、例 6 是病例对照研究，从 cOR 及 aOR 来看仅第 6 例有正混杂。

至于 cRR 与 aRR 之差在用作判定是否有混杂时是否需作 χ^2 检验，Miettinen 和 Rothman 认为没有必要。因为混杂现象是系统误差，同样本量无关，而 χ^2 检验所得 P 值却同样本量有关，也就是说样本小时混杂虽可能存在，但 P 值易趋大，有差别也不一定能显示出来。

3. 正混杂和负混杂　正混杂是由于混杂的存在致使 e–d 之间的 cRR 被夸大，其值大于 1。负混杂是使 e–d 之间真实存在的联系被掩盖了，其值由大于 1 的 aRR 缩小至接近 1 的 cRR。

如果混杂因子对疾病的作用是正偏倚，它的存在致使疾病的发病率或死亡率增加，即 $RRdf>1$，那么此因子若在暴露组的比例大于非暴露组，则产生正混杂；若混杂因子在非暴露组所占的比例大于暴露组，则产生负混杂。相反，如混杂因子本身对疾病的作用是负偏倚，即保护性的，那么若该混杂因子在暴露组中的比例大于非暴露组，则产生负混杂；若在非暴露组中所占的比例大于暴露组，则产生正混杂。

（四）混杂的控制

混杂可发生在临床研究的各个阶段，可通过良好的设计、周密的分析和合理的解释来避免混杂因素对研究结果的影响。常用的方法包括限制条件、配比、分层分析、标化及多因素分析等。

1. 限制（restriction）　在设计阶段对研究对象纳入条件按可能存在的混杂因素予以限制，如限制性别、年龄等，但限制可能影响研究的外部真实性。

从理论上讲，两组进行比较时，除研究因素外，其他因素均应相同，这样才能比较研究因素

表 5-10　队列研究和病例对照研究中混杂产生条件的分析

例号	研究方法	$cRR/$ cOR	$aRR/$ aOR	ef 间关系			df 间关系		混杂
				$RR/ORef$	$RR/ORef \mid D$	$RR/ORef \mid \overline{D}$	$RR/ORdf \mid E$	$RR/ORdf \mid \overline{E}$	
1	队列研究	4.0	4.0	1.0	–	–	9.33	6.56	无
2	（RR）	4.0	4.0	16.0	–	–	1.00	1.00	无
3		4.0	1.01	36.0	–	–	10.35	10.62	正混杂
4	病例对照	1.83	1.83	–	1.00	1.00	2.11	2.11	无
5	研究	1.83	1.83	–	0.44	0.44	1.00	1.00	无
6	（OR）	1.83	0.83	–	5.00	5.00	10.00	10.00	正混杂

在两组是否有差异。但实际情况千变万化,事实上很难做到。因此可在选择研究对象时,限制在具有一定特征的对象中进行观察,以排除其他因素的干扰。例如研究吸烟对急性心肌梗死预后的影响,如只限于在40~50岁男性且无并发症的前壁心肌梗死患者中进行分析,就可排除年龄、性别、心肌梗死部位和有无并发症等因素的影响,就能比较清楚地反映吸烟对急性心肌梗死预后的影响,但用这种方法来控制偏倚所获得的结论常有很大局限性,影响研究对象的代表性,使研究结果在外推到一般人群时受限。

2. 配比(matching) 在设计阶段进行匹配的目的是为了控制混杂、提高统计学效率。无论是病例对照研究、队列研究还是临床试验等实验研究都可进行匹配。值得注意的是,病例对照研究中的匹配仍需进行分层分析,不然有可能引入新的混杂。匹配还可能引入选择偏倚,影响随机化的实施,丧失了分析匹配因素本身的可能性,并可能造成过度匹配等问题。随着疾病监测体系和流行病学统计分析方法的日益发展及完善,匹配的局限性已受到越来越多的关注。

3. 随机化(randomization)和盲法(blinding) 多用于实验性研究中,使混杂因素在各个比较组间分布均衡。在临床试验研究中,随机化方法进行分组是控制混杂偏倚和选择偏倚的最好方法,它不仅平衡了治疗组和对照组的各种已知可能影响疗效或预后的因素,而且也可平衡其他各种可能影响疗效和预后的因素。真正的随机化是指每个研究对象都有同样的机会进入治疗组或对照组。随机化分组后可以发现两组的一些基本特征相似,因此具有可比性。在资料收集阶段采用盲法是控制测量偏倚的有效方法,在考核疗效时可实施双盲,即考核疗效者和研究对象都不知实际所给予的治疗内容,而且实验室各种检查的报告者也不知道谁是实验组,谁是对照组。在进行调查性研究时最好由同一个人对病例组和对照组进行询问调查,询问方式和时间均相同。

4. 分层(stratification) 在资料分析阶段,将研究资料按某个(些)因素分成数层(亚组)进行分析。分层是最常用的检出和控制偏倚的方法之一,特别是有潜在的混杂偏倚时。分层法控制偏倚主要用在临床研究的资料分析阶段。如怀疑年龄为可能的混杂因子,以在病例对照研究中为例,需要采取:①对年龄进行分层,使每个层内年龄这一变量被暂时固定起来。如分层后各亚组的 OR 比较一致,如皆有所升高或下降,即可算出总的 OR,即为调整了年龄这一混杂作用后的 OR,记为 aOR。②计算总的 OR,一般用 Mantel-Haenszel 法,尤其对小样本适用,甚至是因分层而出现零时。如大样本,则 Mantel-Haenszel 法和 Logit 法皆可用。③分层后算出的 aOR 作 χ^2 检验,以判定此 aOR 是否有意义。④如 χ^2 检验有意义,可进一步作各层的一致性 χ^2 检验。如一致性检验有意义,说明各亚组的 OR 大小不一,可能有交互作用,需用趋势 χ^2 检验,以证实有无交互作用。当然一致性检验也可在计算总的 OR 之前进行,如有交互作用存在,就不必计算总的 OR 及其 χ^2。⑤如一致性 χ^2 检验有意义,则可作趋势分析,以观察其有无规律性的剂量效应关系,从而证实交互作用确实存在,并以之作为加强因果分析的佐证。

5. 标准化 在资料分析阶段,当进行两个率比较时,如果两组对象内部构成存在的差别足以影响结论,可用率的标准化加以校正,使可能影响结果的因素受到同等的加权,则这两个率可比,无偏倚,这种方法称为标准化(standardization)或调整。如比较两所医院胸外科冠状动脉旁路移植手术的病死率,甲医院为4.0%,乙医院为2.6%,显然不能认为乙医院的胸外科水平高,即病死率低,因为两所医院患者的术前危险因素(如年龄、心功能和冠状动脉阻塞程度等,后者按高、中、低分为3级)的分布不相同(表5–11)。为比较两个率,可以同样的权重加于两所医院。比方说高、中、低3级分布均为1/3,则甲医院的标准病死率为(1/3×6%)+(1/3×4%)+(1/3×0.67%)=3.6%,乙医院的标准病死率计算亦为3.6%,两所医院完全相同,说明两所医院的手术病死率之差异是由于两所医院患者中术前高危险因素者所占的比例不同而引起的偏倚所致。甲医院的该病患者中,42%属于高危险因素者,而乙医院只有17%的患者属于高危险因素者。

表 5-11　冠状动脉旁路移植手术的病死率比较

术前危险因素分级	甲医院			乙医院		
	患者数	死亡数	病死率/%	患者数	死亡数	病死率/%
高	500	30	6	400	24	6
中	400	16	4	800	32	4
低	300	2	0.67	1 200	8	0.67
合计	1 200	48	4	2 400	64	2.6

6. 多因素分析　当欲控制的混杂因子较多时,由于样本量的限制,分层分析不适用,此时可采用流行病学多因素分析方法。二十世纪六十年代起,Cornfile 提出了 Logistic 回归模型。经过六十余年的发展,Logistic 回归模型目前已成为流行病学危险因素研究的首选方法。不论在病因学研究还是预后的研究中,危险因素或预后因素与疾病的关系都非常复杂,各种危险因素或预后因素之间可以相互影响,它们对结果的影响大小也不相同。采用 Logistic 回归模型进行多变量分析,能在复杂关系中平衡多种混杂因素的作用,从而筛选出主要的危险因素或预后因素,并反映其在决定发病以及预后中的相对比重。Logistic 回归模型分析需要借助于计算机进行运算。此外,研究人员尚需通晓有关观察变量的生物学知识,以便在运用 Logistic 回归分析之前选入恰当的可能为混杂的变量进行分析,如不能将恰当的可能的混杂因素选入回归模型运算,则混杂因素也是控制不了的。另外,各种变量间若有交互作用,也同时可通过回归模型进行分析,对同时间变量有关的结局,可考虑采用 Cox 模型。

7. 灵敏度分析　在观察性流行病学研究中,多数影响研究结果真实性和不确定性的混杂因素往往无法测量,需进行灵敏度分析。

第三节　研究的可靠性

一、概述

(一)定义
可靠性(reliability)指的是在估计人群某个

参数时不发生随机误差的能力。其概念类似于上文提到的把握度。把握度反映了当差别确实存在时正确地拒绝无效假设的能力;而可靠性反映了不受随机误差影响正确地估计参数的能力。因此,可靠性相对于参数估计,就如同把握度相对于统计学检验一样,理想的流行病学研究对结果参数的估计要求有较高的可靠性。当研究旨在估计某个结果参数(如疾病或暴露的联系强度)时,其关注的主要问题是研究的可靠性。

在抽样研究中,由于样本是总体的一部分,不可避免地会发生随机误差,而可靠性是对随机误差存在与否及其大小的反映,在很大程度上受到样本量的影响。此外,研究的统计学效率也可用于衡量可靠性。

(二)点估计和区间估计
流行病学研究一般通过测量所研究的因素与疾病结局间的联系强度来定量地反映因素的致病作用或保护意义。如前面章节所述,常用的衡量因素作用的指标包括 RR 和 OR 等,而 RR 或 OR 的表述可以是点估计,也可以是区间估计。例如一项有关移动电话使用和脑瘤危险性的病例对照研究发现:使用移动电话者发生脑瘤的 OR 为 2.5,这一估计值是以单一数值来表示,称为点估计。但也可以用 OR 的置信区间(如 95% 置信区间)来表述因素与疾病的联系,称为区间估计。在已经获得点估计的情况下进行区间估计的原因在于点估计只是单一的一个数值,它不能反映所估计的因素与疾病关系的统计学变异,或称随机误差,也不能反映参数估计的稳定性。对于一项设计严密、样本量很大的研究而言,其随机误差可能较小,但对于样本量较小的研究,对结果参数的估计可能具有较大的随机误差。而置信区间的应用可以反映参数估计中随机误差的程度。置信区间范围理论上可以是 0~100% 中的任何值,但实际使用中多采用 95% 或 90% 作为置信区间水平。若研究的置信区间定为 95%,则意味着如果将类似的资料收集和分析过程重复 100 次,或类似的研究重复 100 次,其中 95 次的测量值将会落在这一范围内。例如上述例子中,OR=2.0,OR 的 95% 置信区间为 1.3~2.4,则重复同样的研究 100 次,由于随机误差的存在,其 OR 值可能不同,但 100 次研究中有 95 次测得的 OR 将在 1.3~2.4 范围内。

（三）第 I 类错误和第 II 类错误

流行病学研究常使用对应于其不同研究变量性质的不同统计方法来检验有关因素和疾病间关系的无效假设。例如：在研究更年期激素替代疗法（HRT）与乳腺癌发病危险性关系时，假设更年期 HRT 与乳腺癌发病无关，当获得的 $RR>1.0$，且在 $\alpha=0.05$ 水平时接受与未接受 HRT 者发生乳腺癌的差别 $P<0.05$，常拒绝无效假设，认为更年期 HRT 可能增加了乳腺癌发病危险性。当获得的 RR 接近 1.0，且在 $\alpha=0.05$ 水平时接受与未接受 HRT 者发生乳腺癌的差别 $P>0.05$，则接受无效假设，认为更年期 HRT 与乳腺癌发病可能无关。此处的 α 水平在统计学上称为第 I 类错误（α）或假阳性错误，即无效假设原本是正确的，但被拒绝接受，误判为有差别。在假设检验中的另一类错误，即假阴性错误，统计学上称为第 II 类错误（β），就是无效假设原本不正确的，却被接受，误判为无差别。在样本量固定的时候，第 I 类错误（α）可通过设定的 α 水平来反映。第 II 类错误（β）对应于第 I 类错误（α）水平而变化，同时受到样本量的影响，增大样本量可以使第 II 类错误（β）的概率减少。通常把 $1-\beta$ 称为研究的把握度（power）。研究的把握度是指在给定第 I 类错误（α）水平时，正确地拒绝一项无效假设的可能性，因此，增大样本量可以增加研究的把握度。

表 5-12 归纳了流行病学研究中各比较组疾病发生的危险性差别与第 I、II 类错误和研究的把握度的关系。

表 5-12 流行病学研究中的第 I 和第 II 类错误

样本	人群	
	有差别	无差别
有差别	$1-\beta$	α（I）
无差别	β（II）	$1-\alpha$

二、可靠性估计

（一）统计学效率

研究的统计学效率（statistical efficiency）可以用于估计研究的可靠性。统计学效率是指单位样本所提供的统计信息量，可用研究参数的置信区间范围来衡量。如上所述，置信区间范围通常用于描述某种统计学结果的不稳定程度，可以反映由于抽样误差造成的结果不确定性，而不能解释由各种偏倚或混杂所致的系统误差。例如：在一项有关 X 线暴露和中年妇女乳腺癌发病危险性的队列研究中，RR 为 1.6，95% 置信区间为 1.1~2.2，也就是说同样的研究如果重复 100 次，其中 95 次获得的 RR 将落在这一范围中。通常认为，在相同的样本量下，置信区间范围较窄的研究可靠性较高。假设有两项方法一致的研究，样本量相同，研究的参数也相同，此时，研究的统计学效率因抽样方法或结果参数估计方法的不同而异，表现为不同宽度的置信区间范围，两项研究中置信区间范围较窄的那项统计学效率较高。

（二）样本量

除了统计学效率，样本量也可以用于估计研究的可靠性。流行病学研究没有绝对的样本量标准。样本量与研究方法、研究目的、研究要求和研究资源有关。一般而言，样本量越大，结果的估计越精确。但是，盲目地追求大样本可能会影响研究的可行性，增加研究成本，且增加用于收集资料的投入与额外获得的可靠性之间并不能达到合理的成本效益。例如：假定在某人群中进行一项检验某种病因学假设的病例对照研究，当样本量分别为 40、120 和 220 时，OR 为 3，三项研究的 OR 95% 置信区间分别为 0.79~11.4、1.01~8.88 和 1.05~8.57（表 5-13）。

从上述结果可见，当病例与对照的比值由 1:1 上升到 1:5 时，第二项研究的 95% 置信区间范围明显比第一项研究窄。而第三项研究与第二项研究相比，当病例与对照的比值由 1:5 上升到 1:10，统计学效率并无明显改善，但成本（以样本数表示）却增加了约 83%。因此，可以认为第三项研究成本效益不够合理。有证据证明，当病例对照研究中病例和对照的比值超过 1:4 或 1:5 时，增加的估计 OR 的可靠性并不明显。

三、提高可靠性

如上所述，增大样本量可以增加研究的可靠性，但资源的有限性和对成本效益的考虑往往限制了样本量。此时，可以通过使用合适的选择对象和估计结果的方法来获得较理想的可靠性。

表 5-13 样本量与参数估计可靠性示例

暴露状态	研究一			研究二			研究三		
	病例	对照	合计	病例	对照	合计	病例	对照	合计
暴露	15	10	25	15	50	65	15	100	115
非暴露	5	10	15	5	50	55	5	100	105
合计	20	20	40	20	100	120	20	200	220
OR		3.00			3.00			3.00	
95%*CI*		0.79~11.4			1.01~8.88			1.05~8.57	

在研究对象选择方面,常用提高可靠性的策略包括限制对象纳入条件和均衡所比较组对象人数两种。

当研究某因素暴露与疾病发病的关系时,往往存在影响估计所研究因素与疾病联系的混杂因素。通过限定对象对其他可疑危险因素(混杂因素)的暴露状态,可以降低分析过程中控制混杂因素的需求,继而提高结果估计时的统计学效率。例如,在 40~60 岁男性中研究吸烟对前列腺癌发病的影响,通过限定年龄范围来控制年龄的混杂作用,从而提高统计分析效率。但限定研究对象纳入条件的范围和程度必须合理,否则很难避免因限定条件过多而使可供选择的合格对象人数降低,最后反而因样本量受限而损失了研究的可靠性。

通过选择研究对象来提高研究可靠性的关键是均衡性,即均衡所比较各组中的研究对象人数。选择合理的结果估计方法,也可改善研究的可靠性。研究应最大限度地利用每个变量所包含的信息,例如不要把连续性变量转换成分类变量,不要丢失各个变量的详细信息。研究也可以采用统计学效率较高的分析方法,如模型拟合等来提高可靠性。但这两种策略都着重于对变量所提供信息的利用,可能受到偏倚和错误推断及解释的影响,因此要求研究本身具有非常严格科学的设计和实施过程。

思 考 题

1. 何为选择偏倚? 如何控制?

2. 信息偏倚的控制方法有哪些?

3. 如何识别混杂偏倚? 常用控制混杂的方法有哪些?

4. 以医院为基础的病例对照研究的主要偏倚有哪些? 如何避免和控制?

(赵根明)

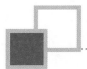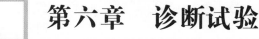

第六章 诊断试验

第一节 概　述

快速准确的临床诊断是正确治疗疾病的前提，临床医师巧妙地运用诊断试验（diagnostic test）从就诊者的临床症状、体征、实验室检查和影像学检查等结果来诊断或鉴别诊断疾病。诊断试验是临床实践和临床科学研究的常见方法，但是，诊断试验的准确性并非总是百分之百，并不具有严格的确诊意义，只能提供可能患有某病或可能不患有某病的概率。因此，临床医生应该时刻牢记诊断试验在估计某种临床结局时的概率性特点。随着医学科学的发展，新方法不断涌现，为了科学有效地应用诊断试验，提高临床科研质量和诊断效率及水平，临床医生有必要熟悉诊断试验评价的基本概念、研究设计、应用和评价指标及评价方法。

一、诊断试验的定义

诊断试验是指应用各种实验、医疗仪器等手段对就诊者进行检查，以对疾病作出诊断的试验，即应用一定的诊断方法把前来就诊的人区分为患某病的患者和非患者，并对确诊的患者给予相应的治疗。一个理想的诊断试验应该是准确可靠、简便迅速、安全无损和低耗成本的试验。科学技术的发展带动了大量新试验、新仪器在临床诊断中的应用，如基因诊断、CT、MRI、超声波等方法已广泛应用于临床。但由于受到各种条件和因素的影响与限制，任何诊断试验都不是尽善尽美的。在临床实践中，临床医生要结合实际充分利用相关诊断试验的优势，尽量避免误差或缺陷，并熟练应用诊断试验评价的一些基本原则与方法，科学合理地选择诊断试验，并对诊断试验的结果进行正确的解释、分析和评价。诊断试验不仅可用于

疾病诊断，也可用于疾病的筛检以及治疗和随访的监测等方面。

二、诊断试验评价的主要内容

一个诊断试验的优劣受到许多条件和因素的影响，这些影响因素可以源于诊断试验本身的缺陷，也可以是人类行为或环境的条件。临床诊断试验的合理利用离不开对诊断试验的正确评价。诊断试验评价的主要内容包括选择适宜的金标准同步盲法比较足够数量合适的研究对象，评价分析其真实性、可靠性和临床实用性。

第二节　诊断试验评价设计

一、确定金标准

诊断试验评价通常以金标准（gold standard）为基础进行比较分析，金标准是指当前国内外公认最好的准确可靠的诊断方法，是能够肯定或排除某种疾病最可靠的诊断方法，如病理学检查（活检、尸检）、手术探查、特殊影像学检查等，也可应用由专家制订并得到同行公认的临床诊断标准为金标准。金标准的作用在于区分临床上的有某病的人群和无某病的人群，然后用待评价的诊断试验对这两组人群进行测试，并比较分析试验结果。使用金标准有利于防止错误分类误差，如病理学检查诊断肿瘤，冠状动脉造影诊断冠心病等。但在实际工作中，金标准的应用并非总是可行的。对于某些疾病的诊断，虽然还有其他准确的诊断方法，但这些方法非常复杂且费用昂贵，或对患者有一定危害或痛苦，此时应采用公认的、最好的临床诊断方法作为金标准，金标准的确定一定要密切结合临床的实际情况。但要注意的是，任何金标准都是特定历史条件下

医学科学发展的结果,具有时效性,不会永远是诊断某种疾病的最准确方法。如果金标准选择不当或缺乏好的金标准,就不能正确区分研究对象是否患某病,将会影响对诊断试验的正确评价。

二、选择研究对象

临床诊断试验的研究对象应该是临床上所见到的患者,包括用金标准对研究疾病诊断为"患病"的病例组以及"无病"的对照组。但"无病"的患者是指没有患所研究疾病的人,并非完全无病的正常人。"患病"人群和"无病"人群的选择应采用随机化原则,以确保样本的代表性和试验结果对目标人群的可推论性。

研究对象可从社区选择,也可以从医院选择,诊断试验中的病例最好来自多家不同区域、不同级别的医院,如专科医院、普通医院、初级卫生保健机构等。患病人群应该包括各型患者,如典型和不典型的、不同病情严重程度的、不同病程阶段的、有或无并发症的病例。只有综合选择各型病例进行诊断试验的评价,其结果才能具有广泛的推论性和临床诊断的适用价值。如果所获得的样本量较大,可按照这些病例的特性进行分层分析,将会更全面地说明诊断试验对所研究疾病的诊断意义,试验结果也更具科学价值,否则诊断试验的评价将会有片面性和局限性。

"无病"人群最好选择需要与研究疾病鉴别的其他疾病,即所选择的"无病"人群与患病人群具有许多相似的临床表现,而应慎用志愿者和其他健康人群,即"无病"人群应选择确实无本病而患有易与本病相混淆的疾病病例,这样的对照才具有临床鉴别诊断价值。否则,"无病"人群的选择难以达到随机化,其代表性较差;健康人群与患病人群在许多方面都有明显差异,所获得的诊断结果不便于将研究疾病与其他类似疾病进行鉴别比较。

三、估计样本量

诊断试验的评价需要选择足够的样本量（sample size）。影响样本量的因素有：①检验水准 α，α 值越小,样本量越大；②容许误差 δ，δ 值越小,样本量越大；③灵敏度（sensitivity）或特异度（specificity）P 的估计值,$P=50\%$ 时,样本量最大,越远离 50%,样本量越小。诊断试验所需样本量的大小可通过计算或查相应样本量表的方法获得。在用公式进行计算时,要预先估计诊断试验的灵敏度和特异度,设定检验水准 α 以及容许误差 δ。当灵敏度和特异度接近 50% 时,可用近似式（6-1）。公式表达如下：

$$n = \left(\frac{Z_{\alpha/2}}{\delta}\right)^2 P(1-P) \qquad \text{式（6-1）}$$

式中 $Z_{\alpha/2}$ 指正态分布中累积概率的 Z 值（如 $Z_{0.05/2}=1.960$，$Z_{0.01/2}=2.576$）；δ 指容许误差,一般取总体率（灵敏度或特异度）$100(1-\alpha)\%$ 置信区间宽度的一半。P 为诊断试验预期的灵敏度或特异度。

当预期的灵敏度或特异度 <20% 或 >80% 时,资料呈偏态分布,需要对率采用平方根反正弦转换,并按照式（6-2）计算。公式表达如下：

$$n = \left\{\frac{57.3\, Z_{\alpha/2}}{\sin^{-1}\left(\dfrac{\delta}{\sqrt{p(1-p)}}\right)}\right\}^2 \qquad \text{式（6-2）}$$

【例 6-1】 预计所评价的诊断试验的灵敏度为 90%,特异度为 85%,$\alpha=0.05$,容许误差为 2.5%,试计算诊断试验的病例组和对照组各需要多少例样本？

在本例中,$\alpha=0.05$，$Z_{0.05/2}=1.960$，$\delta=0.025$，$P=0.85$ 和 $P=0.90$,按照式（6-2）计算样本量。

病例组的样本数量为：

$$n = \left\{\frac{57.3\times1.96}{\sin^{-1}\left(\dfrac{0.025}{\sqrt{0.90(1-0.90)}}\right)}\right\}^2 = 552$$

对照组的样本数量为：

$$n = \left\{\frac{57.3\times1.96}{\sin^{-1}\left(\dfrac{0.025}{\sqrt{0.85(1-0.85)}}\right)}\right\}^2 = 783$$

因此评价本诊断试验所需要的病例组为 552 例,对照组为 783 例。

以上样本量的计算可以通过 PASS 软件实现,PASS 软件操作如下：

1. 病例组样本量计算

①PASS 主菜单选择：

Proportions → One Proportion → Confidence Interval → Confidence Interval for One Proportion

②软件参数设置：

Find（Solve For）：N（Sample Size）＊所求结果为样本量

Confidence Level（1- Alpha）：0.95 ＊检验水准为 0.05

Confidence Interval Width（Two-Sided）：0.05 ＊2 倍的容许误差

P（Proportion）：0.90 ＊预期灵敏度

Confidence Interval Formula：Simple Asymptotic ＊公式选择渐近法

Interval Type：Two-Sided ＊双侧检验

参数设置界面如图 6-1 所示：

点击"Run"，输出结果如图 6-2 所示：

PASS 输出结果显示，病例组至少需要 554 例，与公式法的结果基本一致。

2. 对照组样本量的计算

①PASS 主菜单选择：

Proportions → One Proportion → Confidence Interval → Confidence Interval for One Proportion

②软件参数设置：

Find（Solve For）：N（Sample Size）＊所求结果为样本量

Confidence Level（1- Alpha）：0.95 ＊检验水准为 0.05

Confidence Interval Width（Two-Sided）：0.05 ＊2 倍的容许误差

P（Proportion）：0.85 ＊预期特异度

Confidence Interval Formula：Simple Asymptotic ＊公式选择渐近法

Interval Type：Two-Sided ＊双侧检验

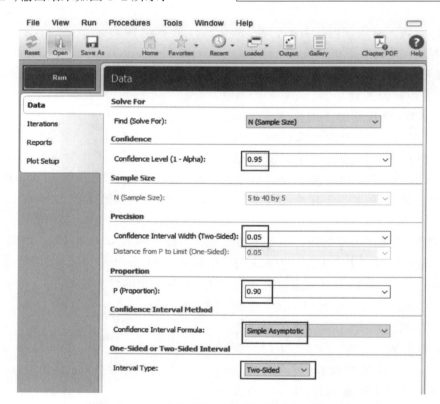

图 6-1 诊断试验病例组样本量估算参数设置界面

Confidence Intervals for One Proportion - New
Numeric Results for Two-Sided Confidence Intervals for One Proportion
Confidence Interval Formula: Simple Asymptotic

Confidence Level	Sample Size (N)	Target Width	Actual Width	Proportion (P)	Lower Limit	Upper Limit	Width if P = 0.5
0.950	554	0.050	0.050	0.900	0.875	0.925	0.083

图 6-2 诊断试验病例组样本量估算结果界面

参数设置界面如图 6-3 所示：

点击"Run"，输出结果如图 6-4 所示：

PASS 输出结果显示，对照组至少需要 784 例，与公式法的结果基本一致。

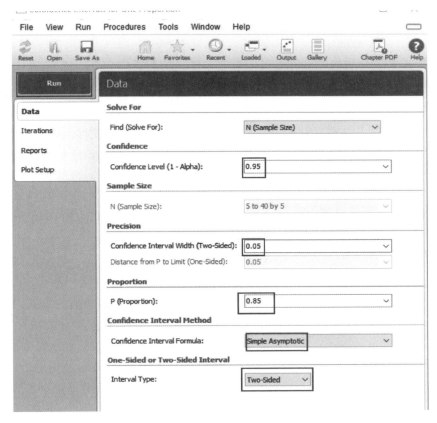

图 6-3 诊断试验对照组样本量估算参数设置界面

图 6-4 诊断试验对照组样本量估算结果界面

四、盲法判定和比较试验结果

在诊断试验的研究和评价过程中可能受到人为因素的主观影响，因此在收集和分析诊断试验的资料时应该使用盲法，其目的是保证试验结果真实可靠。盲法要求判断试验结果的人预先不知道病例被金标准划分为"患病"或"无病"的情况，以减少人为的主观偏差，保证比较结果的真实性。在诊断试验的评价中，假设没有采用盲法，研究者有可能自觉或不自觉地对患者和非患者的试验结果作出不同的判断。例如，对同样可疑的结果，对确诊的患者判为阳性，而对非患者更可能判为阴性，这样就会过高估计新试验的结果。采用盲法观察结果可以减少评阅偏倚（review bias）。

五、评价指标的统计分析和结果报告

在评价诊断试验的结果报告时，不能仅仅简单比较分析所研究的诊断试验与金标准的结果差异，报告单纯 t 检验或 χ^2 检验的结果，而应全面分析、评价和报告诊断试验的真实性、可靠性和临床实用性，同时应如实报告试验中出现的难以解释的结果或现象，以评价、分析和处理诊断试验中可能出现的偏倚或随机误差。

第三节 诊断试验的观察指标以及判断标准

任何诊断试验都要选择适宜的观察指标,指标本身的特性影响诊断试验的结果,通常观察指标可分为客观指标、主观指标以及介于两者之间的半主观指标。这些指标的不同判断标准或截断值(cut-off points)会对诊断试验的结果产生明显的影响,这些值也可称为界值,即试验结果从阴性变化为阳性的分界点。改变界值会影响诊断试验的灵敏度和特异度以及阳性预测值或阴性预测值,随着界值的增大(右移),灵敏度下降,而特异度则相应增加。如图6-5所示:

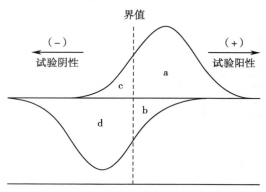

图6-5 界值与灵敏度和特异度的关系

一、观察指标

1. 客观指标 这些指标可用客观的仪器或试剂进行测量或测定,是定量指标,很少依赖医生的主观判断和患者的主诉。如体温、血压、血糖浓度、心电图、血与尿常规检查结果等。

2. 主观指标 这些指标主要是患者的主诉,如疼痛、不舒服、失眠等,是定性的分类指标。

3. 半主观指标 此类指标主要凭借临床医生的主观感觉或判断,如判断肿块的硬度或大小等。

在以上指标中,客观指标的稳定性和准确性最好,在诊断试验中应尽量采用客观、特异的诊断指标。判断结果的标准要尽量具体明确,通常定量的比定性的或等级的诊断指标更客观,机读的指标比需要研究人员主观判定的指标更可取。虽然主观指标的质量最差,但在临床方面许多观察

值为主观指标,因此,在难以找到客观指标时也可适当考虑选择少量主观指标,例如在心理或精神测量方面通常可以采用主观指标,以量表的形式收集这些数据。

二、确定观察指标判断标准的方法

由于诊断试验的结果是要判断被检查人群患病或无病,而在一个人群中患病与无病的数值会有重叠情况,因此就涉及诊断标准的问题,对同一种疾病应用不同的诊断标准进行诊断会得到不同的结果。适宜诊断标准的确定是要求达到最小的误诊率和漏诊率。确定诊断标准的方法主要有统计学方法、临床判断法和ROC曲线法。

1. 统计学方法 主要使用的是百分位数法和正态分布法。

(1)百分位数法:适用于偏态分布、分布类型不确定或有极端数值的数据。通常将观察数值从小到大排列,并累积计数次序,以第95百分位数或第99百分位数的数值作为标准。

(2)正态分布法:适用于呈正态分布的数据,通常用平均值加减2倍标准差作为参考值范围,在此范围内的测量值为正常值(无病),两端各2.5%是异常值(患病)。

2. 临床判断法 主要是通过大量的临床观察和研究,或研究者根据临床经验人为规定数值。如以疾病预后的严重性规定的数值,人体某些特征的观察值在统计学上处于正常值范围之内,而且在临床上也未出现相关的临床表现,但却有患严重疾病的可能性。例如,收缩压为150mmHg,对于一个50岁的男性而言是常见的,此人也无临床表现,但他患冠心病、脑卒中的危险要比同年龄的血压较低者高两倍,因此,诊断标准应规定得比150mmHg低;若患者的预后过程较好或缺乏有效的治疗方案,此时,诊断标准应规定得比150mmHg高一些,以减少假阳性。

3. ROC曲线法 又称为受试者工作特征曲线(receiver operator characteristic curve, ROC),可用来表达灵敏度与特异度的关系。在绘制ROC曲线的图形时,依照连续分组(至少5组)测定的数据,分别计算灵敏度和特异度,以灵敏度为纵坐标,以1-特异度为横坐标,将给出的各点连接成线,即为ROC曲线。一般应选择曲线上尽量靠

近左上角的截断值作为诊断的标准,此时,诊断试验的灵敏度和特异度均较好,而误诊率和漏诊率最小。

通常采用 ROC 曲线下的面积（area under the ROC curve, AUC）大小作为评价诊断试验绩效（performance）的指标,最完美和理想的诊断试验所作出的 ROC 曲线下的面积大小应该等于或接近 1。同时可利用这种 ROC 曲线特性对两种以上的诊断试验（针对同一种疾病的诊断）的性质进行比较评价,如图 6-6。

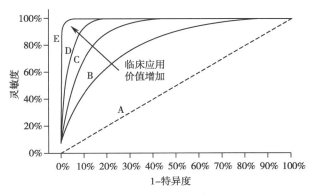

图 6-6　ROC 曲线

曲线 A 位于 45°处,是无意义的试验;曲线 B、C 和 D 为临床应用价值逐步提高的试验;曲线 E 为最好的诊断试验,灵敏度和特异度均接近 100%。如果假阴性结果和假阳性结果消耗同样的费用,那么最理想的分界点是取灵敏度和特异度之和的最大值,如图 6-6 中的曲线 E。ROC 曲线越向左上偏,曲线下的面积越大,其诊断试验识别患者和非患者的能力越高（图 6-6 的 E 线）。

ROC 曲线的主要优点包括方法简单、直观,可通过图形观察诊断试验的临床准确性;可准确反映某诊断试验的灵敏度和特异度之间的关系;其评价方法不受群体患病率的影响。但是其局限性是 ROC 曲线图上显示的不是真正的判断值;作图和假设检验比较烦琐,但这些内容都可以在计算机统计软件上实现（如 SPSS、SAS 等）。

第四节　诊断试验的评价

诊断试验评价是指对其所使用的诊断试验进行的临床流行病学分析。诊断试验评价的基本方法是用金标准确诊区分某病的患者和非患者,再应用待评价的诊断试验同步、盲法测定这些研究对象,用某些指标对诊断试验的真实性、可靠性及临床实用性进行评价。一项好的诊断试验应该具有敏感、特异、稳定、实用、安全、简便和经济的特征。

一、诊断试验的真实性评价

真实性（validity）,也称准确性或效度,是指诊断试验所取得的结果与实际（真实）情况相符合的程度。评价指标主要有灵敏度、特异度,也包括假阴性率、假阳性率、正确诊断指数（Youden 指数）、似然比、诊断比值比、ROC 曲线下面积及预测值等指标。

诊断试验真实性评价的资料整理如表 6-1。

表 6-1　诊断试验真实性评价的资料整理表

诊断试验	金标准		合计
	实际患病	实际无病	
阳性	a（真阳性）	b（假阳性）	$a+b$
阴性	c（假阴性）	d（真阴性）	$c+d$
合计	$a+c$	$b+d$	$a+b+c+d$

（一）灵敏度与漏诊率

1. 灵敏度（sensitivity, Sen）　是指一项诊断试验能将实际患病的人正确诊断为患者的能力,或患病的人被判断为阳性结果的百分比,灵敏度只与病例组有关。灵敏度也称敏感度或真阳性率（true positive rate, TPR）。灵敏度越大,试验发现阳性（患者）的可能性越大。当试验结果为阴性时,灵敏度大的试验更容易排除被检查者患病的可能性。

$$灵敏度（Sen）= \frac{a}{a+c} \times 100\% \qquad 式（6-3）$$

灵敏度的标准误的计算公式如下:

$$SE_{(Sen)} = \sqrt{\frac{Sen(1-Sen)}{n}} \qquad 式（6-4）$$

式中 n 为实际患病的患者数,即计算灵敏度的分母（$a+c$）。

2. 漏诊率　是指一项诊断试验将实际患病的人错误诊断为非患者的比率。漏诊率也称假阴性率（false negative rate, FNR）。漏诊率 =1- 灵敏度。灵敏度越高,漏诊率越低。

（二）特异度和误诊率

1. 特异度（specificity，Spe） 是指一项诊断试验能将实际无病的人正确诊断为非患者的能力，或无病的人被判断为阴性结果的百分比，特异度只与非病例组有关。特异度也称真阴性率（true negative rate，TNR）。特异度越大，实际无病的人被判断为阴性的可能性越大。非常特异的试验通常被用于确定疾病的存在，其阳性结果可明确被检查者患有某种疾病。

$$特异度（Spe）= \frac{d}{b+d} \times 100\% \quad 式（6-5）$$

特异度的标准误的计算公式如下：

$$SE_{(Spe)} = \sqrt{\frac{Spe(1-Spe)}{n}} \quad 式（6-6）$$

式中 n 为实际无病者人数，即计算特异度的分母（$b+d$）。

2. 误诊率 是指一项诊断试验将实际无病的人错误诊断为患者的比率。误诊率也称假阳性率（false positive rate，FPR）。误诊率 =1- 特异度。特异度越高，误诊率越低。

一项好的诊断试验应同时具有较高的灵敏度和特异度。

（三）Youden 指数

Youden 指数（Youden's index）是诊断试验中灵敏度和特异度之和减去基数（1 或 100%），表示诊断试验发现真正患者和非患者的总的能力。Youden 指数也称正确诊断指数。Youden 指数的取值在 –1~1 之间，其值越大，说明诊断试验的准确度越高。

$$Youden 指数（\gamma）= 灵敏度 + 特异度 -1$$
$$=1-（误诊率 + 漏诊率）$$
$$式（6-7）$$

该指数的标准误的计算公式如下：

$$SE_{(\gamma)} = \sqrt{\frac{Sen(1-Sen)}{n_1} + \frac{Spe(1-Spe)}{n_2}}$$
$$式（6-8）$$

式中 n_1 为实际患病者人数，n_2 为实际无病者人数。

在上述指标中，灵敏度和特异度、误诊率和漏诊率是两对矛盾的指标，即同一诊断试验，要提高灵敏度则必然降低特异度，若降低误诊率就会使漏诊率增加。同时灵敏度和特异度基本上能反映一个诊断试验的性质，而误诊率和漏诊率可分别通过特异度和灵敏度推算出来。

【例 6-2】 某临床医生利用 ELISA 法检查柯萨奇 B 组（CoxB）病毒感染情况，检查结果如表 6-2，试对该方法的真实性进行评价。

表 6-2 ELISA 法与微量中和试验检查CoxB 病毒感染的比较

ELISA 法	微量中和试验		合计
	CoxB 阳性	CoxB 阴性	
CoxB 阳性	85	40	125
CoxB 阴性	15	160	175
合计	100	200	300

将数据代入上述公式，各种真实性评价指标的计算结果见表 6-3。可以看出 ELISA 法发现柯萨奇 B 组（CoxB）病毒感染的能力是比较好的，其灵敏度和特异度分别达到 85% 和 80%。

表 6-3 诊断试验评价指标计算结果

评价指标	点值	标准误	95% 置信区间
灵敏度 /%	85.0	0.036	77.9~92.1
特异度 /%	80.0	0.028	74.5~85.5
Youden 指数	0.65	0.046	0.56~0.74

（四）似然比

在统计学中，将某条件下发生某一事件的概率称为条件概率。在诊断试验中，灵敏度和特异度等指标均可视为条件概率，而条件概率在 Bayes 公式中又被称为似然度，两个似然度之比即为似然比（likelihood ratio，LR）。因此，似然比是指在诊断试验中患者出现某种检测结果（如阳性或阴性）的概率与非患者出现相应结果的概率之比，说明患者出现该结果的机会是非患者的多少倍。似然比可分为阳性似然比和阴性似然比。阳性似然比（positive likelihood ratio，LR⁺）是真阳性率与假阳性率（误诊）之比，说明正确判断阳性的可能性是错判阳性可能性的倍数，即患者检查出阳性结果的概率是非患者的多少倍，表明诊断试验结果呈阳性时患病与不患病机会的比例；阴性似然比（negative likelihood ratio，LR⁻）是假阴性率（漏诊率）与真阴性率（特异度）之比，表示错判阴性的可能性是正确判断阴性可能性的倍数,即诊断试验结果呈阴性时患病与不患病机会的比例,即患者检查出阴性结果的概率是非患者的多少倍。阳性似然比和阴性似然比的计算公式如下:

$$阳性似然比(LR^+)=灵敏度/(1-特异度)$$
$$=灵敏度/误诊率$$
$$式(6-9)$$

$$阴性似然比(LR^-)=(1-灵敏度)/特异度$$
$$=漏诊率/特异度$$
$$式(6-10)$$

LR^+ 值越大,表明诊断试验阳性结果与患病概率的联系越大,诊断试验的诊断价值越好。LR^+ 值的取值范围为 0~∞,一般认为 $LR^+ \geqslant 10$ 则预示诊断试验有高的诊断价值;LR^- 值越小,说明诊断试验阴性结果与未患病概率的联系越大,诊断价值越高,若 $LR^- \leqslant 0.10$ 则预示诊断试验有高的诊断价值。似然比与灵敏度和特异度一样,是一个相对稳定的评价指标,似然比不受患病率的影响,在选择诊断试验时应选择阳性似然比较高的方法。

似然比是对诊断试验进行综合评价的重要指标,该指标综合了灵敏度和特异度的特征,根据似然比可以判断诊断试验阳性或阴性时患病的概率,因此可以利用似然比求出诊断试验结果阳性(异常)时患病的概率,对患者作出诊断。计算方法如下:

$$验前比(pre-test odds)=验前概率/(1-验前概率)$$
$$式(6-11)$$

$$验后比(post-test odds)=验前比 \times LR^+$$
$$式(6-12)$$

$$验后概率(post-test probability)=验后比/(验后比+1)$$
$$式(6-13)$$

在诊断试验中,如果患病率为验前概率(pre-test probability),那么阳性预测值即为验后概率(post-test probability)。

【例 6-3】 某男性,60 岁,有胸痛症状。已知心绞痛的验前概率为 0.60,则:验前比 =0.60/(1-0.60)=1.5;若 LR^+=4.4,则:
$$验后比 =1.5 \times 4.4=6.6$$
$$验后概率 =6.6/(6.6+1)=0.868\,4$$

即患者检查结果为阳性时,目前心绞痛发生的可能性从 60% 增加到 86.84%。

表 6-4 显示阳性似然比与验前概率(患病率)和验后概率之间的关系。若阳性似然比很大,则即使验前概率很低,验后概率也会很大。

(五)诊断比值比

诊断比值比(diagnostic odds ratio, DOR)是评价诊断试验效能的综合指标。DOR 是病例组阳性比值与对照组阳性比值的比。计算公式为
$$DOR=ad/bc=LR^+/LR^-　式(6-14)$$

式中 LR^+ 和 LR^- 分别代表阳性似然比和阴性似然比。DOR 的取值范围为 0~∞,*DOR* 的取值越大,诊断试验效能越好。*DOR* 不受患病率的影响,同时,DOR 可适用于诊断试验研究的 Meta 分析。

(六)ROC 曲线下面积

ROC 曲线下面积(area under the ROC curve, AUC)不受人群患病率的影响,又综合了多个诊断界值的情况,是理想的评价诊断试验准确度的综合性指标。AUC 通常取值在 0.5~1 之间,ROC 曲线越接近机会线,曲线下面积越接近 0.5,诊断价值越低;曲线越远离机会线,曲线下面积越接近 1,诊断价值越高。一般情况下 AUC<0.7 时,表示诊断价值较低;AUC 在 0.7~0.9 之间时,诊断价

表 6-4　阳性似然比与验前概率(患病率)和验后概率(%)的关系

阳性似然比	验前概率 /%							
	5	10	20	30	40	50	60	70
10	24	53	71	81	87	91	94	96
3	14	25	43	56	67	75	82	88
1	5	10	20	30	40	50	60	70
0.3	1.5	3.2	7	11	17	23	31	41
0.1	0.5	1	2.5	4	6	9	13	19

值为中等；AUC>0.9 以上时表示诊断价值较高。利用 SPSS 软件可以方便输出 ROC 曲线、AUC 及其标准误、总体 AUC 的 95％置信区间。

（七）预测值

预测值又称诊断价值，是指在已知试验结果（阳性或阴性）的条件下，表明有无疾病的概率，说明试验结果为阳性（或阴性）时，有多少概率患病（或无病）。阳性预测值（positive predictive value）是试验阳性结果中真正有疾病的概率；阴性预测值（negative predictive value）是试验阴性结果中真正无疾病的概率。以表 6-1 为基础，预测值的计算公式如下：

$$阳性预测值（PV^+）=[a/(a+b)]×100\%$$
式（6-15）

$$阴性预测值（PV^-）=[d/(c+d)]×100\%$$
式（6-16）

【例 6-4】 某医院收治 480 例疑似心肌梗死患者，经过心电图等检查确诊 270 例，再用肌酸磷酸激酶（CPK）含量（阳性标准为≥80 单位）对这些疑似患者进行测定，结果见表 6-5。

表 6-5　肌酸磷酸激酶（CPK）试验结果

CPK 结果	心肌梗死患者	非心肌梗死患者	合计
阳性	250	20	270
阴性	20	190	210
合计	270	210	480

经计算得出：

阳性预测值 =250/270=92.6%

阴性预测值 =190/210=90.5%

根据上述结果，临床医生可以说在 CPK 试验阳性结果中，被检查者患有心肌梗死的概率是 92.6%，而在 CPK 试验阴性结果中，医生有 90.5% 的把握排除检查者患有心肌梗死。

诊断试验的预测值并非试验本身的唯一特征，预测值受到试验的灵敏度、特异度和患病率的影响。在患病率不变化的情况下，试验的灵敏度越高，阴性预测值越好，临床医生有更足的把握判断阴性结果为非患者；反之，试验的特异度越高，阳性预测值越好，临床医生越有理由判断阳性结果为患者。当试验的灵敏度和特异度一定时，受试人群的患病率越低，或个体患病的验前概率越小，阳性预测值越差。因此，临床医生在判断试验结果时，应综合考虑试验的灵敏度、特异度以及受试人群的患病率，否则，其判断结果将受到假阳性和假阴性的影响。由于人群患病率的波动范围远远大于试验本身的特异度和灵敏度的变化范围，因此临床医生更应该注意患病率对试验结果的影响。

假如已知样本人群的患病率（P）、诊断试验的灵敏度（Sen）和特异度（Spe），则诊断试验的结果可表述为表 6-6。

根据 Bayes 条件概率的理论，很容易得到患病率、灵敏度、特异度与预测值的关系表达式。

$$PV^+=\frac{(Sen)(P)}{(Sen)(P)+(1-Spe)(1-P)}$$
式（6-17）

$$PV^-=\frac{(1-P)(Spe)}{(1-P)(Spe)+(P)(1-Sen)}$$
式（6-18）

式中 Sen= 灵敏度，Spe= 特异度，P= 患病率，PV^+= 阳性预测值，PV^-= 阴性预测值。

当患病率很低时，即使一个试验的灵敏度和特异度均很高，仍会出现许多假阳性，使阳性预测值降低。如用 ELISA 方法检测 HIV 抗体，假设该法灵敏度和特异度均达到 99%，如表 6-7 所示，在感染率为 1/ 万时的阳性预测值仅为 0.99%，而当感染率升至 10% 时，其阳性预测值则升至 91.67%。该结果提示，临床医师在判断试验结果的临床意义时，必须事先考虑被检人群的患病率

表 6-6　诊断试验的评价结果

诊断试验	实际患病	实际无病	合计
阳性	$Sen×P$	$(1-Spe)×(1-P)$	$Sen×P+(1-Spe)×(1-P)$
阴性	$(1-Sen)×P$	$Spe×(1-P)$	$(1-Sen)×P+Spe×(1-P)$
合计	P	$1-P$	1

表 6-7 灵敏度和特异度均为 99% 的试验在不同患病率人群中的阳性预测值

感染率	受检人数（1）	实际感染人数（2）	实际未感染人数（3）	试验阳性人数（4）=（2）×0.99	试验假阳性人数（5）=（3）×（1-0.99）	总阳性人数（6）=（4）+（5）	阳性预测值 /%（7）=（4）/（6）
1/万	100 000	10	99 990	9.9 ≈ 10	999.9 ≈ 1 000	1 010	0.99
1‰	100 000	100	99 900	99	999	1 098	9.02
1%	100 000	1 000	99 000	990	990	1 980	50.00
10%	100 000	10 000	90 000	9 900	900	10 800	91.67

高低，才能作出正确的评价。同样的试验在基层门诊部和在高级别专科医院应用时，其阳性预测值或阴性预测值会有很大差别。

二、诊断试验的可靠性评价

可靠性（reliability）是指相同条件下同一诊断试验对相同人群重复试验获相同结果的稳定程度，也称为信度。可靠性高，说明试验结果受随机误差的影响不大。评价诊断试验可靠性的方法和指标如下。

（一）符合率

符合率（agreement/consistency），也称为精密度（precision）、一致率（consistency rate）或正确分类率（correct classification rate，CCR），指一项诊断试验重复测量相同研究对象结果一致的患者数与非患者数之和占所有参加诊断试验人数的比率。分别计算粗一致率（crude agreement）或调整一致率（adjusted agreement），可以综合反映诊断试验的可靠性。如表 6-8，计算公式如下：

表 6-8 诊断试验可靠性评价的资料整理表

甲医生（或第一次试验）	乙医生（或第二次试验）		合计
	阳性	阴性	
阳性	a	b	$a+b$
阴性	c	d	$c+d$
合计	$a+c$	$b+d$	$a+b+c+d$

$$符合率=粗一致率=\frac{a+d}{a+b+c+d}\times100\%$$

式（6-19）

$$调整一致率=\frac{1}{4}\left(\frac{a}{a+b}+\frac{a}{a+c}+\frac{d}{c+d}+\frac{d}{b+d}\right)\times100\%$$

式（6-20）

（二）诊断试验的一致性分析——Kappa 分析

临床医生的诊断水平如何，他们之间对同一人群的诊断结果是否存在差异，必须用诊断的一致性分析来评价，通常可采用 Kappa 分析。Kappa 值是一个有用的测量分类变量可靠性的指标，该值考虑了机遇因素对一致性的影响，Kappa 值的取值范围为 -1~$+1$，若 K 为负数，说明观察一致率比机遇造成的一致率还小；$K=-1$，为两医生的判断完全不一致；$K=0$，表示观察一致率完全由机遇所致；$K>0$，表示观察的一致程度大于因机遇一致的程度；$K=1$，表明两位医生的判断完全一致；一般认为 Kappa 值在 0.4~0.75 为中、高度一致，$K \geq 0.75$ 为极好的一致性。$K \leq 0.40$ 时，表明一致性差。Kappa 分析的具体步骤如下：

1. 资料整理

【例 6-5】 以糖尿病诊断为例，甲医生和乙医生的诊断结果如表 6-9 所示。

表 6-9 甲、乙两医生对同一人群的糖尿病诊断结果

甲医生	乙医生		合计
	糖尿病	正常人	
糖尿病	a（71）	b（41）	$a+b$（r_1，112）
正常人	c（42）	d（455）	$c+d$（r_2，497）
合计	$a+c$（c_1，113）	$b+d$（c_2，496）	$a+b+c+d$（n，609）

2. 分析指标及其方法

（1）观察一致性（observed agreement，P_0）

$$P_0=[(a+d)/n]\times100\%$$

式（6-21）

（2）机遇一致性（chance agreement，P_C）

$$P_C=[(r_1c_1/n)+(r_2c_2/n)]/n$$

式（6-22）

（3）非机遇一致性（potential agreement beyond chance）

非机遇一致性 =1- 机遇一致性

式（6-23）

（4）实际一致性（actual agreement beyond chance）

实际一致性 = 观察一致性 – 机遇一致性

式（6-24）

（5）Kappa 值（K）= 实际一致性 / 非机遇一致性

$$K=(P_0-P_C)/(1-P_C)$$　式（6-25）

或采用下列公式计算 Kappa 值：

$$K=\frac{n(a+d)-(r_1c_1+r_2c_2)}{n^2-(r_1c_1+r_2c_2)}$$　式（6-26）

当 K 值较小（K<0.60）时，需做假设检验，K 值的标准误（S_K）的计算公式如下：

$$S_k=\sqrt{p_0(1-p_0)/\left[N(1-p_0)^2\right]}$$
$$u=K/S_k$$

式（6-27）

若 u>2.58，则 P<0.01；若 u<1.96，则 P>0.05。但这里的 P 值仅说明 K 值因机遇所致可能性的大小。

以表 6-9（2×2 表）数据为例，计算 Kappa 值。

$$P_0=\frac{71+455}{609}\times100\%=86.37\%$$

$$P_C=\left(\frac{113\times112}{609}+\frac{496\times497}{609}\right)/609=69.88\%$$

Kappa 值（K）=（0.863 7-0.698 8）/（1-0.698 8）= 0.547

或 $K=\dfrac{609(71+455)-(112\times113+497\times496)}{609^2-(112\times113+497\times496)}=0.547$

K 值的标准误为：

$$S_K=\sqrt{0.863\ 7(1-0.863\ 7)/\left[609\ (1-0.698\ 8)^2\right]}$$
$$=0.046$$
$$u=\frac{0.547}{0.046}=11.89$$

因 u=11.89>2.58，P<0.01，认为 K 值因机遇所致的可能性较小。

在临床工作中，医生会遇到许多分类资料，如疗效评价的治愈、好转、无效、恶化等有序分类资料，血型的 A、B、AB、O 型等无序分类资料，对于这些多分类资料不宜用四格表的 Kappa 分析方法，而应用 K×K 表的 Kappa 分析，

下面介绍无序分类资料的 Kappa 分析方法，见表 6-10。表 6-10 中各格子的数据 P_{ij} 为构成比，计算方法是将每个格子的实际频数除以总频数。

表 6-10　Kappa 分析的 K×K 整理表

试验 B	试验 A				合计
	1	2	…	k	
1	P_{11}	P_{12}	…	P_{1K}	$P_{1.}$
2	P_{21}	P_{22}	…	P_{2K}	$P_{2.}$
3	P_{31}	P_{32}	…	P_{3K}	$P_{3.}$
…	…	…	…	…	…
k	P_{K1}	P_{K2}	…	P_{KK}	$P_{K.}$
合计	$P_{.1}$	$P_{.2}$		$P_{.K}$	1

观察一致率（P_0）：

$$P_0=\sum_{i=1}^{K}P_{ii}$$　式（6-28）

机遇一致率（P_e）：

$$P_e=\sum_{i=1}^{K}P_{i.}P_{.i}$$　式（6-29）

Kappa 值的计算公式为：

$$K=\frac{P_0-P_C}{1-P_C}$$　式（6-30）

对总体 Kappa 值为 0 的统计推断可按式（6-31）计算 K 值的标准误［SE（K）］：

$$SE(K)=\frac{\sqrt{P_e+P_e^2-\sum_{i=1}^{K}P_{i.}P_{.i}(P_{i.}+P_{.i})}}{(1-P_e)\sqrt{n}}$$

式（6-31）

K 值的 95% 置信区间（95% CI）：

$$K\pm1.96\times SE(K)$$　式（6-32）

K 值的假设检验按照 u=K/SE（K）计算检验统计量。

但对总体 Kappa 值为任意值，或对几个 Kappa 值进行假设检验和区间估计时，Kappa 值的标准误的计算公式与式 6-31 有所不同，请参见詹绍康主编的《现场调查技术》教材中的"一致度"。

（三）计量指标的一致性分析——组内相关系数

组内相关系数（intra-class correlation coefficient，

ICC）表示测量对象个体差异的方差占总方差的比例。$0 \leq ICC \leq 1$，ICC 越接近1，说明个体差异对总方差的影响越大，测量误差对总方差的影响越小。反之，ICC 越接近0，个体差异对总方差的影响越小，测量误差对总方差的影响越大。用方差分析的结果计算 ICC 和进行假设检验。ICC 的计算公式如下：

$$ICC = \frac{MS_A - MS_e}{MS_A + (n-1)MS_e} \qquad 式（6-33）$$

式中，MS_A 为组间均方，MS_e 为组内均方，n 为重复测量次数。一般认为 $ICC \geq 0.75$ 时，说明测量结果的可重复性较好。

计量资料的一致性还可采用标准差或变异系数进行分析。

（四）影响诊断试验可靠性的因素

一项诊断试验的可靠性受到许多因素的影响，包括试验方法本身及其外界条件、观察者及被观察者三方面的变异。

1. **试验方法与条件的差异** 包括试验的环境条件，如温度、湿度等；试剂与药品的质量及配制方法；仪器是否校准以及操作者的熟练程度等。因此，必须严格规定试验的环境条件以及试剂与药品的级别，仪器必须先校准，才能保证试验的可靠性。

2. **观察者的变异** 包括不同观察者间变异（inter-observer variability）和同一观察者变异（intra-observer variability），即在不同时间、条件下重复检查同一样本时所得结果的不一致性。例如由几名临床医生同时测量同一个人的血压值，即使经验丰富的医生们测量结果也可能不完全相同，差异在2mmHg以内当属误差允许范围。同样，即使同一医生在不同时间和条件下对同一个体的诊断也可能不同。为此，观察者必须经过严格的培训，增强责任心，统一判断标准，使观察者的变异降低到允许范围以内。

3. **被观察者的变异** 主要是指个体的生物学变异（biological variation），即被观察者个体的各种生理、生化测量值均随测量时间、条件等变化而不断变化，如血压值在上午、下午、冬季、夏季不同，并随测量体位和部位的不同而变化；血糖值在饭前、饭后不同时间有明显差异。这些变化并不是随机误差，是要测量出来的差异。严格来讲，个体生物学变异影响的是可靠性评价的过程，确切的可靠性指标需要排除被测个体生物学变异的干扰。因此，要严格规定统一的测量时间和测量条件，以使被观察者在相同条件下进行比较。同时，临床医师应对个体的生物学变异给予足够的重视。

三、诊断试验的临床实用性评价

在评估诊断试验的真实性与可靠性之后，应明确新的诊断试验是否能够迅速地应用于临床，使更多患者得到及时正确的诊断，并能够在取得社会效益的同时也取得经济效益，应对该试验的应用前景做出评价，以便推广应用。

1. **该试验是否能在本单位开展并进行正确的检测** 在报道的资料中，是否明确地叙述了试验试剂、操作步骤与方法、检测对象与注意事项等，以便结合本单位情况，考虑是否有条件开展该项试验，有无经济效益等。例如：设有专科门诊的医院，开展肾动脉造影检查青少年高血压，或血液专科门诊做血红蛋白电泳，检查长期贫血的患者，则阳性率较高，价值较大。如上述检查用于基层医院，去检查一般的高血压及贫血患者，则阳性率很低，开展后使用价值不大，经济效益也会受到明显影响。

2. **经济学评价** 诊断试验除了需要进行真实性和可靠性评价外，由于每种试验方法都要消耗一定的费用，因此也应该进行经济学评价（economic evaluation）。评价的方法包括成本效益分析（cost-benefit analysis，CBA）、成本效果分析（cost-effect analysis，CEA）和成本效用分析（cost-utility analysis，CUA）。

四、诊断试验评价的统计推断

诊断试验的评价研究大多数是抽样研究，以上所计算的灵敏度、特异度、预测值、似然比、一致率等评价指标均为样本指标，因此需要对研究结果进行区间估计和假设检验。有关估计公式分别见表6-11和表6-12。

表 6-11 诊断试验评价指标的区间估计

样本指标	样本标准误	置信区间
灵敏度（Sen）	$S_{sen} = \sqrt{ac/(a+c)^3}$	$Sen \pm U_{a/2}S_{sen}$
特异度（Spe）	$S_{spe} = \sqrt{bd/(b+d)^3}$	$Spe \pm U_{a/2}S_{spe}$
阳性预测值（PV^+）	$S_{pv+} = \sqrt{ab/(a+b)^3}$	$PV^+ \pm U_{\alpha/2}S_{pv+}$
阴性预测值（PV^-）	$S_{pv-} = \sqrt{cd/(c+d)^3}$	$PV^- \pm U_{\alpha/2}S_{pv-}$
符合率（PA）	$S_{PA} = \sqrt{(a+d)(b+c)/N^3}$	$PA \pm U_{a/2}S_{PA}$
Youden 指数（γ）	$S_{\gamma} = \sqrt{\dfrac{ac}{(a+c)^3} + \dfrac{bd}{(b+d)^3}}$	$\gamma \pm U_{a/2}S_{\gamma}$

表 6-12 诊断试验评价指标的假设检验

实用情况	计算公式	标准误
两个试验总一致率的比较	$U = \dfrac{PA_1 - PA_2}{S_{PA}}$	$S_{PA} = \sqrt{S_{PA_1}^2 + S_{PA_2}^2}$
两个试验 Youden 指数比较	$U = \dfrac{\gamma_1 - \gamma_2}{S_{(\gamma_1-\gamma_2)}}$	$S_{(\gamma_1-\gamma_2)} = \sqrt{S_{\gamma_1}^2 + S_{\gamma_2}^2}$

第五节 提高诊断试验效率的方法

在临床诊疗过程中，医生都期望在较短的时间内，用最少的检查手段使患者得到准确及时的诊断，以下方法有利于提高临床诊断的效率。

一、提高患病率（验前概率）

从前面所提到的患病率与灵敏度、特异度以及预测值和 Bayes 公式可知，当诊断试验的基本性质（灵敏度和特异度）不变时，阳性预测值随患病率的升高而加大。当似然比固定时，验前概率提高，验后概率也会加大。而阳性预测值越大，医生诊断疾病的把握性也越大。

在临床上可通过询问病史、筛查高危人群、职业人群和特殊暴露人群，设立专科门诊，对疑难病例的转诊或会诊等手段来提高被检查人群的患病率。

二、联合试验

为提高诊断效率，临床医生可应用多个试验对同一疾病进行诊断，通常采用 2 个或 2 个以上的诊断试验，根据每个试验的结果来综合判断最后诊断的结果。联合试验主要包括平行（并联）试验（parallel test）和系列（串联）试验（series test）。

（一）平行（并联）试验

平行（并联）试验即几个试验中只要有一个试验呈现阳性即诊断为阳性，而全部试验阴性才能判为阴性。其优点是灵敏度增高，漏诊率降低；但同时特异度降低，误诊率增高。在临床工作中，当医生需要迅速对疾病作出诊断、漏掉一个患者后果严重、再次诊断需要昂贵花费或目前尚缺乏灵敏度高的试验时，可采取并联试验。

（二）系列（串联）试验

系列（串联）试验即几个试验中有一个阴性即诊断为阴性，而全部试验阳性才能判为阳性。其优点是特异度增高，误诊率降低；缺点为灵敏度降低，漏诊率增高。该方法主要用于慢性病的诊断，当误诊能造成严重后果时，应该用串联试验。若诊断方法价格昂贵或有危险性，建议先用简便、安全的试验，提示患病的可能性时，才进一步做价格昂贵的试验，见表 6-13。

表 6–13 联合试验的方式

联合试验	试验 A	试验 B	判断结果
并联试验	+	不必做	+
	–	+	+
	–	–	–
串联试验	+	+	+
	+	–	–
	–	不必做	–

【例 6-6】 某医生利用尿糖试验和血糖试验对糖尿病患者进行诊断,表 6-14 为尿糖试验与血糖试验的联合试验结果。

表 6–14 糖尿病尿糖诊断试验与血糖
诊断试验的联合试验结果

尿糖诊断试验	血糖诊断试验	糖尿病患者	非糖尿病患者
+	–	40	20
–	+	80	30
+	+	300	10
–	–	80	5 940
合计		500	6 000

尿糖试验:灵敏度 =(40+300)/500=68.0%
　　　　　特异度 =(30+5 940)/6 000=99.5%
血糖试验:灵敏度 =(80+300)/500=76.0%
　　　　　特异度 =(20+5 940)/6 000=99.3%
并联试验:灵敏度 =(40+80+300)/500=84.0%
　　　　　特异度 =5 940/6 000=99.0%
串联试验:灵敏度 =300/500=60.0%
　　　　　特异度 =(20+30+5 940)/6 000=99.8%

以上结果表明,通过并联试验可明显提高灵敏度,但特异度有所下降;而串联试验可提高特异度,却使灵敏度下降。因此在临床实践中要根据具体情况来确定联合试验的方式,还要具有良好的社会效益和经济效益。

在进行串联试验时,若几个试验的简繁程度、费用相差不多,建议先用特异度高的试验,后做灵敏度高的试验,这样可以减少受检查的人数和检查成本。在平行试验中,若多个试验结果都呈阴性,有利于在临床上排除疾病;而在系列试验中,若多个试验结果都呈阳性,有利于在临床上确诊疾病。

（三）混合试验

根据试验的性质和质量高低,串联试验与并联试验结合起来应用,以达到较好的结果。例如有四项试验,可定为有任何三项阳性判断为阳性,或第一项阳性再加上其他三项中任何一项阳性即判断为阳性,否则即诊断为阴性。也可以考虑把几项试验结合成一个综合试验（如某某综合征）,可以减少试验项目,以便于工作与分析。

当混用两个以上诊断试验时,常先选简便、易行、价廉、对受检人无损伤的试验,后用复杂、价贵、可能有损伤的试验。

三、联合试验的多元分析

临床疾病的表现复杂多样,两三个试验不一定能完全描述清楚,因此,疾病诊断通常是综合临床症状、体征及化验、检测等多方面的结果作出的。临床医生可利用多元回归、Logistic 回归、判别分析、综合评价（如评分法）等方法对疾病进行综合计量诊断。

下面通过实例介绍在 SPSS 中采用二分类 Logistic 回归进行多项测量指标值的 ROC 曲线分析。某呼吸内科医生拟通过性别、年龄、BMI、COPD 病史和是否吸烟等因素预测受试者的肺癌患病情况。他招募了 85 名肺癌患者,259 名非肺癌患者,并通过查阅病历、问卷调查的方式收集了上述信息。SPSS 操作步骤如下:

1. 数据录入 SPSS。

2. Logistic 回归分析 选择 Analyze → Regression → Binary Logistic。

（1）主对话框设置:将因变量 cancer 送入 Dependent 框中,将纳入模型的自变量 sex、age、BMI 和 COPD 变量送入 Covariates 中,选择 Forward: LR 的自变量筛选方法（Method 对话框）。

（2）Categorical 设置:本研究中,COPD 是多分类变量,指定"无 COPD 病史"的研究对象为参照组,分别比较"轻/中度"和"重度"组相对于参照组患肺癌的风险。点击 Categorical →将左侧 Covariates 中的 COPD 变量送入右侧 Categorical Covariates 中。在 Reference Category 的右侧选择 First（表示选择变量 COPD 中,赋值最小的,即"0"作为参照。）→点击 Change →点击 Continue。

（3）Save 设置：点击 Save →选择 Probabilities →点击 Continue。

最终模型纳入了性别（sex）、COPD 病史（COPD）和吸烟（smoke）三个变量。也就是说该 Logistic 回归模型认为，这三个变量可以预测是否患肺癌，而年龄和 BMI 并没有预测意义。

3. ROC 曲线的绘制

（1）选择 Analyze → ROC Curve。

（2）主对话框设置：将已知的疾病情况 cancer 送入 State Variable 框中，预测概率 Predicted probability 送入 Test Variable 中，并在 Value of State Variable 框中填 1 → OK。

根据结果，可以知道该诊断试验的 ROC 曲线下面积是 0.718，判断其准确性，并用于与其他诊断试验的比较。

第六节 诊断试验的评价原则

临床医生在阅读医学文献时，对某种诊断试验临床应用的报道需要根据一定的标准和原则进行客观分析和评价，以衡量其结论是否可靠。国内外学者对诊断试验提出了多项评价原则，现归纳如下：

一、是否与金标准进行了同步盲法比较

这是评价诊断试验最核心的一条。作为参照的金标准诊断，定义是否清晰明确，非常关键。在合理选择金标准的同时，待评试验必须同金标准诊断进行同步盲法比较。即要求试验结果的评价者预先无法获知哪些研究对象被金标准判定为"患病"、哪些被判定为"无病"，诊断试验与金标准诊断要独立判断结果。

二、研究对象的代表性如何

为了保证试验结果的代表性和可推论性，所选择的病例组和对照组最好是目标人群的一个随机样本。对象的选择必须具有统一的临床诊断标准和纳入研究的标准。入选的病例组是否包括各型病例：如典型和不典型，早、中、晚期，有无并发症等，正常人一般不宜纳入对照组。采用不同来源的研究对象，有可能会对诊断试验产生直接影响，因为不同级别、不同性质的医院，某病的患病率不同，会直接影响诊断试验的预测值。如果某项诊断试验能正确诊断各种临床类型以及病情严重程度不同的患者，正确鉴别有类似临床表现的其他疾病患者，那么该诊断试验便具有临床应用价值。

三、样本量是否足够

在对诊断试验进行评价时，一定要有足够的样本量。样本量太小，会导致结果的误差或难以得到预期的结果，影响结果的代表性；若样本量太大，会加重工作负担，增加费用消耗，影响研究结果的质量。因此，评价样本量是衡量诊断试验的重要原则。

四、界值选择是否合理

诊断试验的正常（阴性）和异常（阳性）的判断标准（截断值）的选择对诊断试验的灵敏度和特异度等指标有直接的影响。因此，应评价其界值的选择方法及其合理性。

五、是否同时评价了真实性和可靠性

一项好的诊断试验，应该是既真实又可靠的。因此在评价时，不仅要计算反映真实性的指标，同时还要计算评价可靠性的指标，两者缺一不可。

表示诊断试验真实性的指标主要是灵敏度和特异度，这两个指标是评价一项诊断试验最基本、最重要和稳定的客观指标。若发现这些指标的数值都很大，如超过 95%，则认为所评价的试验是一个很好的试验。评价诊断试验应结合其具体目的进行，如要求诊断试验的灵敏度较高，以避免漏诊，而特异度可以较低，在接受误差范围即可；若诊断试验的特异度要求较高，以避免误诊，而灵敏度可以较低，在接受误差范围即可。Youden 指数综合了灵敏度和特异度的信息，一般认为该指数应该大于 0.70，否则诊断试验的临床应用价值较低。

诊断试验的可靠性是指诊断试验对同一个体进行多次诊断应能得到同样结果的可能性，即结果的可重复程度。试验结果的变异系数越小（一般应小于 5%），试验的重复性越好，则试验的可靠性越大，注意该变异系数的计算，不应包括被测个体的生物学真实变异。在实际操作过程中，可

靠性受到试验条件、观察者和受试者主观作用的影响。因此,在评价可靠性时,应注意试验方法的标准化、仪器和试剂的质量及质量控制、试验环境条件的恒定、操作技术的熟练程度、盲法观察试验结果、统一测试的环境条件,并在不同场合重复做试验。

六、是否交代了诊断试验的具体步骤

诊断试验方法(包括所用仪器、试剂、设备、实验条件等)是否具体详尽,操作步骤和注意事项是否明确,尤其是研究设计、资料收集的方法等。描述这些步骤有助于其他研究者进行重复试验,也有助于诊断试验在临床的推广和普及。

七、是否对联合试验进行了正确的评价

在联合试验的评价中,不仅要看联合试验总的灵敏度和特异度以及可靠性,同时也要评价单项诊断试验的真实性和可靠性。因为只有对单项试验的应用价值作出恰当的评价,才能正确评价联合试验的诊断价值。联合试验的选择要服从诊断的目的与要求。

八、是否控制了偏倚

评价一项诊断试验时,还要考虑该诊断试验是否排除了各种偏倚(选择偏倚、错误分类偏倚、测量偏倚等)对结果的影响。

九、临床意义及适用性如何

诊断试验经过效用分析后,还需用可靠的依据说明其临床意义和适用性,包括正确判断的收益和错误判断的可能后果等。

目前,为方便对诊断试验研究证据展开质量评价,陆续发布了一些评价工具,如诊断试验研究的报告规范 STARD (Standards for Reporting of Diagnostic accuracy),用来评估诊断试验研究的报告质量;QUADAS 系列评价标准 (Quality Assessment of Diagnostic Accuracy Studies) 可用于评价诊断试验研究的方法学质量。

思　考　题

1. 简述诊断试验设计的基本内容。
2. 如何对诊断试验进行评价?
3. 如何提高诊断试验的效率?

4. 怎样对诊断试验的评价指标进行统计推断?

(刘爱忠)

第七章 治疗性研究

第一节 概 述

在评价和决策药物或治疗措施的临床治疗效果时，必须以经过严谨设计后进行的临床试验所取得的科学证据为基础，而不能凭着证据不足的假设或推断进行决策。此外，动物实验的结果并不能完全证实在人体内的效果。因此，药物治疗效果的试验应在人体进行。按照涉及人体医学试验的《赫尔辛基宣言》规定，用于人体治疗性试验的任何药物或措施，应有理论依据，而且应有药物化学、药理学、毒理学以及药效学等基础医学研究的资料，支持在人体进行试验的安全性和潜在疗效后，方可投入临床治疗试验。除了上述的科学依据及安全有效外，应该确定合适的临床试验最佳目标，包括临床治愈或根治属于可被治愈或根治的疾病，或预防复发及并发症，或缓解症状、维持功能及改善生命质量。根据疾病的性质、病损程度、治疗后机体的病理损害和生理功能状况的可复性，确定评价治疗作用的终点指标。

在进行临床流行病学疗效研究的药物中，很大一部分是新药。新药是指从动物、植物、细菌等来源获得的，既具有潜在的应用价值也可造成危害的天然产物或化学合成的、迄今未曾有过的新化合物。其中有的本身就是有用的药物，有的则被化学家用来作为合成其他药物的起始物。我国新药审批办法中规定，新药为我国未生产过的药品，亦包括已生产的药品增加新的适应证、改变给药途径和改变剂型。按照药品管理与新药审批的要求，目前国内把中药和西药均分为五类。第一、第二、第三类新药需进行临床试验，第四、第五类新药需进行临床验证。新药评价包括临床前药理、毒理评价、临床药理学评价和临床评价。新药临床评价是根据新药各期临床试验研究结果，对新药在人体内的安全性和有效性作出评价。

新药的临床试验可分为三期或四期。Ⅰ期临床试验是在人体进行新药试验的起始期，包括药物耐受性试验与药代动力学研究。其目的是研究人体对药物的耐受性，并通过药代动力学研究，了解药物在人体内吸收、分布和消除的规律，为新药临床Ⅱ期试验提供安全有效的合理试验方案。此期研究多以健康受试者作为研究对象，初步确定可用于临床的安全剂量范围，并根据药代特征推荐未来研究的给药方案。但是，鉴于健康受试者与患者的不同，Ⅰ期研究往往难以为药物的临床有效性提供重要信息。近年来，为了提高新药研发的效率，有些研究者提出在伦理和安全性允许的前提下可以在Ⅰ期开展一些以适应证患者为对象的临床药理学研究，初步探索新药对临床相关替代终点指标（甚至临床疗效终点）的作用。Ⅱ期临床试验通常是剂量探索研究，要对新药的有效性、安全剂量范围及适应证人群进行详细考察。通过随机对照临床试验对新药的安全有效性作出评价。Ⅲ期临床试验为临床确证研究，在多个研究中心或全国范围内进行，有的在国际范围内进行。目的是在较大范围内对新药在临床拟用给药方案下的疗效和安全性进行确认。Ⅳ期临床试验是在新药投入市场后进行的，为上市后临床试验或称为上市后药物监察，目的是对已在临床广泛应用的新药进行监察，着重于新药的安全性。Ⅳ期临床试验还包括未能在上市前进行的某些特殊患者的安全有效性考察，如新药对老年人、幼儿、孕妇、肝肾功能异常等患者的临床试验应在肯定新药安全有效并已批准上市后进行。但具体情况需具体分析，某些专用于老人、小儿或终止妊娠等的新药就有必要在有关的特殊病例中进行Ⅱ期或Ⅲ期临床试验。

由于新药临床试验是评价未上市且尚在研究

中的新药在人体中的安全有效性,研究者对新药开发与对受试者的安全均负有责任,因此需要在有丰富临床专业经验和相关研究资质的临床医生和药理学专家的指导下进行。

第二节 治疗性研究的设计与实施

临床流行病学疗效研究中多数是进行Ⅱ期临床试验。Ⅱ期临床试验设计应符合"四性"原则,即代表性、重复性、随机性、合理性。代表性是指受试对象的确定应符合统计学中抽样的样本能反映总体规律的原则。重复性是要求试验结果准确可靠,经得起重复验证。随机性是要求试验中试验组和对照组患者的分配是均匀的,不受主观倾向影响。合理性是指试验设计既要符合专业要求与统计学要求,又要切实可行。临床试验设计中的三大要素是对照的设置、随机化分组和盲法原则。

一、对照的设置

新药临床试验与临床验证都必须设立对照组。对照试验是比较两组患者的治疗结果,一组用试验药品,即研究的新药,另一组用已知的有效药物,或称为标准药物作为阳性对照,或用无药理作用的安慰剂作为阴性对照。两组患者的基线状况均衡可比。

在进行临床疗效考核中,患者治疗后所产生的病情变化,并不单是所给治疗药物的特异性药理作用的结果,而是以下各种作用的综合结果,包括药物的疗效、疾病的自行缓解、霍桑效应、安慰剂效应等。

临床疗效评价的目的,是为了识别所考核治疗措施本身的特异性治疗作用。为了达到这一目的,最好的方法就是在治疗组以外,另行设立一个总体上均衡可比的对照组,并给予安慰剂,最后将两者的结果进行比较后得出结论。设立对照组也是确定新治疗方法的不良反应或安全性的可靠方法。

(一)同期对照试验

同期对照试验是以同期对照为标准的随机分组对照试验。在药物疗效评价研究中,将符合入组资格的研究对象分配到治疗组和对照组,各组病例同时分别接受不同的治疗,同时进行随访观察,比较其结果,得出有关疗效的结论。"同期"一词强调与自身前后对照试验或以历史性资料为对照的临床疗效评价的区别。这种设计避免了与时间变化有关的许多偏倚。同期对照试验可按其分组是否采用随机化方法而分为随机分组和非随机分组的同期对照试验。

在随机分组的同期对照试验中,所有的研究对象理论上可按研究设计既定的比例被分配到治疗组或对照组。随机分组使各种已知或未知可能影响考核结果的因素(如年龄、性别、病情程度和并发症等)可以最大限度地被均衡分配到治疗组和对照组中。在两组均衡可比的情况下,两组间结果的差别将主要归因于所给治疗的不同。这种随机分组的同期对照试验在各种临床疗效考核的方法中具有最高的论证强度,能最真实地反映所研究药物的临床疗效,因此,应尽可能采用这种设计方法。但其缺点是在具体实施时有一定难度,对伦理学的要求很高。有多个治疗方案需同时进行比较时,可以设多个治疗组互相比较,也可以设几个治疗组与一个对照药或安慰剂进行比较。同期对照试验亦可用来研究药物相互作用,如研究A药与B药的相互作用,可分别设A、B与A+B三个治疗组与一个安慰剂对照组。

在非随机分组的同期对照试验中,试验组接受新药治疗还是对照组接受新药治疗是由主管研究的医师来决定,或者根据患者或患者家属是否愿意接受某种治疗而分组。非随机分组同期对照试验的优点是容易被医师和患者所接受,依从性较高,缺点是难以保证各组间结果的可比性和比较的合理性。

(二)交叉对照试验

交叉对照试验是对两组受试者采用两种不同的处理措施,然后互相交换处理措施,最后将结果进行对照比较的设计方法。考虑不同顺序对疗效评定可能产生的影响,在交叉试验中,一般有两组或以上的受试者,以不同的顺序先后接受试验药和对照药的治疗,以消除顺序对疗效结论的潜在影响,至于谁先接受试验药或对照药措施,或由研究者安排,或可采用随机分组的方法,后者又称为随机交叉对照试验。交叉试验中每例患者先后要接受两种不同的处理,两阶段之间应有一个洗脱期,以清除第一阶段治疗药物对第二阶段的影响。洗脱期结束后务必使受试者的评定指标与第一阶段治疗开始前基本相同,然后开始第二阶段的治疗。交叉试验不同于同期对照之处在于每例患者先后接受两种不同的治疗。

交叉对照试验适用于以下情况:①每种药物的药效都是短期或短暂的;②延长总的治疗周期并不缩小各种药物治疗效应之间的差别;③所设计的交叉试验不会因先后两次或多次疗程而致用药过量;④所用交叉设计无顺序影响;或虽有顺序影响,但通过交叉试验,这种顺序效应能得到平衡。交叉对照试验可在同一个体进行自身对照试验,也可在不同个体中进行组间交叉对照试验。在交叉试验设计中,观察比较的药物多于2个时,可采用拉丁方设计,在确定主要观察指标后,可在患者、给药顺序及观察指标所测数值之间列出拉丁方,利用方差分析,可对拉丁方中各个药物效应进行 F 检验,比较药物之间、患者之间、药物与观察指标之间的差别。

交叉对照试验的优点是:①每例研究对象先后按受治疗组或对照组治疗,消除了不同个体间的差异;②需要病例数较少。

交叉对照试验的缺点是:①应用病种范围受限,对于各种急性重症疾患或不能恢复到第一阶段治疗前状况的疾病(如脑梗死)以及不允许停止治疗(洗脱期)让病情回到第一阶段前的疾病(如心律失常),都不能采用交叉对照试验;②两个阶段的治疗可能有重叠,需要有一个洗脱期,洗脱期长短相当于前一阶段所用药物的半衰期5~7倍的时间,依病种、病情和治疗药物本身的疗效特征决定;洗脱期过短难以避免前一阶段治疗的影响,过长则使患者长期不能得到治疗;③每阶段治疗期的长度受到限制,有些药物的有效性可能在试验期内尚未得到充分发挥;④整个研究观察期较长,不能避免病情和观察指标的自然波动;⑤由于整个研究观察期较长,研究对象的依从性不容易得到保证。

(三)序贯试验

同期对照试验和交叉对照试验都是预先确定研究对象的数量,数据统计分析是在全部试验完成后进行的。序贯试验则事先不固定样本数,而是每试验一对研究对象后,马上分析,然后再决定下一步试验,直到可以判断出结果,可以下结论时立即停止试验。这样就可以避免盲目加大样本量而造成浪费,又不至于因样本量过小而得不到应有的结论。序贯试验优点是比较符合临床工作的特点,患者是陆续就医的,可以陆续进入试验,陆续分析,直至得出结论;同时计算也比较简便。序贯试验的缺点是仅适用于单指标的试验,如观察疗效系多指标者,应将其综合成单指标。

二、随机化分组

随机化分组的目的是使试验对象被均匀地分配到各试验组去,不受试验者主观意志或客观条件的影响,结果是使各种已知的和未知的影响预后的因素均匀地分布于各研究组,从而达到各组均衡可比的目的。

随机化分组应符合下列原则:①医生和患者不能事先知道或决定患者将被分配到哪一组接受治疗;②医生和患者都不能从上一个患者已经进入的组别推测出下一个患者将分配到哪一组。根据日历上单日进入研究的患者分配到 A 组,双日进入研究的患者分配到 B 组,显然违背上述原则,因为医生和患者都容易发现这种分组的规律,可以推测出患者进入试验后的分组情况,从而改变次序以进入所希望的"理想"组别,因此不是真正的随机化分组方法。常用的随机化方法有以下三种。

(一)简单随机化

最简易的随机化方法是掷钱币法,每个患者分组前,试验者按常规先掷钱币,正面分到一个组,反面分到另一个组。

随机数字表法则利用已制定好的随机数字表,事先规定试验组和对照组每组数码,患者按出现的数码顺序分配到各组去。如 A 与 B 两组进行随机对照试验,可先规定随机表中双数进 A 组,单数进 B 组。按数字表顺序,即可把患者随机分到 A、B 两组中去。应用随机数字表分配,只有在样本数量足够大时,才有可能做到两组例数相等,因此,不适用于小样本临床对照试验。

(二)区组随机化

区组随机化是为了达到各组研究对象数量相等的一种随机化方法,是临床随机对照试验中常用的随机化方法。该方法事先规定一定大小的区组，各区组间不同组别的病例数比例相当，根据所研究病例进入研究的顺序，进行区组随机分组。其优点为在随机分配过程中任一时刻不同区组间的治疗组与对照组病例数均可保持相对平衡，并可根据试验要求设计不同的随机化区组。例如在多中心试验时，每个中心可有各自的随机化区组；不同的适应证也可以分别设计随机化区组。

例如，以80例患者随机分配至A、B两组为例。如规定区组含量为4，进入每一区组的研究对象必须有2例分配至A组，2例分配至B组。按病例进入这样一个区组的排列顺序，可有6种方式的排列组合（AABB，ABAB，ABBA，BBAA，BABA，BAAB），随机排列6种方式，按每区组4例随机分配80例患者到20个区组中。

（三）分层随机化

分层随机化是根据已知对研究结果有影响的因素，事先设立若干个层次，把对象分成若干个亚层，然后在各层内进行随机化分组。其目的是把影响疗效考核的因素恰当地分在不同亚组内，减少外部因素在各研究组中分布的不平衡，从而识别出治疗的真实作用。例如不同严重程度的痴呆患者预后不同，如果他们在两组中分布不平衡，可干扰治疗结果的客观性，因此可以先按照痴呆程度分层后再随机分组。分层的指标可选预后因素、辅助治疗方案等。

三、盲法的实施

在一项临床试验中，如果参加者知道自己接受治疗的分组情况，则可能以一种系统的方式改变他们的行为，导致偏倚产生。减少这种偏倚的方法之一是采用盲法。

（一）单盲临床试验

在单盲试验中，只是研究对象（患者）被设盲，研究的医师未被设盲，因此有利于保证试验的安全性，可以避免来自研究对象的偏倚，但仍不可避免临床医师在考核疗效时的主观因素所导致的偏倚，因为医生常有希望所试新药取得良好疗效的愿望，因此在观察病情和询问病情时不免带有一定倾向。

（二）双盲临床试验

在双盲试验中，考核疗效的临床医师和受试的患者都不知道分组情况，可以大大减少信息偏倚。在进行双盲试验前，试验药与对照药需特殊配置。试验药与对照药除编号不同外，外观应完全一致，药的气味和口感也应相似。此外，还要有一套完善的掩盖真相的代号制度和保密制度，以保证双盲试验顺利进行。双盲需要有第三者（研究组其他人员）来监督整个试验过程，以保证试验的安全性。

有的研究者误以为双盲试验是要对医生和患者完全保密，把试验药与对照药按随机表顺序编好A、B两组数码后，不告诉主管医生试验的是什么药，这样做很不安全，也不正确。受试者和医生应该知道正在试验的新药与对照药具有哪些药理作用和可能发生何种不良反应，只是对于具体谁分在哪一组和用哪一种药物不知晓。

（三）非盲（开放的）临床试验

在开放试验中，患者、临床医师和研究者都知道患者接受治疗的具体内容。有些研究只能是开放的，如评定外科手术或某些非药物性程序对疾病发生的影响等。非盲试验容易产生信息偏倚，特别是在评定疗效的指标为非客观指标时更易发生。如果评定指标是客观的，如死亡或存活，则不会发生评定错误。非盲试验的另一个缺点是许多分配在对照组的患者，往往对治疗缺乏信心而出现依从性不佳。

四、研究对象的选择

对研究对象的要求要根据研究目的来确定。首先要确定病例的来源，包括来自哪一地区、哪一级医院、是门诊患者还是住院患者。如果是研究某一疾病治疗药物的治疗效果，则应对该疾病的诊断依据或标准、病情程度或病期有明确的规定。

在此基础上，为了维持研究对象主要特点的相对同质性，根据研究的要求制订出研究对象的纳入标准和排除标准。在排除标准中，应特别列出不宜使用该药的情况，如心、肺、肝、肾功能不全者，小儿、孕妇、哺乳期妇女等均不应选作受试对象；对该类药物过敏和其他不宜参加这项研究的情况，如依从性差、刚结束其他药物临床试验的对象不宜作为研究对象等。此外，根据医学伦理学的原则，要征得参加临床试验的对象本人的同意。

为了提高两组病例分配的均匀性，减少偏倚，应该尽量控制与试验关系不大的因素,如限定病变程度和发作性疾病的频度等。在分层、配对、随机区组设计中,有时要把不符合分层或配对条件的病例也列为淘汰标准而不入选。但是,纳入标准的制定也不宜过严,排除标准亦不宜过多,否则就可能影响研究结果的代表性及适用性,有时也可能导致在研究期内不能获得足够多的合格研究样本。

五、结局指标的确定

任何药物或治疗措施用以治疗患者,其所呈现的治疗效应,包括疗效及药物不良反应,都要选用某种测量的方法和指标加以度量,其客观的数据将作为判断治疗效果的依据。测量治疗反应的方法和指标的条件如下:

1. 灵敏度要高 对于治疗的反应,测试的指标要能敏感地发现并量化。例如:采用胆碱酯酶抑制剂抗痴呆治疗,如应用临床痴呆分级表,其敏感性比阿尔茨海默病评估量表认知部分要差得多,如用前者作为测量治疗反应的方法和指标,必然大大增加假阴性率,所以测试方法的灵敏度越高越好。

2. 特异度要强 对治疗反应的阳性结果,采用测试的方法和指标要能准确地测量出来。例如:急性心肌梗死应用溶栓疗法,在治疗的前后,采用冠状动脉造影比较分析冠状动脉狭窄和闭塞改善的程度,作为疗效的测量指标。显然,这种指标的特异性是强的,有助于增强结论的真实性。

3. 经济要可行 在考虑灵敏度和特异度的基础上,应从多种方法中,选择经济适用及可行性较强的测试方法和指标。例如:应用 D_2 受体标记的放射性核素进行单光子发射断层扫描评估 D_2 受体激动剂抗帕金森病的疗效,特异性虽好,却因其价格昂贵而难以在临床上得到推广。

4. 注意远期效应的测定 对于某种慢性病治疗措施的效果,除了测试和评价近期效应外,还应追踪观察远期效果,这有助于获得更为可靠的结论。例如,痴呆的治疗不仅要观察认知、行为、日常生活能力的改善,还要观察在远期能否推迟患者进入养老院的时间,这表明建立临床远期治疗效果的测试方法与指标是很重要的。

5. 测试的指标 应根据治疗试验的目的而定。如治疗的目的是降低病死率和非致死事件的发生率,则测试指标应定为病死率、生存率以及非致死事件发生率(如冠心病患者发生心肌梗死、心衰等)。如要验证治疗措施本身的有效性,则应采用临床公认的有效或无效判断标准,精选相关的临床及实验室定量定性指标加以测量。如用血压值衡量降压效果,以血糖水平评价降糖药物对糖尿病的治疗效果等。

6. 指标的数量 选择的指标要少而精,选择的测试指标越多,出现各种误差的机会就越多,有时反而会影响疗效测试的真实性。

六、确定样本量

(一)无效假设与两类误差

对照试验的目的是比较新药与对照药的差别,而临床治疗中所获得的疗效可能由药物引起,也可能由其他因素引起。如有的患者在住院休息过程中病情即可明显减轻,因为有的疾病本身就可能自愈。当 A 药与 B 药治疗结果出现差别时,首先要确定这种差别是药物因素引起的还是非药物因素引起的。如果 A 药优于 B 药并非药物本身有差别,而是由其他非药物因素所造成,称为假阳性。统计学处理的方法是先假设 A 与 B 两药的药效之间并无差别,所有的差别都可能是非药物因素的机遇导致的,这就是统计学上的无效假设(null hypothesis)。当这种机遇即概率小到一定程度,如小于 5% 时,说明在 20 次试验中,只有不到 1 次的差别是由于机遇造成,95% 的差别是药物引起的,即由机遇所造成的可能性很小,从而拒绝了无效假误,证明 A 药优于 B 药。临床试验中把可能存在的假阳性误差称为 I 类误差,用 α 表示。α=0.05,说明 A 优于 B 这个结论是在 95% 检验水准上拒绝无效假设的,仍有 5% 假阳性的可能性。α=0.01,则 A 优于 B 具有 99% 的差异显著性,只有 1% 的假阳性。因而 α 值表示了两药差别的检验水准。在临床试验设计中 α 值定得越小,A 药优于 B 药的显著性意义就越大,试验所需病例数就越多。

临床试验中的 II 类误差为假阴性误差,用 β 表示。A 药与 B 药有时实际上存在着药物本身的差别,但在临床试验中未能观察到这种差别。如果 100 次试验中,有 10 次不能区别 A 药与 B 药之间的差别,则 $\beta=0.1$。$1-\beta$ 为试验中区别两药差别的能力,即获得 A 优于 B 这一结果的把握度。如 $\beta=0.1$,则 $1-\beta=0.9$,说明获得 A 优于 B 结论的把握度为 90%。在临床试验设计中 β 值定得越小,$1-\beta$ 值就越大,获得 A 药优于 B 药的结论把握度就越大,但病例数要求也越大。通常在临床试验设计中,α 值定为 0.05,β 值定为 0.2,已能满足统计学要求。若估计试验药的疗效能明显优于对照药,则试验设计中 α 值可定为 0.01,β 值可定为 0.1 或 0.05;当获得 A 药优于 B 药的结论时,则更具有统计学意义,假阳性率在 1% 以下,把握度达 90% 或 95%。

(二)样本量估计

若认为新药可能优于对照药,应设计多少病例数,才能得出有统计学显著意义的结论,这需在试验前先对病例数作出估计。样本量主要根据以下几方面进行估计:

1. **根据统计学要求估计病例数**　当新药与对照药之间疗效存在一定差别时,若受试病例数量适当,就有可能否定无效假设,证明两药之间差异具有统计学显著意义。因此,可以在不同的检验水准与把握度的条件下,通过公式计算,或从统计学或流行病学书上查表,估算出两组所需病例数。具体方法参见本书第四章及相关参考书。

2. **按专业要求估计病例数**　在随机对照临床试验中,当对照用已知的标准药作阳性对照时,试验组与对照组两组有效率的差别有时很小。若按 5% 检验水准要求,由于两组有效率差别小,要使这样小的差别有统计学显著意义就需要数百甚至上千个病例才有可能达到目的。但从专业要求来看,试验药与标准有效药有效率差别小说明两药药效相仿,得出两组差异无统计学显著意义是符合实际情况的,可以按照非劣效性检验或等效性检验估计样本量。特别是两种药总有效率都很高时,能证实新药与高效的对照药同样有效已经可以说明问题,不需要耗费巨资和时间盲目追求显著性差异。

3. **按照新药审批要求完成病例数**　新药审批办法中已明确规定新药临床试验与临床验证的病例数要求。因此,如果按统计学要求或专业要求估计出来的病例数未能满足审批要求,需增加病例数达到规定的标准。有的新药研究只能在少数患者中进行,如抗瘤谱较窄的抗肿瘤药及某些治疗罕见病的药物,则具体情况需具体掌握,也不强求一致。

研制的新药在临床试验前很难估计其有效率。如果新药具有起效快、作用强特点,估计所需疗程短,可先通过序贯试验,用少数病例获得新药与对照药比较的初步结果,由此估计其有效率,供进一步进行随机对照试验设计参考。

七、临床资料的统计分析

1. **临床试验的原始记录**　包括病历、观察表、临床化验、各种功能检查结果、各种特殊检测结果如血药浓度测定结果以及数据处理的原始记录。事先应对临床试验的原始记录和数据处理规定具体要求,每次随诊后由监督员核实记录,并应争取利用电脑储存和分析临床及实验室资料。在进行统计处理临床试验资料前必须检查核实所有数据的准确性,包括再一次按研究对象的纳入标准核实诊断,因为统计处理本身无法鉴别数据来源是否准确可靠。因此,对临床试验资料进行统计处理是必要的,但更重要的是试验本身的设计必须合理,必须符合专业要求。试验方法及各项指标检测方法必须具备真实性和可靠性,原始数据才能准确可靠,统计结果才有科学价值。如试验设计不合理,各种偏倚未排除,则数据不可信,统计方法再好也不可能对新药的安全有效性作出科学的评价。

2. **意向性治疗分析(intention-to-treat analysis,ITT)**　由于临床试验不可避免地有病例脱落和失访,尤其失访率超过 15% 时势必影响疗效评价,而又因为各种限制而无法继续补充样本量,因此必须在临床试验的数据分析阶段采用流行病学和统计学的方法对结果进行校正。ITT 就是所有纳入随机分配的患者,不管最终是否接受到分配的治疗,在最后资料分析中都应被包括在内的分析方法。ITT 分析可以防止预后较差的患者在最后分析中被排除在外,可以保证两组具有可比性的随机化分配的优点,使结论更真实可靠。同时,还要采用符合方案集分析(per protocol,PP),即对入组后完全遵循医嘱完成全方案治疗患者的资料进行分析。PP 分析需剔除失访和不依从者的资料,仅计算依从患者数据,故可能会过高地估计治疗结果,因为不依从者常由于药物不良反应或疗效差而离开试验。以上两种分析的差异在于 ITT 分析包括全部入组人数,PP 分析为剔除失访和不依从患者以后的人数。失访和不依从者越少,ITT 和 PP 的结果越接近。

对于随机入选的病例,接受过至少一次剂量的双盲药物治疗,同时有基线时和基线后至少一次的疗效评估结果者,在进行 ITT 分析时,对中断治疗的病例(如退出或失访)的脱漏资料,将通过末次观察前推法(last-observation-carried-forward method, LOCF)来代替,即将最后一次评估结果代替中断以后的各次评估结果进行资料分析。

3. **统计方法** 临床研究中对不同的测量方法和指标、不同性质的资料采用不同的统计学方法。临床研究资料中最常见的是计量资料与计数资料。

计量资料是用定量方法测量所得的资料,如身高、体重、血压、各项血生化指标及体液内微量物质或药物的测量数值等。计量资料需先求出均数 ± 标准差,然后进行假设检验,常用 t 检验(小样本)、u 检验(大样本)及 F 检验(多因素方差分析)。

计数资料是用定性方法或者分级后分组计数所得的资料,如统计药物治疗后治愈、好转、失败等各种转归的人数后,计算出各种百分率,如有效率、治疗率、病死率等;又如统计各种指标阳性人数后计算出阳性率、阴性率等。常用的计数资料显著性检测方法为 χ^2 检验(χ^2-test)。配对比较试验中,应采用配对四格表的假设检验。

有关临床常用的统计学处理和计算方法可参考本书第十三章。分析包括基线时两组资料的均衡性检验,终点疗效、耐受性和安全性检验。特别强调重复测量的资料应该采用配对 t 检验、配对卡方检验、重复测量方差分析、广义线性模型等专门的统计方法。

应该注意治疗效果的多因素分析,因为任何治疗效果的产生,除了治疗措施本身的效力之外,还与患者的生理及病理状态以及诸多环境因素有关,例如年龄、营养状态、病情、药量、疗程、是否有并发症等,它们与治疗反应几乎都有关系,不过影响的程度不一。因此,为了获得全面的认识,应在单因素分析的基础上,选入具有显著意义的有关

变量,应用相应的多变量分析方法作多因素分析比较、评价疗效。

八、常见的误差及其处理

临床中出现的影响结果真实性的误差是系统误差,包括选择偏倚、信息偏倚和混杂偏倚,影响结果可靠性的误差是随机误差,主要是样本量不足引起的。在治疗性研究方法中,为了预防和控制这些误差的影响一般采取以下相应措施。

1. **选择偏倚** 主要是在选择研究对象并进行分组时,由人为干预导致的偏倚。用随机抽样和随机分组法等可避免这类偏倚。

2. **信息偏倚** 指资料的观察、测量及收集过程中,在信息的准确性方面由于受到人为因素的影响而歪曲了真实性所造成的偏倚。实施盲法和标准化测量可以避免这类偏倚。

3. **干扰** 指试验组的对象额外地接受了某种有效制剂,从而人为地造成一种夸大疗效的假象。如试验组的对象接受了"干扰"药物,造成疗效提高引起试验组与对照组疗效差异增大。最好的方法就是治疗组和对照组给予同样的"干扰"药物。

4. **沾染** 指对照组的患者额外地接受了试验组的药物,从而人为地造成一种夸大对照组的现象。在试验设计时应该加以限制。

5. **霍桑效应** 治疗性研究中,在考察新的治疗措施的临床疗效时,受试对象将受到许多特别的关注,因而向好的方面转变并更多地向研究人员报告好的结果。这种夸大客观效果的现象,称为"霍桑效应"。上述干扰、沾染以及霍桑效应的克服办法有赖于双盲或三盲的盲法设计。

6. **向均数回归(regression to mean)** 有些测试的指标,如血压或某些生化指标在初试时有些患者可能在异常水平,然而,在未干预或无效治疗的条件下复试,可能有些指标恢复到正常水平。这种现象表明两次测试值(高或低)都在向着均值的上或下浮动,这或许属于生理性的波动,而非干预的结果,它可以造成误认为治疗有效的现象。克服的办法是可以对同一个体的有关测试指标进行不同时间的多次测定,取均值以排除其干扰。

7. **随机误差** 指由机遇所致的误差。机遇因素在治疗性研究中不可能被消除,只能在研究

和设计中,通过限制Ⅰ类误差和Ⅱ类误差的容许水平,使机遇因素的影响控制在容许的范围之内。

8. **依从性**　指患者执行医嘱的客观应答反应的程度。全面认真地执行医嘱,按规定的药物剂量和疗程接受治疗者,称为依从性好,反之,则是依从性不好或不依从。患者对治疗措施依从与否,肯定会影响研究的质量,可以因为患者的不依从而出现真正有疗效的措施表现为无效的假阴性结果。解决依从性问题最主要的方法是使患者充分理解试验目的、要求及参加这项试验的意义,使患者在理解的基础上给予配合。此外,还必须同时加强试验工作的管理,从客观上减少不依从的可能性。如建立检查制度,在复诊时采用清数患者服药量的方法计算患者的依从性,如服药量≥80%,则依从性佳,<80%为依从性不佳。为了保证研究质量,应力争将不依从率控制在10%的范围内。还应建立药物血、尿浓度的检测方法,必要时可进行体液内药物浓度测定来确保患者的依从性。

针对研究中的有关偏倚和抽样误差采取对应的预防措施,消除对科研质量的干扰和影响尤为重要。这些均应贯穿整个设计、实施和资料分析的全过程,以保证研究的高质量,从而获得真实的结论。

九、药物上市后评价

新药临床试验分四期,上市后临床试验又称上市监察即Ⅳ期临床试验。为避免混淆,将此期称为上市后临床试验。

新药上市后试验的目的在于进一步考察新药的安全有效性,即在新药上市后、临床广泛使用的最初一段时间内,对新药的药效、适应证、安全性等做进一步扩大临床试验,以期对新药的临床应用价值作出进一步评价,并根据进一步了解的疗效、安全性等情况指导临床合理用药。上市后临床试验常与药物不良反应监察工作结合起来进行,也可与市场药物再评价结合起来评价。但上市后临床试验与药物不良反应监察及市场药物再评价并不等同,各有其宗旨和任务。新药上市后临床试验可认为是新药临床试验的继续,是新药临床试验的最后阶段,是针对某个具体的新药来进行的;而药物不良反应监察主要的目的是监察

药物的不良反应,既包括对各种新老药物进行全面定期定点的不良反应的考察,也包括针对某一个被认为有问题的药物来组织力量进行监察,这个药物也可是尚在进行Ⅲ期临床试验的新药。市场药物再评价的主要对象是一些疗效不确切、不良反应较多、有严重反应的市场药物,目的是通过再评价搞清问题,为淘汰那些安全性或有效性已不能满足临床要求的药物提供科学依据。市场药物再评价有时采用新药与市场药物随机对照试验的方法来进行,用安全有效的新药作阳性对照,安慰剂为阴性对照来评价疗效不确切的市场药物,所选的新药有可能就是正在进行上市后临床试验的新药。以上说明三者不相同但也有一定关系。

新药上市后临床试验的内容包括扩大临床试验、特殊对象的临床试验和补充临床试验。①扩大临床试验:是针对主要适应证进行随机对照临床试验,积累科学资料,对新药的安全性有效性提供进一步评价报告;②特殊对象的临床试验:在新药上市前试验时按规定儿童、孕妇、老人等不能作为受试对象,因此在上市后需要对这些对象的不同情况设计方案,评价新药在以上这些特殊对象中的安全有效性;③补充临床试验:是针对上市前临床试验考察不全而在试生产期按新药审批要求补充进行的临床试验。

上市后新药不良反应监察包括:①一般性监察;②重点监察:以某种已肯定的或不能肯定的不良反应为重点;③个例监督研究:常用于某些可能由药物引起的疾病的监察;④群体流行病学调查研究:调查新药上市后临床应用情况和与其他药物的相互关系。

第三节　治疗性研究的评价原则

治疗性研究的质量评价着重其真实性、可靠性以及临床的实用性。治疗性研究评价的原则如下。

一、是否为随机对照盲法研究

随机对照治疗性试验能真正实现试验组与对照组间已知和未知的影响预后因素的均衡分布,确保两组的可比性。评价时亦要注意以下问题:

①是否采用了真实的随机法：随机并不是随意或随便，因此要注意是否交代了具体的随机化方法。对于分层随机对照试验，要注意分层因素的数量、试验组与对照组的样本量与分层后各亚组的病例分布是否一致；②是否采用了盲法：盲法能够提高随机对照试验的真实性，凡试验组及对照组可施行盲法治疗而未施行者，其结论的论证强度必受影响；③是否保证了组间基线状态的可比性：如果总体的组间基线状态不一致，则应注意在结果分析中是否作了基线的分层比较和校正。如果进行了分层校正与比较，研究结果的论证强度会增强；④是否注意了辅助治疗的影响：要进一步考察组间的辅助治疗是否有差别，有无影响疗效的差异。这种情况在较为复杂的慢性病治疗研究中颇为常见，因为病情复杂往往不能仅用单纯的试验药物。因此要特别注意"干扰"及"沾染"的影响。

如果评价非随机对照试验所获得的疗效，就应进行具体分析。由于非随机同期对照和历史性对照中试验组和对照组并非均衡可比，易产生偏倚导致错误结论，因而在评价长期有争议的疗法时，一般不采用这两种方法。若在设计时注意到这两种方法的缺点，并采取相应的控制措施，则可提高试验结论的正确性。此外，若某疾病的自然史清楚，且预后不良，不治疗危及生命，当采用了新疗法后明显延长了生存期或改善了预后，则可以证实其有效。

二、是否报告全部有关的研究结果

为了全面评价和合理应用防治性研究结果，应报告由防治措施产生的正、反两方面的作用，即疗效和不良反应。报告疗效要有客观的依据，报道直接的近/远期疗效及其价值，并描述是否用盲法测量结果，以利于排除测量偏倚，确保结果的真实性。报道药物不良反应不能有意缩小、甚至掩盖有害作用。有了上述两方面的资料，就可以客观地评价治疗性研究结果的价值和意义。因此，在评价临床疗效时要考察是否如实地报告了全部临床结果，既要报告疗效、患者用药后的症状、体征、主观感觉和生活质量的变化，也要如实地报告患者用药后的毒副反应，其目的是对该防治方法有全面了解。

三、是否包括全部入组病例

要考察研究的结论是否包含了符合诊断标准和纳入标准的全部入组病例，而且全部病例是否均按设计要求接受全程试验治疗。然而，在临床试验中，由于各种客观因素的影响，总会有些病例难以接受全程试验而在中途退出或者难以完全依从而丢失。对于这些病例，应该在结果中统计其总数并阐明其原因，因为在观察开始时建立的可比性可能因为病例失访而受到严重影响。为了保证研究质量，应该将丢失及不依从的病例控制在10%以内。为了评价研究结果的真实性，对于试验组和对照组丢失的病例可采用末次观察前推法（LOCF）处理。

四、是否考虑临床意义和统计学意义

在评价治疗性研究结果时，应考虑其在临床上的显著意义和统计学上的显著意义，以便肯定其价值。有时虽然在统计学上有显著意义，但结合临床分析并无显著的临床意义。例如，抗痴呆药物的研究结果显示治疗组比对照组简易精神状态检查得分提高1分，尽管统计学上此差异有显著意义，但是并无多大临床意义。临床意义除直接考虑防治措施的效果大小外，有时还要从药物价格的高低、不良反应出现的频率及严重性进行评价。

临床治疗试验结果的统计学假设检验是帮助判断具有临床意义的可靠程度，即观察到的组间差异，是否来自防治措施本身的作用，有多大的可能性是来自单纯机遇的影响。临床试验常以 $P < 0.05$ 作为检验水准，即具有统计学意义。统计学的差异显著性并不能证实疗效差异大小的临床意义，它只表明这种差异不是由于抽样误差造成的。换言之，统计学显著性能够说明疗效差异的可靠性，而真实疗效差异的大小才能说明临床意义。因此评价临床意义及统计学意义的作用不同，但又相辅相成，应用时应根据实际情况作出完整的评价。

五、是否明确限定研究对象

研究对象的明确限定是防治性研究结果能否被正确推广应用的重要环节。应该详细叙述诊断标准、纳入标准和排除标准；同时纳入治疗对象的临床特点如疾病类型、病情的严重程度、病程、合并症等，以及社会和人口学的特点如社会经济水平、性别、年龄、种族等，都要尽可能详细地描述，使得当此结果在被应用于其他具有相似特征的患者时能够获得相同的效果。

六、是否切实可行

对于试验治疗的方法或措施，要作详细的交代。药物治疗除了交代其药物代谢及药物动力学的生物学资料外，对于给药途径、剂型、疗程、药量的增减条件，相关的配套治疗，可能出现的药物不良反应及其对策，以及中止或终止试验的标准等，均应清楚描述，以便重复验证。

对于某种特殊治疗措施的试验，例如冠心病经皮冠状动脉内成形术，应描述手术的适应证和禁忌证、手术程序和方法、术中和术后注意事项以及某种意外事件的处理等。只有试验治疗方法与措施交代清楚了，他人的再实践才有良好的参考依据。

上述六条基本原则，可作为治疗性研究质量评价的参考，前四条涉及研究的科学性及临床的应用价值，是重要基础，只有符合前四条，方能应用后两条评价其实用性的问题。

第四节　不良事件及药物不良反应

一、不良事件因果关系判断的标准

在临床试验过程中，可能会发生多种多样的与试验药物相关或无关的不良事件，有时区分不良事件与所患疾病或其并发症存在一定的难度，因此正确判断不良事件的严重程度，及其与试验药物间的因果关系十分重要。严重不良事件是指任何与试验药物相关或不相关的、严重到危及生命、致残、需要收住院或延长住院时间的不良事件。如果发生，必须在 24 小时内报告伦理委员会和相关机构。

国家卫生健康委员会药品不良反应（adverse drug reaction，ADR）监测中心制定的判断标准包括五项，判断结果分为肯定、很可能、可能、可疑和不可能，详见表 7-1。

表 7-1　国家卫生健康委员会关于药品不良反应的判断标准

判断指标	判断结果				
	肯定	很可能	可能	可疑	不可能
开始用药的时间和可疑 ADR 出现的时间有无合理的先后关系	+	+	+	+	+
可疑不良反应是否符合该药品已知 ADR 类型	+	+	+	−	−
所怀疑的不良反应是否可以用患者的病理情况、合并用药、并用疗法或曾用疗法来解释	−	−	±	±	+
停药或降低剂量可疑的不良反应是否减轻或消失	+	+	±	±	−
再次接触可疑药品后是否再次出现同样反应	+	？	？	？	−

注：表中"+"表示肯定；"−"表示否定；"±"表示难以肯定或否定；"？"表示情况不明

需要指出的是，研究者根据个体患者的具体情况而判定的不良事件与试验药的因果关系不能作为判断试验药与不良事件因果关系的唯一标准。试验药与不良事件的因果关系应该是通过综合信息判断的。比如，根据研究者的判断，某不良事件与试验药很可能相关，但揭盲后发现"试验药"实际上是安慰剂，这时就不能认为被研究的新药与不良事件存在因果关系。因此，除了以个体为单位的单个事件判断外，以群体（即治疗组和对照组）为单位的不良事件发生率比较也是判断不良事件与治疗关系的重要信息。

二、安全性评价

除了不良事件的记录和评价外，临床试验的安全性评价往往还包括安全性实验室指标（如血常规、血生化、尿常规）、生命体征、体格检查和其他辅助检查（如 CT、B 超等影像学检查）等。当这些临床监测指标出现了超出预期的变化，研究者也可以根据情况报告为不良事件。有些新药的同类药物已被发现具有某一方面的特异性不良作用,在对同类新药进行研究时也可以针对这种不良作用进行专门研究。例如,已知非典型抗精神病药普遍具有导致泌乳素水平升高和代谢综合征的不良反应,在对新研发的非典型抗精神病药进行研究时,人们就有意识地在用药过程中监测患者血清泌乳素、血糖、血脂水平和体重的变化。

与新药相关的安全性问题大致可按照发生机制和发生频率划分为四类:①与新药的治疗性药理机制相关的安全性问题,一般发生率较高,常常随给药剂量的增加而增加;②与新药的治疗性药理机制相关的安全性问题,发生率也较高,也可随给药剂量的增加而增加;③发生率较低,但机制已知的安全性问题,如对新药的过敏反应;④发生率较低且机制未知的安全性问题。

在评价新药临床试验中的不良事件时,除了关注不良事件与试验药物间的因果关系,人们还常常注重不良事件的严重程度、发生时间、持续时间、治疗情况、转归情况等信息。这些信息一方面可帮助研究者判断新药的安全性,另一方面也是新药未来临床应用的重要参考信息。对于临床上同时有几种治疗药物可选的疾病,这些信息还可为医生的处方选择提供依据。

思 考 题

1. 简述新药临床试验的分期。
2. 临床试验采用随机化的方法可以控制何种误差?
3. 双盲法一定要患者和医生在任何情况下完全"盲"吗?
4. 简述治疗性研究评价的原则。
5. 简述严重不良事件及其处理原则。

（田 庄）

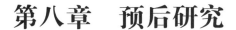

第八章 预后研究

第一节 预后及其影响因素

一、概述

在临床诊断和治疗过程中,患者和家属经常会询问医生,患者的病情严重性如何?该病有无特效的治疗方法?结局如何?能否治愈?该病发生不良结局的可能性有多大?哪些因素会影响不良结局的发生?是否会留有后遗症?还能生存多久?等等。这些不仅是患者和家属企盼了解的,也是临床医生十分关切和需要积极探索研究的问题。上述问题均是涉及疾病预后的各种问题。临床医生应重视疾病的预后研究,采用合理科学的预后研究设计,客观地选择评价指标,加强质量控制和多种信息收集,避免和防止偏倚,选取适宜的统计学方法进行资料分析,对疾病预后做出科学的预测,让自己和患者及其家属做到心中有数。

(一)疾病预后的概念

疾病预后(prognosis)是指预测或事先估计某种疾病发生之后可能出现的各种结局(痊愈、复发、恶化、伤残、并发症和死亡等)及其概率。疾病预后既包括在未采取任何干预措施的情况下的疾病自然史,也包括疾病发生后采取治疗或干预措施后的不同结局。

疾病预后研究就是关于疾病各种结局发生概率及其影响因素的研究,可大致分为四个方面的问题:疾病会发生什么样的结局(定性);发生不良结局的可能性有多大(定量);不良结局什么时间会发生;不良结局的发生会受哪些因素(标志物)的影响。

(二)研究和评价疾病预后的目的

1. 研究疾病对健康的危害性 通过疾病预后研究和评价,可以了解疾病在不同时期和阶段痊愈、缓解、恶化、复发、出现并发症、死亡以及存活期限、生存质量等情况及其可能发生的概率,进而了解其对健康的危害。

2. 探索影响疾病预后的重要因素 在疾病发展进程中,有很多影响疾病预后的因素,如年龄、性别、生活能力、精神状态、并发症等。而各种疾病又有其自身特点及特殊的影响预后的因素。例如急性肾小球肾炎患者,发生肾功能不全和高血压时,易并发心力衰竭,预后较差。因此,必须探索影响疾病预后的各种因素,以便采取有效措施,减少和防止不良因素,使病情向好的方面发展。

3. 探索影响预后的生物标志物 探索客观的能够反映疾病预后的生物标志物可以有利于掌握预后情况;另外,掌握了生物标志物的情况也可指导治疗。如研究表明,表达雌激素受体(estrogen receptor,ER)和孕激素受体(progesterone receptor,PR)的乳腺癌患者预后好,并且 ER 和 PR 阳性的患者内分泌治疗有效。因此,目前推荐浸润性乳腺癌患者都需要 ER 和 PR 检测。

4. 研究改善疾病预后的措施 多数疾病的不良预后因素可以通过研究发现,并有可能对其进行干预,从而改善预后。目前,某些疾病有一些有效的防治措施,并已经明显改善其预后,如急性肾盂肾炎患者根据感染的病原菌,早期选择敏感有效的抗生素治疗,可以治愈,从而防止其发展成慢性肾盂肾炎、尿毒症等。但是目前对某些疾病的不良预后因素,尚无有效措施防止或纠正。例如至今还没有公认的有效干预措施使乙肝表面抗原(HBsAg)和乙肝 e 抗原(HBeAg)阳性患者的乙肝标志物转阴,以防止其发展为慢性肝炎,甚至是原发性肝癌。

（三）疾病预后研究的意义

1. 有助于临床医生做出治疗决策 临床医生通过了解某种疾病预后相关知识，有助于其熟悉某种疾病的发展趋势和后果，明确治疗的迫切性，以便做出科学、合理的治疗决策，采取积极防治措施，尽可能地改变疾病的不良结局。例如对某种癌症的治疗有甲乙两种方案，甲方案的 5 年生存率高于乙方案，并具有统计学差异性，则表明甲方案的治疗效果较好。临床医生则会倾向于向患者推荐甲方案。

2. 有助于患者及其家属做出合理的治疗抉择 患者及其家属依据患者在诊治过程中可能使用的不同治疗方案的经济支出和健康代价，以及预后改善可能带来的收益来选择符合患者自身实际情况的治疗方案；家属也可以在心理及经济方面对患者疾病的进展和诊治做好充分的准备。

二、疾病的自然史

（一）疾病的自然史

疾病自然史（natural history of disease）是指在不施行任何治疗或干预措施的情况下，疾病从发生、发展到结局的整个过程。包括以下四期：

1. 生物学发病期（biologic onset） 也称为易感期，是病原体或致病因素作用于人体引起有关脏器的生物学反应，发生了较为复杂的病理生理学改变。这一时期主要是微观的、分子细胞水平或组织学上的病变，很难用一般临床手段发现疾病存在。如 HIV 感染的窗口期，在此期间，人体已在产生艾滋病毒抗体，但这些抗体以目前的检测方法尚无法测出。

2. 临床前期（pre-clinical duration of disease）是从疾病开始到出现临床症状或体征的时期。该期病变的脏器损害加重，患者通常没有或仅有轻微症状、体征，本身可为"健康"状态，但如果采用某些实验室或特殊的灵敏度高的检测手段检查，则可以发现疾病所引起的脏器损害而被早期诊断。例如急性病毒性肝炎患者，在黄疸出现前 3 周血清谷丙转氨酶即有升高，如果比正常值升高 2 倍以上，又能排除引起其血清谷丙转氨酶升高的其他因素，结合肝炎接触史就可考虑急性病毒性肝炎的临床前期诊断。

3. 临床期（clinical duration of disease） 是患者出现的不良症状或异常的体征到疾病最终结局的过程。此期，患者的病变脏器损害更重，呈现显著的器官功能障碍，临床上出现明显症状、体征和实验室检查异常指标。此期临床医生易于做出诊断。

4. 结局（outcome） 是个体患病后，发展到终末的结果或事件。可表现为痊愈、残疾或死亡等。

不同疾病的自然史不同，某些疾病自然史较短，如急性感染性疾病，一般进展较快，较短时期内（几天）即可出现明显症状、体征和实验室检查异常，严重的患者若不给予及时有效的治疗，可能发生严重并发症，甚至死亡。而某些慢性非传染性疾病的自然史则较长，可达数十年之久，如动脉粥样硬化所致冠心病等。疾病自然史如图 8-1 所示。疾病的三级预防策略就是依据疾病自然史，在疾病不同时期采取不同的策略。

（二）临床病程

临床病程（clinical course）即疾病的临床期，是指疾病开始出现症状、体征直到最后结局所经历的全过程。期间，患者可经历各种不同医疗干预措施。如作为病程起点，患者由于发热、全身不适等到医院诊治。医生通过采用适当的治疗措施，可以缩短其病程，加速痊愈结局的到来；也可以将不易治愈的疾病如肿瘤的不良结局（死亡）推迟而延长病程。不同于疾病自然史，临床病程可以因医疗干预（包括各种治疗措施）而发生改变，进而影响疾病预后。例如肺炎球菌脑膜炎，如不采用抗生素治疗可发展为脑脓肿、粘连性脑积水、瘫痪甚至死亡。但如果及早采用大剂量青霉素等抗菌药物治疗，患者可痊愈。

三、影响疾病预后的因素

（一）疾病预后因素

预后因素（prognostic factor）是指能预测疾病某种（些）结局发生时间与概率，或者能改变结局发生进程与概率的因素。疾病发生后，经过长短不等的疾病过程最后发展为痊愈、控制、残疾、死亡等不同的结局，在这一过程中有许多因素会对其产生影响。研究预后因素将有助于医生进行医学干预，包括筛检、早期诊断、早期治疗以及改变患者不良行为方式等，以期改善患者疾病的不良预后。

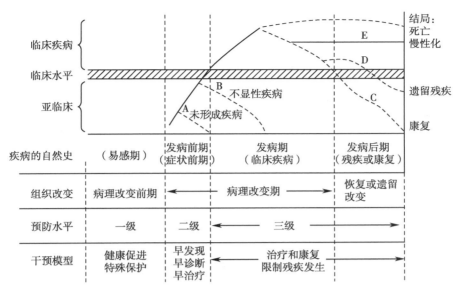

图 8-1 疾病自然史和三级预防关系示意图

影响疾病预后的因素复杂多样,概括起来可有以下几个方面:

1. **致病因素特征** 指致病因素的致病能力与剂量。致病因素包括生物学、化学、物理等因素。如生物学因素中病原微生物感染的量越大,其引起的疾病越严重,疾病预后也就越差。致病因素是疾病发生的必要因素,其特征也是影响疾病预后的重要因素。

2. **疾病特征** 包括疾病的性质、病程、临床类型及其严重程度等。不同疾病的预后差异很大,即便是同种疾病,因病程、临床类型及严重程度存在差异,预后也不同。如肺癌,可分小细胞肺癌和非小细胞肺癌,非小细胞肺癌可分鳞状细胞癌、肺腺癌和大细胞癌,而又有不同的分期等,种类不同,分期不同,其预后就可能不同。

3. **患者特征** 患者特征与疾病预后密切相关。患者特征可包括种族、遗传(基因)特征、免疫系统功能,年龄、性别、社会经济、文化教育程度等人口学特征,营养状况、体育锻炼等身体素质特征,精神与心理因素、应对技能等。如有学者对246例非小细胞肺癌的预后影响因素进行分析后发现,性别、是否吸烟与疾病分期和是否手术都是影响非小细胞肺癌预后的独立因素。

4. **早期诊断、及时治疗** 早期正确地诊断疾病,并及时给予合理的治疗,对患者的预后极其重要。如上海地区人群的乳腺癌研究显示,2002—2006 年乳腺癌患者 I 期、IIA、IIB 和 III－IV

期 5 年生存率分别为 94.45%、92.21%、81.74% 和 62.74%。证据显示,乳腺癌通过筛检能够早期发现、提高疗效,降低死亡率等,乳腺癌筛查已被公认为是恶性肿瘤中最能有效地提高患者生存率和降低死亡率的人群防治措施。

5. **社会与家庭因素** 社会因素如经济发展水平、文化教育水平、医疗保险制度、社会保障制度、社区环境、邻里关系,家庭因素如家庭成员之间关系、家庭经济条件、家庭支持等,可通过影响医疗干预措施和患者身体素质而影响疾病的预后。

(二)疾病危险因素与预后因素

1. **两者的区别** "发病危险"是指未患疾病者暴露于某些因素后,获得疾病的可能性。与增加疾病发病危险有关的因素,称之为疾病危险因素。"疾病预后"是疾病发生后,对未来过程或结局的一种预测,与疾病过程和结局有关的因素称为疾病预后因素。对发病危险而言,顾名思义,事件是疾病的发生。对疾病预后而言,事件是发生疾病后的不同结局,包括痊愈、缓解、残疾、死亡等。相对而言,暴露和疾病发病之间的确证关系需要大样本、长期观察获得,预后因素与疾病发病后的相关结局,相对频率高于发病,故所需样本量相对较小,观察时间相对较短。

2. **两者的关系** 某些疾病的一些危险因素,也可能同时是预后因素,如年龄和吸烟均为心肌梗死危险因素,同时也都是心肌梗死预后的不良因素。而多数情况下是不同的。如高血压是发生急性心肌梗死的危险因素,而发生急性心肌梗死后血压低则预后不佳,两者作用相反。吸烟可引起肺癌,但有证据显示吸烟与肺癌患者预后的关系不明显,显示出只是疾病的危险因素,与预后无关。急性心肌梗死预后与梗死部位、是否合并心力衰竭和心律失常有关,而这些因素与是否发生心肌梗死无关,显示出只是某疾病的预后因素,与其发生无关。两者的关系可参照图8-2。

健康 ⟹ 急性心肌梗死发作 ⟹ 结局:死亡,恢复,再梗死

危险性	预后
危险因素	预后因素
年龄	年龄
男性	女性
高血压	低血压
高脂血症	梗死部位
糖尿病充血性心力衰竭	室性心律紊乱

图8-2 急性心肌梗死的危险因素和预后因素之间的差别

第二节 预后研究的主要方法和步骤

一、预后研究的主要方法

预后研究可包括对疾病预后的评价和影响疾病预后因素的研究。对于疾病预后的评价,常用的描述指标包括疾病的病死率、治愈率、缓解率、复发率、致残率、生存率等;其基本研究方法为随访研究,即通过对同一批患者进行长期随访、纵向观察等获得所需数据资料,然后进行相关指标的描述。

预后因素研究是对疾病特定结局影响因素的研究。由于疾病有多种转归,转归又受多因素的影响,因而疾病预后研究也是多因多果的。同疾病疗效评价和病因学研究一样,临床上常用的研究设计方法均可用于疾病预后因素的研究。如描述性研究、病例对照研究、队列研究、随机对照试验等。根据研究目的和可行性的原则,应选用不同的研究设计方案。若系统地开展某预后因素研究,一般可先采用描述性研究对获得的临床资料进行相关因素的筛选,然后通过病例对照研究及前瞻性队列研究加以验证,从而确定其是否为疾

病的预后因素。此处简要介绍队列研究、病例对照研究、随机对照试验。其详细内容参见第四章。

队列研究(cohort study),包括前瞻性队列研究、回顾性队列研究及双向性队列研究,是疾病预后影响因素研究最常用的设计类型。按照队列研究设计,将符合研究标准的某疾病的研究对象,按是否暴露于可疑预后因素及不同暴露水平进行分组,随访一段时间后,比较这些因素有无或不同暴露水平与各种结局的发生概率、病情变化及生存质量的差异,从而判断该预后因素与研究结局的因果关联。队列研究可分析一种(多种)预后因素与一种(多种)结局的关系。因队列研究因素与结局时间关系清晰,设有可比性的同期对照组,能够直接分析因素的预后作用,故队列研究获得结论说服力强。如有学者采用队列研究显示睡眠时间过长可增加糖尿病患者死亡风险。

队列研究属于纵向研究,在疾病预后评价上具有重要作用。对全部研究对象从发病开始观察至所有对象发生研究结局,可描述疾病进程中的不同时间疾病特征(临床症状、体征、实验室检查结果等)及其变化、不同阶段的结局出现的概率等。如借助艾滋病的队列研究,可从研究对象感染艾滋病病毒开始观察,直至死亡,对其整个自然史进行观察研究。可描述最短、最长和平均(或中位数)潜伏期,不同时期的症状及不同症状出现的概率,不同时期免疫细胞、抗体水平等特征值及其变化,发病后可能出现的各种并发症及死亡出现的最早、最迟及平均时间及出现概率等。

随着大数据时代的到来,各种疾病的队列联盟相继出现,将突破传统的队列研究设计模式,在大数据、信息量大的情况下,可根据研究目的方便、快速地开展研究者感兴趣的疾病预后研究。

病例对照研究(case-control study)在疾病预后因素研究中,可将患者具有相关研究结局者作为"病例组",没有相关结局者作为"对照组"(如死亡者为病例组,痊愈者为对照组),进行相关因素的回顾性调查,比较两组相关因素的暴露率,从而判断相关因素与研究结局有无关联及关联程度大小。病例对照研究的衍生类型如巢式病例对照研究、病例-队列研究、病例交叉研究等也可用于疾病预后研究。病例对照研究可广泛地探索疾病预后因素,初步验证疾病的预后因素,因其本身研

究存在选择偏倚、信息偏倚和混杂偏倚，预后因素与疾病结局时间关系通常不清楚，其获得结论的说服力弱于队列研究。

随机对照试验（randomized controlled trial, RCT）在疾病预后因素研究中，将按照一定纳入标准和排除标准选择的患者随机分为预后因素治疗组和对照组，随访观察和比较疾病的各种结局，从而判断预后因素与研究结局的关系。随机对照试验与前瞻性队列研究一样，都需要随访观察，都有可比性强的对照组，但前者为采用随机化的方法进行分组，并采用标准化的干预措施，所获结论更可靠。随机对照试验是研究治疗措施疗效的金标准方法，但在疾病预后研究中，因某些条件的限制，其并非首选方案，相对而言，队列研究往往为最常选择的方案，尤其是回顾性队列研究。

二、预后研究的步骤

1. 明确研究目的和研究方法　应明确通过疾病预后研究是想获得某种结局的现况还是获得某预后因素与疾病结局的关联，若是后者，应明确是初步获得疾病预后因素的线索，还是验证疾病预后因素与结局的假设，目的不同，所采用的研究方法、研究对象的确定、样本量以及统计分析方法均有所不同，所以目的必须非常明确。明确目的后，结合既往研究结果以及研究时间及人力与物力等确定研究方法。

2. 确定研究对象　确定研究对象依赖于研究目的及其研究方法。在实际选取时，除了按一定的诊断标准确诊为患有同一种或同类型的疾病外，还需要按一定的纳入标准和排除标准确定最终参加研究的患者。需要着重注意的是患者的病程（即观察的起点或称为零点）应一致。如，用病例对照研究研究疾病预后，"病例组"是患某病且已出现研究结局的患者，"对照组"是一组患该病但没有出现该研究结局但病程应与病例组对象相同的患者。在队列研究或实验性研究中，研究对象最好是新发生或新诊断出的患有某种或某类特定的疾病，并且一定是没有发生预后研究中所确定的结局的患者。在确定研究对象时，还应注意研究对象的代表性、应答率以及依从性等问题。如，采用来自不同地区、各种级别医院、包括了各种型别的病例作为预后研究的对象。同时，应根

据专业知识，排除一些易混淆的疾病。但一项研究不宜设置过多的排除标准，否则将难以保证足够的研究样本，并且推广性亦差，外部真实性将受到影响。

3. 确定研究的疾病预后因素　根据研究目的，明确研究的疾病预后因素及其定义、检测（调查）方法等。因多数预后研究属于观察性研究，没有按照随机化分组的方式进行分组，可能组间在一些因素上并不均衡可比。因此，设计时应充分考虑到可能的混杂因素，并规定好定义、检测（调查）方法等，获取其信息，以便在其后的统计学分析中加以控制并估计偏倚的性质和程度。

4. 确定研究结局　研究结局（outcome），即预期的研究结果与事件。对疾病预后的描述不只是死亡和痊愈，应包含整个疾病过程中的各种重要表现。通常有5种重要的临床结局：①精神反应，指因患病和治疗而导致的精神反应，如抑郁或容易激动等；②不适，如头晕、疼痛、恶心、乏力等；③失能，包括各种工作、学习、家庭等方面不可恢复的能力损害；④疾病或一系列症状、体征和实验室检查异常；⑤死亡。不论研究采用疾病的何种结局，都要有明确的定义。两个极端（痊愈、死亡）的结局相对容易判断。而二者之间的结果（比如心绞痛、心肌梗死、残疾等）的判断容易发生偏倚，需要采用盲法，以避免信息偏倚。

5. 确定样本量　为保证研究的代表性，需要合适的样本量。准确地确定样本量采用公式法，有两组率的比较和两组样本均值的比较的计算公式，其中两组率比较研究的样本量估计公式见第四章公式4-17；两组均数的比较的样本量估计公式见第四章公式4-29、4-30、4-31。前瞻性研究还需要根据失访率适当扩大样本量。为了简单粗略地估计样本量，可以根据经验，以每1个预后因素对应至少10个研究对象，才能得出比较合理的结论。

6. 资料收集内容和随访　疾病预后研究需要收集的资料大致包括：①患者一般情况：包括一般社会学、人口学资料和临床特征等。这类资料用于判断研究对象的代表性、混杂因素的控制及随访联络等；②暴露因素：即预后因素或预测标志物；③结局：各种预后相关的结局；④潜在的干扰因素：即可能影响暴露与结局关联的潜在混

杂因素。

随访观察是疾病预后研究获取信息的重要手段和步骤。随访的质量直接关系到整个预后研究的结果。随访时,应组织严密,尽量使所有研究对象都能随访到,使失访比例达到最小。防止随访患者失访的方法有:①对患者及其家属加强随访意义的宣传,以提高随访的依从性;②有专人负责随访,并对失访者及时采取追踪措施;③建立健全随访管理制度,积极回答患者来信、来电中的问题,不失信于患者;④改进随访方式与内容,采用关心、体贴的语言,不使用让患者及家属反感的措辞等。

同时还要注意随访间隔和随访期限。随访间隔时间的确定要合理,能观察到各种变化的动态过程。随访期限视疾病病程而定,原则上要有足够长的随访时间以便能观察到疾病的结局。

7. 统计分析 具体分析方法参见本章第三节及卫生统计学相关书籍。

第三节 预后研究的分析方法

疾病的预后情况可用治愈率、缓解率、复发率、病死率、生存率等表示。有关疾病预后因素研究的分析方法包括单因素分析,如 Log-rank 检验等。为了全面正确地衡量预后因素的作用,多因素分析方法,如多元线性回归、Logistic 回归及 Cox 回归等分析方法得到了广泛的应用。这些方法可以获得与疾病结局有关的主要预后因素,建立该疾病预后函数或预后指数,指导临床实践。

一、疾病预后的判断指标

1. 治愈率(cure rate) 指患某病治愈的患者人数占该病接受治疗患者总数的比例。常用于病程短且不易引起死亡的疾病。

$$治愈率 = \frac{患某病治愈的患者数}{患该病接受治疗的总患者数} \times 100\%$$

$$式(8-1)$$

2. 缓解率(remission rate) 指进行某种治疗后,疾病临床症状减轻或消失期的患者数占总治疗患者例数的百分比。可有完全缓解率、部分缓解率和自发缓解率之分。

$$缓解率 = \frac{治疗后临床症状减轻或消失期的患者数}{接受该治疗的总患者数} \times 100\%$$

$$式(8-2)$$

3. 复发率(recurrence rate) 疾病经过一定的缓解或痊愈后又重复发作的患者数占观察患者总数的百分比。该指标适用于具有缓解可能性的疾病,如癌症等,但不适用于那些没有可能痊愈或明显缓解的疾病,如糖尿病等。

$$复发率 = \frac{复发的患者数}{接受观察的患者总数} \times 100\%$$

$$式(8-3)$$

4. 转移率 指某种肿瘤患者中,肿瘤由原位转移到身体其他部位的概率。用于肿瘤的预后评价。

$$转移率 = \frac{发生转移的肿瘤患者数}{接受观察的肿瘤患者人数} \times 100\%$$

$$式(8-4)$$

5. 病残率(disability rate) 指发生肢体或器官功能丧失的患者占观察患者总数的百分比。

$$病残率 = \frac{发生肢体或器官功能丧失的患者数}{接受观察的总患者数} \times 100\%$$

$$式(8-5)$$

6. 病死率(case-fatality rate) 是指在某时期内某种疾病的患者中死于该病的患者所占的比例。多用于描述病程短且容易死亡的疾病或疾病结局死亡比例比较高的疾病的预后评价。如严重急性呼吸综合征(severe acute respiratory syndrome, SARS)、急性中毒、脑卒中、胰腺癌等疾病。在计算病程较短的疾病病死率时,分母中的每个成员都应在已经发生明确的结局后计算。如计算 SARS 病死率时,应在住院患者痊愈、死亡等结局出现后再进行计算。

$$病死率 = \frac{某时期内因某病死亡人数}{同期患某病的人数} \times 100\%$$

$$式(8-6)$$

7. 生存率及其相关指标

(1)生存概率(probability of survivorship):表示某时段开始时存活的患者到该时段结束时仍存活的可能性。

$$生存概率(P_i) = \frac{活满该时段 i 的人数}{某时段 i 开始的人数} \times 100\%$$

$$式(8-7)$$

（2）生存率（survival rate）：是观察对象经历 t_i 各时段后仍然存活的可能性。生存率随时间 t 的延长而降低，是时间 t 的函数，故也称为生存函数 $[S(t)]$。

没有失访（或称为"截尾"）数据时可直接用下面公式计算：

$$S_{(t_k)} = \frac{\text{活满时刻 } t_k \text{ 的患者数}}{\text{接受观察的患者人数}} \times 100\%$$

式（8-8）

有失访数据时，需分时段计算生存概率，各时段的生存概率累积乘积的生存率：

$$S_{(t_k)} = P_1 \cdot P_2 \cdots P_k = S_{(t_{k-1})} \cdot P_k \qquad \text{式（8-9）}$$

式中 P_i（$i=1, 2, \cdots, k$）为各时段的生存概率。

（3）生存曲线（survival curve）：是以观察时间为横坐标，生存率为纵坐标，将各个时点的生存率连接在一起的曲线图，用以描述生存过程。生存率曲线分析可获得疾病过程中不同时间点的生存率。

预后研究中，仅仅报道生存率是不够的，因为在生存率相同的情况下，预后却存在很大的差异。如图 8-3 表示四种情况下生存率虽同为 5%，但其生存曲线存在差异明显。

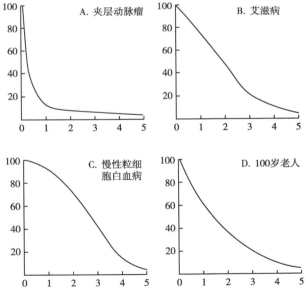

图 8-3　5 年生存率均为 5% 时四种不同的生存曲线
A. 显示夹层动脉瘤患者早期病死率极高，但经历数月后仍能存活者，其以后死亡危险的可能性很小；B. 显示 HIV 阳性者发展为 AIDS 患者在 5 年内每年均有死亡者；C. 显示慢性粒细胞白血病患者确诊后 1~2 年内其生存情况受影响不大，但以后死亡危险增高，以至于到第 5 年时患者 95% 死亡；D. 显示一般人群活到百岁后的 5 年生存情况

（4）期望（平均）生存时间：研究对象从观察起点时全部存活（生存概率为 1）到无限制时间的生存概率全部为 0，不同时间的生存概率可用生存函数（S_t）来表示。生存函数与死亡密度（mortality density, MD）和观察时间（t）的关系可用 Compertz 函数来表示：

$$MD = -\frac{1}{t}\ln(S_t) \qquad \text{式（8-10）}$$

期望（平均）生存时间 =1/MD

（5）中位生存时间（median survival time）：生存率为 50% 时对应的生存时间。相对于平均生存时间，该指标不受极端值的影响，另外获得该指标时，可只观察到死亡一半患者时，观察时间短。

（6）相对生存率（relative survival rate）：指观察到的有某疾病时的生存率与没有该疾病时的期望生存率之比。相对生存率主要考虑了年龄对生存率的影响。如某种疾病在年轻人和老年人中生存率不同，但其期望生存率也不同，故用相对生存率进行比较更为科学、合理。

二、生存分析

预后研究的分析可计算结局事件发生率之间的相对及绝对差异，即相对危险度、归因危险度与归因危险度百分比。但这类指标只考虑了暴露与结局事件发生风险的关联，未考虑暴露导致结局所需的时间。如甲、乙两种药物治疗某疾病，两组 5 年病死率均接近 100%，但服用甲药的病例 80% 的死亡发生于治疗的前 2 年，而乙药组 80% 死亡发生在 3~5 年。可见甲、乙两药的效果差别很大，但两组的总体相对危险度与归因危险度均无差别。因此，需要在结局变量中引入发生结局的时间变量。

生存分析（survival analysis）是分析暴露因素对结局发生的风险及其发生时间两个变量的影响。生存分析的资料为研究对象从开始观察到预后结局事件发生的时间资料，该资料包含了结局事件和生存时间两个变量的信息。

生存分析的主要内容包括：①描述生存过程，描述生存时间的分布特点，绘制生存曲线，估计不同观察时间点的生存率及平均生存时间等；②对各样本的生存率进行比较，分析各总体生存过程是否有差别。

生存分析的常用的方法有：乘积极限法（product-limit method）、寿命表法（life table method）、Cox 回归分析。三种方法均可计算各时段的总体生存或死亡概率，计算中位生存期，绘制生存函数曲线。乘积极限法，即 Kaplan-Meier 法，可分析小样本和大样本的研究；寿命表法适合于大样本的研究。比较两组生存曲线的差异可采用 Log-rank 检验；Cox 回归分析适合于较大样本或大样本单因素及多因素对生存时间及生存或死亡率影响的研究。

1. **乘积极限法** 又称为 Kaplan-Meier 法，是由 Kaplan-Meier 于 1958 年提出并命名。该法用于生存时间为未分组的连续变量的资料分析，是非参数统计方法。Kaplan-Meier 曲线以时间 t 为横坐标，以生存率 P 为纵坐标，表示时间与生存关系的函数曲线，并可对某一病例任意时刻的生存率做出估计。其计算步骤如下：

（1）各观察对象的生存时间（t_i）由小到大排序，完全数据与失访数据相同者，失访数据排后。

（2）列出各时间区间（t_i, t_{i+1}）上的结局时间人数（d_i）与失访人数（c_i）。

（3）计算每一时刻 t_i 之前的生存人数，即该期初始人数 n_i。

（4）计算各时间区段上的死亡概率 Q_i 与生存概率 P_i。

（5）计算到时刻 t_i 之时的（累积）生存率 $S(t_i)$。

$$S_{(t_i)} = P_1 \cdot P_2 \cdots P_i \qquad 式（8-11）$$

【例 8-1】 10 名脑卒中患者的生存时间（天）如下：1.5、1.5、3、9、9+、180、300、300、600、600+。以 Kaplan-Meier 法计算生存率的方法见表 8-1，生存曲线见图 8-4。

表 8-1 Kaplan-Meier 法计算生存率

序号（i）	生存时间（t_i）	每期起始人数（n_i）	失访人数（c_i）	结局事件数（d_i）	结局事件发生概率（Q_i）	生存概率（P_i）	累积生存率 $S(t_i)$
1	1.5	10	0	2	0.200	0.800	0.800
2	3	8	0	1	0.125	0.875	0.700
3	9	7	1	1	0.143	0.857	0.600
4	180	5	0	1	0.200	0.800	0.480
5	300	4	0	2	0.500	0.500	0.240
6	600	2	0	1	0.500	0.500	0.120

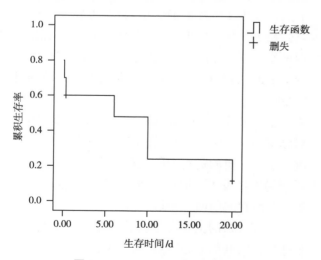

图 8-4 Kaplan-Meier 生存曲线

2. **寿命表法** 估计生存率用的是定群寿命表法。其基本原理是先求出患者经治疗等干预措施后不同阶段的生存概率，然后根据概率乘法定理将逐年生存概率相乘，即可求出一定年限的生存率。寿命表法对生存时间的分布不限，也是一种非参数方法。寿命表法不仅可用于以死亡为结局的生存分析，还可用于复发等任何定期随访获得事件的计数资料的分析比较。

寿命表可根据暴露史将人群分组，然后描述各组结局的情况。求出患者在治疗后活到某一年时，再活过下一年的可能性。将第 x 年开始存活到 n 年的生存概率记作 $_nP_x$。

【例 8-2】 100 例手术患者术后第一年内死亡 20 例；年末存活 80 例，则术后第一年的生存概率 $_1P_0$=80/100=0.80；第二年此 80 例又有 10 例死亡，70 例存活，则第二年的生存概率为

$_1P_1=70/80=0.875$。两年累积生存率为（100-20-10）/100，也可由第一年及第二年的生存概率相乘求得：

$$_2P_0=_1P_0\times_1P_1=0.80\times0.875=0.70$$

可见两种方法计算结果相同。因此，从治疗后第 $x+1$ 年开始活满 n 年之累积生存率，即 n 年生存率为：

$$_nP_x=_1P_x\times_1P_{x+1}\times_1P_{x+2}\times\cdots\times_1P_{x+n-1}$$
$$式（8-12）$$

任一时点存活的机会，均是由存活过那一时点之前每段时间的累积存活率估计得到的。这个期间内的生存概率可以用存活数与有死亡危险的人数之比来计算。实际上生存概率仅在期间内有死亡者时才需重新计算。然后以概率论的乘法定律将各年的生存概率相乘，即得其活过各年的累积生存率。

【例 8-3】 607 例乳腺癌病例随访 10 年的累积生存率（表 8-2）。

表 8-2　607 例乳腺癌术后生存率

术后年数 x（1）	期内失访人数 $_1W_x$（2）	期内死亡人数 $_1d_x$（3）	期初观察人数 N_x（4）	校正观察人数 $_1N'_x$（5）	期间死亡概率 $_1q_x$（6）	期间生存概率 $_1P_x$（7）	（x+1）年累积生存率 $_nP_0$（8）	生存率的标准误 S_{nP0}（9）
0~	63	59	607	575.5	0.102 5	0.897 5	0.897 5	0.012 6
1~	71	69	485	449.5	0.153 5	0.846 5	0.759 7	0.018 6
2~	55	43	345	317.5	0.135 4	0.864 6	0.656 8	0.021 7
3~	38	30	247	228	0.131 6	0.868 4	0.570 4	0.023 9
4~	31	13	179	163.5	0.079 5	0.920 5	0.525 0	0.025 1
5~	26	7	135	122	0.057 4	0.942 6	0.494 9	0.026 1
6~	21	14	102	91.5	0.153 0	0.847 0	0.419 2	0.028 9
7~	11	4	67	61.5	0.065 0	0.935 0	0.391 9	0.030 1
8~	16	3	52	44	0.068 2	0.931 8	0.365 2	0.031 7
9~	12	0	34	28	0.000 0	1.000 0	0.365 2	0.031 7

表内各栏意义如下：

栏（1）： x 表示病例从观察（入组）开始到死亡的年数分组，此例专指乳腺癌术后年数分组。"0~"组表示术后至将近 1 年，即第 1 年；"1~"表示术后 1 年至将近 2 年，即术后第 2 年，以此类推。

栏（2）： $_1W_x$ 表示 $x\sim(x+1)$ 年期间的失访及中断观察人数，由于这些人都随访了 x（即 $x=0$）年以上，但不满 $(x+1)$ 年，所以计算时作 1/2 人数计算，即算作平均随访了 $(x+1)/2$ 年。

栏（3）： $_1d_x$ 是指期内死亡人数，此例专指死于乳腺癌的人数，不包括其他死因死亡的人数。

栏（4）： N_x 为期初观察人数，此例专指第 x 年初乳腺癌人数。$N_x=N_{(x-1)}-_1W_x-_1d_x$

栏（5）： $_1N'_x$ 为期间校正观察人数，含有期间实际观察人数的意思：

$$_1N'_x=N_x-_1W_x/2$$
$$式（8-13）$$

例： $_1N'_0=N_0-_1W_0/2=607-（63\div2）=575.5$

栏（6）： $_1q_x$ 期间死亡概率，为：

$$_1q_x=_1d_x/_1N'_x$$
$$式（8-14）$$

例 "0~" 组死亡概率 $_1q_0=_1d_0/_1N'_0=59/575.5=0.102\ 5$

栏（7）： $_1P_x$ 期间生存概率，为： $_1P_x=1-_1q_x$ ，意指活过 x 年的可能性，"0" 组生存概率为 1- 死亡概率，与 1 年累积生存率相等，为：

$$_1P_0=1-0.102\ 5=0.897\ 5$$

栏（8）： $_nP_0$ 表示 $x+1$ 年累积生存率，表示乳腺癌患者手术后活过 n 年的概率。n=x+1。$_nP_0$ 是根据概率的乘法定律将各个期间生存概率相乘而得：

$$_nP_0 = {}_1P_0 \times {}_1P_1 \times {}_1P_2 \times \cdots \times {}_1P_{n-1}$$
$$\text{式（8-15）}$$

术后活满 1 年的累积生存率：$_1P_0 = 0.897\ 5$

术后活满 2 年的累积生存率：$_2P_0 = {}_1P_0 \times {}_1P_1 =$
$0.897\ 5 \times 0.846\ 5 = 0.759\ 7$

术后活满 3 年的累积生存率：$_3P_0 = {}_2P_0 \times {}_1P_2 =$
$0.759\ 7 \times 0.864\ 6 = 0.656\ 8$

以此类推。生存率的标准误按下式计算：

$$S_{_nP_0} = {}_nP_0 \sqrt{\frac{q_0}{P_0 N_0'} + \frac{q_1}{P_1 N_1'} + \frac{q_2}{P_2 N_2'} + \cdots + \frac{q_{n-1}}{P_{n-1} N_{n-1}'}}$$
$$\text{式（8-16）}$$

3 年累积生存率的标准误：

$$S_{_3P_0} = 0.656\ 8 \times \sqrt{\frac{0.102\ 5}{0.897\ 5 \times 575.5} + \frac{0.153\ 5}{0.867\ 5 \times 449.5} + \frac{0.135\ 4}{0.864\ 6 \times 317.5}}$$
$$= 0.021\ 8$$

607 例乳腺癌术后逐年生存资料作生存率曲线见图 8-5。

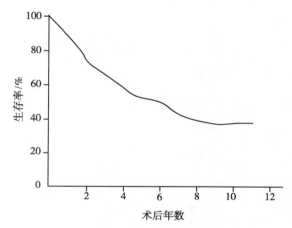

图 8-5 607 例乳腺癌术后生存率曲线

3. Log-rank 检验

（1）基本步骤：对于分组资料的生存曲线比较时，可以采用时序检验（Log-rank test）进行统计学差异性检验。其公式如下：

$$\chi^2 = \sum \frac{(A-T)^2}{T}，\text{自由度 } v = \text{组数} - 1$$
$$\text{式（8-17）}$$

式中 A 为观察的结局事件实际发生数（如死亡人数），T 为结局事件理论（期望）数。当 $T < 5$ 时，用校正的 χ^2 检验。

$$\chi^2 = \sum \frac{(|A-T|-0.5)^2}{T}，\text{自由度 } v = \text{组数} - 1$$
$$\text{式（8-18）}$$

基本步骤用表 8-3 中的例子来说明：

1）将两组资料混合后统一排序[表 8-3 中的（1）]；n_{1i}、n_{2i} 分别表示两组的患者人数，$N_i = n_{1i} + n_{2i}$ 为合并的患者数[表 8-3 中（3）、（7）和（11）]；将两组的生存时间按由小到大的顺序统一排序[表 8-3 中（2）]；d_{1i}、d_{2i}、D_i 分别表示两组及合并的在某一生存时间的死亡数[表 8-3 中（4）、（8）和（12）]；c_{1i}、c_{2i} 分别表示各组的截尾数据[表 8-3 中（5）和（9）]；不同时间点的观察人数等于前一个生存时间的观察人数减去死亡人数和截尾人数[表 8-3 中（3）、（7）]。

2）计算各时间段每组结局事件的理论数：

$$T_{1i} = \frac{D_i \times n_{1i}}{N_i} \qquad \text{式（8-19）}$$

$$T_{2i} = \frac{D_i \times n_{2i}}{N_i} \qquad \text{式（8-20）}$$

3）计算各组的理论数之和：将各组[（6）和（10）]的期望数分别求和，第一组为 6.856 7，第二组为 12.143 3。两组实际结局数之和分别为 10 和 9。

4）计算 χ^2 值

$$\chi^2 = \frac{(10-6.856\ 7)^2}{6.856\ 7} + \frac{(9-12.143\ 3)^2}{12.143\ 3} = 2.254\ 6,$$
$$\text{自由度 } v = 2-1 = 1$$

5）查表得 P 值 >0.05。可认为单纯手术组和手术加化疗组患者的生存率曲线差别无统计学意义。

注意事项：此检验比较两组或多组生存曲线，为单因素分析。要求各组生存曲线不能交叉，如交叉则提示存在混杂因素，应采用分层分析方法或多因素方法来校正混杂因素。

（2）样本量的估算 PASS 软件提供了专门的 survival 模块进行样本量估算。用于估计 Log-rank 检验时所需样本含量的方法主要有 Freedman 法、Lachin-Foulkes 法以及 Lakatos 法，本次主要介绍进行原始 Log-rank 检验时样本量估算的 Freedman 法。

【例 8-4】 某临床试验欲比较试验组与对照组的生存时间有无差别，随访时间至少为 1 年。根据既往研究可知对照组总体 1 年生存率是 45%，预期试验组总体 1 年生存率达到 65%，采用 Log-rank 检验比较两组生存率，试估算样本量。（采用双侧检验，$\alpha = 0.05$，$\beta = 0.15$）

表 8-3 21 例乳腺癌患者两种疗法生存曲线的 Log-rank 检验

序号 i （1）	时间 /m t_i （2）	单纯手术组				手术加化疗组				合计	
		n_{1i} （3）	d_{1i} （4）	c_{1i} （5）	T_{1i} （6）	n_{2i} （7）	d_{2i} （8）	c_{2i} （9）	T_{2i} （10）	N_i （11）	D_i （12）
1	6	10	1	0	0.476 2	11	0	0	0.523 8	21	1
2	9	9	1	0	0.450 0	11	0	0	0.550 0	20	1
3	10	8	0	0	0.421 1	11	1	0	0.578 9	19	1
4	13	8	1	0	0.444 4	10	0	0	0.555 6	18	1
5	14	7	0	0	0.411 8	10	0	0	0.588 2	17	1
6	15	7	1	0	0.875 0	9	1	0	1.125 0	16	2
7	16+	6	0	0	0.000 0	8	0	1	0.000 0	14	0
8	18	6	1	0	0.461 5	7	0	0	0.538 5	13	1
9	19	5	2	0	1.666 7	7	2	0	2.333 3	12	4
10	20	3	1	0	0.750 0	5	1	0	1.250 0	8	1
11	20+	2	0	0	0.000 0	4	0	1	0.000 0	6	1
12	22	2	1	0	0.400 0	3	0	0	0.600 0	5	1
13	24	1	1	0	0.500 0	3	1	0	1.500 0	4	2
14	26	0	0	0	0.000 0	2	1	0	1.000 0	2	1
15	28	0	0	0	0.000 0	1	1	0	1.000 0	1	1
合计	—	10	10	0	6.856 7	11	9	2	12.143 3	—	19

PASS 软件操作如下：

①PASS 主菜单选择：
Survival → Legacy Procedures → Logrank Test（Freedman）

②软件参数设置：
Find（Solve For）: N *所求结果为样本量
Power（1-Beta）: 0.85 *检验效能为 0.85
Alpha（Significance Level）: 0.05 *检验水准为 0.05
Proportion in Group 1: 0.5 *两组含量相等
Proportion Lost During Follow Up: 0 *不考虑删失情况
S_1（Proportion on Surviving in Group1）: 0.45 *对照组生存率为 45%
S_2（Proportion on Surviving in Group2）: 0.65 *试验组生存率为 65%
One-Sided Test: 不勾选 *双侧检验

参数设置界面如图 8-6 所示。

点击 "Run"，输入结果如图 8-7。

PASS 输出结果显示，风险比（HR）为 0.539，两组终点事件发生总例数不少于 101 例；两组所需总样本量不少于 223 例。

三、Cox 回归分析

1972 年，英国的 Cox 提出了同时对有确切结局的生存时间数据和没有结局的截尾数据（censored data）即失访数据进行处理的生存分析方法，这样可充分利用资料的信息，此即 Cox 模型，亦称 Cox 回归模型。该模型在临床上有很强的应用价值，能有效地处理随访迟早不一、随访时间长短不一和资料缺失等临床预后研究中经常遇到的问题，还可同时分析众多因素对生存时间的影响。

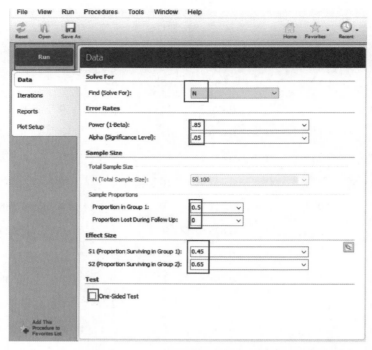

图 8-6 PASS 中 Log-rank 检验样本量估算时参数设置界面图

Log Rank Survival Power Analysis - Simple

Numeric Results

Power	N	N1	N2	S1	S2	Hazard Ratio	Two-Sided Alpha	Beta
0.8500	223	112	111	0.4500	0.6500	0.5395	0.0500	0.1500

Event Report

Power	E	E1	E2	S1	S2	Hazard Ratio	Two-Sided Alpha	Beta
0.8500	101	51	50	0.4500	0.6500	0.5395	0.0500	0.1500

图 8-7 PASS 中 Log-rank 检验在特定参数下的所需各组样本量

（一）Cox 回归分析时样本量的估算

PASS 软件提供的专门的 survival 模块可进行 Cox 回归样本量的估算。

【例 8-5】 欲研究非小细胞肺癌患者预后的影响因素,总共有 9 个变量,研究者确定了主要变量为 X_1,对数风险比 $\beta=1$,预计终点事件发生率 P=48/65=73.8%,按单侧 0.05 的检验水准和 80% 的检验效能,从已有研究中得知 X_1 的标准差为 0.312 6,在多重线性回归分析中的得知 $R^2=0.183\ 9$,试估算所需样本量。

PASS 软件操作如下:

① PASS 主菜单选择:
Survival → Cox Regression → Cox Regression
②软件参数设置:
Find（Solve For）: N * 所求结果为样本量
Power（1-Beta）: 0.80 * 检验效能为 0.80

Alpha（Significance Level）: 0.05 * 检验水准为 0.05
P（Overall Event Rate）: 0.738 * 终点事件发生率
B（Log Hazard Ratio）: 1 * 对数风险比
R-Squared of X_1 with Other X's: 0.183 9 * 决定系数
S（Standard Deviation of X_1）: 0.312 6 * 标准差
Alternative Hypothesis: One-Sided * 单侧检验

参数设置界面如图 8-8 所示。

点击"Run",输入结果如图 8-9。

PASS 输出结果显示,至少需要样本 106 例。

（二）Cox 回归模型在疾病预后研究上的应用

1. Cox 回归模型可分析多种因素对疾病预后的影响 Cox 回归模型与其他生存分析方法相比,由于方法本身要求数据不重合,在处理过程

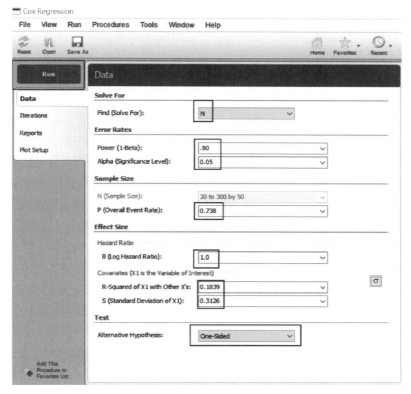

图 8-8 PASS 中 Cox 回归分析样本量估算时参数设置界面图

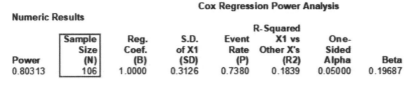

图 8-9 PASS 中 Cox 回归分析在特定参数下所需样本量

中不必进行数据归组,因此保存信息更多,用较少量的研究对象就能获得可靠结论。由于它可不考虑生存时间的分布类型,任何分布的资料均可用 Cox 回归模型来分析,因此灵活性强,应用范围更广。

2. Cox 回归模型可用于资料的比较和预测 在其他诸多因素固定(被控制)的条件下,可用于某一因素不同水平的比较。在研究对象的各种因素已知的情况下,可预测不同时期的生存率指标。用已建立的 Cox 比例风险模型可估计患病后或经治疗后随时间变化的生存概率,还可估计患病后的危险指数[或预后指数(prognostic index,PI)]。其计算公式如下。

$$PI = \beta_1 x_1 + \beta_2 x_2 + \cdots + \beta_i x_i \qquad 式(8-21)$$

预后指数代表了各协变量的综合效应。其数值越大,危险度越高,预后越差。

(三)应用 Cox 回归模型的注意要点

1. 研究因素在观察对象中的分布要适中 因素在观察组中 100% 都存在或只有 1% 存在,均不合适,这类数据常造成参数估计上的困难。如按定性指标,一种特征在对象中 100% 都有,可将它定量化,分成少量、中等量及多量再作分析。不管是研究发病因素还是影响预后因素,应将一切可能的因素都包括在调查分析之内,特别是对主效应变量可能有混杂影响和/或效应修饰作用的因素不应遗漏,否则容易造成偏倚。

2. 对所研究的生存时间的始末要有明确规定 如发病为观察的起始点则对发病应有明确定义。对结局也是同样,如以复发为观察终点,则对复发也应作明确的规定。

3. 要注意影响时间效应的因素 如观察药物治疗慢性非特异性呼吸系统疾病,春天开始治疗的与秋天开始治疗的时期差别会影响观察的结局,诸如此类情况在设计中不可忽略。

4. 尽量避免失访 尽管 Cox 回归模型可以处理截尾数据,但失访过多会造成资料的偏倚,所以仍应强调提高随访的成功率。截尾数据不宜超过 20%。

5. 注意多重共线性 多重共线性是多元统计分析中的一个共同的难题。医学上许多变量间并不是相互独立的,但在一般情况下不至于严重影响分析结果。如果变量之间高度相关,而研究又试图分别确定各个因素的作用时,某个变量的增加或剔除引起数据的微小变化,可能会对回归系数有很大影响。有时多重共线性还会直接影响 Cox 回归模型中参数估计的可行性。有人提出用 R 型聚类分析方法消除多元共线性对参数估计的影响。

6. 建立最终模型 生存分析时也要考虑影响生存实际的协变量。当协变量数量较多时,在配合模型前可先对这些变量进行筛选,即先进行单变量分析,对于分类变量可应用 Log-rank 检验;然后选择单因素分析时有显著意义的变量进入多因素 Cox 回归模型。另外,如果某些协变量有明确的专业意义,无论它们在单因素分析中是否有统计学意义均应纳入模型。如果研究的因素不多,也未发现变量之间有明显的共线性,可以将全部协变量直接纳入模型分析,称全因素模型。为建立最佳模型,需对因素进行筛选,筛选因素的方法有前进法、后退法和逐步回归法。

7. 结论应该结合专业知识 模型中获得的自变量具有统计学意义时,其与预后结局的关系可能是因果关系,也可能仅仅为伴随关系,需要结合专业知识进行分析判断。

（四）Cox 回归模型的局限性

从理论上分析,Cox 回归模型所做的假定本身就是一种有待确证的假设。Cox 回归模型的参数估计的计算工作量大,尤其是大样本,在因素多的情况下参数估计要耗费大量的计算时间。作 Cox 回归模型分析时,不需确定每个个体精确的失效时间（failure time）或截尾时间,只需按等级秩次分析,因此会损失部分信息。

（五）Cox 回归分析应用实例

【例 8-6】 影响神经母细胞瘤预后因素的分析。某院 25 年间收治病例确诊并经过随访的神经母细胞瘤 72 例,采用手术、化疗和／或放疗。Ⅰ、Ⅱ期病例以手术切除为主,Ⅲ、Ⅳ期以化疗为主,用放疗控制全身及局部病变,病情允许者采取手术治疗。随访时间 3 个月至 19 年不等。已死亡 57 例,至观察结束仍存活者有 15 例,生存 3 年以上者有 12 例。分析涉及 10 个因子,变量编码见表 8-4。

为验证单因素分析结果及考虑混杂因素影响与交互作用,用 Cox 回归模型分析。全因素模型参数估计,迭代收敛,采用后退法筛选因子,结果得到临床分期、WBC 计数、手术治疗与放疗四个具有显著意义的预后因子,最终计算结果如表 8-5。

表 8-4 变量编码表

变量	编码		变量	编码
性别（X_1）	男 1	女 0	RBC（X_7）	红细胞实测数
确诊时年龄（X_2）			ALC（X_8）	淋巴细胞计数
原发部位			手术（X_9）	未切除 $X_9=0$
腹腔（X_3）	是 1	否 0		部分切除 $X_9=1$
胸腔（X_4）	是 1	否 0		全部切除 $X_9=2$
盆腔（X_5）	是 1	否 0	化疗（X_{10}）	是 1 否 0
临床分期（X_6）	Ⅰ期	$X_6=0$	WBC（X_{11}）	白细胞实测数
	Ⅱ期	$X_6=1$		
	Ⅲ期	$X_6=2$	放疗（X_{12}）	是 1 否 0
	Ⅳ期	$X_6=3$		

表 8-5 神经母细胞瘤预后因素 Cox 回归模型分析结果

变量	回归系数 β	标准误 SE	标准化回归系数 SRC	P 值[*]
临床分期 Z_1	0.533	0.247	2.158	0.015 6
WBC 计数 Z_2	7.83×10^{-5}	3.15×10^{-5}	2.486	0.006
手术治疗方式 Z_3	−0.463	0.216	2.144	0.016
放疗与否 Z_4	−0.102	0.400	2.550	0.005 4

[*] 单侧 $Wald$ 检验 P 值

观察 RBC、ALC 等与治疗之间的交互作用，未发现有显著的交互作用。通过引入时变协变量观察临床分期、WBC、手术治疗及放疗等四个因素对预后的影响是否有随时间而变化的趋势，结果未发现有这种现象。所得的 Cox 回归最终模型为：

$$h_0(t, Z) = h_0(t) \exp\left[0.533 Z_1 + 7.83 \times 10^{-5} Z_2 - 0.463 Z_3 - 0.102 Z_4 \right]$$

根据估计的回归系数，可以计算基线死亡概率如图 8-10。

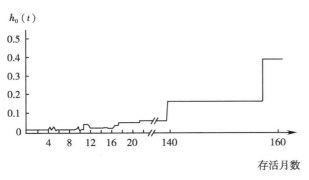

图 8-10 基线死亡概率图像

可见在诊治的 5 个月内病死率平缓，第 10~11 个月病死率明显上升，自第 22 个月至 140 个月间呈现出"生存恒定期"，这与临床观察认为本病生存两年者可望治愈的看法似乎相符，但于第 12~14 年病死率再度升高，这与青春前期激素水平变化导致复发有关。

明确四个预后因素之后，根据每一个患者具有的这四个因素的多少，可计算其预后指数：

$$PI = 0.533 Z_1 + 7.83 \times 10^{-5} Z_2 - 0.463 Z_3 - 0.102 Z_4$$

还可根据不同的预后指数计算生存函数，如图 8-11。

根据 Cox 回归模型结果可见，临床分期、WBC、手术治疗及放疗是神经母细胞瘤的预后因素。其中，临床分期、WBC 可增加神经母细胞瘤预后的风险，而手术治疗及放疗可降低其预后的风险。按 Cox 回归模型确定的预后因素及计算 PI 有很大的临床意义。$PI \leq 0.4$ 者预后较好，$PI > 0.4$ 者预后差。一例患者临床 II 期，$WBC = 7.0 \times 10^9/L$（7 000/mm³），手术全切除，未接受放疗，其 $PI = 0.533 \times 1 + 7.83 \times 10^{-5} \times 7 000 - 0.463 \times 2 - 0.102 \times 0 = 0.155 1$。并可求出其 1 年生存率约 65%，2 年生存率 50%，15 年生存率约为 25%，中位生存期约为 140 个月。

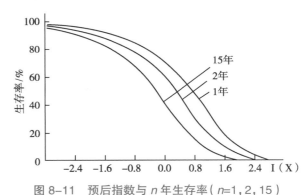

图 8-11 预后指数与 n 年生存率（$n=1, 2, 15$）

第四节 预后研究的评价

一、预后研究中常见的偏倚及其控制

1. 失访偏倚 预后研究多采用随访观察，失访偏倚也是其常见偏倚。该偏倚多由于观察时间长，观察对象迁移、外出、不愿继续合作、因药物副作用等而停止治疗或死于非终点疾病等原因造成。主要控制措施为选择符合条件且依从性好的研究对象，尽可能提高研究对象的依从性。

2. 零时刻不当偏倚 在预后研究中，虽然所有被观察对象不能同时患病，但是对每一个对象观察的起始时刻应当是该疾病发展的同一阶段，否则对预后及其影响因素的研究结果就会与真实结果间产生差异,即零时刻不当偏倚。控制措施为尽可能使研究对象处在所研究疾病的同一阶段。

3. 集合偏倚(assembly bias) 也称为分组偏倚、就诊偏倚,是一种选择性偏倚。指纳入的研究对象存在一些除研究因素以外的其他因素的不一致,而这些外部因素本身对结果的发生有影响。如疾病的严重程度、病程的长短、是否合并其他疾病及有无治疗的影响等。如专科医院或三级医院常集中收治了某些专科病患者、危重或疑难患者,观察记录详细,但患者的预后一般较基层医院差,如果选择专科医院内患者作为研究对象,即容易发生这种类型的偏倚。控制措施:选择样本时,对研究对象随机抽样,确保研究对象的代表性,如可根据不同医院进行分层随机抽样,综合考虑疾病的轻重程度,病程等其他可能与研究目的有关的因素,尽可能使各研究组间除研究因素外的其他因素分布一致。对于RCT,确保做到随机分组。

4. 存活队列偏倚(survival cohorts bias) 从各医院收集病例组成队列进行预后研究,由于收集的队列不是起始队列,而是该病病程中某一时点进入的存活病例,导致研究结果与真实研究结果存在差异,故称存活队列偏倚。该偏倚实际上也是集合偏倚的一种特殊类型。那些未到医院的失访病例,因其信息的丢失,会造成预后判断的不准确。

5. 迁移偏倚(migration bias) 也是选择性偏倚的一种形式,指一个队列中的患者离开原有队列,移到另一队列或随访观察期间退出、失访等。如果发生的例数足够多,将影响预后结果的真实性。

6. 测量偏倚(measurement bias) 也称信息偏倚,预后研究中也同样存在测量偏倚。如调查表的设计是否具有科学性,记录是否完整,调查人员是否认真,询问方式和态度等均可导致出现测量偏倚,一些客观、明确的疾病终点容易判断,如死亡、恶性肿瘤等,很明确,不易错。但是对于特殊死亡原因、亚临床疾病、副作用等,如果概念模糊,没有明确的判断标准,就容易出错,影响研究结果。使用仪器、设备测量时,若所用仪器、设备校正不准确,试剂不符合要求,使用方法的标准

或程序不统一,分析测试条件不一致及操作技术不熟练等均会产生测量偏倚。减少测量偏倚的主要方法包括:盲法判断结局;结局要有明确的定义;对调查员、测量员等进行统一培训;仪器、试剂统一标准;研究的全过程中,对所有的患者均要同样努力地去发现结局事件等。

7. 混杂偏倚(confounding bias) 疾病预后研究中,很难做到预后因素暴露组和非暴露组两组的临床特征、社会人口学特征等均衡可比,混杂偏倚常常存在。控制混杂偏倚的措施主要有:在设计阶段采取随机化分组、限制和配比;分析阶段采用率的标准化、分层分析和多因素分析。详细内容参见第五章。

二、预后研究评价原则

(一)应明确疾病预后研究的起止点

被研究对象的预后观察起始点或零点时间一定要统一。观察起始点可以是疾病症状的首发时间、确诊时间或治疗开始时间,但一定要明确一致。另外,还要考虑是否都处于疾病病程的同一阶段。零点时间最好是处于病程的早期,即起始队列(inception cohort)。

(二)应明确疾病预后研究对象纳入标准与来源

应明确研究对象的诊断标准、纳入标准和排除标准。还要明确研究对象的来源医院或医疗机构以及来源地,判断研究对象的代表性和是否存在选择性偏倚。还要注意收集患者年龄、性别、病情、并发症等相关信息,以利于疾病预后因素的分析。

(三)应随访全部纳入研究的患者

对纳入研究的每一例都应进行全程随访,观察疾病的发展过程,计算发生的各种结局。但在临床实际中,难以做到对每例纳入研究的患者均进行全程随访,失访不可避免。失访的原因有患者痊愈、死亡、工作调动或患者拒绝随访等。可根据失访率大小对预后研究结果的可信程度进行判断。如果失访率小于5%,其研究结果可信;如果失访率达到20%及以上,则该疾病的预后结果将不可信。还可根据以下方法估计失访对预后研究结果的影响程度:①根据纳入研究患者(分母)中,发生某一结局例数(分子),计算这种疾病结

局的最高发生率（假定失访患者全部发生疾病某一结局，将失访例数分别加于分母和分子）和最低发生率（假定失访患者全部未发生疾病某一结局，仅将其加入分母内计算）；②比较疾病结局最高和最低发生率，如果数字接近，则失访对该疾病预后结果没有造成显著的影响，原结论仍然可信。但如两者数据悬殊，则原结论不可信。

（四）应明确预后结局的客观标准

由于临床医生或研究人员判断预后结局时常存在分歧，故应采用明确、客观地判断预后指标及标准，以利其他临床医生理解和取得一致的意见。

（五）应采用盲法判断预后结局

采用盲法判断预后结局，可避免疑诊偏倚（diagnostic-suspicious bias）和期望偏倚（expectation bias）。疑诊偏倚指如果医生了解患者具有某种疾病的预后因素，则可能更频繁、仔细地寻找可影响这种疾病有关预后的依据，从而对结果造成偏倚。例如链球菌咽炎、扁桃体炎与风湿热关系十分密切，当医生了解到患者具有链球菌感染史后，将会更全面、细致地检查，找寻诊断风湿热的根据，结果可能夸大链球菌感染的不良预后。期望偏倚指医护人员根据文献知识和经验，对某些影响疾病预后因素和预后结局形成了固定概念，可干扰对疾病预后做出正确判断。

（六）应排除影响预后的其他因素

在预后研究中同样存在混杂因素，影响研究因素与预后结局的关系。因此，作者在下结论时如对这些影响因素经过校正处理以及多因素的统计分析，则其结论就比较可靠。尤其是当各研究亚组有不同的预后结果时，更需要应用校正方法。例如，有人研究认为乙肝表面抗原携带者可发展成原发性肝癌，要确定这一预后因素和其后果的关系，必须排除可能引起肝癌的其他因素，如黄曲霉毒素等的干扰，才有可能判定肝癌确为长期携带乙肝表面抗原的后果。

（七）应报告预后估计的精确度

如在生存率及其相应指标中，除了报告生存率、中位生存时间外，还应报告其95%置信区间，让读者可以判断预后估计的精确度。在预后因素与预后结局关联的相应指标中，如相对危险度、绝对危险度等，还要有其95%的置信区间。95%的置信区间越窄，表明对总体的预后估计精确度越高。

（八）应注意研究结果的实用性和重要性

在疾病预后研究中，还要注意研究结果是否有助于对临床治疗做出决策，是否有助于对患者及其家属进行解释。

思　考　题

1. 影响疾病预后的常见因素有哪些？
2. 疾病预后研究步骤包括哪些内容？
3. 疾病预后的判断指标有哪些？
4. 疾病预后研究评价的原则有哪些？

5. 疾病预后研究中常见的偏倚有哪些？应如何控制？

（贾存显）

第九章　因果关系研究

疾病的病因学研究一直都是医学探索的一个重要领域,寻找和控制病因是预防疾病的前提。基础、临床和预防医学各学科专家都致力于疾病病因的研究,但不同学科研究病因的方法、手段,考虑问题的角度各有不同,甚至对病因概念的理解及用于判断病因的标准也不一致,因此,在医学教科书中病因(etiology)、发病机制(pathogenesis)、致病机制(mechanisms)、危险因素(risk factor)等多个标题下可以看到有关病因的论述。在临床实践中,任何一种干预措施,包括手术和药物,都可能引起严重程度不等的不良反应,研究不良反应,实质上也是确定因果关系,只是此处的"因"是指临床医生在疾病预防、诊断和治疗过程中采用的各种措施和方法,如诊断技术、手术和药物等。因此,探索病因和危险因素、评估医学干预措施的效果,以及评估干预措施的安全性,都属于因果关系研究。流行病学从群体的角度,应用概率论和逻辑推理的方法探索疾病的病因和疾病发生的影响因素,推动了病因概念的发展和因果关系研究的深入。随着医学科学的发展,因果关系研究或防治效果推断及其评价已经成为每一位医学工作者必备的基础知识。

第一节　因果关系概述

一、病因的认识历程与因果观的发展

人类学家认为人类经历了巫术 – 宗教 – 科学三个发展阶段。人们对健康和疾病的认识也同样经历了这样一个过程。从历史上来看,随着社会的发展和科学技术的进步,迄今为止存在过四种典型的医学模式:神灵主义医学模式(spiritual medical model)、机械医学模式(mechanistic medical model)、生物医学模式(biomedical model)和生物 –

心理 – 社会医学模式(bio-psycho-social-medical model)。人类对于疾病病因的认识也是一个逐步发展的过程。无论中国还是外国,古代人常将疾病归因于鬼神、上帝及天意,平日靠求神拜佛或祈祷以期消灾除病。公元前五世纪,由中国古代哲学思想中衍生出了阴阳五行学说,它的主要观点是:认为世界是物质的,反对迷信鬼神和天命论,疾病的原因"不从天下,不从地出",而是积微之所生;认为事物之间存在着互相依存、互相制约的"生克"关系,人与环境应当统一;认为人体是一个统一的整体,存在着阴阳两个对立面的矛盾,它是人体生理、病理过程的内在依据。该学说将疾病的发生与外环境的物质——金、木、水、火、土联系起来,从而产生了朴素唯物主义的病因观。公元前五世纪,在西方也出现了类似的观点,反映在 Hippocrates 所著的 *Airs, waters and places* 之中。他们认为疾病的发生与水、土、风等有关,夏季有脾大、发热及腹泻,冬季常引起生痰及喉嘶哑。由此可见,在古代,国内外医学家们都注意到疾病与环境有密切关系。我国古代早就认为山间的"瘴气"是疟疾的原因。十九世纪上半叶,Sydenham等人关于疾病的"瘴气学说"(miasma theory)在西方盛行。人们认为不洁的水和土壤里散发出来的污浊之气(瘴气)是使人发病的原因。故而强调应设法清除贫民窟和其他不卫生的地方的"瘴气",以期减少疾病。

现代医学研究对病因的认识主要从认识传染病开始,经历了单一病因论及多病因论两个阶段。

(一)单一病因论

意大利 Fracastoro(1479—1553)最早提出:特异的疾病与特异的"传染物"有关。拉开了特异病因论的开端。十九世纪,随着疾病微生物理论的发展,Henle 和他的学生 Koch 提出了推断独特的活微生物导致特异疾病的 Henle-Koch 法则

（Henle-Koch postulates），对推动人类病因学研究作出了巨大贡献。该法则共有4条：①病原微生物必然存在于患病动物体内，但在健康动物体内不应出现；②从患病动物分离得到的病原微生物可以做纯培养；③将分离出的纯培养物人工接种给易感动物，会出现该疾病所特有的症状；④从人工接种的被感染的动物体内可以再次分离出性状与原有病原微生物相同的纯培养物。Koch于1876年证明了炭疽病符合这一原理，随后在许多传染性疾病中也得到了证实。该理论在病因学的发展史上是革命性的，为干预措施的实施铺平了道路。

尽管这个法则有将问题绝对化的缺点，但却反映出当时人们在病因认识方面有不小的进步，即病原微生物是传染性疾病的必要病因，而且每种传染性疾病都有自己特异的病原微生物。这是关于疾病的生物学病因的重要萌芽。随着十九世纪末期微生物学的出现和发展，人们形成了这样的概念，即每一种疾病必定是某一种特异的病原物所致。这就是疾病单一病因论的"特异病因学说"。但是它并不能解释复杂的病因效应。因为即使是单一的病因，也可以引起多种疾病，更不用说绝大多数疾病的发生与多种因素共同作用有关的情况。单一病因论忽视了社会和环境等因素对疾病的影响作用，有明显的局限性。

（二）多病因论

医学研究人员在长期的疾病防治实践中逐渐发现，疾病的产生并不完全依赖特异的病原物，还和环境及人体自身的多种因素有关。如在一些非传染性疾病的病因学研究中发现，一种疾病的发生往往是多种因素综合作用的结果，而且多种致病因素同时存在的危害性要比其中单一因素存在时严重得多。这是由于它们在人体内的致病效应上，会产生交互作用。即使是传染性疾病的发生，也与多种因素共同作用有关。如肺结核，其发生固然需要有结核杆菌的存在，但个体的遗传易感性、营养状况、情绪状况、居住环境状况等均参与人体肺结核的发生过程。

（三）因果观的发展

1. 决定论因果观　古希腊学者亚里士多德（Aristotle）提出四原因说，即原因包括质料因、形式因、作用（动力）因和目的因。比如要修建一座房子，房子的构造设计就是形式因，建筑材料就是质料因，劳动和技术就是作用（动力）因或动因，而"家"就是目的因。一直到了近代，培根（Bacon）将四原因说批判成非科学的，只有动因（agent）经伽利略（Galileo）和牛顿（Newton）精致化后向机械决定论发展了。决定论的因果观认为一定的原因必然导致一定的结果，伽利略从机械决定论出发，将原因分为充分原因和必要原因。类似地，病因也可以分为充分病因和必要病因，它们实际上是决定论因果观的产物。充分病因（sufficient cause）是指有该病因存在，必定（概率为100%）导致疾病发生。必要病因（necessary cause）是指在相应疾病发生以前必定有该病因存在。而经验论者休谟（Hume）认为单纯的经验重复观察并不能绝对保证一定的结果必然要出现，这对决定论的因果观提出了严峻的挑战。

决定论因果观是同概率论因果观相抵触的，认识充分或必要病因概念的局限性对于因果关系推断具有重要的意义。充分病因是指若有该病因存在，必定导致某疾病发生。显然，充分病因即使针对传染性疾病也是非常少见的，因此，对充分病因的理解应对以下三点有清醒的认识：①对大多数疾病而言，充分病因的组成因素不是一个，而是一组。如结核杆菌感染仅是结核病的一个必要病因，而不是结核病的一个充分病因。因为大多数的结核杆菌感染者可由于自身抵抗力的作用而不发生结核病，只有结核杆菌感染结合机体特异性和非特异性抵抗力的降低，才能构成结核病的一个充分病因；②对大多数疾病而言，其充分病因目前并未明了，一般只能证实或初步证实充分病因中的个别或几个因素；③对大多数慢性非传染性疾病来说，目前认为其充分病因不止一个，有的可能有多个充分病因，各充分病因的组成因素可能不同，因而这些疾病就可能没有必要病因。如肥胖或超重是高血压的一个"病因"，但有的高血压患者并不超重，提示导致这部分患者发病的充分病因中可能不包括肥胖。必要病因指有相应疾病发生以前，必定有该因素存在。如没有结核杆菌感染就不会发生结核，因此，结核杆菌是结核病的必要病因。绝大多数传染性疾病、职业病等都有一个比较明确的必要病因。但如果仔细分析，会发现其中有语义重复的问题。例如，乙型肝炎一定是指的乙肝病毒而不是其他肝炎病毒引起的肝炎,因此乙肝病毒对于乙型肝炎的必要性从字面上就可以确定,而不是一个实证问题,无须经过观察来验证。即不是先诊断乙型肝炎而断定以前必定有乙肝病毒感染,而是根据乙肝病毒感染,来对某种临床上的肝炎分类为乙型肝炎。如果在二十世纪五十年代,所谓病毒性肝炎,就没有一种肝炎病毒是"必要病因"。况且从疾病的临床或病理实体来看,"同类"的病毒性肝炎可以由不同的肝炎病毒引起。对于一般的慢性非传染性疾病,从字面或定义上不可能得到"必要病因"的启示。但对某些按"病因"分类的慢性病,就可以知道它们的必要病因。如"血管性痴呆",脑血管病变就是它的必要病因。总之,对于按某病因进行分类的疾病,该病因就是它的必要病因,而正因为有该病因才被分类为该病。所以,"必要病因"实际上是语义重复的产物,并没有增加信息量。我们可以测量病因的必要性或必要程度,而不必刻意去追求"必要病因"。

二十世纪九十年代后,美国流行病学家Rothman进一步论述了必要病因和充分病因的概念。他认为必要病因是指某种疾病的发生必须具有的某种因素,这种因素缺乏,疾病就不可能发生。但是有该因素的存在并非一定导致疾病的发生。如在肿瘤、心脑血管疾病等慢性非传染性疾病中很难找到完全的必要病因因素(即100%具有)。Rothman认为所谓充分病因是指最低限度导致疾病发生的一系列条件、因素和事件。大多数慢性非传染性疾病,可能有多个充分病因,而且不同的疾病充分病因的组成因素也不同。比如,某病有3个充分病因Ⅰ(包括A、B、C)、Ⅱ(包括A、B、E、F)、Ⅲ(包括A、C、E、G、H),当其中某一充分病因(Ⅰ或Ⅱ或Ⅲ)存在时就可导致某一疾病发生,代表了不同的病因学机制。其中A因素出现在全部三个充分病因中,因此A因素是该病发生不可或缺的,即为必要病因。其他因素也不可少,只是各自作用强度大小和交互作用模式不一致。由此可看出,充分病因强调了疾病发生过程中多种病因因素的联合作用。Rothman进一步将此种联合作用效果中的各个因素称为组分病因(component causes),如前述的3个充分病因中的B、C、E、F、G、H。单独的组分病因往往不足以引发疾病,同一因素对一种疾病来说是必要病因,而对另一种疾病则可能是组分病因。举例来说,营养不足是营养不良症的必要病因,而营养不足使机体的抵抗力下降,又是某些疾病(如结核病)发生的组分病因之一。因此,倡导流行病学病因研究要致力于测量疾病发生中可归因于某因素的比例,而不是片面追求存在概率是100%的必要病因具有重要的公共卫生学意义。因为很多情况下难以找到必要病因,这时如果能够发现充分病因中组分病因,通过有效控制这些因素同样可以大大减低该病在人群中的发生概率。Rothman因此认为"病因是疾病发生中起重要作用的事件、条件或特征,没有这些因素的存在,疾病就不会发生"。

在日常生活中人们发现开启开关则电灯发光,于是便认为电灯开关是"因",电灯发光是"果",只要启动因,则必然获得果(灯亮)。这时此因对其果来说是必要而且充分的原因。但在电灯开关与电灯发亮的因果关系中,实际上有些重要因素被省略了。例如电线、灯泡、灯头、电流等。这些环节的任何一个都与开关同样重要,任何一个环节的缺少都会影响结果的产生。因此可以认为,任何结果的原因必然是由一组作用谐调的因素共同组成的,这就是充分病因。所以"充分病因"可以定义为:一组必然导致疾病的最低限度的状态或事件。这里的"最低限度"是指状态或事件的任何部分均是不可少的。这些组成充分病因的必不可少的部分称之为组分病因。

2. 概率论因果观 上述的决定论因果观不能完美地解释生命现象中的因果关系。现代科学产生了概率论的因果观或称广义因果律(law of causation)。概率论的因果观认为原因就是使结果发生概率升高的事件或特征,即一定的原因可能导致一定的结果。原因不是决定性的,结果也不是必然的。该观点为解释生命科学中的因果关系奠定了理论基础。

二、临床医学因果关系研究的原因定义

(一)病因的定义

Lilienfeld从概率论的因果观层面阐述了流行病学的病因概念,他在其所著的《流行病学基础》一书中给出的病因(causation of disease)定义

是:"那些能使人群中发病概率升高的因素就可以被认为是病因,当其中的一个或多个因子不存在时,人群中疾病频率就会下降。"该定义具有多因性、群体性和可预防性的特点,体现了现代流行病学的主要特征。因此,流行病学的病因观是符合概率论因果观的,这无疑体现了多病因论的思想,冲破了单病因论和决定论因果观的束缚。流行病学层面的病因一般称之为危险因素(risk factor),它的含义就是使疾病发生概率即风险(risk)升高的因素,"危险因素"有可能是疾病发生的原因或条件,也可能是该病发生的一个环节,其与疾病的发生有着显著的相关联系。MacMahon 在其著述中论及,流行病学的实际目的是发现能够预防疾病的联系,即发现与疾病发生有关的联系,从这个目的出发,因果关联可以实用地定义为:事件或特征之间的一种关联,改变某一类别(X)的频率或特性,就会引起另一类别(Y)的频率或特性的改变,这样 X 就是 Y 的原因。当然,还必须确定该危险因素发生于疾病之前,以及"升高的概率"未受到其他因素的干扰。因果关系是有时间先后关系的,即可能的病因发生于疾病之前,有暴露者的疾病发生概率大于无暴露者的疾病发生概率。概率论因果观的病因学定义不仅具有病因理论上的科学性和合理性,而且具有重要的公共卫生学意义。

例如,在二十世纪六十年代美国心脑血管病的死亡率居高不下,经研究发现高血压为其主要危险因素,于是在全美开展了大规模高血压防治研究和人群防治运动。约十年后,高血压控制率大大提高,脑血管病死亡率大大降低,但冠心病死亡率下降不显著,于是又在全美开展了调节高脂血症的教育与防治,现在其全民高脂血症有显著控制,心血管疾病死亡率呈现明显下降趋势,这些病因/危险因素研究符合概率论的因果观。

再比如,随着吸烟率、吸烟量、吸烟年限的增减,肺癌发病率也相应升高或降低。虽然吸烟这个因素尚不完全满足作为肺癌的必要病因及充分病因的条件,但流行病学病因观可以认为吸烟是肺癌的病因,而且是肺癌已知病因中最重要的一个,是肺癌充分病因组分中一个最强有力的因素。或者表达为在肺癌充分病因组分中其他组分因素均不改变的情况下,停止吸烟就可使肺癌发病率

明显下降。因此,不必等待把某种疾病的充分病因的各成分均探讨清楚再进行防治,而一旦清楚了某成分的病因作用(指流行病学角度,而非发病机制),即可针对该病因采取措施降低该病的发病率。在疾病预防控制史上,远在结核杆菌被发现前,针对结核病的其他病因成分采取措施,就使结核病死亡率明显下降;在霍乱弧菌被发现前 30 年,即采取改善饮水供应措施以控制霍乱流行。

(二)防治研究中效应的原因定义

防治实验研究也是一种因果关系研究。研究因果关系的实验是指:在受控条件下,研究者有意改变一个或多个因素(处理),并前瞻性地确定其效应的研究。相对地,观察性研究有较多干扰因素(受控较少),甚至有的干扰因素还不清楚,因此可重复性较低,对因果关系的确证性比实验性研究差。

防治实验中的处理(treatment)可以看成是防治特定效应(结局)的可能原因。如果"处理"使特定效应发生的概率升高或降低,该处理就是特定效应的原因。同病因研究结果类似,可能归因的疾病防治措施发生于特定效应之前,有处理者的效应发生概率大于无处理者的效应发生概率。

三、病因的作用方式

(一)单因模式

1. **单因单果**　单一病因引起单一疾病[图 9-1(1)],这就是疾病单一病因论的"特异病因学说"(如前所述),也是因果特异性概念的根源。然而,人们已经认识到,即使针对有"必要病因"的传染性疾病,它的"病因"也不是单一的,除了病原体,还存在宿主易感性等病因。可能有人认为,只有"必要的"致病因素才能看成是病因,这样就可能存在单一病因。其实不然,"必要病因"本身并不一定是唯一的,完全可能有多个必要病因。流行性感冒的病原体和缺乏特异性免疫均为必要病因。如研究表明一些人多次与 HIV-1 感染者发生性行为而未受到感染,或有些 HIV-1 感染者长达 15 年以上未出现临床症状,其中部分是由于 CCR5 受体缺乏而降低了对 HIV-1 的易感性。因此,即使针对传染性疾病,也不存在单一的

病因。单一病因概念是人们早期认识疾病存在局限的产物。而且,单一结果的概念也是不正确的。如病原体的暴露不一定造成感染,而感染也不一定导致疾病,如短期清除或长期携带状态。单因单果应用于防治研究,可能忽略非处理因素的干扰以及产生效应的多样性。因此,以单因单果这种模式来思考或研究病因或防治效应,势必会得出片面或错误的结论。

2. **单因多果** 单一病因引起多种疾病[图9-1(2)]。例如,吸烟可引起肺癌、慢性支气管炎以及缺血性心脏病;肥胖可以起心脏病、高血压等疾病。从疾病结果并非必定出现来看,就还存在非疾病的结果,即至少有两种结果;即使出现疾病结果,也不一定是唯一的疾病结果,即可能出现多种疾病结果,在某些感染性疾病也有这种情况。长期暴露于传染源(乙肝患者)的人不一定感染了乙肝病毒,感染了乙肝病毒也不一定发生乙型肝炎,发生了乙型肝炎还可能有多种临床或病理类型。同时同一病因也可以引起多种疾病,如乙型溶血性链球菌感染,既可以引起猩红热,也与急性风湿热、某些肾炎发病有关。这从病因的多效应来看,无疑是正确的,但这些疾病并不只是由单一病因所致。因此,单因多果仅仅从某病因的多效应这方面看是正确的。

(二)多因模式

1. **多因单果** 多个病因引起单一疾病[图9-1(3)]。例如,高血压、高脂血症、肥胖、糖耐量异常、高胰岛素血症与吸烟引起急性心肌梗死。这从疾病的多因性来看,无疑是正确的,但这些病因并不只是导致单一的疾病。因此,多因单果仅

仅从疾病或效应的多因性这方面看是正确的。多因单果与单因多果都各自反映了事物客观规律正确的某一方面。

2. **多因多果** 多个病因引起多种疾病[图9-1(4)]。例如,高脂膳食、缺乏体力活动、吸烟和饮酒等引起脑血栓、心肌梗死、大肠癌和乳腺癌。多种疾病的多个病因,可以是完全共同的,也可以是部分共同的。防治措施与非处理因素综合作用产生多种效应。多因多果实际上是将单因多果与多因单果结合在一起,全面反映了事物的本来面目。

特别是在慢性非传染性疾病的病因学研究中,多因多果的模式应用得非常广泛。例如,冠心病的病因学研究发现高胆固醇血症、高血压、吸烟等,都是它的重要致病因素,在没有这些因素的群体中,冠心病的患病率为1.2%,仅有一种或两种上述因素者,其患病率升至2%和6%,而当三种因素俱全时,患病率竟高达31.7%。可见,多种致病因素的危害性要比其中单一因素存在时严重得多,这是由于它们在体内的致病效应上彼此间存在交互作用的缘故。同时存在高胆固醇血症、高血压、吸烟也并非只是冠心病的致病因素,还与脑卒中、癌症等疾病的发生相关。

(三)直接或间接病因

引起疾病的诸多因素有时可以以病因链的形式连续按顺次起作用,即病因1导致病因2,最终导致疾病。如图9-1(5)所示:病因X_1→病因X_2→病因X_n→疾病Y,即病因X_1导致X_2,最终引起疾病Y。这里,X_n称为直接病因(direct cause),它与疾病Y之间没有中间病因;X_1称为间接病因

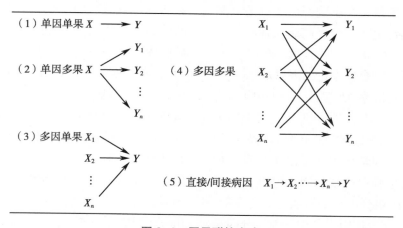

图9-1 因果联接方式

（indirect cause），它与疾病 Y 之间有一个 X_2（或多个）中间病因。间接病因实际上反映了引发疾病的阶段性或中间过程，指可以促成和加速疾病发生的某些因素，其存在与疾病的发生呈间接关联。例如：营养不良、居住条件差、机体免疫力低下、社会经济环境的恶化等都可能造成患病的易感性增加，这些因素即被称之为间接病因。比如，静脉注射吸毒→共同使用注射器→注射器污染 HIV → HIV 病毒感染→艾滋病发病。这里，HIV 病毒感染称为直接病因，而它以前的因素都称为间接病因。当然，HIV 感染与艾滋病发病之间还可以插入 T 细胞（CD_4^+）减少这个中间因素，那时 HIV 感染又成了间接病因。因此，直接与间接的区别只是相对的。

近年来，人们又根据不同病因在病因链上的位置分为近端病因（proximal cause）、中间病因（intermediate cause）和远端病因（distal cause）。以 WHO2005 年提出的主要慢性病的病因链为例（图 9-2），高血压、高血糖、血脂异常和超重 / 肥胖这些因素就是所谓的直接病因或称之为近端病

因，是医学界更为关注的主题。它们在病因链上距离疾病结局近，病因学意义相对明确，但是值得注意的是越靠近疾病结局近端的因素，涉及的人群面越窄，预防的机会越少。而从个体层面来看，不合理膳食及过多的能量摄入、体力活动少、吸烟则是上述直接病因共有的、最重要的、可以改变的危险因素。导致高血压、高血糖、血脂异常和超重 / 肥胖这些近端病因发生的相关因素（如不合理膳食及过多的能量摄入、体力活动少、吸烟）可看成是中间病因。有效干预这几种危险因素可以预防 80% 的心血管疾病、2 型糖尿病和 40% 的肿瘤；再往病因链更远端看，还有"病因的原因"，即社会经济、文化、政治和环境因素，称之为"健康社会决定因素"（social determinants of health，SDH）。此类远端影响因素（远端病因）作为间接病因，与疾病的因果机制可能不是那么明确与直接，但涉及的人群面广，预防机会大，通过改善这些因素对于降低总疾病负担的预防效率会很高。这些关于病因的认识和探讨势必会对疾病防治策略的调整产生深远的影响。

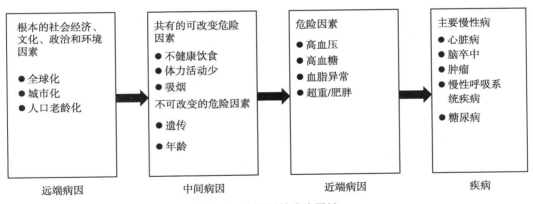

图 9-2　主要慢性病病因链

第二节　因果关系研究方法

疾病的因果关系研究或防治效果推断及其评价作为重要的医学问题之一，可以根据对疾病的认识和掌握资料的程度分阶段进行研究。基本过程和可能采用的方法参见图 9-3。

一、提出因果假设

（一）假设的作用和特点

在疾病的因果关系研究中，形成病因假设，是

关键的一步。假设是科学研究中一种广泛应用的方法，它是根据已知的科学原理和科学事实，对未知的自然现象及其规律所给出的假定性说明或推测性解释。

在临床医疗实践或人群流行病学研究中，当发生了某种疾病，根据其基本背景知识、临床和流行病学史、临床体征、相关的实验室或特殊的检查资料，应用现代医学的知识和方法进行验证和推导，尚不明病因的时候，会为正确的诊断和有效防治带来很大的困难，这就迫使医学工作者必须对这种疾病的发病原因进行研究。例如：我国

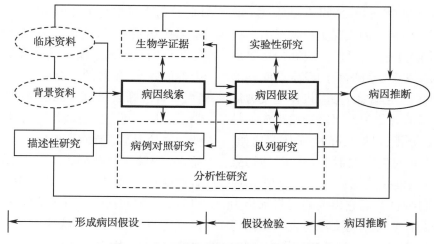

图 9-3 病因与危险因素研究的基本过程

2003 年春季在广州始发的 SARS,当初暴发流行,病情严重,病死率高,病因不明。对人群健康的威胁与危害十分严重,迫切需要弄清 SARS 的病因。

对于不明病因疾病进行病因学研究,首先必须依据它在人群中的分布特点、临床表现、病理损害的定位及其损害的程度,现有的各种实验室检查、辅助检查结果综合分析,作出一系列的排除诊断,检索相关文献,在进行系统综合分析的基础上,作出可能的"假设"诊断,也就是要提出的病因假设。

例如,SARS 的暴发流行是通过呼吸道传染的。病因方面排除了细菌性感染、常见呼吸道病毒以及流感病毒感染。有学者研究认为是衣原体致病,其后被否定,于是有人提出可能为一种毒力很强的未知病毒所致的病因假设,通过国际协作研究,终于证实了 SARS 的病原体(病因)系变异型冠状病毒。

又如,我国华北地区大面积调查食管癌的流行特征后,通过资料分析与概括,发现该地食管癌死亡率较高的县、市均集中在太行山脉南段三省(河北、河南、山西)交界处,并由此处向四周逐渐减低,与地势高低存在明显相关关系;而且发病率大体呈不规则的同心圆分布,最高和最低相差约 97 倍。研究者考虑到地理环境的可能重要作用,有人提出食管癌的水土病因学说。随后就有人根据这个假设,开展了地质化学方面的研究。

(二)形成因果关系假设的逻辑方法

前已提及事实依据和理论基础是建立假设的两个支撑点,但是,假设的形成不等于就事论事或事实与已有理论的混合。由事实和已有理论形成假设,必须经过一个较严密的逻辑思维过程。换句话说,假设形成的常用方法是逻辑推理方法。而假设形成过程中常用的逻辑推理方法主要是归纳演绎法。这种方法对于病因研究的因果假设有重要理论和实际指导价值。

1. **归纳法** 也称为 Mill 准则(Mill's canons)。Mill JS 是十九世纪的哲学家,1856 年在他所著的《逻辑系统》一书中建立了数条准则,其中科学实验四法常被用于分析流行病学研究中形成假设、设计研究方案和进行病因推断。后人在科学实验四法的基础上将同异并用法单列,即科学实验五法。

(1)求同法(method of agreement):又称一致法或契合法或"异中求同法",指对不同的事件或事物找出它们的共同点——共性。如在肝癌的病例对照研究中,肝癌病例组发现都有或相当一部分有乙肝病毒感染标记;队列研究中,有乙型肝炎病毒持续感染者其肝癌发病率较高。提示乙肝病毒感染可能是肝癌的危险因素之一。食物中毒事件中,中毒患者大多进食相同食物,则可以提示由该食物引起中毒。

(2)求异法(method of difference):又称差异法或"同中求异法",指在相似的事件或事物之间找不同点(重要的差别)。以肝癌研究为例,在病例对照研究中,对照组多数不饮用沟塘水;在队列研究中,不饮用沟塘水的非暴露组的肝癌发病率低于饮用沟塘水的暴露组的发病率。提示两组与肝癌发生有关的差异之一是有无暴露于沟塘水。再如在非肝癌病例中发现都没有或相当一部分没有乙肝病毒感染标记,表明乙肝病毒感染是肝癌的危险因素之一。

（3）同异并用法（joint method of agreement and difference）：求同法和求异法并用,相当于同一研究中设有比较组,控制干扰因素。在病因研究中,当患病个体中均具有而且只具有一个共同因素,而非患病个体中均没有该因素,即患病组与非患病组相比,唯一区别就是该因素,那么该因素有可能是该病病因。

如宫颈癌的病因问题,据报道,有性乱行为的妇女人群发病率高,早婚妇女的发病率高于晚婚者,这是求同。与此相反,修女、尼姑与独身主义妇女很少患宫颈癌,这是求异。因此,有人提出性生活中的某因素可能与宫颈癌的发病有联系。随后的研究表明:宫颈癌可能与性交时的Ⅱ型疱疹病毒感染有关。同异并用法是比较性研究（有对照组）设计的逻辑学基础。

（4）共变法（method of concomitant variation）：可以看成是求同法的特例。指研究因素的暴露程度不同时,疾病的频率也发生相应的变动,即在研究中注意发现疾病的患病率（有时是发病率）波动时有那些因素在变动。共变法的应用有一定的条件,只有当有关（暴露）因素不是定性的,而是等级或定量的,并与事件（疾病）效应成量变关系时,才可以应用共变法。

如在吸烟与肺癌的研究中,随着吸烟剂量（等级）的增加,肺癌的比值比（OR）或相对危险度（RR）也增加,即呈共变或剂量–反应关系,故支持吸烟是肺癌病因的假设。

（5）剩余法（method of residues）：剩余法可以看成是求异法的特例,指当人们已知某复合结局事件（A、B、C）的有关暴露因素在特定的范围（a、b、c）,通过事先的归纳又知道b说明B,c说明C,那么剩余的a必定说明A。剩余法就像算术中的减法,即在一组复杂的现象中把已知有联系的现象去掉,探寻与其他（剩余）暴露因素的联系。如在肝癌的病因研究中,肝癌的发病率除了乙肝病毒感染和黄曲霉毒素能解释的部分,还有未能解释的部分,这部分或可归因于暴露因素范围内“剩余”的因素,如饮水中的藻类毒素。

需要注意的是:如果病因假设清单中没有包括真实的病因,Mill 准则就不能提供任何帮助。遗憾的是,Mill 准则对列出病因假设清单并不能提供指导,我们也无法知道要寻找的“那个”因素是否在清单中。另外,Mill 准则适用于能控制干扰条件的实验类型,以及假定原因为确定性的必要或充分条件。对于观察性研究或非确定性条件,需要控制混杂或做概率性推广。

基于以上分析可见,Mill 准则是流行病学因果关系研究设计的逻辑基础,其使用是有先后顺序的,与流行病学因果关系研究的基本过程相对应,求同法（对应于研究方法的病例系列研究）可用于形成病因假设。同异并用法和共变法（与研究方法的病例对照研究相对应）可以用来初步验证病因的存在。对照来自求异法,也会是同异并用法和共变法必然包含的一个概念,是验证因果关系不可缺少的准则。前瞻性研究和随机对照试验有机融合了 Mill 准则的四个法则,并同时考证了因和果的时间顺序和因变性,是在人群验证因果关系最可靠的方法。

2. 假设演绎法　演绎是从一般到个别的推理。它是根据已知的规律来推论未知事物的方法,故又称类推法。假设形成后,通过假设演绎法同检验假设的分析性研究相衔接。假设演绎法（hypothetic deductive method）最早由赫歇尔（Hershel）提出,为近代科学的发展提供了强有力的推动。该名称中的“演绎”仅仅指待观察（检验）的经验事实（证据）,可由假设相对于背景知识演绎地推导出来,从一般的假设导出具体个别的事实（证据）,就是一个演绎推理。但从具体个别的事实成立而推出一般的假设也成立,则是一个归纳推理。其推理形式为:

（1）因为假设 H,所以推出证据 E。（演绎推理）

（2）因为获得证据 E,所以反推假设 H。（归纳推理）

例如,我国原发性肝癌高发区主要分布在温暖、潮湿的东南沿海地区,在这些地区进行的大量描述性研究所获结果提示,乙型肝炎病毒感染、饮用沟塘水、食用被黄曲霉毒素污染的食物等因素的分布与原发性肝癌的分布相一致,从而为其后的分析和实验流行病学研究提供了线索,并形成了相应的工作假设。这一形成假设的过程衔接了描述性研究和分析性研究,其原理本质上是假设演绎法。其整个推论过程为:从假设演绎推出具体的证据,然后用观察或实验验证这个证据。如果证据成立,则支持假设的成立。从逻辑上看,反推是归纳的。从一个假设可推出多个具体证据,检验证实的具体证据越多,或证据的条件越多种多样,则归纳支持这个假设的概率越大。如果由假设演绎出来的具体证据不成立,并不能简单地否定假设,还需要考虑其他影响因素的存在。

以上的所谓归纳法以及假设演绎法,在因果关系推断假设中,可联系实际参考应用。

二、验证因果假设的要素

如上所述,科学的假设是在一定的经验资料和科学理论基础上经过逻辑思维加工提出来的,因此,同一个论题,由于事实依据不同,对科学理论的理解不同,思维方式不同等,常常会出现不同的假设。不仅不同的科研工作者对某一论题会提出不同的假设,甚至同一学者对同一论题,在不同时期提出的假设也会有差别甚至是很大的差别。这体现在医学对未知病因的研究,如肿瘤、心脑血管病等病因多元性的疾病就是如此。由此来看,在科学上出现不同的假设,促进对一个问题的全面认识是一种很重要的正常现象,也是科学发展的重要标志。

当然,科学上各种不同的假设有时受主客观认知水平的限制,总有正确和错误之分,也有完善与不完善之别。因此假设的提出应持科学求实、严谨、创新的态度,力争使自己对所研究问题的假设建立在较为可靠的科学理性基础之上,只有这样才有利于科学的发展。

(一)检验证实需要进一步深化

假设是否正确,需要通过实践(调查、观察和实验)来检验。检验的结果无非是证实或证伪。如果证实了自己研究的假设(如未知病因),那就应该进行全面研究,以探索在哪些条件下是符合的,在哪些条件下是不符合的,找出它的适用范围和局限性,并且深入地研究它本质性的内在联系,找出它的规律与机制,争取由假设上升到理性认识并指导工作实践。例如 SARS 从临床流行病学研究深化到病原学原理的确定等,这些研究证实了"假设",其成果又有效地指导了 SARS 防治实践。

(二)检验证伪应予区别对待

如果检验结果与假设不符,甚至完全相反,这表明假设是不够正确或是错误的。对于科学的发展来说,证实和证伪都具有重要意义。因为没有证实,不能肯定正确的假设;没有证伪,就不能否定错误的假设。因此,对于任何假设的验证结果,应持科学态度,进行具体分析,区别对待。一般而言,凡实验结果或观察到的现象与假设截然相反,或面对检验结果即使补充假设也无法自圆其说时,则应当放弃原有假设。若检验结果并不能否定假设的核心,或虽难以证实,但无直接否定假设的证据时,则不应轻易放弃原假设,仍应从不同的角度或侧面,对其进行检验。

(三)检验假设的注意事项

检验假设最忌主观偏性。对于任何研究的假设无非有三种情况,第一为通过验证,被确认为真理;第二为受有关偏倚、混杂因素的影响得出虚假的因果联系;第三则为非科学的行为导致错误的因果联系。在病因学研究检验假设时,应避免或防止第二、三种情况的出现,这是要十分注意和坚持的,每位医学工作者务必养成尊重事实的学风与实事求是的工作态度。英国生理学家赫胥黎(Thomas Huxley)曾经说过:"我要做的是让我的愿望符合事实,而不是试图让事实与我的愿望调和。你们要像一个小学生那样坐在事实面前,准备放弃一切先入之见,恭恭敬敬地按照大自然指的路走,否则,就将一无所得。"只有与事实相符的假设,才有可能发展成为理论,进而促进科学的发展。

三、验证因果假设的主要研究方法

就疾病而言,对于病因/危险因素尚不清楚的疾病,如上所述,从背景知识、临床或流行病学的角度,总会发现"病因"线索并提出病因的假设(假说),也许这种假设可能有一些有说服力的证据,但都不能肯定或否定真正的病因,因此,必须通过科学的分析性或实验性的研究方可获得因果关系的真实结论。

因果关系研究方法可分为实验室研究(微观或动物研究),以及流行病学(或临床流行病学)研究(人群或特定设计的多数个体研究)。相对于实验室微观研究,流行病学偏向宏观研究,其中临床病例观察（一到几个病例或系列病例的分析报告）侧重描述性和积累性，其可以作为流行病学进一步研究的线索。

（一）实验室研究

实验室研究是在实验室中进行的，它可以涉及少量的人或动物个体，更多是涉及器官、组织、细胞或更微观的材料。实验室病因学研究从微观的角度去检验病因，借助生物化学实验、分子生物学实验、微生物学实验、动物实验等基础医学的研究手段和方法，阐述病因的作用机制，为验证病因假设提供生物学证据。基础医学的微观研究对于认识疾病的本质以及对于疾病的进一步有效诊治具有重要价值。发病机制的研究成功能进一步肯定病因假设，加深对病因和致病过程的理解。但是同时应该注意到基础医学中模拟的人体内环境或者是动物实验均不可能代替人体本身，因此，实验室研究结果外推到人这个过程需要谨慎。某种致病或防治效应究竟能否在人或人群中发生？实验室研究不能够准确回答。例如，许多物质在动物实验发现有致癌效应，但不一定能在人群中发现；人群对该物质暴露剂量和时间如何，人体内代谢过程如何，以及人与动物的种属差异等，都会影响致癌效应从动物到人的推论。再如，药物阿糖胞苷有干扰嘧啶合成作用，在体外试验中对好几种 DNA 病毒包括带状疱疹病毒有抑制作用，但在治疗播散性带状疱疹的临床试验中，发现给药组的情况比对照组还差。必须牢记：我们最后是针对人或人群，来作出致病或防治效应的因果结论。

（二）流行病学研究

流行病学研究是在人群或群组中进行的系统医学研究，既可以是在医院人群，也可以是在社区大样本人群开展的研究。流行病学研究设计类型有临床病例观察、横断面研究、病例对照研究、队列研究、实验性研究。

临床病例观察主要是指对一到几个病例（个案）或一组系列病例（一般大于 10 例）作分析研究的传统方法，它可以作为病因或疗效研究的起点或线索。例如，1960 年 Kosenar 首先报告了两例新生儿海豹样短肢畸形，随后英国和德国相继发表了这类畸形的系列病例报告。据以往资料分析，该畸形非常罕见。通过病历分析发现，有些孕妇在早孕阶段因妊娠反应而服用过沙利度胺（thalidomide，反应停），从而推测可能与该药有关。这个推论得到后来流行病学研究的证实。传统的临床病例观察方法，由于所用资料有时缺乏完整性和标准化，可比性差，加之，没有对照组，所以偏倚较大且无法控制，无法获得治疗措施（处理因素）的直接效果，因此在病因或疗效研究上存在一定局限，结论难以外推。

横断面研究（cross-sectional study），又称现况研究、患病率研究（prevalence study）、疾病频率调查（disease frequency study），主要通过描述疾病或健康现存状态或某个事件的分布特征，提供因果关系线索，进而初步建立因果假设，为进一步的研究提供某些重要的信息。在沙利度胺与海豹样短肢畸形关系的研究中，在临床病例观察的基础上，初期运用的就是横断面研究。海豹样短肢畸形在 1959 年前记录较少，之后记录逐渐增加，到 1960 年病例数迅速增加，而沙利度胺的销量是在 1959 年开始直线上升。同时在沙利度胺的销量与海豹样短肢畸形的发病例数在各国间分布存在一定的一致性，所以在 1961 年研究人员开始怀疑海豹样短肢畸形与沙利度胺之间的关系。

病例对照研究（case-control study）既往又称回顾性研究（retrospective study），由于其费用低、需时短，且方法学也比较成熟，现已成为临床流行病学研究中最常应用的研究方法。在沙利度胺与海豹样短肢畸形关系的研究中，通过比较生育海豹样短肢畸形儿的母亲和生育正常儿童的母亲孕期是否服用沙利度胺及服用的剂量，得到 $OR=93.5$，即服用沙利度胺的母亲生海豹样短肢畸形儿的危险性是未服用沙利度胺母亲的 93.5 倍，进一步提示沙利度胺是海豹样短肢畸形发生的重要危险因素。

队列研究（cohort study）类似的名称还有前瞻性研究（prospective study）、随访研究（follow-up study）、纵向研究（longitudinal study）。队列研究是一种前瞻性研究，通过随访，比较两组或多组研究对象的发病率或死亡率差异来判断危险因素与疾病的关联。它是可行性良好的病因/危险因素的研究方法，可以直接观察暴露于危险因素的不同人群的结局，具有较强论证力度。在沙利度胺与海豹样短肢畸形关系的研究中,通过比较怀孕早期服用过沙利度胺和未服用过的孕妇生育患肢体缺陷儿童的比例,得到 *RR*=175,即怀孕早期服用过沙利度胺的孕妇生育患肢体缺陷儿童的可能性是未服用过的 175 倍,进一步确定沙利度胺是发生海豹样短肢畸形的主要病因。

流行病学实验性研究应用于因果关系研究是指研究者人为施加干预因素,有意改变一个或多个因素,并且可控制研究条件、前瞻性地确定其效应的研究。实验性研究是通过比较给予不同干预因素后实验组与对照组的结局,借以判断干预因素对结局的影响,以佐证病因学的结论。这种实验性研究设计方案,视具体情况,可采用随机对照试验(randomized controlled trial, RCT),也可采用非随机化的准实验研究设计模式。例如:我国大部分地区对新生儿和适龄儿童,采取了接种乙型病毒性肝炎疫苗以预防乙型病毒性肝炎

的措施,通过 RCT 或准实验研究,追踪乙型病毒性肝炎的发病率,进而观测若干年,进一步验证 HBsAg 感染与肝癌的因果关联,如肝癌发病率呈相应的下降趋势,则可反证 HBsAg 与肝癌的病因的关系。实验流行病学的因果论证的强度较强。在 1961 年 12 月后前联邦德国市场停止出售沙利度胺,从 1962 年后出生的儿童便很少发生这种畸形,这也可看作是实验流行病学"干预研究"的例子。

因此,疾病因果关系研究往往需要多学科和多专业的协作和参与,才能获得病因学研究(病因假设的验证)的真正成功。

从病因学研究的角度,临床流行病学兼纳了临床医学和流行病学的两大学科优势,表 9-1、表 9-2 分别列出常用研究设计方案特点、用途及其证据的相对论证强度(科学性),供研究者应用时参考。

表 9-1 常用病因学研究设计类型简表

研究设计类型			特点	用途
观察性研究	描述性研究	病例报告	快,无对照,无设计	用于提供病因线索
		横断面研究	有设计,无对照	描述分布,寻找病因线索
	分析性研究	病例对照研究	由果及因,按有无疾病分组	初步验证因果关系
		队列研究	由因及果,按暴露状况分组	验证因果关系
实验性研究		随机对照试验	随机化分组,人为干预	验证因果关系,研究疗效、副作用

表 9-2 流行病学不同病因研究设计类型的论证强度

研究设计类型	性质	可行性	论证强度
随机对照试验	前瞻性	–	++++
队列研究	前瞻性	++	+++
病例对照研究	回顾性	+++	++
横断面研究	断面	+++	+
临床病例观察(病例报告)	前瞻/回顾	+++	±

四、病因学因果关联分析评价指标

用于病因学因果相关性分析的指标常用者如下:

1. **发病率(incidence rate)** 是病因研究的基础,即暴露于相关可疑病因或危险因素后,发病人数占可能发病总人数的百分比。

2. **相对危险度(relative risk,RR)** 又叫危

险度比(risk ratio)或率比(rate ratio)。常用来表示暴露与疾病关联的相对强度及其在病因学上的意义大小。在队列研究和随机对照试验研究中,是指暴露组(干预组)发病或死亡的危险性与非暴露组(对照组)发病或死亡的危险性之比,即病因暴露组的发病率与未暴露组发病率的比值,或治疗组副作用(某结局事件)的发生率与非治疗组副作用(某结局事件)发生率的比值。相对危

险度反映的是病因对疾病危险作用的相对大小,或治疗对结局事件作用的相对大小。

3. 比值比（odds ratio,OR） 队列研究和临床试验的数据多可以直接计算相对危险度,但一般病例对照研究数据则只能估计比值比。当结局事件发生率比较低时（如低于10%）,比值比的大小和临床意义与 RR 相同,可将比值比当作 RR 的近似值来解释和应用,其意义表示病例组中暴露于该因素者与未暴露者的比值为对照组中该项比值的倍数。

4. 归因危险度（attributable risk,AR） 又叫特异危险度,或称之为危险度差（risk difference,RD）、率差（rate difference, RD）、绝对危险度（absolute risk, AR）和超额危险度（excess risk）。AR 是暴露于可疑病因组人群（暴露组）和非暴露可疑病因组人群（对照组）发病率相差的绝对值,它表示危险特异地归因于暴露因素的程度。如 A 组发病率为25%,B 组发病率为8%,则其归因危险度为25%-8%=17%。

5. 相对危险度增高（relative risk increase, RRI） 又称为归因危险度百分比或称病因学分数、病因分值（etiologic fraction, EF）或归因分值（attributable fraction, AF）。RRI 是指暴露人群中的发病或死亡归因于暴露的部分占全部发病或死亡的百分比,即归因危险度与因素暴露组发病率的比值。

此外,在疗效评价研究中新近提出的一种绝对效应指标需治人数（NNT）和害一需治人数（NNH）则更易被临床医生和卫生决策者理解和使用,NNT 表示治疗获益,而 NNH 表示治疗带来的不良事件严重程度。具体概念请读者参阅本书相关章节内容。从疾病病因学研究的角度,NNH 可理解为需要多少人暴露于致病因素后才出现1例发病。

上述这些评价因果关系的指标的点估计值作为样本研究的结果不能代表效应的真实值,统计学意义上应报告其区间估计值。统计学上置信区间（confidence interval, CI）可用来表达由随机误差引起的效应估计的不确定性,一般用95% 置信区间表达。从实践意义上讲,置信区间是真实效应可能存在的区间。95% 置信区间的含义是真实效应有95% 的可能在这个区间之内。传统的假设检验和相应 P 值的临床意义不易解释,因此应尽可能避免单独使用它们来评估研究结果。至于因果相关性的强度和价值,则应结合具体的疾病情况、研究设计类型和专业知识来确定。在此需要提醒的是,在不同的流行病学或循证医学教材或著作中各指标或有不同的称谓,读者应予注意。

五、慎重分析病因效应的关联

当可能病因（暴露）与疾病之间存在统计学关联,只说明两者的关联排除了偶然性（随机误差）的干扰,但并不一定存在因果关联。要确定因果关联,还得排除选择偏倚、信息偏倚和混杂偏倚这些系统误差的干扰,以及确定暴露与疾病的时间先后关系。在排除或控制了这些偏倚的干扰后,如果还有统计学关联,或者统计学关联虽然有所改变（增强或减弱）但仍存在,就说明存在真实的关联,再基于因果关系判定标准进行综合评价,才可以得出不同程度的因果关系结论,包括判断有无因果关系或存在因果关系的可能性。图9-4

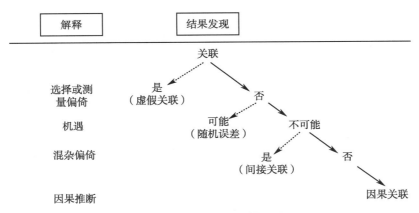

图 9-4 因果关联的判断进程

因果关联的判断进程,概括了分析病因效应的关联、进行病因推断前必须考虑的问题和步骤。

(一)虚假关联

在因果关系研究过程中,由于偏倚的干扰,会导致研究结果不真实,可以表现为夸大或掩盖了暴露因素与疾病之间的关联强度,甚至出现完全虚假的因果关联。例如,一项应用利血平治疗高血压的研究,发现利血平治疗有致乳腺癌危险的高度关联的结论。于是人们就提出了利血平致乳腺癌的"假设",经进一步验证,发现在对象选择方法上,对照组排除了有心血管疾病的患者,而病例组并未排除,产生了偏倚,导致了利血平与乳腺癌的虚假联系。在之后的一项研究中避免了选择对象的不一致性,结果证明利血平与乳腺癌并无因果关联。从而纠正了这一"伪证",纠正了以上错误的结论。

(二)间接关联

当排除虚假关联后,不一定说明暴露因素与疾病肯定存在因果关联。当两类毫不相关的事件都与某因素有关联时,这两种事件会呈现明显的统计学关联,这种关联称为间接关联。为了避免与间接因果关联混淆,现在称其为继发关联(secondary association)。继发关联是由混杂偏倚引起的关联,即可疑的病因(暴露 A)与某结局事件(疾病 B)并不存在因果关联,但由于两者有共同的原因 C,因此观察到 A 和 B 与 C 均存在着关联。这在因果关联研究中是应注意要避免的。比如有调查发现,有伤寒病史者的痢疾发生率明显比无伤寒病史者高,提示伤寒病史可能与以后发生痢疾相关。这种相关经假设检验有统计学意义,可排除抽样误差的可能;同时经仔细分析研究设计和所获资料,认为偏倚得到控制,可以排除虚假关联。但以现代医学理论解释,伤寒病史与之后的痢疾发生毫无关联,而是由于两者均受到卫生状况及个人卫生习惯的影响。因此,认为两者的关联属于继发关联。再例如,高血清胆固醇是冠心病的危险因素,高血清胆固醇又可产生沉积于眼睑的黄色瘤,从而导致黄色瘤与冠心病的继发关联。这是一种纯粹由混杂偏倚产生的关联,即怀疑的病因——黄色瘤与冠心病并不存在因果关系,而是由于两者均有共同的原因——高血清胆固醇,黄色瘤和冠心病都与高血清胆固醇存在

关联,从而导致了黄色瘤与冠心病的继发关联。

当暴露因素与疾病 D 既存在直接关联,又存在间接关联(即继发关联)时,暴露与疾病的直接因果关联的程度或方向将可能受到混杂干扰,即得到歪曲的关联估计值。例如,静脉吸毒(共用注射器)与不当性行为都是人类免疫缺陷病毒(human immunodeficiency virus,HIV)感染的危险因素,吸毒者倾向于发生不当性行为,即吸毒同 HIV 感染既存在直接关联,又存在间接关联。在这种情况下,需要控制不当性行为的影响,避免对吸毒和 HIV 感染的直接因果关联起混杂或歪曲作用。

当排除抽样误差、虚假关联和继发关联后,两事件间的关联才可能是因果关联,才能进行暴露因素与疾病的病因推导。

(三)因果关联(causal association)

统计学关联是判断因果关联的前提,但只有少数统计学关联属于因果关联。因果关联可以有直接因果关联和间接因果关联,随着研究的深入,直接因果关联和间接因果关联可能会相互转化,原来认为是直接病因的可以被后来的研究证明是间接病因。我们可以用因果关系判断标准(病因学研究评价原则)来推断所研究的因素是否是疾病的病因。

关于疾病的病因研究,一般不能依靠临床观察的方法来确定病因,但临床医生要有敏锐的洞察力和浓厚的研究兴趣,要能够从日常繁杂的临床工作中发现不寻常的情况,提出研究问题,通过临床观察如病例报告、病例系列分析等方法,结合可能利用的临床资料和一些背景资料,积累经验,从中发现病因线索或经验性证据。例如,1959 年至二十世纪六十年代初期关于海豹样短肢畸形与孕妇服用沙利度胺的关系的研究,这种出生缺陷先在前联邦德国,后在其他许多欧洲国家流行,甚至在社会上引起了恐慌。尽管是由临床医生首先提出可疑之处——即孕妇服过缓解妊娠反应的"沙利度胺",并怀疑可能同新生儿短肢畸形有关,进而引起了公众关注,但这个重要的病因,却是通过有关国家疾病统计数字的累积,特别是经过分析性流行病学研究,才最后确定下来的。

人们往往有这样一种错误的看法,一提病因研究,就认为只是基础医学(实验医学)的研究。其实不然,尽管实验医学的研究者可以利用现代

科学技术,进行在有控制的条件下的某些动物实验、组织细胞实验以及分子水平的研究,以探索某因素与疾病的因果关系。但这些毕竟只能解释关于人类疾病过程中整个生态系统的某个个别阶段的变化和规律。人类是在复杂的社会和自然环境中生活的,这与实验室所控制的条件、环境完全不同。况且人与动物还有种属差异。因此,实验医学是重要的,但其研究结果往往不可轻易地推论至人。再者,由于伦理的原因,不能在人群中随意进行实验研究,因此,关于疾病病因问题的研究,很大程度上取决于以人为研究对象的流行病学研究或临床流行病学研究,且大多数是观察性研究。

第三节 确定因果关联的标准

一、因果推断标准的发展

(一)病因推断标准的发展

随着慢性病病因研究的开展及流行病学对病因的复杂性的认识加深,流行病学判断病因的标准亦在不断发展之中。

1. Henle-Koch 法 则(Henle-Koch's postulates) 也称为 Koch 法则(Koch's postulates),是由 Friedrich Gustav Jacob Henle 在 1840 年首先提出,Robert Koch 和 Friedrich Loeffler 于 1884 年扩展形成,并由 Koch 于 1890 年完善和出版,被认为是病因推断标准的第一个里程碑,为推动人类病因学研究作出了巨大的贡献。该法则主要针对传染性疾病,虽然还不甚完备且存在局限性(如仅仅从病原体方面把病因看成是特异的),但是毕竟抛弃了主观臆断,有了客观的判定标准。

2. 美国"吸烟与健康报告"委员会提出的病因推断标准(1964 年) 该标准首先由 Doll 和 Hill 于 1962 年在一个吸烟与健康的世界专家咨询会上提出,包括 5 条:①关联的时间顺序;②关联的强度;③关联的特异性;④关联的一致性或可重复性;⑤关联的连贯性或合理性(与现有理论知识的吻合)。被认为是病因推断标准的第二个里程碑。1965 年 Hill 又将此标准进一步扩展为 9 条,即:①关联的时序性(temporality, temporal order);②关联的强度(strength);③关联的可重复性(consistency);④关联的特异性(specificity);⑤剂量-反应关系(dose-response relationship);⑥生物学合理性(biologic plausibility);⑦关联的一致性(coherence);⑧实验证据(experimental evidence);⑨相似性(analogy)。Hill 标准(Hill Criteria)可以说是"吸烟与健康报告"委员会病因推断标准的精细化。1991 年美国流行病学家 Marvin Susser 在 9 条标准的基础上增加了"预测力(predictive performance)"一项,使该标准共有 10 条标准。这被认为是一项重要的补充,从科学上来说,对一个理论检验最有力的方法就是评估它的预测能力,简言之,就是利用该理论提出一个对未来或是过去的预测,然后再收集数据评估预测的正确性。比如,观察性研究发现高血压可能是心血管疾病的病因,依此预测降低血压可以减少心血管疾病的发生,这个预测的确得到了后续抗高血压药物随机对照试验研究的支持,更进一步证明了高血压是心血管疾病的病因的假说。

3. 广义的"关联"理解 广义的关联可包含相关的不同表现形式,如反映"剂量-反应关系"的积差相关或等级相关,以及反映"分布一致性"的生态学相关,而狭义的关联仅指分类资料相关。因此,多条关联强度的标准可以合并。

(二)防治效应推断标准的发展

防治效应推断标准的发展从研究设计上大致可分成三个阶段:

1. 单纯时间前后的临床病例观察 指对处理前后比较或仅对处理后的单个或少数病例的临床观察,尤其是在传统医学的临床观察中。十七世纪培根(Bacon F)就指出:"通过试验来尝试或证实特定疾病疗法的效果"。这里的因果观强调前因后果的时间关系,但尚未认识到人体实验存在大量非处理因素的干扰,以及少数病例的观察难以排除偶然性的问题。

2. 多病例的分组比较观察 指有处理组与比较组的临床观察。十八世纪 Berkeley G 提出对照临床试验的观点。早期的流行病学实验主要是针对患者进行的,如十八世纪 Lind J 关于坏血病的治疗试验,十九世纪高木兼宽关于脚气病的治疗试验,以及二十世纪初 Goldberg J 关于糙皮病的治疗试验。这时的临床试验已经有了控制非处理因素的概念,开始出现初步的数量分析。但是,设置的比较(非处理)组与处理组的可比性不太好,因此还不能称之为严格意义上的对照组。因果推断上比较简单,还不够系统化。

3. 随机对照临床试验 严格意义上的对照组(控制组)必须涉及随机分配,一般认为 Hill B 是随机对照试验(RCT)之父。他设计的链霉素治疗肺结核效果评价方案,于 1946 年由英国医学研究会实施,1948 年《英国医学杂志》刊登了题目为《链霉素治疗肺结核的随机对照临床试验》的研究论文。随着二十世纪七十年代临床流行病学的兴起,随机对照临床试验从框架设计、对象选择、资料分析以及结论推断都达到了系统化,成了防治效应推断的金标准。

二、常用的因果推断标准

Hill 标准是广泛用于人群研究中判断因果关系的标准,以下所述为常用的因果推断标准,这里述及的因果推断包括病因推断和防治效应推断。

(一)关联的时序性

如果怀疑病因(或防治处理)X 引起疾病(或防治效应)$Y(X \rightarrow Y)$,则 X 必须发生于 Y 之前,这就是前因后果的时间顺序。即使在不能明确断定 X 与 Y 的时间顺序时,也必须存在 X 先于 Y 发生的可能性。在确定前因后果的时间顺序上,实验和队列研究最好,病例对照(用新病例)和生态学时间序列研究次之,横断面研究较差。病例对照研究中的病因(暴露)信息来自于过去的记录或询问,它与疾病的时间关系尚不够准确。生态学时间序列研究中,例如伦敦烟雾事件后发生的呼吸道和心血管疾病死亡率上升,欧洲沙利度胺大量上市后发生的海豹样短肢畸形,都提示了时间前后关系。如果怀疑的病因 X 与疾病 Y 在同一时点测量,X 与 Y 的时间顺序就难以确定,如某些横断面研究,或病例对照研究中对两组同时测定血液生化指标。对于慢性病,还需注意怀疑的病因 X 与疾病 Y 的时间间隔。例如,从石棉暴露到发生肺癌至少要 15~20 年,如石棉暴露 3 年后发生了肺癌,显然不能归因于石棉暴露。防治措施与特定效应的前后时间关系,一般比较明确。

(二)关联的强度

一般而言,关联的强度越大,同弱关联相比,该关联为因果关联的可能性就越大。一个强关联

如果为混杂因素所致,该混杂因素与疾病的关联将更强,因此这种混杂容易被识别。另一方面,弱的关联更可能是未识别的偏倚所致。当然,也存在少数特殊的例子,如吸烟与心血管疾病有弱关联但为因果,唐氏综合征与产次有强关联但为母亲年龄混杂所致。总之,有时间先后的统计关联说明怀疑的病因(暴露)可能为危险因素(流行病学层面的病因),而关联强度越大,偏倚所致的可能性就越小。防治试验多使用绝对效应或归因比例指标,效应指标越大,防治措施与效应的因果关联就越强。

关联强度的测定,根据资料的性质或来源可以有:

1. 比值比 OR(病例对照研究),相对危险度 RR(队列研究),预防分数 PF 或效果指数 IE(实验研究)等反映分类资料关联指标。

2. 剂量 – 反应关系(dose–response relationship)针对等级或连续性变量资料,可用等级 OR 或 RR,各等级的绝对效应,相关系数等。如在每日吸烟量和肺癌死亡率之间就存在着较强的剂量 – 反应关系。

3. 生态学相关 以群组作为分析单位,利用群组资料来计算的相关系数,反映分布的一致性。例如,各国(群组)人均脂肪摄入量与大肠癌死亡率的相关系数,各国(群组)纸烟销售量与肺癌死亡率的相关系数,以及各地区(群组)乙肝病毒携带率与肝癌死亡率的相关系数等。但生态学相关分析需要注意生态学假象的干扰。

但仍应注意的是关联强度弱并不能排除因果关联,流行病学研究很多因果关联都是弱关联,特别是一些慢性非传染性疾病的危险因素。所以在研究中排除混杂因素等偏倚后仍显示弱关联的危险因素可能与疾病有因果关联,可在以后研究中进一步证实。

(三)关联的可重复性

指关联可以在不同的人群、不同的地区和不同的时间重复观察到,除非有明确的理由来解释不同的结果。与观察性研究相比,实验性研究的可重复性较好,这是因为实验性研究能够控制研究条件。例如,人们在做了大量高水平的吸烟与癌症关系的研究后,才确认吸烟能增加患癌症的危险这个结论。而在某些观察性研究结果之间的

差异,有可能是背景条件(其他危险因素)的差异所致。多数研究的可重复性使因果关联的可能性增加,而少数或个别研究的不同甚至相反的结果并不能简单反驳因果假设,而需要仔细探究结果差异的缘由,也可利用 Meta 分析来评估多个研究得到的关联的一致性。

(四)关联的合理性

此条标准包括两个方面:

1. 对于关联的解释与现有理论知识不矛盾,符合疾病的自然史和生物学规律,这相当于客观评价。例如,高脂血症与冠心病的因果关联与冠状动脉粥样硬化的病理证据以及动物实验结果吻合。

2. 研究者或评价者从自身的知识背景出发,支持因果假设的把握度,这相当于主观评价,即科学家团体的意见。例如,吸烟与肺癌的因果关联,由于曾经在香烟的烟或焦油里证实有苯并芘、砷等多种化学致癌物,设想这些化学物质随烟雾吸入及沉积在呼吸系统的组织和细胞上,引起癌变不是没有道理的。对于防治试验而言,防治措施的效应与致病机制相对应,或者与处理的作用机制相吻合。当然,这种合理性的判断会受到当时科技发展水平以及评价者知识背景和能力的局限。

(五)研究设计的因果论证强度

因果关系研究的设计类型与它的论证强度存在密切关系(表 9-2),一个较好的研究设计类型除了满足上述的时间顺序和可重复性外,主要还能较好地控制各类偏倚的影响,所获结论不易被后来的研究所否定。一般而言,在因果论证强度上,实验性研究大于观察性研究,有对照的研究大于无对照的研究,以个体为分析单位的研究大于以群组为分析单位(生态学)的研究。防治效应的因果性研究最好采用随机对照试验,对于大样本人群也应尽可能采用非等同对照试验。病因研究最好采用前瞻性队列研究,如果有去除病因的干预试验则更好。当然,研究设计类型的选择同研究所处的进展阶段、研究的资源条件和医学伦理有关。实验性研究尤其需要考虑伦理问题,因为它有时因为伦理问题难以进行。实验性研究控制偏倚的能力大于观察性研究,研究结论本身更可靠;但是,实验的条件可能脱离真实生活环境,使它在推论到现实情况时受限。而观察性研究因为更接近真实生活环境,使它在推论到现实情况

时更可信,但其研究结论本身较容易受到其他因素的影响。

一个因果关系研究本身必须要达到此处所述的第 1、2 条标准(前因后果,关联强度),第 3、4 条标准(重复性,合理性)是该研究的外部评价,如果不吻合则因果关联的可信度降低。第 5 条标准(论证强度)决定了因果关联结论的把握度。

三、因果关系研究的评价原则

疾病或不良反应的病因与危险因素研究结果是否能够确定病因,其研究的水平、可靠性和价值多高,应对其进行严格的评价。表 9-3 所列是临床流行病学与循证医学有关病因学研究的评价原则,也可以作为因果关系判断的参考标准。

表 9-3　病因学研究的评价原则

一、研究结果的真实性评价

1. 是否采用了论证强度高的研究设计方案?

2. 除研究的暴露因素外,试验组与对照组其他方面是否一致?
   - 包括 RCT、队列研究、病例对照研究
   - 其他已知的影响因素是否一致或经过了调整?

3. 试验组和对照组有关因 – 果效应的测量方法是否相同?
   - 是否有回忆性偏倚、调查偏倚?
   - 是否采用了盲法?

4. 随访时间是否足够长? 研究结果包含了所有随访病例吗?
   - 随访不完全的原因
   - 失访病例与未失访病例的危险因素是否相似?

5. 是否有因果效应的时间先后顺序?
   - 暴露先于结果

6. 有剂量 – 反应梯度关系吗?
   - 随着暴露剂量、持续时间增加,结果的危险性增加

7. 病因学研究的结果是否符合流行病学的规律?

8. 病因致病的因果关系是否在不同的研究中反映出一致性?

9. 病因致病效应和不良反应发生的生物学依据是否充分?

二、研究结果的重要性评价

1. 暴露与结果联系的强度如何?
   - *RR*、*OR* 或 *EF*、*NNH* 等

2. 危险估计的精确性如何?
   - 置信区间(95% *CI*)

3. 研究的样本量合适吗?

四、因果推断应用举例

（一）病因推断

1982 年澳大利亚医生 Barry Marshall 和 Robin Warren 发现了幽门螺杆菌（*Helicobacter pylori*）与慢性胃炎和胃溃疡的因果关联。随后的多项研究表明幽门螺杆菌与十二指肠溃疡和胃癌的发生也可能存在因果关联，从而改变了既往人们认为导致这些疾病的主要原因是压力和生活方式等因素的观点，更引发了胃和十二指肠溃疡治疗学上的一场革命。两人因此于 2005 年获得了诺贝尔医学奖。下面以幽门螺杆菌感染与十二指肠溃疡研究的例子，说明病因推断标准的应用。

1. 时间顺序的证据　在 324 例幽门螺杆菌感染者中，10 年中有 11% 发生十二指肠溃疡，而 133 例非感染者仅有 0.8% 发生十二指肠溃疡。说明感染在前，发病在后。

2. 关联强度的证据　90%~100% 的该病患者存在幽门螺杆菌感染，$OR>10$；感染者 11% 在 10 年中发生该病，$RR>10$；十二指肠溃疡患者的感染密度（每平方毫米胃黏膜）高于非患者；幽门螺杆菌感染率与卫生条件有关，在发展中国家较高（可达 50% 以上），该病患病率亦较高；该病十九世纪患病率达最高峰，而那时卫生条件较差，推测幽门螺杆菌感染率也较高；北澳大利亚某土著人群从未发现有幽门螺杆菌感染，也没有十二指肠溃疡发生；吸烟能增加幽门螺杆菌感染者发生该病的危险，但非感染者或已清除感染者的危险不增加；幽门螺杆菌感染无性别差异，十二指肠溃疡患病率在以前男高于女，但近些年来渐趋接近，这与女性吸烟率增加有关。

3. 可重复性证据　许多研究者重复得到相同结果。

4. 合理性证据　幽门螺杆菌结合部位在胃窦细胞，它可随着胃窦细胞进入十二指肠，引起炎症，削弱黏膜，使其易于遭受酸的损伤。

5. 实验研究的证据　临床试验中清除幽门螺杆菌可使十二指肠溃疡愈合，其效果等同于组胺受体拮抗剂；用三联抗菌治疗清除该菌后，长期溃疡复发率为零，而用组胺受体拮抗剂治疗，复发率为 60%~80%。

从以上证据，可以判定幽门螺杆菌感染与十二指肠溃疡有因果关联。值得注意的是：某些胃溃疡患者甚至无症状健康人也发现有幽门螺杆菌感染，幽门螺杆菌感染与胃癌也有关联。这再次说明"特异性"标准是无效的。此外，还应注意，幽门螺杆菌感染与十二指肠溃疡的因果关联仍存在争议。2009 年 9 月《英国医学杂志》同时发表了正方和反方的不同意见，反方认为两者的联系是存在的，但并非因果关联，胃酸的过度分泌导致十二指肠黏膜屏障破损是原始病因，而幽门螺杆菌的感染是继发的，最终才导致溃疡的不愈和慢性化。因此，通过该实例的学习，希望读者能借此进一步加深对病因推断标准的理解，在进行因果关联分析和判断时树立起流行病学的哲学思维观。

（二）防治效应推断

下面举一个老年人高血压降压治疗以降低心血管疾病危险和死亡率的例子，说明防治效应推断标准的应用。

1. 时间顺序的证据　对于防治试验而言，处理与效应的前后时间顺序是明确的。

2. 效应强度的证据　降压药物的降血压效应已经有明确评价，这里所指的效应是改善老年高血压患者的预后，即降低心血管疾病危险和死亡率。二十世纪九十年代初，Holzgreve 等分析了 5 个随机对照临床试验结果，显示老年高血压患者降压治疗可使总死亡率降低 20%，使心血管病死亡率降低 33%，使致命性心血管意外事件发生率降低 40%，使冠心病发病率降低 15%。McMahon 等的 Meta 分析和 Lever 等的综合分析也得到类似结果。降压治疗还提高了患者生活质量，主要涉及疾病症状、精神健康（焦虑或抑郁反应减轻）、工作和社会能力；其次还包括认知功能、生活满意度、性功能和睡眠质量。1997 年完成的高血压最佳治疗（hypertension optimal treatment，HOT）研究，包括了 26 个国家 18 790 例高血压患者（50~80 岁），该随机对照试验历时近 5 年，发现主要心血管事件发生率下降 15%（$RR=0.85$），心肌梗死发生率下降 36%（$RR=0.64$）；针对主要心血管事件最佳舒张压应降至 82.6mmHg，最佳收缩压应降至 138.5mmHg，即在该血压值水平时，主要心血管事件发生的危险最小。1999 年 WHO/ISH 高血压指南指出：降压改善预后的效应在随机对照试验中常被低估,这是因为存在治疗组和对照组的交叉(串组),观察时间平均仅 5 年(时间延长则效应更明显),且研究对象多属低危人群。

3. **可重复性证据**　许多研究者重复得到相同结果(同上述)。

4. **合理性证据**　高血压本身是一种疾病,又是多种心脑血管疾病的危险因素。以往对在对老年高血压患者降压治疗是否有益这一问题上,存在一定困惑。Framingham 心脏研究中 38 年的观察资料,发现低血压老年人的病死率较高,其实是因为这些人心血管状态本来就不好,进入观察时已经患有心血管疾病,而不是因为低血压本身所致。以往还强调高血压降压治疗中出现的"J 型曲线"现象,即过度降压会增加心血管病的危险性。但是,在收缩期高血压老年项目(systolic hypertension in the elderly program, SHEP)试验中,治疗组舒张压降至 68mmHg±10mmHg,并未见脑卒中、心血管事件或总死亡率增加的危险。我国进行的脑卒中后抗高血压治疗试验中,即使

血压正常者进一步降低血压,也未见不利影响。HOT 研究证实收缩压或舒张压从最佳值进一步降低,不会增加心血管病危险,并没有"J 形曲线"存在的证据。

5. **研究设计类型的论证强度**　上述临床试验均为随机对照试验,双盲、单盲或开放,有较高的论证强度。

从以上证据,可以判定老年高血压患者降压治疗可以降低心血管病发生和死亡的危险,可获得多方面的益处,老年人高血压降压治疗的目标水平至少应小于 140/90mmHg(WHO/ISH 指南,1999)。2017 年由国家卫生计生委基层卫生司委托国家心血管病中心成立的国家基本公共卫生服务项目基层高血压管理办公室组织专家制定《国家基层高血压防治管理指南 2017》,其目标水平为一般高血压患者,收缩压 <140mmHg 且舒张压 <90mmHg 即为达标;年龄 ≥80 岁且未合并糖尿病或慢性肾脏疾病的高血压患者,收缩压 <150mmHg 且舒张压 <90mmHg 为达标。

思　考　题

1. 什么是流行病学的病因概念?

2. 为什么要牢固树立概率论因果观?

3. 逻辑推理在因果关系推断中起着什么作用?

4. 如何理解统计关联和因果关联的关系?

5. Koch 的病因标准与 Hill 因果推断标准有什么不同?

6. 如何评价病因学研究的结果?

(孙业桓)

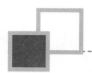

第十章 循证医学及系统综述

第一节 循证医学概述

一、循证医学概念

循证医学（evidence-based medicine，EBM）简言之遵循证据的医学，即临床医学、预防医学、医学教育、医疗卫生决策和实践等，都应当建立在科学研究证据的基础之上。1992 年首次提出循证医学概念时主要针对临床医学，定义为"慎重、准确、明智地利用当前所能获得的最佳研究证据，结合临床医生个人的技能和经验，充分尊重患者的价值观和选择，而作出合理的医疗决策"。由此可见，循证医学的概念强调三个基本要素，即证据、技能和经验、患者的选择。循证医学并不排斥个人的经验和技能，但不能仅仅依靠经验进行决策，只有将三者完美地结合，才能产生知情的、合理的、基于证据的诊疗决策。近年来，西方国家实行的医患共享决策（shared decision making，SDM）就充分体现了证据、经验和患者偏爱三要素的有机结合。

由于循证医学理念的先进性和科学性，其应用范围已经从临床医学扩大到预防医学、药学、医学教育、医疗卫生决策、医疗服务购买、医疗保险、传统医学、护理学等领域，循证医学的提出对整个生物医学领域产生了划时代的影响，被誉为二十世纪后半期医学领域的里程碑事件。

循证医学应用于临床实践产生了循证实践（evidence-based practice），即在具体的临床实践中应当按照五个步骤进行：提出相关的临床问题、查找研究证据、严格评价证据、根据患者的具体情况应用证据、实践效果的评价。促进循证实践的一个重要手段就是制定循证的临床实践指南（clinical practice guideline），指导临床诊疗决策。近年来，部分医疗机构也根据临床实践指南制定了相关疾病的临床路径（clinical pathway），进一步规范临床诊疗的过程。

成立于 1993 年的国际考克兰协作组织（Cochrane Collaboration）是最具有权威性的循证医学机构之一，该机构为在英国注册的国际性非盈利组织，总部设在牛津大学。该协作组织旨在产生、维护和传播医疗卫生领域循证医学的证据，其产品为 Cochrane 图书馆，为循证医学的重要资源。该协作组织网站为：http://www.cochrane.org。

二、医疗干预措施的证据分级

循证医学的证据主要来自于临床研究，因此，覆盖了整个临床医学领域，包括疾病的病因和危险因素、预后、筛查与诊断、预防、治疗和康复。针对不同的临床问题，循证医学产生了不同的证据分级体系，本章内容主要涉及医疗干预措施证据分级（grading evidence），即预防、治疗或康复措施的证据分级。表 10-1 概括了干预措施的证据分级。

表 10-1 循证医学关于医疗干预措施的证据分级

级别	研究类型
Ⅰ	多个随机对照试验的系统综述 /Meta 分析
Ⅱ	单个随机对照试验
Ⅲ	前瞻性非随机对照临床试验或队列研究
Ⅳ	回顾性的病例对照研究、病例系列研究
Ⅴ	传统综述、专家经验、病例报告

上述分级体系是当前国际学术界较为公认的，也有其他分级体系，还有更为详细的分级，即对每个级别中又进一步分成次级，例如，将"全或无"（all or none）的个案证据列为一级证据中的第三次级（Ⅰc）证据，在三级证据中将生态学研究（ecological study）和结局研究（outcome research）增列为三级证据。目前，没有绝对唯一的分级体系，但基本原

则相同。有关疾病筛查、诊断、预后、卫生经济学评价的详细分级可以参照循证医学相关专著。

第二节 系统综述的概念 与基本步骤

一、系统综述的基本概念

系统综述(systematic review)概念的提出是针对传统综述(review)而言的。所谓综述，是对既往完成的研究信息进行概括的描述性和总结性工作，为临床医生、研究人员和决策者提供参考依据。由于传统综述的局限性，以及大量临床研究在文献中发表，人们需要对各个专业、病种所涉及的临床研究进行系统地收集、整理、评价和综合，因此，循证医学提出的一个重要理念就是对已经完成的临床研究进行系统地研究。系统综述是指针对某一具体的临床问题，系统、全面地查找发表或未发表的临床研究证据、采用严格评价方法对所获得的证据进行评价，然后采用定量(如Meta分析)或定性的方法对所获得的资料进行综合，得出概括性结论，并且此项工作会随着新的临床证据出现而进行不断地更新，从而为循证医学提供当前最好的研究证据。系统综述又叫做系统评价，同类的研究有系统综合(overview)、荟萃分析(Meta-analysis，即Meta分析)、集成分析(pooled analysis)、研究综合(research synthesis)等，近年来，Meta分析已逐渐被视为定量系统综述的同义词。系统综述的基本特征有：①目的明确、清晰，并有预先设定的纳入研究标准；②具有严格、透明、可重复的方法；③系统性检索，以获取能够满足入选标准的所有研究；④评估纳入研究结果的真实性，如偏倚风险度评价；⑤对纳入研究的特征和结果进行整体的描述和综合。系统综述常用于对干预措施疗效的评价，尤其适用于已经有大量临床研究，但研究报告的结果不一致，导致临床决策存在诸多不确定性的情况；也适用于启动一项新的临床试验之前对相关领域的研究进行评价，这将有助于进一步研究的设计和切入点的选择。

在原始研究质量可靠的情况下，系统综述的结果对于临床实践和医疗卫生决策具有重要影响。通过Meta分析，可以使干预措施效果评价的精确度提高，减少假阴性结果的概率，并且能够及时提供干预措施效果的证据。系统综述允许进行探索性资料分析，找到干预措施的最佳效应和最适合的使用对象；同时，当系统综述的结果显示证据不足时，可以为进一步的研究提供依据和线索。可见，系统综述与传统综述有较大区别，并有逐渐代替传统综述的趋势。两者的区别见表10-2。此外，系统综述常常以论著的形式发表。

表10-2 系统综述与传统综述的比较

	系统综述	传统综述
问题	常集中于某一临床问题	涉及面常较广
文献来源和收集	收集全面，有规定的步骤和策略	不系统、全面，可能存在偏倚
筛选文献	根据统一标准筛选文献	没有统一标准，常存在偏倚
质量评价	强有力的评价标准	常无或随意性大
资料综合	定量综合，如Meta分析	常常为定性描述
推论(结论)	常常是在证据基础上得出	有时是在证据基础上得出

系统综述与Meta分析不完全等同。Meta分析实际上是一种统计学的定量综合分析方法，它是把一些相关的研究资料予以合并，得出单一的、量化的综合结论。作者如有偏爱性地选择一些研究进行综合，虽然可以是一篇Meta分析，但却不是系统综述。系统综述在对资料进行定量综合时会用到Meta分析的方法。因此，系统综述可以使用Meta分析的方法，但后者不一定都能称为系统综述。对资料进行不恰当的综合可能产生误导性结论(详见Meta分析部分)。

系统综述的类型有前瞻性单个病例资料(individual patient data，IPD)的系统综述、累积性Meta分析(cumulative Meta-analysis)、网络Meta分析(network Meta-analysis)，此外，还有对多个系统综述的概述(overview of systematic reviews)，或Meta分析基础之上的Meta，即Meta-Meta-analysis。其中，累积性的Meta分析是根据纳入研究发表的年代顺序逐步累加，即前两个试验的合并结果与随后的试验分别进行合并。以此类推，由此可以看出干预措施疗效随时间的演变趋势，找出干预措施有效的最早时间点。这对于及时将有效的干预措施在临床推广具有重要意义。

目前，医疗卫生领域开展系统综述的国际机构有 Cochrane 国际协作组织，其制作的 Cochrane 系统综述是系统地对医疗保健干预措施及诊断措施的获益（利）和风险（弊）的可靠研究结果进行更新的证据。Cochrane 系统综述旨在帮助人们在实际医疗工作中进行决策。其制作是通过考克兰协作组织提供的 Review Manager（RevMan）软件进行的，在手册中有一套固定的格式可供使用。Cochrane 系统综述完成后在 Cochrane 图书馆（Cochrane Library，一本电子网络及光盘杂志，12 期 / 年）上发表，2019 年影响因子为 7.755。其他从事系统综述的政府机构包括英国国立卫生服务部所建立的评价与传播中心（Centre for Review and Dissemination, CRD）、临床卓越研究中心（National Institute for Clinical Excellence, NICE）、北美的医疗研究与质量评价中心（Agency for Healthcare Research and Quality, AHRQ）。

由于系统综述针对临床实践中的问题或临床研究的问题，因此，它是以问题为导向的研究过程，也是近些年提出的转化医学（translational medicine）中的重要组成部分，强调将临床研究的成果应用于临床实践当中。

Cochrane 系统综述经历四个阶段：系统综述题目的注册（registration）、系统综述研究方案（protocol）的撰写与发表、系统综述全文（full review）的撰写与发表以及随着新的临床研究证据出现时对原有系统综述进行更新（updating）。前三个阶段大约需要平均 1.5 年的时间，随后每隔 1.5 年需要进行更新。基于随机对照试验的 Cochrane 系统综述被认为是干预措施效果评价的"金标准"证据，其题目注册的目的在于避免重复，吸引国际同行的参与，甚至获得国际资助。研究人员可以根据自己所感兴趣的疾病和干预措施联系相关的系统综述小组获得注册许可。题目正式注册之后半年以内，作者需要提交系统综述的研究方案，研究方案经评价小组审查及外部同行评审之后在 Cochrane 图书馆上发表，接受国内外同行评价，之后才能进行系统综述的全文撰写，经过审稿修改阶段在 Cochrane 图书馆上发表。

进行系统综述应当包括七个步骤：提出需要评价的相关临床问题并注册系统综述题目、制定文献的纳入标准、制定检索策略及选择研究、对纳入研究的质量进行评价、资料提取、资料的定性或定量分析、对资料分析结果的解释。以下分别对每个步骤加以叙述。

二、系统综述的基本步骤

1. 构建临床相关的问题　所谓临床问题涉及疾病的病因或危险因素、预后、筛查、诊断、治疗、预防、康复，也就是与医疗卫生决策相关的问题。目前循证医学重点关注的是医疗干预措施（预防、治疗和康复）以及疾病的筛查与诊断措施的评价。例如，Cochrane 系统综述就包括对干预和诊断措施的评价。提出一个好的问题是循证实践的一项基本技能，也就是如何把患者需要的信息（问题）转化成为一个通过研究可以回答的问题，实际上涉及一个信息转化的过程。患者前来就诊，提出主诉，医生通过询问病史及视、触、叩、听等手段获取疾病的信息，提出相关的推断或进一步的检查，明确诊断后进行治疗。因此，作为一个诊断（也包括疾病筛查）的问题应当至少包括对象、疾病诊断的金标准、与金标准进行比较的各种检查手段、效率评价（其指标可能涉及诊断措施的敏感度、特异度、准确性等）；作为一个干预性的问题应当包括对象（病或症）、拟提供的干预措施、与之对比的治疗措施、评价的结局（效果）。可见，一个好的涉及治疗的问题应当包括四个要素，即对象、干预、对照、结局，比如，比较聚乙二醇干扰素与拉米夫定治疗慢性乙型肝炎抗病毒效应哪个更好？这四个要素分解开来就是对象为慢性乙型肝炎，干预措施为聚乙二醇干扰素，对照为拉米夫定，结局为抗病毒效应。

当系统综述题目拟定之后，如果要进行 Cochrane 系统综述，则需要与题目相关的系统评价小组联系，提出拟注册的题目。该小组经过查重和论证之后如同意注册，会让作者填写注册表，提交审查后正式注册，此时作者会得到一个该系统综述唯一的注册号码。获取相关信息可查阅 http://www.cochrane.org。如果进行的是非 Cochrane 系统综述，则可以向位于英国约克大学的注册系统进行注册，网址为：http://www.crd.

york.ac.uk/prospero/。

2. 制定文献的纳入与排除标准 有了明确的临床问题之后,接下来将制定文献的纳入标准,也就是说,什么样的文献与本临床问题相关,且能够回答该问题。如果临床问题不明确,则不可能产生一个明晰而准确的纳入标准。切忌在阅读文献之后根据文献报告的信息来确定纳入标准。这项工作一定是在开始进行系统的文献检索之前进行,即研究者根据自己的专业知识和临床问题,来制定系统综述所要求的文献纳入标准。一个好的纳入标准至少应当包括五个要素:研究设计类型(design)、对象(participants)、被评价的干预措施(intervention)、与干预措施对比的其他治疗措施(control)和结局(outcome),用各个要素英文字母的首字母缩写为 DPICO。由于验证医疗干预措施疗效的金标准设计是随机对照临床试验,因此,很多涉及干预措施评价的系统综述都把研究设计类型定义为随机对照试验,更为严格的系统综述则将纳入研究的质量作为选择标准,如选择随机、双盲、安慰剂对照试验进行评价。只有在随机对照试验的证据缺如的情况下,系统综述才考虑纳入其他类型的研究,包括前瞻性队列研究。例如,针对非药物治疗如操作性干预措施,由于较少有随机对照试验,有时会纳入观察性研究证据。在对象的设定时,需要考虑疾病的诊断标准,对象的特征要求,比如年龄、性别、疾病的分期,甚至有的时候要考虑疾病的亚组人群,此时,切忌将临床试验的纳入与排除标准照搬过来作为系统综述研究对象的纳入标准。干预措施需要详细界定其定义、组成、剂量、剂型、给药途径、给药次数、疗程等。如果是非药物疗法,如外科手术,需要界定手术的方式、对手术者的技术要求、手术操作程序、操作中的注意事项、术中紧急情况的处理、术后医嘱、护理措施等。对照措施需要按照和干预措施一样的要求加以描述和界定,针对不同的临床问题,用于对比的治疗措施可能不止一种,这需要有充分的考虑,首先是与研究的临床问题相关,其次是通过查阅诊疗手册获取,最后可以通过临床医生获取临床上治疗某疾病常用的一些治疗措施,以作为选择的对象。根据研究的临床问题和干预措施的不同,作为对照的措施可以是空白(即不干预,常见于预防性措施的评价)、安慰剂对照、标准

治疗对照、常规治疗等。关于结局指标的选择一定要根据临床问题来确定,对患者来说,相关的结局应当包括终点结局,如生与死、并发症等问题,或临床症状缓解的问题,也包括生活质量;此外可以考虑到一些疾病指标的问题,如心律失常、肺部炎症吸收、肿瘤包块大小等;不能忽略的是干预措施的安全性评价,对于临床医生来说,给患者开具处方时需要权衡提供的治疗措施的利弊,甚至有的时候还会考虑经济上的承受能力,也就是评价结局还可以包括干预与对照措施成本效果的评价。

3. 制定检索策略并选择研究 在评价一篇系统综述的质量时,其中涉及的检索策略(search strategy)将关注以下几个方面:第一,对相关研究的检索是否全面,包括使用的数据库、文献发表类型、语言等;第二,检索方法是否系统并清楚地描述,如电子检索、手工检索、联系作者和厂家等;第三,检索中使用的关键词是否具体描述,如制定全面无偏倚的检索策略;第四,有无强调发表偏倚的问题,如鉴定未发表的文献,对潜在的偏倚在资料分析阶段进行测量。

常用的英文资料库包括 Cochrane 图书馆、MEDLINE(PubMed)、EMBASE,根据评价的领域(干预措施和疾病),还可以增选其他英文资料库。常用的中文资料库包括:中文生物医学文献数据库(Sino-Med)、中国知识基础设施(China National Knowledge Infrastructure, CNKI)中的《中国期刊全文数据库》(China Journal Full-text Database)、《中文科技期刊数据库》(VIP)、《中国优秀博硕士学位论文全文数据库》(China Doctoral Dissertations & Master's Theses Full-text Database, CDMD)、《中国重要会议论文全文数据库》(China Proceedings of Conference Full-text Database, CPCD)。检索策略的制定包括选择拟查阅的数据库、所采用的检索词、检索时间段、对发表类型和语种的限制、供下载后保存的参考文献管理软件,有时候需要辅以手工检索和查阅未发表的文献,以及对获得的文章的参考文献进行筛查。如为上市药物的评价,还可以与生产厂家联系获取未公开发表的文献资料。

完成文献检索后,接下来的工作是对获取的文献根据纳入标准进行筛选,也就是研究的选择(study selection)。通常,研究的选择过程至少要求 2 名研究人员独立进行,并对选择过程中存在

的不一致性如何进行解决提出明确的方法。研究的选择通常分为两个阶段(图10-1),第一阶段为初筛,对数据库下载的文献阅读文章题目和摘要决定是否纳入,此阶段大部分研究由于缺乏相关性会被排除,对于阅读题目和摘要仍然不能确定是否纳入的则需要获取(下载)全文,进行第二阶段的筛查,此时,需要阅读全文,并按照事先确定的纳入与排除标准来筛选研究。第二个阶段排除的研究需要列表说明被排除的理由。以避免人为的选择性偏倚。当两人独立进行筛选时,需要对不确定的研究或判断不一致的研究,邀请第三方进行讨论,最后决定纳入与否。

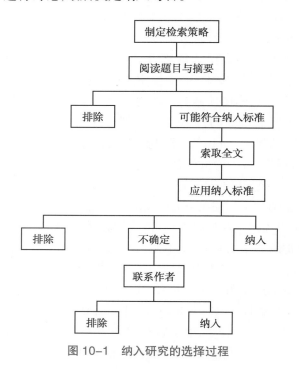

图10-1 纳入研究的选择过程

4. 选择质量评价工具 系统综述与传统综述一个很大的区别是,对系统综述纳入的研究进行质量评价,这个过程称之为严格评价(critical appraisal),或者批判性评价。国际上有很多质量评价的工具,目前广泛认可的是Cochrane协作组织针对随机对照试验制定的"偏倚风险"(risk of bias)评估的标准,包括六个方面:随机分配序列的产生方法(generation of allocation sequence,判定为偏倚风险低、高、不清楚)、随机分配方案的隐藏(allocation concealment,判定为低、高、不清楚)、盲法(blinding,判定为低、高、不清楚)、强调了资料的不完整性(incomplete data reporting,判定为低、高、不清楚)、免于选择性报告偏倚(free of selection reporting,判定为低、高、不清楚)、其他偏倚的控制(other types of bias,判定为低、高、不清楚)。如果上述六个方面均为"低风险",也就是说试验对这些要素进行了恰当的报告,则总体质量判断为高质量,即偏倚的风险较低;如果有其中部分条目未满足,或报告不恰当,判断为"高",则存在偏倚的风险较高;如果大多数条目显示报告"不清楚",则总体质量判断为偏倚风险不确定,也就是说由于信息报告不全,对研究的质量无法作出合理的判断。此时,解决办法是与文章原作者联系,获得相关的缺失信息,再重新作出判断。临床试验常见的偏倚有选择偏倚(selection bias)、实施偏倚(performance bias)、退出偏倚(attrition bias)、检测偏倚(detection bias)和报告偏倚(reporting bias),这些偏倚所涉及的上述质量要素可以归纳为表10-3。

表 10-3 临床试验中常见的偏倚类型与质量要素

偏倚分类	描述	偏倚风险评估中的相关要素
选择偏倚	被比较的各组之间基线特征存在系统差异	• 随机分组序列的产生 • 分配方案隐藏
实施偏倚	干预措施之外的其他医护措施或暴露因素在组间存在系统差异	• 受试对象、研究者、结局评价者施盲 • 其他对真实性评价构成的潜在影响
退出偏倚	从研究撤出病例在组间存在系统差异	• 不完整的结局资料 • 对受试对象、研究者和结局评价者施盲
检测偏倚	结局测量在组间存在的系统差异	• 对受试对象、研究者和结局评价者施盲 • 其他对真实性评价构成的潜在影响
报告偏倚	决定报告研究发现时存在系统差异	• 选择性的结局报告

对试验质量的评价通常至少有 2 名研究人员参与，并对评价结果的一致性进行检验，如采用 *Kappa* 检验。值得注意的是，如果系统综述人员存在利益冲突，如所参与过的临床试验被纳入评价，或研究者与被评价的干预措施的生产厂家有利益关系，或系统综述本身受到厂家的资助，在质量评价时需要对原作者及其单位加以隐匿，以防产生偏倚。同时，在利益声明中应当对此予以说明。此外，对发表的文献和未发表的文献，对以摘要形式发表的研究和以全文发表的研究是否采用同样的评价标准也需要事先加以说明。

5. **资料提取**　资料提取（data extraction）是临床试验结果过渡到系统综述的桥梁。这个步骤十分重要，如果出现错误，则随后的资料分析、结果和结论都将产生误导。系统综述要求对所有纳入评价的研究都要进行资料提取。资料提取需要一个载体，即资料提取表，根据需要，可以设计成电子表格（通常用于纳入研究数量特别多的情况），或纸质版的资料提取表格。资料提取至少应当包括研究的文献来源（包括标准的引录格式含全部作者、文章题目、发表期刊名称、发表年、卷、期和起止页码）、研究的合格性判定、研究的设计类型及方法学信息（如分组数、随机方法、盲法、样本量估算、研究场所等）、试验对象的基本特征（如人种、性别、年龄、分期、诊断标准、病例来源等）及组间基线可比性、干预及对照措施、结局及结果。对于缺失数据或信息是否从研究者处获取也需要特别说明。

原则上每一篇纳入评价的研究都应当有一份资料提取表。资料提取的过程通常由两名人员独立进行，然后核对资料提取的一致性，不一致之处通过讨论解决。

6. **资料的定性描述与定量综合**　基于资料提取表获得的纳入研究的特征信息，包括研究的设计、对象、干预、对照因素、结局进行描述，根据效应指标的分析获得效应大小及效应方向的结果，通过核查研究的同质性（homogeneity），判断能否进行资料的定量综合，即能否进行 Meta 分析（Meta-analysis）。所谓同质性是指纳入的研究在设计、对象选取、干预措施、对照措施和效应的结局指标方面相同或相近的程度。采用统计学软件可以进行同质性检验，检验的方法有卡方检验、I^2 检验等，如果存在统计学上的异质性（heterogenicity）；以 P 值为例，当 $P<0.1$ 时判定为具有明显的异质性，首先需要分析是研究间的差异所致，还是统计学上的差异（机遇）所致，前者称为临床异质性，而后者称为统计学异质性。通过同质性检验，可以核查合并的研究结果是否相似，包括肉眼观察 Meta 分析森林图各研究效应的方向是否一致，效应的置信区间是否重叠。

进行定量资料综合的前提是各项研究具有临床和统计学的同质性，且来自不同研究的资料进行合并具有生物学的合理性，比如，核苷类似物拉米夫定治疗 HBeAg 阳性慢性乙型肝炎与干扰素比较抗病毒效应的随机对照试验，当获得的多个临床试验报告了相同的结局指标如血清 HBeAg 阴转病例数，则可以进行定量的 Meta 分析（具体方法详见本章第三节）。

7. **系统综述结果的解读**　根据对纳入研究结果的定量分析（Meta 分析）或描述性的定性综合，系统综述需要对综合的结果进行解释，即通常我们所说的讨论部分。讨论的内容主要包括对所有纳入评价证据中干预措施的效应作出概括，如总体纳入研究的数量和质量，主要结局的效应大小、效应方向（一致性）以及效应的精确度（以置信区间表示）；对纳入研究的证据强度进行分析，对综合结果与其他类型研究的结果进行比较，对系统综述结果的临床推广应用性进行讨论，最后形成该结果对临床实践的指导意义，以及综合结果对指导进一步的临床研究提供的依据和线索（详见本章第四节）。

第三节　Meta 分析

一、Meta 分析的分类

Meta 分析是定量综合数据的统计分析方法。按照不同的资料类型，Meta 分析分为基于集合资料的 Meta 分析和基于 IPD 的 Meta 分析，也有按照纳入分析研究发表的时间顺序依次进行的累积性 Meta 分析（acumulative Meta-analysis）。目前，Meta 分析基本上都按照系统综述的要求来做，因此，也可以看做是系统综述的同义词。经典的 Meta 分析是对两种措施的互相比较（两两比较，也称为头碰头的比较），而如果同时进行多个措施的相互比较，新近的方法称为网状 Meta 分析（Network Meta-analysis）。

二、临床结局指标的选择及资料类型

系统综述结果对临床实践是否有指导意义，主要从两方面评价：一是干预措施效应的大小，二是效应的精密度（precision），即效应的置信区间（confidence interval，CI）。在确定效应指标之前首先要明确临床结局的指标类型，常见的临床结局指标有：二分类结局资料（dichotomous data），如生与死，阳性与阴性，患者只能出现两种情况中的一个；连续变量（continuous data）结局如身高、体重、血压、体重指数（body mass index，BMI）等；第三类为生存结局（即时间序列资料，time event data）。大多数系统综述对二分类结局变量采用相对效应指标如风险比率（RR）、比值比（OR）、相对危险度减少（relative risk reduction，RRR），这些指标在临床应用时表示试验措施与对照措施比较的相对获益或相差不显著，是一种相对的效应。如果要表达试验与对照措施的绝对效应差值，即净获利，则需要采用绝对效应指标，如绝对风险减少（absolute risk reduction，ARR），也称为风险差（risk difference，RD），$RD=$ 试验组事件率 – 对照组事件率。但上述指标有时会有一定的局限性，原因在于它们不能反映出事件率的大小。而新近提出的另外一种绝对效应指标为需治人数（NNT）和害 – 需治人数（NNH）则较易被临床医生理解和使用，NNT 表示治疗获益，而 NNH 表示治疗带来的不良事件。例如，某药物用于高血压的降压治疗，NNT 表述为该药需要治疗多少个患者可避免一例患者发生冠心病事件，如 $NNT=5$，表示每治疗 5 名高血压患者能够使 1 名患者避免发生冠心病事件。可见，NNT 值越低，表明使用该药治疗的患者获利更多。反之，对于药物的不良事件，则采用 NNH 来表示干预措施不良反应的大小。近年来系统综述使用这类绝对效应指标开始增多。使用以下公式可将相对效应指标的数值转换成绝对效应指标的数值：

$$NNT=1/（1-RR）\times PEER（当 RR<1 时）或$$
$$NNT=1/（RR-1）\times PEER（当 RR>1 时）$$

RR 表示风险比率；PEER 表示患者期望的事件发生率（patient expected event rate），通常指对照组患者研究事件发生率。

三、Meta 分析常用软件

常用的付费统计学分析软件 STATA、SAS 和 SPSS 都能进行 Meta 分析。STATA（https://www.stata.com/）可以完成 Meta 回归分析、累积 Meta 分析、网状 Meta 分析等几乎所有的 Meta 分析方法，还可进行 BeggS 检验、EggerS 检验、敏感性分析，可绘制森林图、漏斗图等。它所需内存小，句法相对简单，图片质量高。SAS（https://www.sas.com）作为专业的统计分析软件，擅长处理大批量数据集，绘图功能强大，可完成上述检验和绘图。但它价格昂贵，且作为最难掌握的软件之一，需较强统计学和编程基础，纯编程界面操作繁琐。相比之下，SPSS（https://www.ibm.com/analytics/spss-statistics-software）界面友好，适合初学者。但功能单一，算法不具备扩展性，限制了其在 Meta 分析中的应用。

Cochrane 协作组织开发了专用于系统综述的免费软件 Review Manager（https://community.cochrane.org/help/tools-and-software/revman-5），具有进行 Meta 分析的常用功能，界面简洁友好，是唯一可与 GRADEprofile 相互导入进行证据等级评级的软件。不足是分析模式和功能固定，不能进行 Meta 回归、累积 Meta 分析、BeggS 检验等，且不能做诊断性试验 Meta 分析。

R（https://www.r-project.org/）作为免费软件，适用于几乎所有的 Meta 分析。它扩展包丰富，图形处理能力强，但由于占用较大内存，适用于数据量较小的研究。对编程和英文水平要求较高。

Comprehensive Meta-Analysis Software（https://www.meta-analysis.com/）是一款付费的商业 Meta 分析软件，支持 Stata、RevMan、Excel 和 SPSS 数据导入。它可实现累积 Meta 分析、敏感性分析和发表偏倚检验，结果可读性强，尤其擅长绘制 Meta 回归图。

四、定量的资料综合

系统综述的主要目的是对多个研究结果进行

定量分析,即通过 Meta 分析获得综合的结果。前面提到,当纳入评价的研究具有较好的同质性,允许进行资料的定量分析时,需要进行资料合并。资料合并的步骤包括:①确定比较的干预措施,如抗病毒药物拉米夫定与 α- 干扰素比较治疗慢性乙型肝炎;②确定效应指标,此例为血清 HBeAg 阴转(从阳性转换成阴性),该效应指标属于二分类变量,即患者只能出现阳性或者阴性两种情况中的一种。前面提到,进行二分类资料分析的效应指标可以是风险比率(RR)或比值比(OR),当事件发生率较低(通常认为 5% 以下)

时,采取这两个指标之一其结果差异不大,但当事件发生率较高时,采用 OR 计算的数值较大,在解释结果时可能会人为夸大疗效,此时,采用 RR 较合适。但作者使用其中任何一种都没有绝对的正确或错误。如果是连续变量指标,如血清谷丙转氨酶(ALT)的水平,则可以采用均数差(MD)。③将提取的原始数据输入 Meta 分析的统计学软件中。对于二分类变量,作者需要输入以下数据(表 10-4)。

对于连续性变量,则需要输入各组接受治疗的病例数及测量值的均值±标准差(表 10-5)。

表 10-4　二分类变量结局的资料提取与录入

研究	治疗组		对照组	
	发生事件的病例数(n)	接受治疗的病例数(N)	发生事件的病例数(n)	接受治疗的病例数(N)
研究一	N	N	N	N
研究二	N	N	N	N
…	N	N	N	N

表 10-5　连续变量结局的资料提取与录入

研究	治疗组		对照组	
	接受治疗的病例数(N)	均值±标准差($\bar{x} \pm s$)	接受治疗的病例数(N)	均值±标准差($\bar{x} \pm s$)
研究一	N		N	
研究二	N		N	
…	N		N	

进行 Meta 分析有两种统计学模型可供使用,一种是固定效应模型(fixed effect model,FEM),适用于各独立的试验间无差异的情况,也就是说,随机获取的样本具有相同的效应。使用该模型是从理论上假定干预措施的真实效果只有一个,所有不同的研究所测量的效果都是围绕着真实的效应变动。固定效应模型的计算方法有 Mantel-Haenszel 法或 Peto 法。第二种是随机效应模型(random effects model,REM),适用于各个独立的试验间存在差异的情况,该模型从理论上假定干预措施的真实效果根据不同的对象或作用时间有所不同,不同的研究根据干预对象不同,其效果围绕着不同的真实效应而变动。随机效应模型可以用 DerSimonian-Laird(D-L)法进行计算。具体的计算方法可采用 Meta 分析的统计学软件进

行。随机效应模型基于的假设是,纳入研究是假设从研究总体中抽取的随机样本,研究间的异质性可以用一个单一的方差表示;与固定效应模型比较,随机效应模型的特点就是赋予较小样本量的研究以较大的权重,但小样本研究的质量普遍较差,而且受发表偏倚的影响更大。在实际操作中,往往使用固定效应模型与随机效应模型分别计算结果,然后根据避免偏倚的原则决定选取何种模型分析的结果,随机效应模型分析得到更保守的估计(置信区间更宽),若无异质性,两个模型的结果应该一致。如异质性检验有统计学意义且研究间的结果差异有实际意义,应选择随机效应模型的结果。系统综述应避免过分解释不同模型所得置信区间的较小差异。当固定效应模型与随机效应模型所得到的汇总效应存在统计学上的

显著性差异时,对干预措施疗效的解释应当慎重。图 10-2 举例说明了雷洛昔芬治疗后对脊椎骨折发生的影响,来自两个试验结果的固定效应模型 Meta 分析表明雷洛昔芬优于对照(减少脊椎骨折发生),然而,随机效应模型的分析表明雷洛昔芬与对照组没有统计学的显著性差异。此时,增加了该药对减少脊椎骨折疗效的不确定性。可能需要更多的临床试验来证实其疗效。

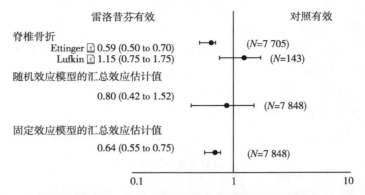

图 10-2　雷洛昔芬对脊椎骨折疗效 Meta 分析模型对汇总效应估计值的影响

五、异质性检验

Meta 分析中的异质性包括临床异质性(clinical heterogeneity)和统计学异质性(statistical heterogeneity)。异质性检验(heterogeneity testing)是 Meta 分析中一个非常重要的环节。虽然开展 Meta 分析的前提是纳入研究在 PICO 以及设计类型方面的具体可比性,也就是临床特征上具有同质性,但是由于纳入研究在时间、地区与对象差异、干预措施剂量、给药途径以及疗程的差异,即使是相同的结局,可能因为测量的工具不同、测量时点不同,也会存在一定的差异,因此,临床异质性难以避免。做 Meta 分析的常用软件均具有自动进行异质性检验的功能,作者需要知道如何判断有无异质性存在,以及异质性的大小。异质性的检验方法有卡方检验、I^2 检验,以及采用 P 值进行判断。判断异质性设定的 P 值与效应值的统计学检验判断标准不同,通常是以 P 值 <0.1 作为具有异质性的判断标准,而不是我们通常见到的以 P 值 <0.05 为判断标准。如果经过检验发现存在研究间的异质性,也只是表明通过统计学检验存在异质性,而这并不能说明该异质性产生的性质,即无法判断该异质性是属于临床异质性,还是统计学的异质性。另一方面,如果检验结果表明缺乏统计学的异质性,并不意味着没有临床异质性。而判断临床异质性的主要根据是详细核查纳入研究的特征,包括研究对象的人种、性别、年龄、疾病的严重程度、分期、诊断标准、各个临床试验的纳入与排除标准、干预措施的给药途径、剂量、疗程、结局测量的方法和时点等信息,来作出综合的判断。这些特征的准确报告,将有助于对结果的解释,也将有助于在运用系统综述结果时评判其临床上的推广应用价值。

如果存在统计学检验的异质性,可以采用以下几种方法进行处理:①如果异质性太强,且经过分析也存在明显的临床异质性,即纳入研究的特征差异较大,可以放弃资料合并,而改为单个研究的效应分析;②如果临床异质性在可以接受的范围,也就是说进行资料合并具有一定的合理性,可以采用随机效应模型(REM)进行资料的合并分析;③进行敏感性分析和亚组分析探讨异质性产生的原因,以及去除异质性以后的效应变化情况。有时还需要采用 Meta 回归(Meta-regression)的方法对多种影响疗效评价的因素进行分析,以进一步解释异质性。

六、敏感性分析与亚组分析

1. **敏感性分析**　研究真实性评价在系统综述中可以用于解释研究结果间的差异性(异质性),通过敏感性分析将各种质量因素分别考虑,对效应的估计值进行判断。如根据是否采用了恰当的随机分配序列产生的方案进行比较,对采用了恰当的随机方案隐藏与未采用随机隐藏的试验进行比较,对盲法与非盲法试验进行比较,对采用

ITT分析和未用ITT分析的试验比较等。敏感性分析（sensitivity analysis）是一种对资料的重复分析，通过重新组合研究顺序来探讨某一因素对合并效应的影响。例如，将评价同一干预措施的不同类型的研究进行比较，如将随机对照试验与非随机对照试验进行比较，看合并效应是否存在差异；将低质量的研究与高质量的研究进行比较等，其目的主要是探讨试验设计及方法学质量相关的因素对合并效应的影响。当随机临床试验的数量十分有限时，不应当简单地将低质量的随机试验排除，以避免资源（证据）的损失，此时可采用敏感性分析的方法加以处理。采用敏感性分析的结果与之前的合并效应值比较产生较大差异时，对效应结果的解释应当十分慎重。

2. 亚组分析　亚组分析（subgroup analysis）是指针对不同研究特征进行资料的分析，例如将研究对象根据年龄分为儿童、成年人或老年人进行分析，将干预措施不同的剂量或疗程进行比较，将同一结局的不同观察时点或随访时间进行比较等。需要注意的是，对亚组分析结果的解释应当慎重，因为来自于同一个研究或不同研究间亚组人群的比较已经失去了原先随机分组的"随机性"，且来自于整合资料的亚组分析可靠性较低，除非进行IPD的亚组分析则较为可靠。国际上生物统计学者和临床医生就是否进行亚组分析仍存有争论。不主张亚组分析的人认为亚组分析由于破坏了原随机分组的均衡性，容易得出假阳性或假阴性结果，故认为，对系统综述亚组分析及其结果解释时，应该慎重。以下一些原则问题，也许会在决定是否做亚组分析、亚组分析结果间的显著差异是否真实以及何时在系统综述中纳入亚组分析的结果时有所帮助。同样对于判断干预效果间明显差异（如特定药物与剂量）是否真实等方面也有指导意义。

（1）亚组分析结果的差异是否有合理的证据支持：根据已知干预措施及相关问题预期存在的差异能否用合理的依据进行解释，如不能就最好放弃做亚组分析。

亚组分析结果差异的假设应是在分析之前提出的，而不是根据分析结果再加以报告。

（2）亚组分析是否基于小样本的假设检验：在设计系统综述的研究方案中应当尽可能提出

造成亚组差异的重要假设，亚组分析数量应控制在最低程度。因为检验的假设越多，可能发现差异的情况和机会就越多。因此，如果于事后根据某一特定分析的数据来确定进行什么样的亚组分析以及报告什么样的亚组分析结果，就可能出现错误的结论。另一方面，当一个假设能被另外一组数据证明有效时，说明该亚组分析是真实可靠的。

（3）比较出现的差异是研究内部的而非研究间的，该差异在不同的研究间是否一致：检验与推导亚组分析结果差异是否基于研究间的结果差异的结论时，应当十分谨慎。除了用于统计推断的因素外，还有诸多因素可导致研究结果间出现差异。例如，干预措施如某药物的剂量、给药途径、疗程，患者、辅助治疗的数量，结局评价的测量方法等方面的差异，可能用来解释各个研究结果间出现的差异。系统综述即使只纳入随机对照试验，从患者群中纳入研究对象时也存在机遇的问题。只有当一系列高质量研究均观察到同样的差异时，才可以肯定亚组差异的真实存在。

（4）亚组分析差异是否既有临床意义又有统计学意义：如果没有临床的实际意义，那么选择亚组分析或汇总分析结果的效果是一样的。对亚组分析中的差异进行统计假设检验时，系统综述人员需要考虑采用的统计分析方法以及统计学显著性和检验效能的基本概念。只有当一项差异既具有临床意义又有统计学意义时，才具有实际意义。

七、发表偏倚的检测

系统综述由于是对既往已经完成的临床试验进行分析，收集到的研究多半是期刊上发表的文章，因此，要注意在研究过程中尽量减少或避免发表偏倚。所谓发表偏倚（publication bias）是指那些呈阳性结果的研究更容易获得发表，而阴性结果的研究由于研究者缺乏投稿的热情不愿意撰写文章，或杂志编辑或审稿人对阴性结果的稿件缺乏兴趣，使阴性结果的文章不容易获得发表，由此产生的对干预措施效果评价存在的偏差。如果一篇系统综述的文章只检索了发表的文献，那么就需要高度怀疑是否存在发表偏倚。检测发表偏倚的统计学方法有多种，此处仅介绍比较常用的、借助统计学软件比较容易计算的方法，即倒漏斗图(funnel plot)的方法。该分析方法的原理是试验结果的效应大小与试验纳入的样本量多少具有相关性,理论上说,样本量越大的研究,其效应的精确度就越高,也就是说结果越接近于干预措施效应的真实值;反之,小样本的试验发生的假阳性错误和假阴性错误的机会是相等的,因此,对于一个干预措施的评价从倒漏斗图来看应该是对称分布的,当出现倒漏斗图不对称的情况,则可以推断存在发表偏倚的可能(图10-3、图10-4)。

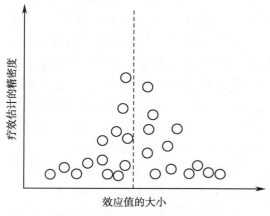

图 10-3 呈对称分布的倒漏斗图

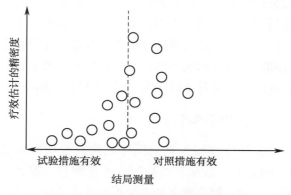

图 10-4 呈不对称分布的倒漏斗图

值得一提的是,导致倒漏斗图形不对称的原因较多,除了发表偏倚外,也可能因为纳入的试验总体质量较差、试验的样本量较小、试验数较少(机遇的作用)或干预措施的变异性过大(表10-6)。由此,在解释图形不对称的原因时应综合考虑。此外,当纳入系统综述的试验数较少时(如低于10个),进行倒漏斗图分析对结果的对称性解释需慎重,这时候的对称性判断不准确。应当采用相关性分析进行判断。

表 10-6 倒漏斗图不对称的可能原因

1. 选择性偏倚	(1)发表偏倚
	(2)定位偏倚:语言偏倚、引用偏倚、重复发表偏倚
2. 小样本、方法学质量低下的研究	(1)设计质量差:随机序列产生方法不明、分配隐藏不恰当、未采用盲法
	(2)资料分析不恰当
	(3)资料分析错误
3. 干预措施效应存在差异	(1)干预强度不同
	(2)不同研究间纳入对象的危险度不同
4. 机遇	纳入研究数量有限、样本较小
5. 数据弄虚作假	文章数据存在编造的嫌疑

八、Meta 分析森林图解读

系统综述的目的是依据所有得到的相关研究结果的加权平均值,来估计某一项干预措施的效果,以提供可靠的证据。Meta 分析通过对多个研究的效应值进行合并,并报告其效应值的置信区间,以图表的形式呈现分析的结果。目前 Meta 分析尚没有唯一正确的技术,采用何种技术取决于需要分析的资料性质。Meta 分析的结构图又称为森林图(forest plots),该图以一条数值为1(对二分类变量结局)或0(对连续变量结局)的中心垂直线为无差异线为界,试验结局的效应值横向排列,综合效应值以一小菱形方块表示。每一横线代表效应值的分布(置信区间)情况,通常,该横线触及或跨越中线,则表示试验干预与对照比较的结局效应差异不具有统计学的显著性(图10-5)。横线中央的方框代表组间比较的效应值(点效应值),在中线的右边表明治疗药物优于对照药物(此例为安慰剂),也就是说通过抗血吸虫药物吡喹酮(praziquantel)和美曲膦酯(metrifonate)治疗分别与安慰剂(placebo)比较能够显著提高治愈率。

不同于简单的算术相加,Meta 分析中每一项研究对合并效应值的贡献度是不同的。典型情况下,赋予每一研究的权重(weight)为其变异值的倒数,也就是说样本量越大、具有较多结局事件的

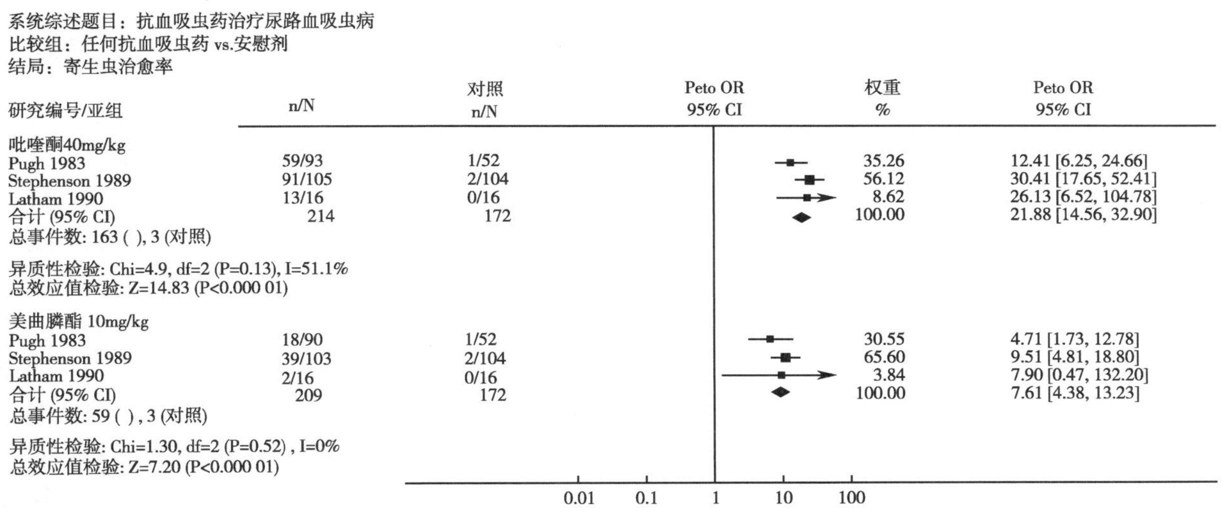

系统综述题目：抗血吸虫药治疗尿路血吸虫病
比较组：任何抗血吸虫药 vs.安慰剂
结局：寄生虫治愈率

研究编号/亚组	n/N	对照 n/N	Peto OR 95% CI	权重 %	Peto OR 95% CI
吡喹酮40mg/kg					
Pugh 1983	59/93	1/52		35.26	12.41 [6.25, 24.66]
Stephenson 1989	91/105	2/104		56.12	30.41 [17.65, 52.41]
Latham 1990	13/16	0/16		8.62	26.13 [6.52, 104.78]
合计 (95% CI)	214	172		100.00	21.88 [14.56, 32.90]
总事件数: 163 ( ), 3 (对照)					

异质性检验: Chi=4.9, df=2 (P=0.13), I=51.1%
总效应值检验: Z=14.83 (P<0.000 01)

美曲膦酯 10mg/kg					
Pugh 1983	18/90	1/52		30.55	4.71 [1.73, 12.78]
Stephenson 1989	39/103	2/104		65.60	9.51 [4.81, 18.80]
Latham 1990	2/16	0/16		3.84	7.90 [0.47, 132.20]
合计 (95% CI)	209	172		100.00	7.61 [4.38, 13.23]
总事件数: 59 ( ), 3 (对照)					

异质性检验: Chi=1.30, df=2 (P=0.52), I=0%
总效应值检验: Z=7.20 (P<0.000 01)

0.01　0.1　1　10　100

图 10-5　药物治疗血吸虫病与安慰剂比较对寄生虫学治愈率疗效的森林图

研究,其效应的估计值越精确,在合并分析中被赋予的权重也就越大。是否对获得的一组研究结果进行合并,取决于这种合并是否具有意义,包括临床意义和生物学上的合理性;如果这些研究结果之间所观察到的差异没有统计学意义(即同质性较好),或者这种合并具有重要的实际临床意义,那么就可以直接将结果进行合并。当评价者决定进行 Meta 分析时,需要明确三要素:第一步是明确所进行的比较,如吡喹酮或美曲膦酯与安慰剂比较治疗泌尿生殖系血吸虫病;第二步是明确采用什么样的疗效评价结局指标,如治疗后的寄生虫检测的治愈率;第三步是决定采用什么样的效应指标,也就是确定效应的测量指标,如此例为 Peto OR。只有明确上述三要素之后才能进行资料的合并分析。

九、Meta 分析样本量估算

1. Meta 分析样本量估算的必要性　与临床试验样本量估算相似,开展 Meta 分析也涉及假设的建立,以及基于假说确定的达到结果验证的试验比较数和纳入 Meta 分析的病例数是否满足回答所研究的临床问题需要的样本量。Meta 分析中,当纳入的试验数较少、样本量较小时得到的结论,往往会被后来纳入的大样本的研究所否定,这是因为较小的样本量会带来更大的随机误差,加之存在发表偏倚,从而夸大了干预措施的疗效。因此,Meta 分析同样需要样本量估算来避免随机误差的影响,确保综合分析结果的可靠性。

由丹麦哥本哈根大学临床试验中心创建的试验序贯分析(trial sequential analysis, TSA)方法,专门用于系统综述或 Meta 分析样本量估算,克服了经典 Meta 分析的不足。首先,当 Meta 分析纳入的病例数达到足够的样本量时,TSA 可以最大程度地减少因随机误差而产生的假阳性结果。其次,Meta 分析是回顾性研究,TSA 得到的期望信息量(required information size, RIS)指的是 Meta 分析获得统计学显著性差异所需的病例数,也就是 Meta 分析的样本量。一般认为 Meta 分析所需的病例数应当不小于一个设计良好的、有足够统计学把握度的、单个的随机对照试验所需要的样本量。再次,Meta 分析旨在尽可能早地发现医疗干预措施疗效的证据,TSA 通过估算 RIS 为临床试验提供了一个终止标准,即 Meta 分析累计的病例数达到期望信息量时,类似的临床试验便可终止,从而避免科研和医疗资源的浪费。

2. TSA 介绍　TSA 软件可以通过以下网址免费获取: www.ctu.dk/tsa/。

Meta 分析通常需要进行多次检验而增加随机误差,TSA 通过校正随机误差形成一条界值曲线,即 TSA 界值(图 10-6 中的边界线);Z=1.96 的水平线为传统的显著性水平线(α=0.05),即传统界值;A、B、C、D 四条曲线即 Meta 分析累计的 Z 值;信息量(information size)垂直线是 Meta 分析所需病例数。如图 10-6 所示,曲线 A 穿过了传统界值,但是未跨过 TSA 界值,其累计的信息量也未达到期望信息量,表示传统的 Meta 分析

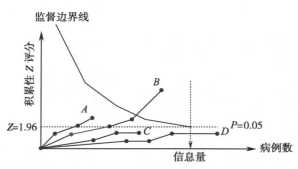

图 10-6 Meta 分析中样本量估算的方法
——试验序贯分析（TSA）

可能得到了假阳性结论，实际上需要纳入更多的试验以确证疗效；曲线 B 同时穿过了传统界值和 TSA 界值，表示虽然累计的信息量未达到期望值，但不需要更多的试验，提前得到肯定的结论；曲线 C 既没有穿过传统界值也没有跨过 TSA 界值，且累计的信息量未达到期望信息量，因此干预组和对照组的疗效可能没有统计学差异，仍需要更多的试验来证明；曲线 D 表示，由于累计的信息量已经超过了期望信息量，但是两组间未见统计学差异，可以认为干预组和对照组的疗效无统计学差异。

第四节 系统综述结果的解释

系统综述的讨论部分即是对评价结果的解释，其重点应当介绍有助于人们决策的几个方面：证据的强度，结果的可应用性，其他与决策有关的信息如费用问题和临床实践的现状，以及干预措施的利、弊、费用的权衡。Cochrane 的系统综述更倾向于从国际化角度讨论问题，不只强调某一特定国家或地区的局部问题。评价者应当记住，对同样的证据，不同的人会作出不同的决策，评价的主要目的是提供信息，而不是提出推荐性意见，这也是系统综述与临床指南的区别。讨论与结论应有助于人们理解证据的含义及其与实际决策的关系。

一、对总体证据的概括

主要介绍涉及干预措施临床研究证据的概况，比如有多少个试验纳入评价、涉及多少个研究对象，干预措施针对特定疾病治疗结局的效果和安全性，主要效应的大小、方向和精确度，总体证据的强度。

二、纳入研究证据的论证强度及局限性

讨论中应首先对所纳入试验的设计方案恰当与否进行评价。涉及疗效的评价问题，随机对照试验被认为是最佳设计方案。对随机对照试验资料，还应评价其设计和实施有无局限性，如隐藏、盲法、随访、意向治疗分析及对结果的影响；如果纳入的试验是非随机对照试验（在一些特定条件下），要说明为什么要用非随机的试验，其优点和局限性，结果的可靠性。有时在没有随机对照试验可供应用的情况下，也需要考虑纳入非随机的研究，进行干预效果的系统综述。例如，对于疾病过程十分规律且干预效果十分显著的疾病来说，就没有必要进行随机对照试验，如青霉素治疗大叶性肺炎由于疗效确切罕有随机对照试验。此外，某些外科领域的治疗干预或心理干预试验可能会采用非随机对照试验。当纳入非随机的研究进行评价时，需要注意避免混杂偏倚和发表偏倚。而病因或危险因素则采用病例对照研究或队列研究。研究设计中需要考虑的其他问题，包括试验是否设立安慰剂对照，结局评价方法有无偏倚，或是否有随访及随访的期限等。评价者对某一问题所选定的设计类型限制越多，所能收集的资料就越局限。然而，选择的研究如不能提供可靠资料来回答所提出的问题，这类系统综述可能是无益的，甚至会得出误导的结论。

有的系统综述对干预措施与重要结局之间的因果联系只能提供间接证据，如采用中间结局指标（替代指标），比如生理或生化指标。而循证医学强调患者相关的终点结局，如生存率、发病率、某一事件发生率等，当没有报告这些结局时，只能采用上述中间结局，但有的这些中间结局并不能反映终点结局，或尚无确切证据表明中间指标的变化与终点结局之间具有相关性，此时下结论应特别慎重。应指出使用替代指标的局限性。

三、与其他证据类型的比较

循证医学干预措施的证据分级除了随机对照试验之外，还有其他类型的临床研究证据。对于随机对照试验的系统综述结果，也应当与其他类型的临床研究证据进行比较，比较结论是否一致。这对于临床医生使用证据指导决策具有重要意

义。例如,更年期妇女使用雌激素替代疗法一直存有争议,原因是观察性研究的证据与随机对照试验的结果不一致,很难判断谁对谁错。因此,需要适当地分析各种类型研究证据的对象、治疗方案、持续时间、评价结局指标及随访时间长短等信息,以供临床医生作出综合判断。

四、结果对临床实践与临床研究的意义

判断经系统评价的证据能否用于临床患者的治疗,除了考虑其结果的真实性和临床的重要性以外,还需要结合自己当前所面对的患者的具体情况。如同评价临床试验结果的应用性一样,主要涉及系统评价中试验的外部真实性因素,即试验的场所、诊断标准是否一致;患者的种族、性别、年龄、疾病轻重程度等问题;辅助治疗的措施、干预的强度和时间;患者的依从性如何;利弊的权衡,期待的结局是否相同。尤其当临床上遇见一个复杂的病例,同时存在多种疾病、需要多种干预措施的情况下,应用系统评价证据需要慎重。现行的很多干预措施都只有微弱的效果(已经很少有像抗生素抗感染那样具有显著效果的干预措施了),而且同时还存在副作用的问题。因此,临床医生在应用证据时需要结合自己的专业技能和经验、患者的优先性选择,最后做出治疗决策。这就是循证医学强调的不排斥医生的经验和技能的体现。

在使用证据时,需要考虑以下几方面的问题:

1. 结论是否来自评价证据?

2. 对干预措施的评价是否与证据的强度相符合?

3. 缺乏有效的证据(no evidence of effect)不等于是无效的证据(evidence of no effect)。

4. 对亚组分析结果的解释是否慎重?

5. 是否考虑所有重要的临床结局?

6. 是否进行利弊和费用的分析?

第五节 系统综述的注册、报告及质量评价

一、系统综述的注册

系统综述与传统综述的最大差别在于其研究的性质,有明确的目的和临床问题,有明确的方法,结果公开透明。因此,近年来国际上鼓励系统综述制定的方案在全面开展工作之前进行注册。系统综述注册路径详见本章第二节。系统综述方案注册的目的在于避免重复、保护知识产权、鼓励建立国际合作、寻求方法学的支持、获得基金资助。

二、系统综述的报告——PRISMA 简介

撰写系统综述报告是系统综述研究的最后阶段。一项完整的报告应使读者能够判断该综述评价结果的真实性和推广应用的价值。撰写系统综述报告以供发表是一项富有挑战性的工作,需要接受同行的评审,同时应当符合出版物的要求。要考虑到该系统综述潜在的用户和读者对象,文字的表达要清晰、详细,做到通俗易懂,避免使用深奥的科学词句或专业术语。为了扩大影响和促进交流,系统综述可以多种形式进行登载,如印刷体杂志、电子杂志、会议摘要、资料汇编、患者手册、网络版本及其他媒体。以下主要介绍系统综述全文报告和杂志文章的撰写。

杂志版本的系统综述可允许 2 000~4 000 字的文本(不包括图表、参考文献和附录),而电子版本的系统综述如 Cochrane 系统综述对字数没有限制,可以足够详细地描述评价者所做的工作、所得到的结果以及应用。如以卫生技术评估报告的形式发表则可达到 5 万字。

PRISMA 简介:国际上制定发布了《系统综述和 Meta 分析优先报告的条目声明》(*Preferred Reporting Items for Systematic reviews and Meta-Analyses Statement* , PRISMA),简称《PRISMA 声明》,用于系统综述及 Meta 分析的报告,已被大量国际期刊所采纳。以下按照 Cochrane 与非 Cochrane 系统综述分别报告。

Cochrane 系统综述有其固定的格式,可供实施和报告系统综述时参考。该系统综述格式如下:

(1)封页:系统综述题目、综述撰写者及其通讯地址、研究的资助来源、制作时间、标准的引文格式。

(2)概要:以简明易懂的形式面向普通患者和用户概要介绍该系统综述。

(3)摘要:以结构化的方式摘要介绍系统综述的背景、目的、检索策略、资料收集与分析方法、

主要结果和结论。

（4）正文：包括绪言（背景与目的）、方法（试验选择的标准、检索策略、资料提取与分析方法）、结果（对鉴定的研究进行综合描述和方法学质量评价及系统综述结果）、讨论和评价结论（对临床实践和进一步研究的意义）。

（5）致谢：利益冲突的相关说明。

（6）图表：列表说明纳入研究的特征、排除研究的理由、正在进行尚未发表的研究特征，图示干预的比较及其结果（森林图），其他附表。

（7）参考文献：包括纳入、排除、待评估及正在进行的试验的参考文献和其他参考文献。

1999年一个由临床研究专家、医学杂志编辑、审稿人、方法学专家组成的国际小组发布了一份Meta分析的报告指南，即《QUOROM声明》（Quality of Report of Meta-analyses），旨在提高系统综述和Meta分析报告的质量。尽管有调查表明此后发表的系统综述的报告质量有所提高，但50%以上的系统综述仍然没有达到要求。对临床医生、卫生决策者和其他信息使用者来说，系统综述报告不完整将会降低它的使用价值。自1999年《QUOROM声明》发布以来，有关系统综述和Meta分析的实施和报告的一些概念、方法学和实践都有了很大进展，然而，已发表的系统综述在报告的清晰度和透明度方面仍然不够理想。为此，发表《QUOROM声明》的国际小组，包括系统综述作者、方法学家等对原有的《QUOROM指南》做了修订和扩展，形成了新的《系统综述和Meta分析优先报告的条目声明》，即PRISMA声明，用于医疗保健干预评价的系统综述和荟萃分析报告。该声明于2009年发表，由27个条目清单以及一个四阶段的流程图组成，清单中包括的条目对简明报告系统综述非常重要。读者可以从相关网站（http://www.prisma-statement.org/）中获取《PRISMA声明》及其详细解释的文本，此处仅提供报告的条目清单（表10-7）和流程图（图10-7）。

表 10-7 系统综述报告条目清单（有或无 Meta 分析）

部分或标题	编号	条目说明	报告页码
标题			
标题	1	明确本研究报告是针对系统综述、Meta分析，还是两者兼有	
摘要			
结构式摘要	2	提供结构式摘要，根据具体情况应包括：背景、目的、资料来源、纳入研究的标准、研究对象和干预措施、质量评价和数据合成的方法、结果、局限性、结论和主要发现、系统综述的注册号	
前言			
理论基础	3	根据研究背景介绍开展系统综述研究的理由和依据	
目的	4	以研究对象、干预措施、对照措施、结局指标和研究类型五个方面（participants, interventions, comparisons, outcomes, study design, PICOS）为导向，清晰明确的陈述需要解决的研究问题	
方法			
方案和注册	5	如果已有研究方案，则说明方案内容并给出可获得该方案的途径（如网址），并且提供现有的已注册的研究信息，包括注册编号	
纳入标准	6	将指定的研究特征（如PICOS、随访的期限）和报告的特征（如检索年限，语种，发表情况）作为纳入研究的标准，并给出合理的说明	
信息来源	7	针对每次检索及最终检索的结果描述所有文献信息的来源（如数据库种类及文献收集的日期范围，对从其他途径获得文献，与研究作者联系获取相应文献的方法）	
检索	8	至少说明一个资料库的计算机检索方法，包含所有的检索策略的使用，使得检索结果可以重现	

续表

部分或标题	编号	条目说明	报告页码
研究选择	9	说明纳入研究被选择的过程（包括初筛，合格性鉴定及纳入系统综述等步骤，也可包括纳入 Meta 分析的过程）	
资料提取	10	描述资料提取的方法（例如预提取表格、独立提取、重复提取）以及任何向研究原作者获取或确认资料的过程	
数据项目	11	列出并明确研究变量及获取的研究数据（如 PICOS，资金来源），以及任何推导方式和简化形式	
单个研究存在的偏倚	12	描述用于评价单个研究偏倚风险的方法（包括说明该方法在研究或结局水平是否被采用），以及在资料综合阶段该信息被利用的过程	
概括效应指标	13	说明主要的综合结局指标（如危险比率 risk ratio，均数差 difference in means）	
结果综合	14	描述资料处理和结果综合的方法，如果进行了 Meta 分析，则说明异质性检验的方法	
研究偏倚	15	详细说明证据体系中可能存在偏倚风险的评估方法（如发表偏倚，研究中的选择性报告偏倚）	
其他分析	16	对于研究中其他的分析方法进行描述（如敏感性分析或亚组分析，Meta 回归分析），并说明哪些分析是预先制定的	
结果			
研究选择	17	报告初筛的文献数、评价符合纳入标准的文献数，以及最终纳入研究的文献数，同时给出每一步排除文献的原因，最好提供流程图	
研究特征	18	说明每一个被提取资料的文献的特征（如样本量，PICOS，随访时间）并提供引文出处	
研究内部偏倚风险	19	提供单个研究中可能存在偏倚危险性的评估资料，如果条件允许，还需要说明结局水平的风险评估（见条目 12）	
单个研究的结果	20	针对所有结局指标（有效或有害性），说明每个研究：（a）各干预组结果的简单合并数据，以及（b）综合效应估计值及其置信区间，最好以森林图形式报告	
结果的综合	21	说明每项 Meta 分析的结果，包括置信区间和异质性检验的结果	
研究间偏倚	22	说明对研究间可能存在偏倚的评价结果（见条目 15）	
其他分析	23	如果有，给出其他分析的结果（如敏感性分析或亚组分析，Meta 回归分析，见条目 16）	
讨论			
证据总结	24	总结研究的主要发现，包括每一个主要结局的证据强度；分析它们与主要利益集团的关联性（如医疗保健的提供者、系统综述的使用者及政策决策者）	
局限性	25	探讨单个研究和结局层次的局限性（如偏倚的风险），以及系统综述的局限性（如文献检索不全面，报告偏倚等）	
结论	26	根据其他的证据对结果给出概要性的解析，并提出未来研究的建议	
资金支持			
资金	27	描述本系统综述的资金来源和其他支持（如提供资料）；以及资助者在系统综述中的作用	

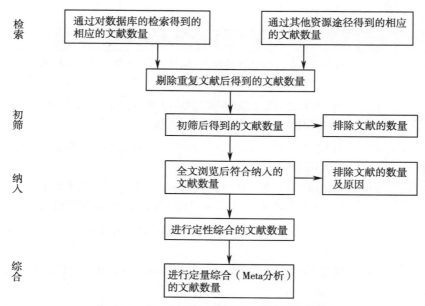

图 10-7 系统综述研究检索及选择的流程图

三、系统综述的质量评价

一篇良好的系统综述可以为医疗卫生决策提供可靠的循证医学证据。然而,同任何其他的临床科研工作一样,系统综述如果未能提出一个明确的临床问题,文献资料检索不全,忽略了证据的质量评价,对资料缺乏综合或采用了不恰当的方法进行资料综合,当新的证据出现以后,未能对以前的评价结果进行及时的更新等,则会使系统综述的价值大打折扣。因此,临床医生或卫生决策者在寻找系统研究的证据时,首先面对的问题是系统综述是否与自己决策所需的问题相关,有时在阅读题目或摘要时即能够作出决定;如果相关,第二步是确认该系统综述的质量如何、结果是否可信。有的读者面对系统综述的众多图表和统计学数字会感到茫然,不知道如何去评价系统综述;有的读者在未对系统综述全文作深入了解的情况下,仅仅阅读系统综述的摘要和结论,即作为自己决策的证据,这也是不可取的,甚至有时是危险的。因为低质量的系统综述可能得出错误的结论,起误导作用。因此,对系统综述的质量(真实性)进行评价,如同阅读随机对照试验一样,需要对试验的质量进行严格评价,才能作为自己决策的科学证据。制作系统综述是一项复杂的工作,其间需要诸多判断。即使是很有经验的评价员,

也需要对评价的每一步骤进行列表检查,看是否有漏项。列出清单有助于避免出错。系统综述中最危险的错误是系统误差(即偏倚),而由机遇产生的随机误差则不是主要的问题。因此,无论对研究者或使用者来说,最需要检查的是系统综述的真实性,即设计和进行中防止偏倚的程度。随机误差虽然也可能是致命性的,但如果评价是系统地进行的,且结果是以量化的形式体现,围绕结果的置信区间可作为精确度的一个很好的指标,能够用于判断结果仅因机遇作用偏离真实的程度。读者可以参照上述对系统综述报告的规范来评价一篇系统综述是否符合国际规范,所提供的信息是否完整。但 PRISMA 本身并不是系统综述质量的评价工具。国际上近 20 年来先后提出了几种评价系统综述质量的工具或清单,比如 1991 年提出的 OQAQ(overview quality assessment questionnaire)用于评价综述类文章的方法学质量,由于该工具发表至今已 20 余年,近年来国际上发表了另一个对系统综述质量的测评工具 AMSTAR(a measurement tool to assess systematic reviews),它对于系统综述实施过程的质量更加关注,对文献检索、研究选择、纳入研究的质量评价、资料分析与综合、报告的结论以及各种可能的偏倚的控制等提出更为综合、全面的评估,可用于评价系统综述的方法学质量(表 10-8)。

表 10-8　AMSTAR 质量清单

条目	"是"	"否"	"不确定"	"不相关"
1. 是否事先做了周密的设计？				
2. 是否至少两人完成文献的筛选及数据提取？				
3. 是否全面系统地进行了文献检索？				
4. 是否将文献的发表类型（如灰色文献）作为纳入研究的依据？				
5. 是否提供了纳入与排除的文献清单？				
6. 是否提供并描述了纳入研究的基本特征？				
7. 是否对纳入研究的质量进行了严格评价？				
8. 是否将纳入研究的质量评价结果用于最终结论的形成？				
9. 汇总分析的方法是否恰当？				
10. 是否评估了发表性偏倚的可能性？				
11. 是否声明了潜在的利益冲突？				

思 考 题

1. 何为系统综述？系统综述在循证医疗决策中的地位和作用有哪些？

2. 如何撰写一篇涉及医疗干预措施疗效评价的系统综述？

3. Meta 分析（荟萃分析）中关键的分析方法有哪些？

4. 何为 PRISMA 声明？如何将其用于评价系统综述报告的质量？

（刘建平）

第十一章　临床决策分析

第一节　概　述

一、临床决策分析的基本概念

在临床实践中临床医生必须为患者的诊断和治疗作出决定,这些临床决定即临床决策(clinical decision)。所谓决策(decision making)就是为达到同一目标在众多备选方案中选择最佳方案的过程。疾病的临床表现复杂多变,诊治方法多种多样,有些药物还可能产生一些不良反应,为了提高诊治的科学性,临床医生需要在全面考虑上述情况后做出合理的选择。解决上述问题的方法之一是以各种概率为依据,以策略论和概率论的理论为指导,经过一定的分析、计算,使复杂的临床问题数量化,从而选出最佳诊疗行动方案,这一过程就是临床决策分析。临床决策分析通常用于改进疾病的诊断、帮助临床医生选择合理的治疗方案以改善患者的疾病预后。

二、临床决策分析的基本内容

临床医生的主要工作是诊断和治疗疾病。在诊断、治疗疾病的过程中,临床医生经常要作出简单而重要的决定,但作出临床决策实际上要经过一个复杂的过程。首先,临床医生需要收集有关的临床资料,包括病史、体检和实验室检查结果、治疗经过及治疗效果等。然后,进行诊断和鉴别诊断或提出各种治疗方案进行比较。这一过程需要在拥有上述资料的基础上,综合已有的临床基础知识、医生的经验、文献资料等,在权衡利弊的基础上作出诊断或治疗决策。由于每个患者的病情不同、每个临床医生的医疗水平、临床经验不同、文献资料存在差异等,在实际工作中不同的临床医生对同一患者有可能作出完全不同的诊治决

策。如果能根据医生的临床工作模式,建立一套具有可重复性和可操作性的临床决策支持系统,则可以使临床医生的临床决策更加科学化,使更多的临床医生可以充分利用著名专家的经验、最新的科研成果,更好地指导临床实践。

定性的临床决策分析可以用表11-1的四格表形式进行描述。在决策分析时,首先要确定决策分析的对象,如是否患胃癌,将某一范围内所有可能患胃癌的人作为观察的总体人群,即胃癌的人数是$a+c$,非胃癌的人数是$b+d$,以决策模型判定胃癌的人数是$a+b$,非胃癌人数是$c+d$。在表11-1中,a和d分别代表决策模型判定结果与实际发生情况一致的人数,b和c是判定错误的人数。在决策分析研究中,人们希望判定错误发生的概率越低越好。通过该四格表可以计算灵敏度、特异度等一系列指标,对决策模型进行评价。

表 11-1　临床决策分析模式图

决策模型预测	真实情况		合计
	+	−	
+	a	b	$a+b$
−	c	d	$c+d$
合计	$a+c$	$b+d$	$a+b+c+d$

三、研究设计和临床资料收集

除了临床研究设计应达到基本要求外,临床决策研究设计还应满足以下特殊要求。

1. 研究对象的代表性　临床决策研究的对象应与临床决策应用的目标人群一致,即研究人群应有良好的代表性。例如,研究者希望将一种新的检查方法用于胃癌早期筛查,研究对象设计为某期间某医院所有经胃镜和病理检查诊断患有胃癌的患者和该医院同期做胃镜和病理检查诊断非胃癌的患者。用医院就诊的胃癌高危人群做临

床决策研究,研究结果只能用于同类医院怀疑患胃癌就诊、需要做胃镜和病理检查患者的胃癌筛查,不能用于一般人群的胃癌筛查。

2. **尽可能减少数据缺失**　临床决策研究中需要建立判别模型,许多复杂的多因素判别模型要求每位研究对象的预报变量和结果变量都是完整的,如果发生数据缺失,数据缺失的病例将不能被纳入判别模型,由此会造成样本量减小和选择性偏倚,降低临床决策研究的质量。建立判别模型的研究对象在统计学上称为训练样本。

3. **验证模型**　用训练样本建立的判别模型在临床决策应用中能否达到预期目的需要验证。有两种验证方法:一种方法是将建立判别模型时使用的训练样本回代入判别模型中,评价每个病例的预测结果与真实结局是否一致,用灵敏度、特异度、准确度等指标评价判别模型的优劣,此方法获得的验证概率在统计学中称为先验概率,即验证概率源于已经有学习经验的训练样本;另一种方法是收集一个与训练样本类似的人群,称为检验样本,将检验样本的数据代入判别模型,同样用灵敏度、特异度、准确度等指标评价判别模型的优劣。此时验证模型判别效果的检验样本事先没有被学习过,因而称为后验概率。后验概率与临床决策研究结果应用的实际情况非常相似,因而可以作为评价临床决策模型优劣最主要的依据。

4. **同等对待每一位研究对象**　为了得到可以重复的个体化的预测结果,临床判别研究特别要注意临床研究数据的质量,必须同等对待每一位研究对象。同等对待每个研究对象意味着研究中每位研究对象应该得到相同的检查和临床处理,并采用相同的观察方法收集和记录资料。在实际研究中,同等对待每一位研究对象是非常困难的。例如,临床研究中通常给予部分研究对象更多的关注,包括临床检查项目的数量,观察的次数、认真程度和详细程度等,从而造成偏倚。在研究的设计和实施过程中,可以采取统一设计方案、按同一程序实施方案、应用盲法等,实现同等对待每一位研究对象的要求。

四、评价决策分析研究结果

一个临床决策研究能否在临床应用需要从各方面对研究结果进行评价,一般进行以下步骤:

1. **判别模型的先验概率和后验概率能否满足临床工作的需要**　人们通常希望判别模型的灵敏度和特异度在 80% 以上,如果能达到 90%,甚至 95% 以上,则判别模型指导临床工作的意义就比较明确,出现错误的概率很小。

2. **临床决策研究的应用范围**　临床决策研究直接为临床工作服务,评价研究结果时要注意研究的目标人群、合格人群和研究对象是否与临床工作的实际需要一致。如果目标人群、合格人群和研究对象之间存在较大的差异,临床决策研究的应用效果通常不佳。从研究对象的纳入标准和排除标准分析,疾病的诊断越明确,就可以降低疾病错分的概率;对研究合格人群和研究对象的定义越明确,就可以减少选择性偏倚;研究对象入选的限制条件越少,包括的人群范围就越广,临床决策研究的推广应用价值就越大。

3. **收益与风险 / 代价的评价**

（1）收益（benefit）：包括正确诊断、改进疗效、减少副作用等。用数学的语言可以解释为提高正确诊断的概率、提高使用最佳治疗方案的概率、降低副作用发生的概率等。

（2）风险（risk）：常见的有诊断错误、使用不合理的治疗造成疗效不佳或发生副作用的概率增加等。

（3）代价（cost）：主要是指费用的投入、仪器设备的损耗等。

在评价临床决策研究成果的使用价值时,可以列出所有的收益、风险、代价,然后进行综合评价。

4. **可行性评价**　临床决策方案是否可行最终将影响决策研究成果能否在实际工作中得到应用,能否为患者和医生所接受。某些检查方法、治疗方法有一定的危险、需要采用介入手段,这些方法的应用通常受到一定的限制,即可行性不够好。

第二节　概率与临床决策

一、概率基础

（一）可能事件的概率

所有科学都涉及根据过去的观察资料得来的理论对未来事件进行预测,数学家和哲学家是根据同样经常发生的事件来讨论概率,医学实践更是以将既往病例治疗中获取的信息转移到当前和未来病例为基础。医学中的概率估计通常基于对过去类似情况观察到的概率,能够成功运用既往病例信息的关键就在于识别过去和现在病例之间的相似性。

在概率计算中有两种基本的计算规律,即加法原理和乘法原理。

1. **加法原理** 如果事件 A 可以分解成几个互不交叉的事件 A_1、A_2、$\cdots A_n$,那么事件 A 发生的概率就等于事件 A_1、A_2、$\cdots A_n$ 发生的概率之和。如果一个事件只能以一种方式发生,则该事件以该方式发生的概率为 1,即一个随机事件所有可能结局的概率之和永远为 1。如果一个事件能以 N 种互相排斥的可能方式发生,则任何一种结果的概率被定义为 $1/N$。例如掷硬币,出现正面或反面的可能性相同,出现正面的概率与出现反面的概率均为 1/2,则出现正面和出现反面的概率之和为 1/2 加 1/2 等于 1,即出现一组互相排斥事件中任何一个事件的概率等于各事件发生概率之和。再例如掷骰子共有 1、2、3、4、5、6 点六种可能性,出现 1、3、5 点奇数点数的概率为出现 1 点的概率 1/6 加出现 3 点的概率 1/6 再加出现 5 点的概率 1/6,等于 1/2。另一种等价的计算方法是奇数点数出现的种类数 3 乘以每一种奇数点数出现的概率 1/6 等于 1/2。

2. **乘法原理** 如果事件 A 的发生可以看成几个事件 A_1、A_2、$\cdots A_n$ 的先后发生,那么事件 A 发生的概率就等于事件 A_1、A_2、$\cdots\cdots A_n$ 发生的概率之积。例如投掷 3 枚硬币,计算 3 枚硬币都是正面朝上的概率,这个事件可以看成先扔 1 个硬币、再扔第 2 个硬币、再扔第 3 个硬币,由于扔每个硬币正面朝上的概率都是 1/2,因此全都正面朝上的概率就是 $1/2 \times 1/2 \times 1/2 = 1/8$。

（二）联合概率和条件概率

1. **联合概率** 任意数目的事件伴随发生的概率称为这些事件的联合概率。以两个事件为例,即表示两个事件共同发生的概率。例如,扔一对骰子,计算扔出两个 6 点的概率。扔一个骰子是 6 点的概率是 1/6,扔另一个骰子是 6 点的概率也是 1/6,因此扔出两个 6 点的概率是 1/6 乘以 1/6,等于 1/36。

【例 11-1】 假设在某一社区 10 000 名居民中患有高血压有 2 000 人,概率为 2 000/10 000=0.20;患有高脂血症者 3 000 人,概率为 3 000/10 000=0.30;既患有高血压又患有高脂血症者 1 500 名,概率为 1 500/10 000=0.15。如表 11-2 所示。

表 11-2 某社区居民患高血压和高脂血症的人数分布

居民	高血压	无高血压	合计
高脂血症	1 500	1 500	3 000
无高脂血症	500	6 500	7 000
合计	2 000	8 000	10 000

2. **条件概率** 在已知事件 F 发生的前提下,事件 E 发生的概率被称为基于事件 F 条件下 E 的条件概率。以表 11-2 为例,在该社区 10 000 名社区居民中选择其中一个患有高血压的人,计算他患有高脂血症的概率。已知该人群中 2 000 名高血压患者中有高脂血症患者 1 500 名,因此高血压人群中患有高脂血症的概率为 1 500/2 000=0.75,即某个体患有高血压的条件下又患有高脂血症的条件概率为 0.75。同理,无高血压人群中患有高脂血症的概率为 1 500/8 000=0.187 5。

如果要计算该社区人群高血压和高脂血症的联合概率,已知患高血压的先验事件概率为 0.20,患有高血压的条件下又患有高脂血症的条件概率为 0.75,则高血压和高脂血症的联合概率为:0.20×0.75=0.15。这就是联合概率和条件概率之间的关系。

二、概率树分析

（一）概率图解

在临床实践中,每个决策或事件(即自然状态)都可能引出两个或多个事件,导致不同的结果,把机会事件用从小圆圈引出的线段或分支标出,小圆圈代表机遇点,每个分支代表一个可能的事件,把相应事件的发生概率加到各个对应分支上,这种机遇点和分支画成的图形很像一棵树的枝干,因为没有决策点,故称为概率树。由加法原理可知,一个机遇点处全部可能事件的概率之和必然为 1。

以表 11-2 为例,高血压和高脂血症发生的概率树,见图 11-1。

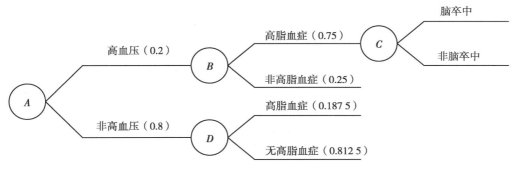

图 11-1　高血压和高脂血症发生的概率树

机遇点 A 的概率是患高血压和非高血压的概率之和为1，在机遇点 A 上侧分支右方的机遇点 B 的概率是患有高血压的概率；机遇点 C 的概率是已知患有高血压时又患有高脂血症的条件概率；机遇点 C 右侧是脑卒中和非脑卒中的可能性。以概率树的方式记录了某特定的不确定性被消除的机遇点处全部可能得到的信息，且所有概率均取决于全部先验概率。

（二）路径概率

路径概率的定义：一系列机会事件的路径概率为沿序列的所有概率之积。

在表 11-2 高血压和高脂血症的例子中，患者同时患有高血压和高脂血症的联合概率可以使用图 11-1 中的概率树进行计算，即沿着高血压和高脂血症分支路径的全部概率简单相乘，即 $0.2 \times 0.75 = 0.15$。在概率树和决策树分析中，这种联合概率称为路径概率。

（三）平均结果概率

假设机遇点 B 上的死亡概率为 0.02，机遇点 D 上的死亡概率为 0.003，按照机遇点从右到左计算，求得机遇点 A 上总的死亡概率。由于发自机遇点 A 的分支的末端机遇点 B 和机遇点 D 都赋予了死亡概率值，将各分支末端的概率乘以分支上对应的概率，然后求和，即可计算出机遇点 A 上总的死亡概率为：$0.2 \times 0.02 + 0.8 \times 0.003 = 0.042\,4$。此方法称为求平均结果，因为计算中包括了对每一个机遇点分支末端的数据的加权平均，所用的权重为这些分支的概率。

（四）期望值

期望值的定义：一个概率统计分布数有 V_1、V_2 直到 V_n 的数值，假定 V_1 的概率为 P_1，V_2 的概率为 P_2，直到 V_n 的概率为 P_n，这个数的期望值或者均值就是可能数值的加权平均，加权数是对应的概率，从数学观点说，期望值等于：

$$P_1V_1 + P_2V_2 + \cdots + P_nV_n$$

期望值用于平均结果的分析数值，当要平均的数值不是概率时，比如生存年数或住院天数，期望值的概念就很重要，期望寿命是期望值的一个例子。

第三节　常用临床决策分析法

一、决策树分析法

（一）应用决策树法的必备条件

科学的决策是临床医生的一项重要职责。在临床医疗实践中，常遇到若干个可行性诊治方案制订出来后，分析患者的状况，大部分条件是已知的，但还存在一些不确定因素。每个方案的执行都可能出现几种结果，各种结果的出现有一定的概率，医生决策存在着一定的胜算，也存在着一定的失败风险。这时，决策的标准只能是期望值，即各种状态下的加权平均值。针对上述问题，用决策树（decision tree）法来解决是一种好的选择。决策树法作为一种决策技术，已被广泛地应用于企业的投资决策之中，它是随机决策模型中最常见、最普及的一种决策模式和方法。此方法有效地控制了决策带来的风险，但在医学领域尚未广泛应用。所谓决策树法，就是运用树状图表示各决策的期望值，通过计算，最终优选出效益最大、成本最小的决策方法。决策树一般都是自上而下生成的，临床医生在诊疗过程中通常采用分层的方法，将各决策点和随后的各个发生事件的概率点及其概率数值画成一幅流程图，犹如一棵不断分叉的树，将临床医生考虑的临床问题以决策树来表达并进行分析的方法称为决策树分析。

决策树法属于风险型决策方法，不同于确定

型决策方法,二者适用的条件也不同。应用决策树法必须具备以下条件:①具有决策者期望达到的明确目标;②存在决策者可以选择的两个或两个以上的可行备选方案;③存在着决策者无法控制的两种或两种以上的自然状态,如病情发展、药物疗效、手术结局等;④不同行动方案在不同自然状态下的收益值或损失值可以计算出来;⑤决策者能估计出不同自然状态的发生概率。

(二)决策树的组成

决策树(decision tree)由结节和分支组成。结节(node)包括决策结节(○)和状态结节(□),分支(branch)包括决策分支和状态分支。决策树的构成有四个要素:①决策结节;②方案分支;③状态结节;④概率分支。

(三)决策树分析的基本步骤

决策树分析的基本步骤如下:

1. 根据可供选择的行动方案,绘出决策树图解。

2. 根据文献资料结合临床实践经验,标出决策各分支的发生概率。

3. 根据对患者的利弊得失,确定各种结局的效用(utility)值。效用值是一种表述结局相对优劣的数量化指标,通常可用患者的生活质量的数量化指标乘以生活数量,构成健康结局的数量化指标。

4. 依照概率论的原理,以概率的加法定律和乘法定律,采用回乘法(folding backward),计算各种决策的总效用值。

5. 依照决策论的原理,以效用值最大的行动方案或决策为首选行动方案或最佳决策。

6. 基于估计参数(概率、效用值)的不稳定性,改变有关参数,观察其对决策结果的影响,即进行敏感性试验(sensitive test)。

(四)诊断决策分析

【例11-2】 以"疑似冠心病患者是否接受运动心电图(exercise electrocardiogram, E.ECG)检查"为例,介绍临床诊断的决策分析。

男性患者,35岁,"烧心"感数年,无冠心病危险因素暴露史,安静状态下胸痛已6周,波及上腹,放射至背。饱餐后躺下时易发作。体检阴性,首诊诊断为食管痉挛,估计冠状动脉狭窄的概率为5%。

根据文献资料,运动试验的灵敏度和特异度分别为60%和91%(表11-3),患者是否应接受运动心电图检查?

表11-3 验前概率为5%的冠心病患者的E.ECG结果

E.ECG	冠状动脉狭窄 >70%		合计
	是	否	
阳性	30	86	116
阴性	20	864	884
合计	50	950	1 000

E.ECG的灵敏度:60%,特异度:91%

诊断决策分析的步骤如下:

1. 画出决策树(图11-2),标出不同行动方案及其结局。首先,该患者不做E.ECG检查将造成5%漏诊;如果检查,可以获得阳性结果或阴性结果,每种结果都有预测正确和预测错误的可能。

2. 在状态结节后的分支上标明有关概率。在状态结点B之后,冠状动脉狭窄的概率为5%,不狭窄的概率为100%-5%=95%。由表11-3计算状态结点A_1后阳性概率为116/1 000≈12%,阴性概率为884/1 000≈88%;状态结点A_2后E.ECG阳性者患冠状动脉狭窄的概率为30/116≈26%,不患冠状动脉狭窄的概率为86/116≈74%;状态结点A_3后E.ECG阴性者患冠状动脉狭窄的概率为20/884≈2%,不患冠状动脉狭窄的概率为864/884≈98%。

3. 在决策树每个结局上标出效用值。决策分析中应尽可能按统一尺度,定出不同结局的效用值,本例可列出四种结局,见表11-4。确定效用值需要参考生活质量和存活期,有一定的难度。为了操作方便,可以人为规定效用值:排除狭窄=1.00、误诊狭窄=0.75、诊断狭窄=0.50、漏诊狭窄=0.25,列入图11-2中。

表11-4 冠心病患者是否接受运动心电图的效用值

项目	效用值	说明
排除狭窄	1.00	患者无明显狭窄,检查结果为阴性
误诊狭窄	0.75	患者无明显狭窄,但检查结果为阳性,因而遭受痛苦,并承受治疗风险
诊断狭窄	0.50	患者有明显狭窄并得知,经治疗而受益
狭窄漏诊	0.25	失去有效治疗的机会

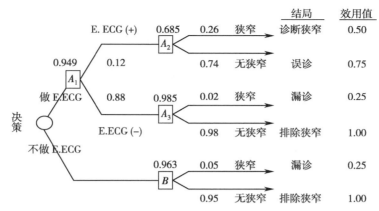

图 11-2 冠心病患者是否接受运动心电图的决策树

4. 综合每个结节的效用值与概率,从右到左按"回乘法",即采用概率的乘法定律,将每一分支的概率和效用值相乘;再应用概率的加法定律,将各分支的概率和效用值的乘积相加,获得上一个结节的期望效用值。

在图 11-2 中,A_2 结节狭窄诊断的效用值乘以 E.ECG 阳性者患冠状动脉狭窄的概率,即 $0.50 \times 0.26=0.13$;狭窄误诊的效用值乘以 E.ECG 阳性者未患冠状动脉狭窄的概率,即 $0.75 \times 0.74=0.555$;A_2 结节 E.ECG 检查阳性的期望效用值为上述两个分支的和,即 $0.13+0.555=0.685$。

A_3 结节狭窄漏诊的效用值乘以 E.ECG 阴性者患冠状动脉狭窄的概率,即 $0.25 \times 0.02=0.005$;排除狭窄的效用值乘以 E.ECG 阴性者未患冠状动脉狭窄的概率,即 $1.00 \times 0.98=0.98$;A_3 结节 E.ECG 检查阴性的期望效用值为上述两个分支的和,即 $0.005+0.98=0.985$。

A_2 结节 E.ECG 期望效用值乘以 E.ECG 检查阳性的概率,即 $0.685 \times 0.12=0.082$。A_3 结节期望效用值乘以 E.ECG 阴性的概率,即 $0.985 \times 0.88=0.867$。A_1 结节患者进行 E.ECG 诊断的期望效用值为连接 A_2 和 A_3 两个结节的分支的和,即 $0.082+0.867=0.949$。

B 结节狭窄漏诊的效用值乘以冠状动脉狭窄的概率,即 $0.25 \times 0.05=0.012\ 5$;排除狭窄的效用值乘以无冠状动脉狭窄的概率,即 $1.00 \times 0.95=0.95$;B 结节不做 E.ECG 检查的期望效用值为上述两个分支的和,即 $0.012\ 5+0.95=0.962\ 5 \approx 0.963$。

5. 取期望效用值最大者为决策的最佳选择,即 B 结节的 0.963,诊断决策为不做 E.ECG 检查。

6. 进行敏感性试验。

在此例中,当患冠状动脉狭窄概率估计为 10% 时,A_1 结节的期望效用值为 0.918,B 结节的期望效用值为 0.925,因此诊断决策方案不变。如果将误诊冠状动脉狭窄的效用值规定为 0.90,则 A_1、B 结节的期望效用值均为 0.962,做与不做 E.ECG 均可。由此可见,上述分析的结论是稳定的,诊断决策是正确的。

(五)治疗决策分析

【例 11-3】 以"髋关节股骨疾病的治疗"为例,介绍临床治疗的决策分析。

患者女性,63 岁,有子女 6 人,心绞痛病史已 10 年,8 年前因骨关节炎曾做髋关节全复位手术,效果良好。近一年来髋关节疼痛随负重而加剧。8 个月前曾发生心肌梗死(心前壁),无并发症。但因持续性心绞痛活动能力明显受限,生活难以自理,坐轮椅就诊。

经医生检查并回顾既往病史,认为可能系无菌性髋关节股骨疏松,但对治疗方案见解不一。不手术难以解除患者的痛苦,但手术的风险较大,经临床流行病学专家建议,做决策分析。

首先分析了再次手术各种结局的概率(表 11-5)。

根据估计的参数,绘制决策树图,标出相应的概率。规定相应的效用值为,手术效果良好: 1.00,手术效果不佳: 0.25,不手术维持现状: 0.40,不手术恶化: 0.20,手术死亡: 0。

经计算,手术的期望效用值为:

$[(0.80+0.037\ 5+0) \times 0.25+(0.60+0.075+0) \times 0.65+(0.45+0.10+0) \times 0.10]=0.703$,不手术的期望效用值为 $0.08+0.16=0.24$,敏感性试验亦不影响决策结果。最后决定采用手术治疗,术后半年患者活动自如,手术效果良好(图 11-3)。

表 11-5 髋关节股骨疾病再次手术各种结局的概率

治疗方法	概率	各种结局的概率		
		结果良好	结果不好	手术死亡
髋臼置换	25%	80%	15%	5%
股骨头置换	65%	60%	30%	10%
全置换	10%	45%	40%	15%
不手术	维持现状 20%		恶化 80%	

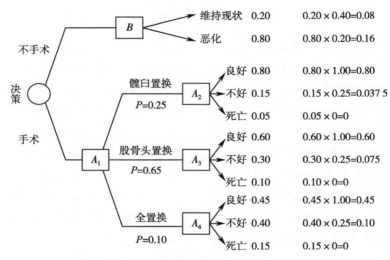

图 11-3 髋关节股骨疾病治疗的决策树

二、阈值分析法

(一)概念

临床上有些时候患者虽然经过各种检查,仍然难以确定诊断,不能肯定是否患有某种疾病,因此不易作出决定是给予患者治疗好,还是不给予患者治疗好。此时可以采用阈值分析法进行临床决策,即当患者患某病的概率大于治疗阈值(therapeutic threshold)时,则应该给予患者治疗;当患者患某病的概率小于治疗阈值时,则不给予患者治疗。采用阈值分析法分析的前提为:

1. 患者经过各种检查,仍难以确定诊断,也没有可以进一步诊断的方法,医生必须在诊断不肯定的情况下决定给予治疗。

2. 只考虑一种疾病,患者患有该病,或不患有该病。

3. 有一种疗效肯定的治疗方法可供采用。

4. 证实患该病的人如果不治疗,将失去治疗带来的益处。

5. 不患该病的人如给予治疗将蒙受某种损害;对患该病的人给予治疗虽也有同样的危险,但可从治疗中得到肯定的益处。

(二)阈值公式的建立

根据给予治疗与否的四种结局,患者患病的概率为 P,不患该病的概率为 $1-P$,绘制出决策树如图 11-4 所示。

最理想的决策是只治疗患者,而不治疗非患者。但是有时由于难以确定是否真患病,结果会发生未给患者治疗、却给非患者治疗的情况。在临床实践中,治疗的收益(B)是给予患者治疗得到的疗效,因此可以用治疗患者与不治疗患者的结局效用值之差来表示纯收益。治疗的代价(C)是给予非患者治疗遭受的损失,因此可以用未治疗非患者与治疗非患者的结局效用值之差来表示纯代价。根据上述规定,推导出下列公式:

$$纯收益\ B=U_{TrD}-U_{\overline{Tr}D} \qquad 式(11-1)$$
$$纯代价\ C=U_{\overline{Tr}\,\overline{D}}-U_{Tr\overline{D}} \qquad 式(11-2)$$

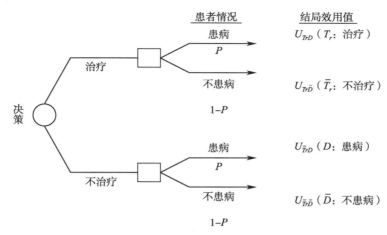

图 11-4 诊断不确定时给予治疗与否的结局决策树

治疗的期望值（EV_{Tr}）为治疗患者的结局期望值（U_{TrD}）与患病率之积加治疗非患者的结局期望值（$U_{Tr\bar{D}}$）与不患病的概率之积：

$$EV_{Tr} = PU_{TrD} + (1-P)U_{Tr\bar{D}} \quad 式（11-3）$$

不治疗的期望值（$EV_{\bar{Tr}}$）为不治疗患者的结局期望值（$U_{\bar{Tr}D}$）与患病率之积加不治疗非患者的结局期望值（$U_{\bar{Tr}\bar{D}}$）与不患病的概率之积：

$$EV_{\bar{Tr}} = PU_{\bar{Tr}D} + (1-P)U_{\bar{Tr}\bar{D}} \quad 式（11-4）$$

当 $EV_{Tr} = EV_{\bar{Tr}}$ 时，医生对治疗与否的决策保持中立，此时治疗与否的结局相同或相似，将此中立点的患病率（P）值定为治疗阈值，代入式（11-3）和式（11-4）：

$$PU_{TrD} + (1-P)U_{Tr\bar{D}} = PU_{\bar{Tr}D} + (1-P)U_{\bar{Tr}\bar{D}}$$

$$P = \frac{U_{\bar{Tr}\bar{D}} - U_{Tr\bar{D}}}{U_{TrD} - U_{\bar{Tr}D} + U_{\bar{Tr}\bar{D}} - U_{Tr\bar{D}}} \quad 式（11-5）$$

将 B、C 代入，用 T 代替 P，则治疗阈值的简化公式为：

$$T = \frac{C}{B+C} = \frac{1}{\dfrac{B}{C}+1} \quad 式（11-6）$$

当某患者患某病的概率大于 T 时，则应该进行治疗；反之，当某患者患某病的概率小于 T 时，则不应该进行治疗。由于对于患者患病率、治疗收益和治疗代价的估计不可能十分精确，因此得到的治疗阈值是一个阈值的估计范围。

（三）例题

【例 11-4】 疑似阑尾炎是否应该手术的阈值分析。

患者男性 15 岁，右下腹痛持续 2 天，并不断加重。厌食，但无恶心、呕吐，曾腹泻每天 2 次，肛温 38℃。腹部检查见广泛腹壁紧张，尤以右下部为甚，未触及包块。尿检查正常，白细胞计数 15×10^9/L，分类稍左移。

临床医生根据病史和症状体征，分析认为该患者患阑尾炎的概率为 0.3，患急性胃肠炎概率为 0.7。进一步分析对该患者立即手术还是继续观察的收益和代价，以死亡的危险性为依据，同时参考手术造成的痛苦、手术费用等其他因素，以存活率为效用值进行决策分析。首先根据文献和经验估计，作出假设：①剖腹术的病死率为 0.1%，则手术的存活率为 99.9%；②阑尾穿孔后经适当治疗，病死率约 4%；③阑尾穿孔的概率为 50%，如果不立即手术，穿孔的病死率为 4%×50%=2%。假设延迟手术的概率为 50%，因此延迟必要的手术的总病死率为 50%×2%=1%，则不立即手术的存活率为 100%-1%=99%；根据以上假设计算：

收益 B=99.9%-99%=0.9%

代价 C=100%-99.9%=0.1%

治疗阈值 $\quad T = \dfrac{C}{B+C} = \dfrac{0.1\%}{0.9\%+0.1\%} = 0.1$

根据计算结果，得到治疗阈值为 0.1。经估计该患者患阑尾炎的概率为 0.3，高于治疗阈值 0.1，因此应该立即手术。分析此临床决策的收益，阑尾炎手术不仅可以防止死亡，还可以避免粘连、脓肿形成和败血症。如果不进行阑尾炎手术不仅增加死亡的可能性，还会增加患者痛苦。如果收益代价中还考虑其他因素，若进行敏感性试验，假设 B/C 的下限为 4，则重新计算得到治疗阈值为 0.2，依然应该立即手术治疗。说明立即手术的决策是正确的。

三、综合分析法

（一）概念

对于更为复杂的临床情况,将决策树分析法与阈值分析法结合起来分析进行临床决策,即为综合分析法。

当临床医生面对难以确诊是否患有某病的患者时,一般有三种选择:①对患者暂时不作进一步检查和治疗,而是继续观察后再决定;②对患者作有一定风险的进一步检查,并根据检查结果决定治疗方案;③对患者不作进一步检查,而是直接给予某种治疗。有临床经验的医生一般都能够根据以往的经验和认识作出某种决策,并观察其实施后的效果,根据产生的结局对决策加以修正。综合分析法就是将阈值的概念扩大,综合考虑治疗的收益和风险,以诊断检查的灵敏度、特异度和危险性为基础,建立临床决策的两个阈值,即:

1. 检查阈值(test threshold) 即不给予治疗或进行检查后决定是否治疗这两种选择的结局无差别时的疾病概率。一般而言,临床上通过检查确定诊断或排除诊断对患者治疗方法的选择和转归的优劣有直接影响。但多数检查都可能有误诊或漏诊,而且还有一定费用、时间和健康上的损失。当一种检查方法所造成的得失基本相当时,就每名患者而言其得失将取决于该患者患某病的概率。在收益与代价相当时,不论检查与否,两种结局的效用值相等,此时的疾病概率即为检查阈值。

2. 诊疗阈值(test-treatment threshold) 即对患者进行检查而后决定是否治疗或直接给予治疗这两种选择的结局无差别时的疾病概率。如果预计患者患某病的概率小于检查阈值时,最佳选择是既不给予检查也不给予治疗;当患者患某病的概率大于诊疗阈值时,最佳选择是直接给予治疗而无须进行检查;只有当患者患某病的概率介于两阈值之间,才应对患者作进一步检查,并要根据检查结果决定治疗方法。

在未考虑经济代价的情况下,采用综合分析法进行临床决策的前提基本与治疗阈值相同,一项诊断试验可以对是否患病提供补充信息,但也有可能发生假阳性或假阴性结果,因此患者接受诊断性检查也要冒一定的风险。

（二）阈值公式的建立

根据上述概念,设患病为 D,未患病为 $\bar{D}$;检查的阳性为 P^+;检查的阴性为 P^-;然后绘制决策树,如图 11-5 所示。

由于检查阈值是进行检查而后决定是否给予治疗和不予治疗这两种选择的结局无差别时的疾病概率,诊疗阈值是直接给予治疗和进行检查而后决定是否给予治疗这两种选择的结局无差别时的疾病概率,因此,临床医生可以根据计算出的检查阈值和诊疗阈值,以及疾病概率的估计值来决定是否需要进行检查而后决定治疗,或者不进行检查就直接决定是否给予治疗。当两种阈值相同时,决策者就应该对决策保持中立态度。这个原则与治疗阈值分析中的概念相同,并且适用于较复杂的情况。

对于图 11-5 所示决策树,每个分支的结局效用值与相应的概率之积为分支的期望值。通过计算治疗、不治疗和检查分支的期望效用值,令其相等时的疾病概率为阈值,再估计疾病概率后进行比较,从而进行决策。在计算中将治疗的收益

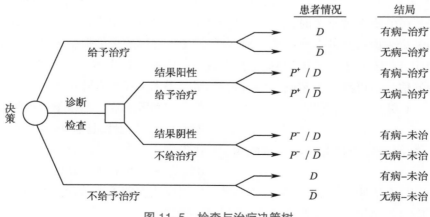

图 11-5 检查与治疗决策树

和风险及检查的风险简化为不同结局的效用值之差。因此,治疗的净收益(B_{rx})是患有某病的人经过治疗与未治疗的结局效用值之差,治疗的净风险(R_{rx})是未患某病的人未接受治疗与接受治疗的结局效用值之差。检查的净风险(R_t)为患者暴露与不暴露于检查风险的结局值之差。检查的真实性用灵敏度(真阳性率,P^+/D)、误诊率(假阳性率,$P^+/\overline{D}$)、特异度(真阴性率,$P^-/\overline{D}$)、漏诊率(假阴性率,P^-/D)来表示,设检查阈值为T_t,诊疗阈值为T_{trx},则根据上述规定推导出两个阈值公式如下:

$$检查阈值:T_t = \frac{(P^+/\overline{D}) \times R_{rx} + R_t}{(P^+/\overline{D}) \times R_{rx} + (P^+/D) \times B_{rx}}$$
式(11-7)

$$诊疗阈值:T_{trx} = \frac{(P^-/\overline{D}) \times R_{rx} - R_t}{(P^-/\overline{D}) \times R_{rx} + (P^-/D) \times B_{rx}}$$
式(11-8)

检查阈值和诊疗阈值公式中检查的灵敏度和特异度可以从文献查阅到,也可以自己进行诊断试验获得;收益和风险可以利用阈值分析法得到各种可能结局的效用值,并使用同一单位,如存活率、生存时间等客观指标,以及症状缓解百分比、生活满意度等人为规定的主观指标进行衡量比较;疾病的概率可以从文献中查阅到,亦可以由临床经验丰富的医生进行估计。

(三)例题

【例11-5】 疑似患有血管炎并累及肾脏的病例如何检查和治疗的综合分析。

患者男性,55岁,关节痛,重度高血压,肾衰,既往无肾病史,但近五年因高血压而用甲基多巴和利尿剂治疗。半年前肾功能检查正常。眼底检查见3度高血压变化,皮肤有散在瘀斑,体检其他正常。白细胞、血红蛋白检查正常。尿检查红细胞为20~25个/高倍镜,红细胞管型数个/高倍镜。尿蛋白+++,胸部X线检查除轻度心脏肥大外其余正常,心电图见左心室肥大,大便潜血试验++。因疑有肾血管炎于24小时前开始用皮质激素治疗,并用非口服抗高血压药物治疗,血压降至正常。此病例是否作肾活检后再决定治疗方案,还是用皮质激素继续治疗1~2个月,或中断皮质激素治疗?

根据该病例的症状和体征,以及治疗情况进行分析如下:①考虑疾病的概率,该病例诊断考虑有肾血管炎和恶性高血压,根据该患者的临床表现估计患肾血管炎的概率为0.6~0.7。②考虑治疗的收益和风险,短程皮质激素治疗对恶性高血压和严重的肾衰并无收益,反有增加并发症的危险;治疗患者中严重并发症的发生率约5%,则有95%的治疗患者不发生严重激素并发症;推测皮质激素治疗可以使20%的患血管炎并发严重肾衰的患者肾功能好转,肾功能改善的预期收益2倍于不作治疗以免发生并发症的收益,因此治疗收益为20%×2=40%;95%的治疗患者不发生严重激素并发症,故治疗的收益为40%×95%=38%。③考虑检查的风险和价值,对有严重高血压的患者实施肾穿刺活检,其严重并发症的风险约为2%,在合并有严重肾衰的血管炎病变病例中发现典型的血管炎或肾小球增生性病变的概率约为0.9。在恶性高血压患者身上取活检,将肾小球动脉病变误诊为血管炎的概率估计为0.05。根据上述概率计算:

治疗净收益:B_{rx}=38%;治疗风险:R_{rx}=5%;检查风险R_t=2%

检查的真实性:灵敏度P^+/D=90%;漏诊率P^-/D=10%

特异度$P^-/\overline{D}$=95%;误诊率$P^+/\overline{D}$=5%

$$检查阈值:T_t = \frac{(P^+/\overline{D}) \times R_{rx} + R_t}{(P^+/\overline{D}) \times R_{rx} + (P^+/D) \times B_{rx}} = \frac{0.05 \times 5 + 2}{0.05 \times 5 + 0.9 \times 38} = 0.065$$

$$诊疗阈值:T_{trx} = \frac{(P^-/\overline{D}) \times R_{rx} - R_t}{(P^-/\overline{D}) \times R_{rx} + (P^-/D) \times B_{rx}} = \frac{0.95 \times 5 - 2}{0.95 \times 5 + 0.1 \times 38} = 0.322$$

结论:如果患者患血管炎的概率小于0.065,最佳决策是不用做肾活检,亦应该终止激素治疗。如果患血管炎的概率大于0.322,则最佳决策是继续给予患者皮质激素治疗,而无需做肾活检。而只有当血管炎的概率介于0.065与0.322之间,才应该做肾活检而后决定是否给予患者皮质激素治疗。该患者患血管炎的概率为0.6~0.7,因此最佳决策是继续皮质激素治疗,而不必做肾活检。

若进行敏感性试验,设肾功能改善的预期收益5倍于不作治疗以免发生并发症的收益,则

T_t 为 0.03，T_{trx} 为 0.19；设肾功改善的预期收益 1 倍于不作治疗以免发生并发症的收益，则 T_t 为 0.13，T_{trx} 为 0.41。因此，人为决定肾功能改善的

预期收益是不作治疗以免发生并发症的收益的倍数范围在 1~5 之间时，该患者患血管炎的概率（0.6~0.7）均大于 T_{trx}，说明上述决策十分正确。

思　考　题

1. 叙述效用值的定义。

2. 简述决策树分析的步骤。

3. 简述阈值公式的定义和用途。

（刘爱忠）

第十二章 卫生经济学在临床研究中的应用

第一节 概 述

一、定义

卫生经济学(health economics)是经济学的一门分支学科,研究卫生、人口和经济发展三者之间的相互关系,它应用经济学的基本原理和方法研究卫生领域中的经济现象和经济活动,目的是揭示经济主体之间的经济关系和经济活动中的经济规律,以解决卫生领域中的经济问题,并为制定相关的卫生经济政策提供信息。

卫生经济学是多种经济学科在卫生领域中的应用,与医学、卫生学、人口学、社会学也有着密切的联系。卫生经济学在发展过程中又产生了若干分支,包括临床经济学、药物保健经济学、卫生计划经济学、卫生技术经济学、医院经济管理学、医学经济学等。

从宏观的角度来说,卫生经济学这门学科运用经济学的基本原理和方法研究卫生资源的筹措、配置和利用;研究卫生服务的需求、定价和供给中的经济学问题及卫生经济的政策和策略。然而在临床研究中,涉及更多的是临床经济学(clinical economics),临床经济学是由临床医师及其他有关人员利用经济学的原理和方法评价临床诊断、预防和治疗措施的经济学效果,提出合理利用有限资源的影响因素,从而指导临床医师及其他有关人员做出科学的决策。临床医生在选择一项医疗措施的时候,不仅要注意其临床结局,如有效率、治愈率、缓解率,更需要注意提高患者的生活质量以及所花费的医疗成本。其中,针对药物进行评价的学科也称为药物经济学(pharmacoeconomics),这是一门应用经济学原理和方法来研究和评估药物治疗的成本与效果及其

关系的交叉学科。药物经济学的研究任务主要是通过成本分析对比不同的药物治疗方案或药物治疗方案与其他治疗方案的优劣,设计合理的临床药学监护方案,保证有限的社会卫生保健资源发挥最大的效用。

卫生经济学评价(health economic evaluation)是卫生经济学、临床经济学以及药物经济学的重要方法之一,它是应用经济分析与评价方法,对不同卫生活动方案的成本和收益两个方面进行科学分析,从而选择单位成本收益最大的方案。卫生经济学评价通常是对2个或2个以上的方案进行比较,比如在美国为了降低高速公路车祸后伤者的死亡率,是应该增加高速公路附近的急救车,还是应该增加警察以加大巡查的力度尽早发现伤者并送医,哪种方案成本低,收益高?综合考虑两种方案的成本,并结合高速公路严重车祸的发生率,得出结论,增加警察的成本低,收益高。有时卫生经济学评价仅会针对某种措施进行评价,此时,通常评价的要点是从两种措施的比较,转变为与未采取新措施前的状况进行比较,从而评价可以避免多少疾病或损失。比如脊髓灰质炎免疫措施实施后,可以减少脊髓灰质炎的发病率,同时也会避免因罹患脊髓灰质炎而导致的损失。

二、产生和发展

世界各国的历史经验都表明,可以用于卫生行业的资源非常有限,而且世界人口数量在不断增多,人口结构在发达地区越来越趋于老龄化。因此越来越多国家的卫生行业目前共同面临的一个非常重要问题,就是如何合理分配有限的卫生资源,使之能够得到最大程度的利用,从而更好地满足人民对卫生服务的需求,更好地提高人民的健康水平,提高人民的平均预期寿命并且提高生存质量。

1930 年大萧条时期,伟大的经济学家约翰·梅纳德·凯恩斯在《我们子孙后代的经济可能》(*Economic Possibilities for Our Grandchildren*)一书中指出,到二十世纪末,也就是他的子孙们所处的年代,英国和其他工业化国家的贫困现象能够终结,其原因是巨大的技术进步能促进经济的增长,从而惠及贫困人群,最终达到共同富裕。1989 年约翰·艾森伯格(John M. Eisenberg)在《美国医学会杂志》上发表了论文"临床经济学:临床医疗中经济学分析指南",表明卫生经济学研究不断向临床扩展和延伸,在临床中引入经济学评价成为一个热门的话题。这篇文献可谓是临床经济学的概览。

早在二十世纪七十年代以前,卫生经济学已开始注意到人的生命价值的问题,认为环境卫生和疾病预防是一种人力资本投入,可以提高国民生产力。二十世纪六十年代以后,成本效益分析(cost-benefit analysis,CBA)的技术已日趋完善,但很难应用于卫生部门的决策。二十世纪七十年代以后发展了成本效果分析(cost-effectiveness analysis,CEA)方法,注重研究卫生项目的成本和以自然单位为基础的效果评价。二十世纪八十年代后,又发展了成本效用分析(cost-utility analysis,CUA)的方法。

进入二十一世纪,唐·泰普斯科特(Don Tapscott)和安东尼·威廉姆斯(Anthony D. Williams)在《维基经济学》(*Wikinomics*)一书中阐述了一个简单但强大的思想,即大规模合作将彻底改变我们的商业世界,乃至全球社会。该书揭示了维基模式之所以能扩展市场的四个要素:开放、对等、共享和全球运作。经济学家杰弗里·萨克斯(Jeffrey Sachs)认为全球化如果不能消除贫困,和平就是个无法企及的梦想。在其《贫穷的终结:我们时代的经济可能》一书中,宣告了"临床经济学的诞生",从经济学角度作出了反思,更加关注一系列经济学知识背景下出台的政策对现实生活产生的影响。萨克斯认为从某种意义上说,今天的发展经济学就像是十八世纪的医学,好的发展经济学必须是"临床经济学"。而临床经济学必须意识到如下几点:首先,经济体就像人体一样是一个复杂系统;其次,经济学家应该像临床医生一样学习区别诊断的技艺,要因时因地制宜;再次,必须将整个世界看成是一个大家庭,家庭中贫穷成员总是越少越好;再次,要对发展实践进行监督和评估;最后,萨克斯甚至要求发展经济学家承担道义上的责任,认为发展经济学家这一共同体需要建立职业伦理和职业标准,就像临床医生要遵守的职业伦理及标准一样。

三、意义和目的

(一)意义

卫生费用上涨是全球发达国家和发展中国家都面临的棘手问题。对卫生的适度投入,是提高国民健康水平的重要一环,进而促进社会经济的发展,但是卫生费用的不合理的快速增长不仅成为国家政府的负担,也是社会和个人的沉重压力。我国是一个发展中国家,卫生投入不足,卫生总费用只占国内生产总值(GDP)的 4% 左右,低于世界卫生组织(WHO)对发展中国家建议的 5% 的指标。而社会各界又明显感受到卫生费用的迅速上涨,1980—1995 年,卫生总费用的年均递增速度为 20.2%,高出 GDP 的增幅近 2 个百分点。卫生费用上涨的原因很多,既有人口老龄化、疾病谱改变、服务可及性增加、技术进步等客观原因,也有医疗补偿机制、供方诱导服务、需方浪费等因素。从供方看,我国卫生服务体系中存在着一些资源浪费的现象。目前,按服务收费的医院补偿模式和不合理的价格体系,刺激高新技术、高价药物的利用,重治轻防,"诱需争盈"现象表现明显。卫生费用的压力或许是经济学发展的外在动力。因此,将经济学的理论和方法应用于医药卫生领域的研究有着十分重要的理论和实践意义。

(二)目的

临床经济学实际上是在卫生经济学的理论基础上,运用卫生经济学评价的方法,对临床使用的药物、设备、诊疗程序等技术干预措施进行经济评价,以提高资源的配置和利用效率,以期解决资源稀缺性和需求无限性的矛盾。同时,通过卫生经济学评价,可以从经济学的角度对各项卫生规划或卫生活动进行比较和评价,为决策者提供依据,选择最能够充分利用资源的方案,从而避免不必要的浪费与损失。关于卫生经济学评价的目的,具体包括以下三个方面:

1. **论证某卫生规划或卫生活动实施方案的可行性** 通过卫生经济学评价论证该方案是否

具有经济可行性,即通常所说的该方案是否合算。例如,老年人流感患病率高,病死率高,那么是否应该在该人群中提供免费的流感疫苗接种?此时可以通过卫生经济学评价方法进行分析,从而制定相关的卫生规划。

2. **比较改善同一健康问题的各个方案** 改善同一健康问题可能会有多种方案,通过卫生经济学评价对这些方案进行比较,从中选择出解决该健康问题的最佳方案。例如,治疗急性单纯性阑尾炎既可以使用手术疗法,也可以使用药物保守疗法,究竟使用哪一种方法从经济学的角度更为合算,可以通过经济学评价进行分析,从而选择急性单纯性阑尾炎的最佳治疗方案。

3. **比较改善不同健康问题的各个方案** 各个卫生规划或卫生活动方案所解决的问题不尽相同,通过卫生经济学评价比较各个方案,可以从经济学的角度确定哪个方案最有意义,最有价值优先实施。例如,某卫生项目正在对项目地区老年人群进行疾病干预,由于可以干预的疾病很多,比如可以开展高血压防治,也可以开展老年期痴呆早期筛查,而项目资金又有限,为了使项目资金能够发挥尽可能大的作用,需要筛选重点干预疾病,此时可以考虑使用经济学评价的方法,确定优先实施的疾病干预方案,从而确保项目干预活动取得最大的成果。需要注意的是,由于不同地区人口构成、经济状况、人民健康水平不尽相同,不同地区的结论可能并不一致。

总而言之,卫生经济学评价的核心原则就是比较每个方案的投入与产出,并且在不同方案之间作出比较,从而获得最佳方案。

四、卫生经济学评价的主要方法

(一)投入

在卫生经济学评价中,投入指的就是成本。卫生经济学评价和疾病成本(cost-of-illness,COI)研究中对于成本的划分方式是一致的。一般而言,可以将成本分成直接成本(direct cost)和间接成本(indirect cost)。其中,直接成本又分为直接医疗成本(direct medical cost)和直接非医疗成本(direct non-medical cost)。因为疾病带来的痛苦也会带来相应的成本,但是这类成本往往难以估算,因此可以称为无形成本(intangible cost)。

无形成本多归入间接成本中进行计算。

(二)产出

在卫生经济学评价中,产出也称为结果,可以采用不同的指标来体现,目前常用的指标包括效果(effectiveness)、效益(benefit)和效用(utility)。

(三)主要评价方法

1. **成本最小化分析(cost minimization analysis,CMA)** 是在效果、效益和效用没有差别的条件下,选择成本低的方案,即成本最小化分析,这是一种特例。

2. **成本效果分析(cost-effectiveness analysis)** 是将某卫生规划或卫生活动每个方案的成本与效果相联系进行分析与评价。

3. **成本效益分析(cost-benefit analysis)** 是将某卫生规划或卫生活动每个方案的成本与效益相联系进行分析与评价。

4. **成本效用分析(cost-utility analysis)** 是将各个卫生规划或卫生活动实施方案的成本与效用相联系起来考虑,从而比较、评价和选择各种不同的方案。在某种意义上,成本效用分析是成本效果分析的一种发展。成本效用分析在进行产出测量时,把各个方案的不同结果都转化为效用指标,比如质量调整寿命年、伤残调整寿命年、质量调整预期寿命等,使得各个方案的结果都使用一致的指标来表示。

五、卫生经济学评价应用的领域

1. **预防保健领域** 对于某种疾病可以有不同的预防措施或者不同的干预人群,通过经济学评价可以选择最为经济的预防保健措施,或者选择最需要实施预防保健措施的人群,从而使相同的资源使用获得最大的收益。例如,比利时的一项研究表明,用疫苗接种预防肺炎感染,在成年人中可延长存活时间大约2年,但每年的成本是11 250欧元;而在老年人中则可延长存活时间9年以上,每年的成本为125欧元。因此,结论支持给老年人进行疫苗接种的方案收益更好。

2. **技术评估领域** 当今世界高科技日新月异,现代化的诊疗技术层出不穷,令人眼花缭乱。通过经济学评价可以使人们了解各项新技术的花费以及对个体健康状况的改善,从而选择适宜的新技术。例如,1985—1991年荷兰全国卫生保险基金会对心脏移植、肝移植和肺移植三种技术进行评估，在达到相同健康指标（获得 1 伤残调整寿命年）的情况下，三种技术的花费分别为 44 000 美元、30 000 美元和 63 000 美元。由此得出结论，从经济学评价的角度评估，肝移植技术是最佳的。

3. 评价并比较疾病的各种治疗方案以选择最佳方案　对于同一种疾病可以有不同的治疗方案。例如，对慢性肾衰竭的患者既可以采用血液透析疗法，也可以采用肾移植的疗法。利用卫生经济学评价方法，测量患者在整个治疗过程中与治疗疾病相关的所有花费、治疗后带来的寿命延长以及生存质量的改善，并且进行成本效用分析，可以从经济学的角度评估，因人而异地选择最佳方案。

4. 药品研究领域的药物经济学　从经济学的角度，将治疗疾病药品的花费与治疗疗效相联系，比较可以治疗相同疾病的不同药品，或者比较治疗不同疾病的不同药品。由此得出相关结论，为决策部门分配资源、患者选择治疗方案提供依据。

【例 12-1】　一位 30 岁的妇女泌尿道感染反复发作已有数年，平均每年发作 3 次，可以使用抗菌药物预防疗法，也可以发作时再治疗。两种方法的效果都是使泌尿道感染不再发作。可以通过成本效果分析，效果相同时花费比较低的方案为最佳治疗方案。通过调查分析表明，如果发作时治疗，一次的费用至少需要 126 元，则每年的总治疗费用为 126×3=378 元；如果采用长期口服复方磺胺甲噁唑预防，可将每年平均发作的次数降至 0.15 次，则每年的总治疗费用为 126×0.15=18.9 元，加上预防药物的费用为 85 元，总计每年需要花费 85+18.9=103.9 元；可以看出两种方案虽然取得效果相同，但是采用抗菌药物预防疗法花费要少得多，从经济学的角度可以将之选择为最佳治疗方案。

5. 评价并比较各项投资方案并作出决策　面对各种健康问题，人们有各种各样的解决方案有待投资并予以实施。众所周知，改善同一健康问题，可以增加预防保健领域的投资，也可以增加医疗领域的投资；在医疗领域，可以加强专科医院的建设，也可以加强社区初级卫生保健站的建设。但是卫生资源是有限的，卫生事业管理者和决策者可以通过卫生经济学评价的方法决定投资领域和投资方案，从而使有限的资金取得最大的收益。

【例 12-2】　某地卫生行政部打算开展一项卫生规划。目前有两个方案可供选择。第一个方案是急救系统建立方案，每年花费 15 万元，可以使 3 000 人得到及时抢救而免于死亡。第二个方案是扩大免疫规划方案，每年花费 30 万元，可以使 3 000 名婴幼儿免于死于脊髓灰质炎、麻疹等疾病。如果以生命为指标进行评价，方案 1 挽救一条生命的成本为 50 元，方案 2 挽救一条生命的成本为 100 元，应该选择方案 1。但是如果考虑寿命的延长问题，假定方案 1 挽救的生命平均存活 30 年，方案 2 挽救的生命存活 65 年，则最终应选择方案 2。

六、卫生经济学评价的步骤

各种卫生经济学评价方法有不同的适用条件和计算指标，但无论成本效果分析、成本效益分析还是成本效用分析，临床经济学评价均遵循如下的步骤：

1. 要明确研究问题　包括研究目的、报告对象和目标人群，应明确评价的用途和药物的适用人群，纳入及排除标准。

2. 选择合适的研究角度　研究角度包括社会、卫生保健系统、第三方付费者（医疗保险）、卫生服务提供者和患者等多个方面。不同的研究角度纳入的成本不同，研究者应根据研究目标确定其研究角度，推荐采用社会角度，评价报告中必须清楚阐明研究角度。

3. 确定对照　理想情况下新药应该与目前最适用于成本效果分析的方法进行比较，一般是与常规治疗或最低成本治疗方法比较。

4. 应根据研究角度确定评价的成本范围　成本可分为直接成本和间接成本。两者又分别包括卫生服务内和卫生服务外的成本。卫生服务系统内的直接成本是指直接与治疗干预有关的固定及可变成本，如预防、诊断和治疗成本等；卫生服务系统外的直接成本是指与治疗干预有关的非医疗成本，如患者的交通费、营养费等；卫生服务系统内的间接成本是指由于治疗干预而节约或增加的其他医疗成本,包括健康生命年延长时期内的与干预有明确的直接关系的医疗成本;卫生服务系统外的间接成本主要是生产力损失的成本,也包括其他成本(如教育)。从社会角度出发,至少应包括直接成本和卫生系统外的间接成本。有条件时可做有无此种成本的敏感性分析。

5. 结果测量　根据研究设计,确定结果指标。效果首选临床终点效果指标如发病率、死亡率和健康相关生命质量如疾病通用量表、疾病专用量表来估计。效益测量方法有人力资本法、陈述偏好法(包括意愿支付法和意愿接受法)和显示偏好法来估计疾病治疗的各种效益。效用多采用质量调整寿命年(quality-adjusted life year, QALY)、伤残调整寿命年(disability-adjusted life year, DALY)等指标进行测量。

6. 进行贴现　如果研究的时间超过一年,就应该对成本或者效益进行贴现(discount),随后再进行分析。推荐采用 3% 的贴现率和以贴现率为 0~10% 变化时的敏感性分析。

7. 投入产出分析　根据研究设计,选择适合的分析方法。成本效果分析时可以计算成本效果比(cost-effectiveness ratio, CER)或者增量成本效果比(incremental cost-effectiveness ratio, ICER)。成本效益分析时可以计算效益成本比(benefit-cost ratio)或者净效益值(net present value)。成本效用分析时可以标单位成本的 QALY 或 DALY。

8. 敏感性分析　计算成本和效果的各种参数、贴现率都可进行敏感性分析。在参数较少时采用单纯法和极端值分析法,在参数较多和模型设计时采用 Monte Carlo 模拟进行概率敏感性分析。

9. 撰写研究报告　得出评价结论。根据投入和产出分析的结果及其判别原则,确定待评价的方案是否可行,或者从多个备选方案中选择一个最佳方案。

七、卫生经济学评价要点

(一)卫生经济学评价的定量和定性分析的关系

1. 卫生经济学评价与国家的整体规划有关　比如国家目前最需要解决的问题是教育问题,则在国家宏观规划中,即使从经济学评价的角度评价某卫生行业的规划及活动是相当合理的,非常

值得实施,但是也需要与教育问题相协调,甚至做出让步。

2. 卫生经济学评价与卫生行业的整体规划有关　比如卫生行业制订的目标是全球消灭天花,但是鉴于天花的例数已经非常少,大规模监测需要花费很高的费用,这些费用如果投入到其他领域可能获得的产出会更明显,因此从经济学的角度考察似乎不太合理。但是即便如此,仍然要花费大量的费用用于监测天花,遵循传染病防治的全球策略。

3. 卫生经济学评价与人群以及国家的价值取向有关　如前所述,国家和卫生行业规划重点本身就是与人群以及国家的价值观相联系的。有的价值观是目前已经由所有人群或国家达成共识的,比如充分利用资源,避免浪费,使有限的资源发挥最大的作用;有的价值观在不同的人群或地区还存在分歧,比如如何对待弱势群体,如何对待精英人群,对精英人群是否应该给予优先的照顾或保护;比如不同人群,即穷人和富人之间或不同社会阶层之间的健康寿命年是否相同,如果不同,差异程度有多大;比如同一人群不同年龄,即成年人、儿童和老年人的健康生命年是否相同,如果不同,差异程度有多大;比如现在的一个健康年是否等于将来的一个健康年,如果不同,孰高孰低;所有这些问题都有待讨论,以使卫生经济学评价可以在一定的价值标准下进行。

上述问题的确定有学者称为卫生经济学定性评价,可以通过定性的方法,比如专题小组访谈、个人深入访谈、特尔菲(Delphi)法等予以确定。

(二)卫生经济学评价的分析角度

卫生经济学评价可以从多种角度进行,比如医院、政府、社会、个人。从什么角度分析对理解一项研究的结果非常重要,因为不同角度获得的结论可能不一致,因此在进行分析评价之前,应该首先确定评价分析的角度。

(三)卫生经济学评价受时间的影响

有时卫生经济学评价中涉及的方案可能会持续几年甚至几十年,在不同的时间发生投入和产出。不同时间发生的投入和产出所具有的经济意义是不一样的。因此在进行投入和产出的比较时,应该将不同时间发生的投入和产出折算为同一时间的投入和产出,也就是消除时间对投入和

产出的影响，从而便于进行比较。

1. 资金的时间价值　即考虑时间对资金的影响。时间对资金的影响主要表现为资金的时间价值。资金的时间价值指不同时间发生的等额资金在价值上的差别。也就是说，一笔数额确定的资金所具有的经济价值随着时间的不同而有差别。例如，5 年后的 1 万元钱与现在的 1 万元钱，虽然数值上相等，但是二者所具有的经济价值是不相等的。为了便于比较，在进行经济学评价时应该考虑资金的时间价值，进行资金的等值计算。资金的等值计算包括六种方法：整付终值计算、整付现值计算、等额分付终值计算、等额分付偿债基金计算、等额分付现值计算和等额分付资本回收计算。其中整付现值计算使用最为广泛，它表示资金发生在一个时点，把将来某一时点的资金金额换算为现在的等值金额，又称为"折现"或"贴现"，换算出的现在时点的等值金额称为"现值"。

整付现值的计算公式为：

$$P = \frac{F}{(1+i)^n} \qquad \text{式（12-1）}$$

式中的 $\frac{1}{(1+i)^n}$ 为整付现值系数。其中：F 为 n 年后的资金额（本利和）；P 为现在的资金额（本金）；i 为年利率；n 为时间间隔。

2. 生命的时间价值　即考虑时间对生命的影响。卫生规划或卫生活动的最终目标是提高健康水平，改善生活质量，因此在许多分析中使用生命年、质量调整寿命年或伤残调整寿命年等来表示卫生规划或卫生活动的产出。但是未来一年的生命与现在一年的生命所拥有的价值也是不一样的。为了便于比较，在进行经济学评价时应该将不同时间发生的、以各种生命年表示的产出都放在同一时间点上进行比较，也就是说需要考虑生命的时间价值。目前人们对现在的健康还是将来的健康哪个更重要并没有统一的价值判断。总而言之，由于生命与健康的特殊性，关于时间贴现的要求不如货币的时间贴现严格。

（四）敏感性分析

敏感性分析是卫生经济学评价中一个不可缺少的部分。由于测量和计算过程中存在着一定程度的不确定性，通过敏感性分析改变假设条件或改变在一定范围内的估计值，观察其结果或结论的稳定性，从而评估重要参数对评价结果的影响程度，尤其可以确定能够影响分析结论的因素，从而便于对分析结果进行修正，并且在今后的研究中重点考虑这些因素。

第二节　成　本　测　量

一、成本的定义

成本（cost）是商品经济的价值范畴，是商品价值的组成部分。人们要进行生产经营活动或达到一定的目的，就必须耗费一定的资源（人力、物力和财力），其所费资源的货币表现及其对象化称为成本。并且随着商品经济不断发展，成本概念的内涵和外延都处于不断的变化发展之中。

中国成本协会 2005 年出版的《成本管理体系术语》标准中的第 2.1.2 条中对成本术语的定义是：为过程增值和结果有效已付出或应付出的资源代价。应付出的资源代价指的是应该付出但目前还未付出，而且迟早要付出的资源代价。资源代价是总和的概念。资源指的是凡是能被人所利用的物质，在一个组织中资源一般包括人力资源、物力资源、财力资源和信息资源等。该定义的成本是广义的概念，不是狭义的概念。

美国会计学会所属的"成本与标准委员会"对成本的定义是：为了达到特定目的而发生或未发生的价值牺牲（通常称为机会成本），它可用货币单位加以衡量。成本有三方面的含义：第一，成本属于商品经济的价值范畴，即成本是构成商品价值的重要组成部分，是商品生产中生产要素耗费的货币表现；第二，成本具有补偿的性质，它是为了保证企业再生产而应从销售收入中得到补偿的价值；第三，成本本质上是一种价值牺牲，它作为实现一定的目的而付出资源的价值牺牲，可以是多种资源的价值牺牲，也可以是某些方面的资源价值牺牲，甚至从更广的含义看，成本是为达到一种目的而放弃另一种目的所牺牲的经济价值，在经营决策中所用的机会成本就有这种含义。我国处在多种所有制的生产主体同时并存的体制下，成本的含义应与目前的经济体制相适应。

二、临床经济学常用的成本分类

1. **医疗机构成本核算中的成本**　根据生产费用计入产品成本的方式进行划分,包括直接成本(direct cost)和间接成本(indirect cost)。

(1)直接成本:指在成本核算中可以直接计入某一成本核算对象的费用,表示卫生服务成本,指的是卫生项目实施和卫生活动直接消耗的资源或所花的代价,即将资源用于直接提供疾病预防、诊断、治疗、服务等花费的成本。

(2)间接成本:指在成本核算中不能或不便直接计入成本核算对象,而必须按一定的标准分摊于不同成本核算对象的费用。间接成本是指卫生活动的实施与开展过程中,所引起的间接代价,如医院的行政管理成本,辅助科室成本,水、电、燃气等能源消耗和固定资产折旧等。

【例12-3】　某卫生计划方案拟修建一个拥有300张床位的医院,每张床位的投资费用为4万元,则修建该医院所必需的直接成本为1 200万元。若修建该医院需要拆除单位原有的价值200万元的设施,花费150万元征用土地,支付80万元拆迁安置费,则修建该医院的间接成本为430万元。在某种情况下,间接成本甚至可以超过直接成本。

2. **疾病成本研究中的成本**　疾病成本研究也称为疾病经济负担研究,涉及的成本可以根据是否使用资源进行划分,也称为直接成本和间接成本,但其概念与医疗机构成本核算中的成本不同。

(1)直接成本:含义为资源的使用,指由于预防和治疗疾病所直接消耗的资源。直接成本又可以分为直接医疗成本和直接非医疗成本,前者包括疾病诊治所需的药品花费、检查花费等的成本,如果从社会角度估计还包括国家和社会对医疗机构的投入。后者包括为就医所需的交通费、餐费、住宿费等的成本,如果从社会角度估计还包括社会服务成本以及和疾病有关的科学研究费用。

(2)间接成本:含义为资源的损失,通常指由于发病、伤残或过早死亡给患者本人、家属以及社会带来的损失,包括患者工作时间的损失以及工作能力下降的损失、陪护人员工作时间的损失、患者生活能力下降的损失,也有研究还包括休息时间的损失。值得注意的是,有学者认为因疾病或医疗服务引起的患者及其家属在躯体或精神上的不便、痛苦、忧虑或紧张等负性情绪,以及引起的抑郁、声誉受损或社会不安定等也是该疾病的成本,这部分成本可以称为无形成本,在疾病成本研究中,可以归入间接成本的范畴。

三、疾病成本研究

(一)概念

在进行卫生经济学评价的过程中,一旦评价的目的和待评价的方案确定后,最主要的部分是测量投入和产出,以及将投入和产出相联系进行分析评价,成本测量就是投入测量。在医疗卫生领域,单纯的成本分析通常应用在某个疾病或状态上,也称为疾病成本(cost-of-illness, COI)研究。进行疾病成本研究通常需要三个步骤,分别为成本识别、成本测量和成本估价。

(二)成本识别

成本识别(cost identification)指寻找导致成本产生的资源。通常来说,资源的使用归为直接成本的范畴,比如患者就医花费的费用或者因为就医而花费的交通费等;而资源的损失则归入间接成本中,比如患者因病误工导致生产力的损失而产生的成本。在成本识别的过程中,有一个很重要的问题是明确成本计算的角度(perspective),如国家、医院、保险公司、患者等。不同角度所包括的资源不尽相同。例如,在计算一名参加了医疗保险的患者去医院就诊所花费的费用时,不同角度的成本所包括的资源是不同的。从患者角度,该名患者自行支付的医疗费用即为其门诊的医疗成本;从保险公司角度,本次门诊就诊的成本为该名患者能够通过医疗保险体系报销的费用;从医院角度,则需要考虑为患者看病的医生的雇佣成本,诊室的房租,设备的折旧,水电气暖等资源的消耗,以及医院的管理成本等;而从国家角度,可以将上述资源全部囊括进来,此外,还可以包括为研究该病而支付的研究成本。

(三)成本测量

成本测量(measurement of cost)的含义是对识别出的资源进行测量。测量时可以使用标准的问卷,也可以自行设计相关问题。测量某一位患者的疾病成本时有两种手段,第一种是自下而上（bottom-up）收集和测量患者的疾病成本，也就是说收集该名患者所有的与成本消耗相关的信息并进行测量，汇总成为该名患者的疾病成本。收集的时候，既可以通过患病率策略（prevalence approach）来计算成本，也可以用发病率策略（incidence approach）来获得信息。患病率策略是利用横断面研究的资料，计算患者在某一个特定年份上的疾病成本，由此还可以根据疾病的患病率，计算某个地区或国家的疾病成本。发病率策略是利用前瞻性研究资料，识别新发病的患者并进行随访，获得疾病不同进展阶段的成本，可以用来评估患者角度上因患病而需要医疗救治或照料所导致的经济变化状况。成本测量的第二种手段是自上而下（top-down）对单位疾病成本进行分解，获得该名患者的疾病成本。例如某保险公司在过去的一年中为 100 名患者支付了 30 万元的医疗报销费用，那么每名患者的年平均疾病成本就是 3 000 元。

（四）成本估价

成本估价（valuation of cost）是将上述两个步骤收集到的信息转化为货币的形式，最终计算得到疾病的成本。直接费用相对容易估价，一般可以通过调查或查阅相关文献、数据库直接获得具体的数值。然而，间接费用因为缺少货币的直接支付形式而常常难以估价。比如，患者误工时间应该如何赋予单位成本？家属利用休息时间照料患者是否也具有价值？患者罹患疾病导致的情绪低落或痛苦如何转换为货币的形式？目前，比较常用的成本估价方法包括：机会成本法（opportunity cost method）、替代成本法（replacement cost method）和意愿支付法（willingness to pay method）。机会成本法的含义是：因为进行了某个活动导致无法做其他事情，而由此带来的损失。比如，因为生病无法工作，那么导致的生产力的损失就是无法工作的成本。机会成本法的实现又分为两种手段，人力资本法（human capital approach，HCA）和摩擦期成本法（friction cost approach，FCA）。人力资本法是假定生产力损失的价值与生病期间工资收入的损失相等，但是估算时还需要考虑年龄权重和生产力权重的问题，即不同年龄的人对社会生产的贡献不同，有效工作时间也不一样。而摩擦期成本法认

为人力资本法高估了生产力的损失，因为从社会的角度而言，会有其他人代替患者进行工作或者由同事加班加点弥补损失。也就是说，生产力在经过一段时间后，可以恢复至原先的水平，而未恢复原先水平期间导致的生产力损失才是患者生病误工的成本。替代成本法通常可以用来解决患者家属利用休息时间提供照料的价值问题。休息时间本身不会对生产力作出贡献，但是休息使人放松和愉悦，因此也具有一定的价值。替代成本法在操作的时候，可以考虑，如果不是自己提供照料，而是请保姆来照料患者，那么雇佣保姆的费用就是休息时间提供照料的成本。意愿支付法通常用来解决那些难以进行量化的成本，比如痛苦的成本。可以询问受访人，如果为了减轻这个痛苦，最多愿意支付多少钱？最后，可以把受访者提供的支付费用的上限作为该痛苦的成本。

在报告和比较疾病成本时，需要注意资料收集的时间和货币的种类。不同时间收集的成本信息需要通过转换，才能合并或比较，这是因为不同年代的购买力水平不同。比如 1 元钱，在 1990 年的时候可以买到 6 斤大米，而在 2019 年连 1 斤大米都买不到了。在比较不同国家的研究结果时，也不能简单地通过货币汇率转换进行比较，这也是因为各国的购买力不同。为了解决购买力的问题，目前比较通用的方式是使用消费价格指数（consumer price index，CPI）或购买力平价（purchasing power parity，PPP）来换算原始数据。CPI 用于解决本国不同年代数据的转换，而 PPP 除了可以转换不同年代的数据，还可以对不同国家的货币进行转换，最终的结果以国际美元来表示。

四、疾病成本研究举例

【例 12-4】 某三级甲等精神专科医院采用重复经颅磁刺激（repetitive transcranial magnetic stimulation，rTMS）治疗抑郁症的成本分析。

医疗成本指实施某预防、诊断或治疗项目所消耗的医疗产品或服务，可分为直接医疗成本和间接医疗成本。直接医疗成本主要包括疾病诊治所需的药品花费、检查花费等成本；间接医疗成本指在卫生活动的实施与开展过程中，所引起的间接的代价。此外还有直接非医疗成本，包括为就医所需的交通费、餐费、住宿费等成本，以及间接成本，包括

患者因病误工或家属提供照料的时间成本。本研究通过对患者进行调查问卷调查和收集该医院财务统计资料,分别从患者角度和医院角度计算进行12周rTMS治疗的直接成本和间接成本。

（一）患者角度的直接成本

1. 单次直接医疗成本=90元,为该院rTMS治疗收费。

2. 单次直接非医疗成本=患者由治疗带来的交通费+餐费+住宿费及其他费用+陪同患者来就诊的家属、朋友或其他陪同人员其他花费。

（二）患者角度的间接成本

单次治疗的间接成本包括由于每次治疗引起的时间成本,由于治疗所引起的误工时间,因抑郁不能正常工作的误工时间及所有陪同患者来就诊的家属、朋友或其他陪同人员的误工时间。由于生病带来的痛苦以及家属在家的照料时间未包括在本次成本计算中。

时间成本按照上一年平均工资水平折算的每小时工资×所花时间来计算。单次治疗间接成本=［治疗时间+就诊往返路途所花费的时间（包括等车的时间和路途的时间）+由于治疗所引起的误工时间+陪同患者来就诊的家属、朋友或其他陪同人员的误工时间］×上一年本市平均工资水平折算的每小时工资。

（三）患者角度的总成本

对该医院门诊就诊的44例抑郁症患者进行问卷调查,并收集该医院财务数据,获得患者做rTMS治疗单次成本合计是360.21元,最小值为131.89元,最大值为682.94元。每周治疗5次,疗程为12周,因此全疗程治疗60次的总治疗成本是21 612.54元,最小值为7 913.57元,最大值为40 976.31。结果见表12-1。

表12-1　rTMS治疗抑郁症成本测算　　　　　　　　　　　　　　单位:元

rTMS治疗	直接成本		间接成本	合计
	直接医疗成本	直接非医疗成本		
单次治疗	90.00 ± 0	68.02 ± 119.40	202.19 ± 133.38	360.21 ± 211.81
60次治疗	5 400.00 ± 0	4 081.14 ± 7 164.08	12 131.40 ± 8 002.97	21 612.54 ± 12 708.38

（四）医院角度的成本

根据该医院2012年医院财务制度及会计制度,卫生资源成本分为7大类:人员经费、卫生材料费、药品费（rTMS为物理治疗,无药品费）、固定资产折旧、无形资产摊销、提取医疗风险基金和其他费用。以计财处提供的上一年度数据为基础,计算12周中,该医院开展rTMS治疗项目直接成本是17 503.05元,间接成本为14 920.00元（表12-2）。

表12-2　rTMS单项医疗项目成本测算

单位:元

成本类别	rTMS项目	
	项目直接成本	项目间接成本
人员经费	16 410.43	11 718.81
卫生材料费	11.65	0
固定资产折旧费	60.36	258.68
无形资产摊销	0	10.12
提取医疗风险基金	166.47	0.21
其他费用	854.14	2 932.18
合计	17 503.05	14 920.00

第三节　成本效果分析

一、效果测量

效果测量就是产出测量。广义地讲,效果是指相关卫生规划或卫生活动的方案实施后所取得的结果,可能是好的结果,也可能是不好的结果。比如,实施预防接种可以提高人群对传染性疾病的免疫率,从而降低传染病的发病率,这是该卫生规划的方案实施后取得的好结果。相反,如果在预防接种的过程中,由于某些原因造成冷链中断或疫苗污染,由此引发不必要的传染病流行,该卫生规划就取得了不好的结果。

狭义地讲,效果是指好的有用的结果,也就是能够满足人群需要,给人们带来好处或满足感的结果。除了前面所举的提高免疫率的例子,通过卫生规划或卫生活动的方案实施,各种健康指标、卫生问题改善指标和服务利用指标等的改善都属于这个范围。需要注意,应当根据不同的疾病或者人群特点选择合适的效果。比如对于抑郁症患者,其效果是健康改善,对于精神分裂症患者,其效果是健康维持,对于阿尔茨海默病患者,其效果是延缓衰退,对于有精神障碍的犯人,其效果是对他人有益。

效果指标既可以是绝对指标,比如就诊人次数的增加、早期诊断例数的增加、治愈患者数的增加等;也可以是相对指标,比如床位利用率的提高、发病率的下降、孕产妇死亡率的下降、婴儿死亡率的下降等。一般而言,在分析中提到的效果如果没有特殊说明,都是指狭义的效果。

二、成本效果分析的定义

成本效果分析(cost-effectiveness analysis,CEA)是指将某卫生规划或卫生活动每个方案的成本与效果相联系进行分析与评价。可以根据下面的原则对每个方案进行评价,从而确定每个方案是否可行,并且比较各个方案确定哪个方案是最佳方案。投入产出相联系进行评价即为成本效果分析。

三、成本效果分析的基本原则

1. 相关卫生规划或卫生活动方案的成本尽量低,同时取得的效果尽量好。

2. 明确卫生规划或卫生活动方案的实施是否存在成本上限,也就是预算约束。可以想象,实际工作中许多活动都会有预算约束。因为经济学评价的目的之一就是最大限度地利用有限资源,如果不存在预算约束,任何方案都可以随意实施,经济学评价就没有存在的必要了。

3. 明确卫生规划或卫生活动方案的实施是否存在期望效果下限。有时人们期望卫生规划或卫生活动至少达到某个效果,否则人们会认为实施这项规划没有意义,没有必要去实施。

4. 成本效果分析中成本采用的是货币形式,而效果却采用的是健康指标、卫生问题改善指标或卫生服务利用指标等。因此,在成本效果分析过程中,不同方案之间的效果应该具有可比性,比如两个方案所取得的效果都是治愈精神分裂症患者。如果一个方案的效果为治愈 30 例精神分裂症患者,另一个方案的效果为治愈 30 例骨折患者,使用成本效果分析的方法无法比较这两个方

案的优劣并进行取舍。

四、成本效果分析的方法及举例

(一)治疗方案的成本效果分析

【例 12-5】 假设治疗某种疾病可以使用 4 种方案,各种方案所花费的成本及治愈的患者数不尽相同(表 12-3)。试对 4 种方案进行成本效果分析,选择一个最佳治疗方案。

表 12-3 不同治疗方案的成本与效果

方案	成本/元	效果
方案 1	100 000	治愈 30 例患者
方案 2	150 000	治愈 40 例患者
方案 3	100 000	治愈 40 例患者
方案 4	120 000	治愈 45 例患者

此题的目的是进行成本效果分析,从该疾病的 4 个治疗方案中选择一个最佳方案。从表 12-3 中可以看出,4 个治疗方案都可以治愈一定数量的患者,都可以产生效果。将 4 个方案按照成本的高低进行排序,从高到低依次为方案 2、方案 4、方案 1 和方案 3,其中方案 1 和方案 3 的成本相同,都是 100 000 元。首先在方案 1 和方案 3 中进行选择,花费的成本相同,方案 1 可以治愈 30 例患者,而方案 3 可以治愈 40 例患者,因此首先排除方案 1。

在剩下的三个方案中,虽然各个方案成本不同,但是可以看出方案 2 和方案 3 的效果相同,都是治愈 40 例患者。根据成本效果分析的步骤,在效果相同的情况下,排除成本比较高的方案。方案 2 的成本高于方案 3,因此排除方案 2。

目前只剩下方案 3 和方案 4,两个方案的成本和效果都不相同,计算取得单位效果的平均成本:

方案 3 治愈 1 例患者平均所需要的成本 = 100 000/40=2 500.0 元

方案 4 治愈 1 例患者平均所需要的成本 = 120 000/45=2 666.7 元

根据成本效果分析步骤,排除平均成本比较高的方案,方案 4 取得单位效果的平均成本高于方案 3,因此排除方案 4。

通过成本效果分析,该疾病的最佳治疗方案

为方案 3。

在此例中，也可以通过计算成本效果比（cost effectiveness ratio, CER），对四种方案进行直接比较。成本效果比指每产生 1 个效果所需的成本，CER 越小，该方案越好。CER 的计算公式为：

$$CER = \frac{C}{E} \qquad 式（12-2）$$

式中 C 为成本，E 为效果。

按照式（12-2）计算可知，每治愈 1 个患者，方案 1 的花费为 3 333.3 元，方案 2 的花费为 3 750 元，方案 3 的花费为 2 500 元，方案 4 的花费为 2 666.7 元。方案 3 的 CER 最小，因此为最佳方案。

（二）青少年人格偏离干预研究的成本效果分析

【例 12-6】 青少年人格偏离干预研究的成本效果分析举例。

1. **成本测量** 根据"青少年人格偏离干预研究"项目在运行过程中的财务记录，对该项目所投入的人力、物力、财力进行汇总，并转化为货币的形式。干预组和非干预组在项目运行中的成本中均包括学校为配合调查所投入的成本，不同之处在于干预组的成本中还包括各种干预措施的成本。本步骤中所估计的成本仅指干预措施本身及为实施干预措施所花费的成本。该项目共采取了三种干预方式对青少年人格偏离进行干预，分别为发放心理健康知识手册、开展教师访谈活动以及开设心理健康知识讲座。本项目的成本测算包括实施上述三种干预方式而消耗的成本，统计结果显示青少年人格偏离干预措施的成本为 67 860 元。

2. **成本效果分析** 分别计算干预组和非干预组在青少年人格偏离的干预措施开展前后人格诊断问卷（Personality Diagnostic Questionnaire, PDQ-4）量表总分，并采用成本效果比值法，对青少年人格偏离的干预措施进行成本效果分析，效果指标为干预组与非干预组学生 PDQ-4 量表分在高一至高三之间的差值和的差异作为 PDQ-4 量表分变化值。一般来说，在进行成本效果分析时，固定成本后，效果越好者其成本效果比越小。

计算干预组 PDQ-4 量表总分的差值和为 14 170 分，非干预组的差值和为 6 833 分，干预组与非干预组之差为 14 170-6 833=7 337 分，即为

干预措施实施前后 PDQ-4 量表总分变化的效果指标值。进一步计算 CER：

CER= 成本 / 效果 =67 860 元 /7 337 分 =9.25 元 / 分

即青少年人格偏离的干预措施在干预组的 4 368 名学生中实施后，将所有学生作为整体进行估计，PDQ-4 量表总分每下降 1 分，需要花费 9.25 元。

（三）新方案与旧方案相比的成本效果分析

【例 12-7】 假设某地目前正在运行一个卫生工作方案，有专家提出建议推行新的卫生工作方案。如何开展成本效果分析以确定是要推行新方案，还是应当沿用旧方案。

在决策采取新方案还是旧方案时，有时是非常容易的。比如，新方案与旧方案相比，成本不变或减少，而效果更好，则可以被采纳。而如果新方案的成本增加，效果变差或者不变，则不会被采纳。但是如果新方案成本增加，但是效果更好，或者虽然效果变差了，但是新方案的成本却大大降低，在这两种情况下，可以使用增量成本效果比（incremental cost-effectiveness ratio, ICER）来帮助我们做决策。增量成本效果比是指当一种治疗手段与其他可替代的治疗手段相比较时，采用不同治疗手段时治疗成本的变化与效果变化的比值。ICER 的计算公式为：

$$ICER = \frac{\triangle C}{\triangle E} = \frac{新成本 - 旧成本}{新效果 - 旧效果} \qquad 式（12-3）$$

式中 $\triangle C$ 为增加的成本，$\triangle E$ 为增加的效果。

ICER 是在两种方案均可接受时，比较增量成本与增量效果的比值，从而对方案进行评价。一般来说，ICER 越低，则表明产生一份额外效果所需追加的成本越低，那么该方案的实际意义也就越大。

在例 12-7 中，为了对后两种情况（即新方案成本增加但效果更好或效果变差但成本降低）作出判断，需要事先设定一个参考值，即通常的价值判断（也称为公认的 ICER），这个参考值也称为成本效果阈值，用 λ 来表示。如图 12-1 所示，当 $\triangle E>0$ 时，如果 ICER<λ（如图中 A_1 点），则表明可以接受新的方案；当 $\triangle E<0$ 时，如果 ICER<λ（如图中 A_2 点），则表明可以接受新的方案。

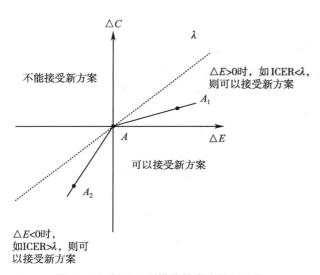

图 12-1 新旧干预措施的成本效果比较

第四节 成本效益分析

一、效益测量

效益测量即产出测量，效益是将相关卫生规划或卫生活动方案实施所获得的有用结果以货币的形式表达。人力资本法是对疾病治疗方案的健康产出根据患者避免损失的实际工资进行计算。陈述偏好法是采用调查的方式，让受访者表达疾病治疗方案所带来的效益，以此对偏好进行估算。显示偏好法是估算个人对于某种产品或服务的偏好，在实际购买决策行为中观察个人的偏好强度。例如，现有一个卫生规划拟治疗精神分裂症患者，经过该规划方案的实施，治愈的精神分裂症患者会减少患者的就医费用，包括诊疗费、住院费、检查费、药品费等各种费用；减少由于就医所造成的额外费用，包括市内或远程交通费、额外营养费、外地住宿费等；由于许多患者原来患病时需要专人看护，治愈后患者本人和负责看护的家庭成员都可以重返工作岗位获得收入，而且心情愉快，家庭幸福。所有这些减少的费用和增加的收入都是该精神分裂症患者治疗规划实施所获得的效益。

二、成本效益分析的定义

成本效益分析（cost-benefit analysis，CBA）是通过比较某卫生规划或卫生活动项目的全部成本和效益来评估项目价值的一种方法，其基本原理是针对某项支出目标，提出若干实现该目标的方案，运用一定的技术方法，计算出每种方案的成本和收益，通过比较方法，并依据一定的原则，选择出最优的方案。成本效益分析作为一种经济决策方法，将成本费用分析法运用于政府部门的计划决策之中，以寻求在投资决策上以最小的成本获得最大的效益。常用于评估需要量化社会效益的公共事业项目的价值。

成本效益分析方法的概念首次出现在十九世纪法国经济学家朱乐斯·帕帕特的著作中，被定义为"社会的改良"。其后，这一概念被意大利经济学家帕累托重新界定。到 1940 年，美国经济学家尼古拉斯·卡尔德和约翰·希克斯对前人的理论加以提炼，形成了"成本效益"分析的理论基础，即卡尔德－希克斯准则，并开始渗透到政府活动中。半个多世纪以来，随着经济的发展，政府投资项目的增多，人们日益重视投资，重视项目支出的经济和社会效益。这就需要找到一种能够比较成本与效益关系的分析方法。以此为契机，成本效益分析在实践方面得到了迅速发展，被世界各国广泛采用。

三、成本效益分析的基本原则

1. 相关卫生规划或卫生活动实施方案的成本尽量低，同时取得的效益尽量好。

2. 成本效益分析中卫生规划或卫生活动实施方案的产出是用效益描述，也就是以货币的形式表达，因此可以直接比较各个方案本身的成本与效益。

3. 对于某一具体的方案，应该考虑在方案周期内所有的资金发生情况，包括所有的成本投入和效益产出。只有当所获得的总效益不低于同期所投入的总成本时该方案才是可行的。

4. 在进行不同方案之间的比较时，我们可以首先计算各个方案的效益与成本的比较值，然后再将各个方案的"比较值"进行比较，该"比较值"越大，该方案从成本效益分析的角度就越有意义，越有价值，可以确定为优选方案。

5. 由于各个方案的成本和效益可以发生在不同的年份，因此需要考虑资金的时间价值。通过年利率将各年的成本和效益都折算为同一基准年的现值,从而便于进行不同方案之间的比较。

6. 只要卫生规划或卫生活动的效果可以转化为货币的形式,就可以利用成本效益分析方法比较不同卫生规划或卫生活动的方案,并选择最佳方案,并不要求方案所取得的效果具有可比性。前文提到,如果一个方案的效果为治愈30例精神分裂症患者,另一个方案的效果为治愈30例骨折患者,无法使用成本效果分析方法进行比较评价。假定可以得知两种方案所获得的效益,分别为20 000元和30 000元,则可以进行成本效益分析比较两个方案,并选择最佳方案。

四、成本效益分析的方法及举例

前面所说的计算"比较值"的方法,包括净现值法、净年值法、效益成本比率法和内部收益法等,本章主要介绍净现值法和效益成本比法。具体内容如下:

(一)净现值法

1. **净现值法的定义** 净现值(net present value, NVP)法是按照一定的年利率,计算卫生规划或卫生活动各个方案在实施周期内各年所发生的所有成本的现值之和与所有效益的现值之和,再计算效益现值和与成本现值和的差,该差值即为净现值,记为 NPV。值得注意的是,净现值的计算实际上就是整付现值计算的应用。净现值法是评价投资方案的一种方法,净现值为正值,投资方案是可以接受的;净现值是负值,投资方案就是不可接受的。净现值越大,投资方案越好。净现值法是一种比较科学也比较简便的投资方案评

价方法。

2. **净现值法的计算公式** 由式(12-1)计算整付现值,推导净现值计算公式为:

$$NPV = B - C = \sum_{t=0}^{n} \frac{B_t}{(1+i)^t} - \sum_{t=0}^{n} \frac{C_t}{(1+i)^t}$$

$$= \sum_{t=0}^{n} \frac{B_t - C_t}{(1+i)^t}$$

$$式(12-4)$$

式中:B 表示所有效益现值和;B_t 表示在第 t 年发生的效益;C 表示所有成本现值和;C_t 表示在第 t 年发生的成本;i 表示年利率;n 表示规划或活动实施周期。

通过公式可以看出净现值实际上也是各年净效益(效益与成本之差)的现值和。

3. **净现值法的评价原则**

(1)论证某一方案的可行性:如果 $NPV>0$,表示在考虑资金时间价值的情况下,该卫生规划或卫生活动实施方案所获得的总效益大于投入的总成本,可以接受该方案;如果 $NPV<0$,表示在考虑资金的时间价值的情况下,该卫生规划或卫生活动实施方案所获得的总效益小于投入的总成本,不可以接受该方案。

(2)比较多个卫生规划或卫生活动的实施方案:NPV 最大的方案为最优方案。

4. **净现值法举例**

【例12-8】 某医院拟购买一台磁共振成像机,表12-4为预计今后4年内各年的成本投入和效益产出。试用净现值法评价该医院是否应该购买一台磁共振成像机(按照年利率为10%计算)。

表12-4 某医院购买磁共振成像机方案的净现值计算 单位:万元

年份	成本额	效益额	成本现值	效益现值	净效益现值
0	2 000	0	2 000.0	0.0	−2 000.0
1	500	1 500	454.5	1 363.6	909.1
2	500	1 500	413.2	1 239.7	826.5
3	500	1 500	375.7	1 127.0	751.3
4	500	1 500	341.5	1 024.5	683.0
合计	4 000	6 000	3 584.9	4 754.8	1 169.9

结合表12-4所给出的资料,根据式(12-1),首先计算各年成本现值和效益现值:

第0年(现在)的成本现值为当年发生的实

际数额 2 000 万元

第 1 年 成 本 现 值 $=F \times (1+i)^{-1}=500 \times (1+0.1)^{-1}=454.5$ 万元

第 2 年 成 本 现 值 $=F \times (1+i)^{-2}=500 \times (1+0.1)^{-2}=413.2$ 万元

依次类推,第 3 年和第 4 年的成本现值分别为 375.7 万元和 341.5 万元

各年发生的成本现值和 $=2\ 000+454.5+413.2+375.7+341.5=3\ 584.9$ 万元

同理,根据式(12-1),计算各年的效益现值,如表 12-4 第 5 列所示,各年发生的效益现值和为 4 754.8 万元。

净现值 $NPV=$ 效益现值和 – 成本现值和 $=4\ 754.8-3\ 584.9=1\ 169.9$ 万元

由上面的计算得出该方案的净现值为 1 169.9 万元,大于 0,因此购买磁共振成像机的方案可以接受。

(二)效益成本比法

1. 效益成本比法的定义 效益成本比 (benefit-cost ratio)法是按照一定的年利率,计算卫生规划或卫生活动实施方案周期内各年所发生所有成本的现值之和与所有效益的现值之和,再计算效益现值和与成本现值和的比,所获得的比值即为效益成本比,记为 BCR。

2. 效益成本比法的计算公式

$$BCR = \frac{B}{C} = \frac{\sum_{t=0}^{n} \frac{B_t}{(1+i)^t}}{\sum_{t=0}^{n} \frac{C_t}{(1+i)^t}} \quad 式(12-5)$$

式中:BCR 表示效益成本比;B 表示所有效益现值和;B_t 表示各年发生的效益实际数额;C 表示所有成本现值和;C_t 表示各年发生的成本实际数额;i 表示年利率;n 表示时间间隔。

3. 效益成本比法的评价原则

(1)论证某一方案的可行性:如果 $BCR>1$,表示在考虑资金时间价值的情况下,该卫生规划或卫生活动的实施方案所获得的总效益现值大于投入的总成本现值,可以接受该方案;如果 $BCR<1$,表示在考虑资金时间价值的情况下,该卫生规划或卫生活动的实施方案所获得的总效益现值小于投入的总成本现值,不可以接受该方案。

(2)比较多个卫生规划或卫生活动的实施方案:BCR 最大的方案为最优方案。

4. 效益成本比法举例

【例 12-9】 对例 12-8 的资料,试用效益成本比法评价该医院是否应该购买一台磁共振成像机(按照年利率为 10% 计算)。

根据式(12-5)计算效益成本比:

$$BCR = \frac{B}{C} = \frac{\sum_{t=0}^{n} \frac{B_t}{(1+i)^t}}{\sum_{t=0}^{n} \frac{C_t}{(1+i)^t}}$$

$$= \frac{0+1\ 363.6+1\ 239.7+1\ 127.0+1\ 024.5}{2\ 000+454.5+413.2+375.7+341.5}$$

$$= \frac{4\ 754.8}{3\ 584.9} = 1.33$$

根据效益成本比法的判别原则,$BCR=1.33>1$,该方案可以接受,因此该医院可以购买一台磁共振成像机。可以看出,通过效益成本比率法所得出的结论与使用净现值法和净年值法分析所得出的结论是一致的。

另外,通过式(12-5)也可以看出,当 $BCR>1$ 时,效益现值和大于成本现值和,可以得出净现值大于 0,因此在进行评价时,如果论证某一方案的可行性,效益成本比法与净现值法的结论是一致的。如果根据效益成本比法确定某方案是可以接受的,使用净现值法得出的结论也是可以接受该方案。

第五节 成本效用分析

一、效用测量

效用(utility)在经济学中指消费者消费商品或劳务、服务所获得的满足程度。卫生经济学中的效用是一种以生命质量的满意度为权重的生命指标。我们知道,各种卫生规划和卫生活动,甚至整个卫生行业的最终目标都是改善人群的健康水平,提高人群的生活质量,使人们获得更大满足感。只有达到这个目标,卫生规划和卫生活动才是最终有意义的。效用不是计算挽救多少个生命(life),也不是仅仅计算挽救的生命的存活年数,即生命年(life year),更重要的是考虑到了生命年中的生活质量或者残疾程度。在以生活质量为评估点时,效用以质量调整寿命年为指标进行计算,此时需要引入的系数称为质量权重;而在以残疾程度为评估点时,效用以伤残调整寿命年为指标

进行来衡量,此时需要引入的系数称为伤残权重。

二、成本效用分析的定义

成本效用分析(cost-utility analysis)是将各个卫生规划或卫生活动实施方案的成本与效用相联系起来考虑,从而评价选择各种不同的方案。在某种意义上,成本效用分析是成本效果分析的一种发展。成本效用分析在进行产出测量时,把各个不同方案的不同结果都转化为效用指标,比如质量调整寿命年、伤残调整寿命年等。由于各个方案的结果都使用一致的指标来表示,与成本相联系对方案进行评价,比较解决不同健康问题的方案更为方便,不像成本效果分析严格要求方案效果的可比性。成本效用分析用同一个效用测量单位来比较不同卫生项目和政策,重视个人的生活质量,因此能比简单的成本效益分析更全面地分析收益。

【例 12-10】 某地有两个卫生规划方案需要进行比较,方案 A 成本为 2 万元,可以延长 4.5 年期望寿命,延长的生命中能以 90% 的健康状态存活;方案 B 成本为 1 万元,可以延长 3.5 年期望寿命,但延长的生命中仅以 50% 的健康状态存活。试选出最佳方案。

如题,如果采用成本效果分析,则 A 方案延长 1 年生命的成本为 0.44 万元,而 B 方案为 0.29 万元,则 B 方案为最佳方案。

而如考虑生活质量,则需要按照成本效用分析的方法进行比较,此时,两个方案需要将延长的带病生活的寿命年转换为完全健康状态下的寿命年。A 方案延长完全健康的寿命年为 4.5 年 × 0.9=4.05 年,经计算可知延长一个完全健康的寿命年需要 0.49 万元;而 B 方案可以延长的完全健康的寿命年为 3.5 年 ×0.5=1.75 年,此时延长一个完全健康的寿命年需要 0.57 万元,此时 A 方案为最佳方案。

三、成本效用分析方法及举例

(一)质量调整寿命年为效用指标

1. 概念 生命年作为效用指标没有考虑由于生存质量差异所造成人们满足感的差异,可以采用质量调整寿命年来弥补这个缺点。计算不同生命质量(健康状况)的存活年数相当于多少生命质量(健康状况)为完全健康的存活年数,再与生命数相乘,计算所得的生命年数为质量调整寿命年,用于表示各个卫生规划或卫生活动的方案实施后所获得的效用。获得各个卫生规划或卫生活动的方案实施所能够获得的质量调整寿命年之后,便可以进行相关的成本效用分析。

可以赋予不同的生活质量(健康状况)以不同的质量权重,完全健康的质量权重为 1,死亡的质量权重为 0,其他生活质量的权重介于 0 与 1 之间。通过使用不同健康状况的质量权重,可以将不同健康状况的生命年数转化为统一的质量调整寿命年。可以看出,质量权重的确定是一个非常重要的环节。在实际工作中,可以对某个卫生规划的目标人群进行调查,了解他们对各种健康状况的评价,从而获得质量权重;也可以使用专家判断法或者通过查阅文献来确定质量权重。

来自世界银行经济学院的资料,Ross 按疾病伤残等级及痛苦等级,将人们生活的生理质量和心理质量结合起来,提出了不同健康状况的质量权重,见表 12-5。

表 12-5 Ross 伤残和痛苦等级分类后对质量调整寿命年的评价表

伤残等级	痛苦等级			
	A(无)	B(轻度)	C(中度)	D(重度)
I	1.000	0.995	0.990	0.967
II	0.990	0.986	0.973	0.932
III	0.980	0.972	0.956	0.912
IV	0.964	0.956	0.942	0.870
V	0.946	0.935	0.900	0.700
VI	0.875	0.845	0.680	0.000
VII	0.677	0.564	0.000	-1.486
VIII	-1.028			

(世界银行经济发展学院)

I:无伤残;II:轻度社会交往能力丧失;III:重度社会交往能力丧失或轻度劳动能力丧失,除重活外,能做所有的家务;IV:工作或劳动严重受限制,但能外出购物和做较轻的家务;V:不能受雇做任何工作,不能继续接受教育,不能外出及上街购物,但可在别人陪护下外出或散步;VI～VIII丧失生活能力依次加重

从表 12-5 可以看出,没有伤残而且也没有痛苦的状态,为完全健康状态,其质量权重为 1,这种状态的一个生命年经过质量调整后依然是一

个质量调整寿命年；如果属于Ⅳ级伤残而且是中度痛苦，其质量权重为 0.942，那么这种状态的一个生命年经过质量调整后为 0.942 个质量调整寿命年，也就是说在这种生活质量（健康状况）下生活一年带给人们的满足感相当于完全健康地生活0.942 年所带给人们的满足感。

基于人群调查获得质量权重时可以直接或间接进行测量。直接测量的常用方法包括等级评定法（rating scale）、标准博弈法（standard gamble technique，SG）和时间权衡法（time trade-off，TTO）。

等级评定法相对比较容易操作，通常会给出不同等级的定义和描述，然后请受访者根据自身情况做出评价。如图 12-2 所示，0 代表死亡，100% 代表完全健康，然后请受访者在直线上确定自己健康状况所代表的百分比，受访者确定的数值就是效用值。

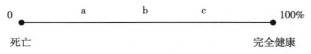

图 12-2　等级评定法确定效用值

标准博弈法是请受访者在不同方案之间进行选择，了解其对于健康状态维持的意愿，以此确定效用值。如图 12-3 所示，假定有 A、B 两个方案，采用 B 方案可以维持受访者现有的健康状况，而采用 A 方案，受访者恢复到完全健康的概率为 P，而导致死亡的概率为 1-P。其中 P 是一个可以变化的值，一个人所能接受的最小 P 值就是原始健康状况的效用值。

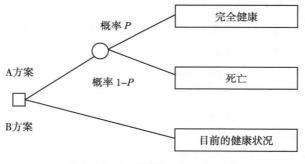

图 12-3　标准博弈法确定效用值

时间权衡法是请受访者判断在何种情况下可以保证健康收益能够补偿寿命损失。比如有一名48 岁患有严重关节炎的患者，目前疾病影响其行走，需要使用拐杖，每天大部分时间都感觉疼痛。

患者可以选择持续这样的生活直至 80 岁，或者仅活到一个较短的生命年（X），但可以在完全健康的情况下生活。此时，效用值的计算公式为：

$$效用值 = 1 - \frac{放弃的生命年}{目前状态持续生活的生命年}$$

式（12-6）

假定 X=75 岁，根据式（12-6）计算得到效用值 =1-（80-75）/（80-48）=0.84。

间接测量多采用量表进行，常用量表包括健康质量调查表（quality of well-being，QWB）、健康效用指数（health utility index，HUI）和欧洲五维度健康质量表（EuroQol 5-Dimensions，EQ-5D）。此外也可将生存质量简表 36（short form 36，SF-36）转化成效用。

2. 以质量调整寿命年作为效用指标时的评价原则

（1）对于某个具体的卫生规划或卫生活动的实施方案，如果该方案的实施可以获得的质量调整寿命年大于 0，那么这个方案是有意义的，可以采纳。

（2）比较不同卫生规划或卫生活动的实施方案，计算各个方案获得单位质量调整寿命年所需要花费的平均成本，平均成本最低的方案是最优的方案，可以优先选择。

【例 12-11】 某地有两个卫生规划方案，方案 1 是抢救脑卒中患者，平均每年花费 100 万元可以抢救 60 个患者，患者抢救成功后平均可以存活 10 年，假定生活状态为 V 级伤残且中度痛苦；方案 2 是抢救妊娠高血压综合征患者，平均每年花费 80 万元可以抢救 100 个患者，患者抢救成功后平均可以存活 40 年，假定抢救成功后的生活状态为无伤残且轻度痛苦。按照年利率为6% 计算，以成本效用分析评价两个方案并加以选择。

采用质量调整寿命年作为效用指标：

1. 方案 1 查表 12-5 得 V 级伤残且中度痛苦的质量权重为 0.900，根据式（12-1）计算出现值为 7.36；该方案保护的质量调整寿命年 = 60×7.36×0.900=397.4 年；平均保护每一质量调整寿命年的成本 =100/397.4=0.25 万元

2. 方案 2 查表 12-5 得无伤残且轻度痛苦的质量权重为 0.990，根据式（12-1）计算出

现值为 15.04；该方案保护的质量调整寿命年 = 100×15.04×0.990=1 489.0 年；平均保护每一质量调整寿命年的成本 =80/1 489.0=0.05 万元

由上可知，方案 2 保护每个质量调整寿命年的平均成本低于方案 1，应该优先选择方案 2。

【例 12-12】 以 QALY 为指标对青少年人格偏离干预研究进行成本效用分析。

1. 估计共病率 采用专家咨询法对人格障碍与部分精神障碍的共病率进行估计，获得的干预措施实施后预期减少的患病人数，见表 12-6。

表 12-6 人格障碍与部分精神障碍的共病率

精神障碍	对共病率估计值的范围	估计的共病率均值
精神分裂症	2%~12%	6.5%
双相情感障碍	1%~10%	5.2%
抑郁症	1%~15%	11.2%
强迫性障碍	5%~20%	12.5%
焦虑障碍	5%~10%	6.3%
酒药依赖或滥用	6%~20%	13.5%

2. 估计预期减少患病人数 根据减少的人格偏离患者人数，可以对预期减少的人格障碍的患病人数进行估计。调查结果显示干预措施能够减少 25 名新发的人格偏离学生，因此认为干预措施能够减少 25 名新发的人格障碍患者。同时，根据表 12-6 中人格障碍与其他精神障碍的共病率的估计结果，可以估算出预期减少的其他精神障碍的人数，结果见表 12-7。

表 12-7 预期减少的人格障碍和其他精神障碍的人数

精神障碍	与人格障碍的共病率	预期减少精神障碍患病人数
人格障碍	—	14
精神分裂症	6.5%	1
双相情感障碍	5.2%	1
抑郁症	11.2%	2
强迫性障碍	12.5%	3
焦虑障碍	6.3%	1
酒药依赖或滥用	13.5%	3

3. 估计起病年龄 采用专家咨询法对精神分裂症、双相情感障碍、抑郁症、强迫性障碍、焦虑性障碍以及酒药依赖或滥用的平均起病年龄进行估计，结果见表 12-8。

表 12-8 部分精神障碍的平均起病年龄估计
单位：岁

精神障碍	对平均起病年龄估计的范围	估计的起病年龄均值
精神分裂症	17~20	20
双相情感障碍	20~30	24
抑郁症	25~30	26
强迫性障碍	25~35	28
焦虑障碍	17~25	19
酒药依赖或滥用	25~35	30

4. 估计存活年数 根据该市统计局当年国民经济和社会发展统计公报，人均期望寿命为 79.6 岁，根据各种精神障碍的起病年龄，计算出各类精神障碍起病后的存活年数。对存活年数按 0.06 的贴现率进行贴现，可以获得存活年数的现值。

经计算，由于人格障碍患者起病于 18 岁，因此，预期发病后的存活年数为 79.6-18=61.6 年。根据时间贴现的计算公式（12-1），可以计算出存活年数的现值。经计算人格障碍患者存活年数的现值为 16.2 年。按此方法计算部分精神障碍患者的存活年数及存活年数现值，见表 12-9。

表 12-9 部分精神障碍患者存活年数及
存活年数现值的估计

精神障碍	起病年龄/岁	预期发病后的存活年数	存活年数的现值
人格障碍	18	61.6	16.2
精神分裂症	20	59.6	16.2
双相情感障碍	24	55.6	16.0
抑郁症	26	53.6	15.9
强迫性障碍	28	51.6	15.9
焦虑障碍	19	60.6	16.2
酒药依赖或滥用	30	49.6	15.8

5. 确定和选择质量权重 采用专家咨询法对人格障碍及部分精神障碍患者的质量权重进行估计，结果见表 12-10。

表 12-10 部分精神障碍患者质量权重的估计

精神障碍	对质量权重估计的范围	估计的质量权重均值
人格障碍	0.75~0.99	0.90
精神分裂症	0.30~0.87	0.68
双相情感障碍	0.35~0.96	0.82
抑郁症	0.40~0.96	0.84
强迫性障碍	0.50~0.99	0.88
焦虑障碍	0.55~0.98	0.85
酒药依赖或滥用	0.40~0.97	0.78

6. 确定和选择失能权重 根据世界卫生组织 1990 年全球疾病负担调查,确定精神分裂症患者的失能权重为 0.627,双相情感障碍患者为 0.583,抑郁症患者为 0.600,强迫性障碍患者为 0.129,酒药依赖或滥用患者为 0.180。根据 1997 年荷兰的失能权重调查确定焦虑障碍患者的失能权重为 0.385。同时,根据世界卫生组织 1990 年全球疾病调查中对于一级伤残等级的定义,即在娱乐、教育、生育、就业等领域中至少有一项活动受限,确定人格障碍患者的失能权重为 0.096。

7. 计算干预措施保护的质量调整寿命年（*QALY*） 根据表 12-7 获得的干预措施实施后预期减少的人数、表 12-9 获得的各种精神障碍发病后存活年数的现值以及表 12-10 获得的各种精神障碍质量权重的估计值,可以估算出干预措施实施后保护的质量调整寿命年。

经计算,干预措施能够预期减少 14 名人格障碍患者,而人格障碍患者起病后存活年数的现值为 16.2 年,人格障碍患者的质量权重为 0.90,按照完全健康状态的质量权重为 1 进行计算,对于人格障碍这一疾病干预措施能够保护的质量调整寿命年:

$QALY$=14 人 × 16.2 年 ×（1-0.90）=22.7 年

按此方法分别计算出干预措施能够保护各类精神障碍的 *QALY*,将各类精神障碍的 *QALY* 相加,可以获得青少年人格偏离干预措施实施后保护的质量调整寿命年的总和为 54.4 年,见表 12-11。

表 12-11 干预措施实施后保护的 *QALY* 估计

精神障碍	预期减少患病人数	存活年数的现值	质量权重	保护的质量权重	干预措施保护的 *QALY*
人格障碍	14	16.20	0.90	0.10	22.70
精神分裂症	1	16.20	0.68	0.32	5.20
双相情感障碍	1	16.00	0.82	0.18	2.90
抑郁症	2	15.90	0.84	0.16	5.10
强迫性障碍	3	15.90	0.88	0.12	5.70
焦虑障碍	1	16.20	0.85	0.15	2.40
酒药依赖或滥用	3	15.80	0.78	0.22	10.40
合计					54.40

8. 以 *QALY* 为指标的成本效用分析 根据例 12-6 青少年人格偏离干预研究的成本效果分析,青少年人格偏离干预措施实施的成本共计 67 860 元,计算干预措施平均每保护一个质量调整寿命年的成本 =67 860 元 /54.4 年 =1 247 元。

（二）伤残调整寿命年为效用指标

1. 概念 伤残调整寿命年的目标与质量调整寿命年是一致的,都是为了不仅仅考虑各种卫生规划或卫生活动对减少早死所做的贡献,而且还考虑这些规划与活动对于改善非致死性健康状况所做的贡献。与质量调整寿命年不同的是,伤残调整寿命年的重点是确定与选择各种状态的伤残权重,而质量调整寿命年的重点是确定与选择各种状态的质量权重。伤残调整寿命年计算的是健康的损失,而质量调整寿命年计算的是健康的获得。

在确定伤残权重时,主要考虑不同伤残状态对人们生活的影响。不同的疾病,不同的伤残状态可能影响人们不同的具体功能,比如偏瘫的患者终日卧床,日常活动如吃饭、个人卫生及大小便均需要别人的帮助；类风湿关节炎的患者由于关节活动受限，日常生活也需要别人的帮助，虽然患者的具体状态不一样，但是疾病和伤残状态对他们的生活所造成的影响却基本相同，因此，在确定伤残权重时，可以考虑赋予两个状态以相同的权重。表 12-12 中定义了不同伤残等级的权重，0 为完全健康的权重，1 为死亡的权重，其他各种伤残状态的权重介于完全健康与死亡之间，随着伤残程度的加重、伤残对人们生活影响的增加，赋予的权重也就越大，从表 12-12 中可以看出，对于日常活动如吃饭、个人卫生及大小便均需要别人帮助的状态，伤残权重非常高，与死亡的权重比较接近。

表 12-12　失能权重的定义

伤残等级	描述	权重
一级	在下列领域内至少有一项活动受限：娱乐、教育、生育、就业	0.096
二级	在下列领域内至少有一项大部分活动受限：娱乐、教育、生育、就业	0.220
三级	在下列领域内有两项或两项以上活动受限：娱乐、教育、生育、就业	0.400
四级	在下列所有领域大部分活动受限：娱乐、教育、生育、就业	0.600
五级	日常活动如做饭、购物、做家务均需借助工具的帮助	0.810
六级	日常活动如吃饭、个人卫生及大小便需别人帮助	0.920

世界银行于 1993 年出版的《世界发展报告·投资于健康》中正式使用伤残调整寿命年来测量全球和各地区的疾病负担。世界各国的许多学者都致力研究各种疾病所造成的伤残调整寿命年的损失。获得各个卫生规划或卫生活动的方案实施所减少的伤残调整寿命年损失后，便可以进行相关的成本效用分析。

2. 以伤残调整寿命年作为效用指标时的评价原则

（1）对于某个具体的卫生规划或卫生活动的实施方案，如果该方案的实施可以挽救的伤残调整寿命年大于 0，那么这个方案是有意义的，可以接受。

（2）比较不同卫生规划或卫生活动的实施方案，计算挽救每一伤残调整寿命年损失所需要花费的平均成本，平均成本最低的方案为最优方案，从经济学的角度应该优先选择。

【例 12-13】　某地区有两个疾病干预方案可供选择，假定方案 1 干预疾病 A，每年花费 40 万元，可以挽救 15 个伤残调整寿命年；方案 2 干预疾病 B，每年花费 30 万元，可以挽救 6 个伤残调整寿命年。试比较两种方案并选择最优方案。

方案 1　挽救 1 个伤残调整寿命年的平均成本 =400 000/15=26 666.7 元

方案 2　挽救 1 个伤残调整寿命年的平均成本 =300 000/6=50 000.0 元

挽救 1 个伤残调整寿命年的平均成本方案 2 大于方案 1，从成本效用分析的角度方案 1 优于方案 2，应该优先选择方案 1。

【例 12-14】　以 *DALY* 为指标对青少年人格偏离干预研究进行成本效用分析以 *DALY* 为指标进行成本效用分析

（1）估计干预措施挽救的伤残调整寿命年（*DALY*）：根据表 12-7 获得的干预措施实施后预期减少的人数、表 12-9 获得的各种精神障碍发病后存活年数的现值以及前述结果中的各种精神障碍失能权重的估计值，可以估算出干预措施实施后挽救的伤残调整寿命年。经计算干预措施能够预期减少 14 名人格障碍患者，而人格障碍患者起病后存活年数的现值为 16.2 年，人格障碍患者的失能权重为 0.096，故对于人格障碍这一疾病，干预措施能够挽救的伤残调整寿命年为：

DALY=14 人 ×16.2 年 ×0.096=21.8 年

按上述方法，可以分别计算出干预措施能够挽救各类精神障碍，将上述质量调整寿命年相加，可以获得青少年人格偏离干预措施实施后保护的伤残调整寿命年的总和为 81.3 年。见表 12-13。

（2）以 *DALY* 为指标的成本效用分析：根据例 12-6 青少年人格偏离干预研究的成本效果分析，青少年人格偏离干预措施实施的成本共计 67 860 元，计算干预措施平均每挽救一个伤残调整寿命年的成本 =67 860 元 /81.3 年 =835 元。

表 12-13 干预措施实施后保护的 *DALY* 估计

精神障碍	预期减少人数	存活年数的现值	失能权重	干预措施挽救的 *DALY*
人格障碍	14	16.2	0.096	21.8
精神分裂症	1	16.2	0.627	10.2
双相情感障碍	1	16.0	0.583	9.3
抑郁症	2	15.9	0.600	19.1
强迫性障碍	3	15.9	0.129	6.2
焦虑障碍	1	16.2	0.385	6.2
酒药依赖或滥用	3	15.8	0.180	8.5
合计				81.3

思 考 题

1. 叙述成本的定义和测量。
2. 举例说明直接成本和间接成本。
3. 简述成本效果分析的用途。

4. 简述成本效益分析的步骤。
5. 分别简述以不同指标进行的成本效用分析的基本方法。

（刘肇瑞）

第十三章 临床研究的资料分析

在临床科研实践中,统计学作为一门方法学,贯穿于整个临床研究过程,从研究设计、数据收集和整理、数据分析,结果的展示和解释,直至最后论文的发表,都需要统计学知识的支持。而统计分析方法的正确选择在数据处理中至关重要,它与研究目的、研究设计、资料类型和分布特征以及统计方法的应用条件密切相关。其中任何一个问题没考虑到或考虑周全,都有可能导致统计分析方法的抉择失误。因此,学好统计学基本理论,掌握每一种统计方法的适用条件及其使用技巧,对每位临床研究人员来讲都是必须具备的基本功之一。

第一节 临床科研中研究变量的类型

在进行资料统计分析之前,必须辨别清楚研究变量的类型,因为不同类型的变量需要不同的统计方法去分析。下面从不同角度对研究变量的类型加以介绍。

一、定量变量和定性变量

(一)定量变量

定量变量(quantitative variable),也称数值变量(numerical variable),是对每个观察对象用定量的方法测定某项指标的大小所得的资料,一般有度量衡等单位。例如年龄、身高、体重、血压、血脂的浓度、血糖的含量、肿瘤的大小、肺活量、白细胞计数和细菌数等。

根据变量的可能取值之间有无"缝隙"(gap),常将定量变量分为离散型变量(discrete variable)和连续型变量(continuous variable)两种。可以在某一区间取任何值的变量就是连续变量,如年龄、身高和体重。数据之间存在"缝隙"的变量就是离散变量,如家庭人口数、儿童口腔中龋齿个数等,离散型变量只能取有限的几个值。

(二)定性变量

定性变量(qualitative variable),也称分类变量(categorical variable),是先将观察对象按某种属性或类别分组,然后清点各组观察对象的个数所得的资料。例如调查某人群的血型分布,按A、B、AB、O型分四组,计数各血型组的人数。

根据变量类别之间是否有顺序、等级、大小关系,常将定性变量划分为有序变量(ordinal variable)和名义变量(nominal variable)。如果定性变量的类别之间呈现顺序关系,则该变量就是有序变量,如疗效评价(治愈、好转和无效)、疾病严重程度(轻、中、重)等。如果定性变量的类别之间无顺序大小关系,类别只代表名称或标签含义,没有数量意义,则该变量就是名义变量,如性别、职业、分娩方式等。

定性变量根据类别数可分为二分类变量和多分类变量。定性变量只能是离散型变量。为了对定性变量进行统计分析,往往需要进行编码。二分类变量常采用0、1编码,例如将性别男、女分别用0、1表示。因为用0、1分别指示了性别的不同属性,所以这样获得的变量称为指示变量(indicative variable)。

对于有序分类变量,可按由小到大顺序编码,或根据实际情况给予相应的得分。例如:可将文化程度的四个类别"文盲""小学""中学"和"大学及以上"分别编码为1、2、3、4,或者按受教育年数编码为0、6、12、16。

对于名义分类变量,可以用任何代码进行编码,每个代码或数字只是起名称或标志作用,无数值含义。在进行多因素分析时,需要进行哑变量(dummy variable)编码。

（三）变量的转化

在资料分析时，根据研究需要可以将定量变量转化为定性变量。例如血压，当舒张压达到95mmHg时被认为是高血压，低于这个值被确认为血压正常，再清点两组的人数，这样就将定量变量转化为二分类变量了。进一步将舒张压值介于90~94mmHg之间定义为临界高血压，60~90mmHg之间定义为正常血压，低于60mmHg被认为是低血压，这样整理得到的结果就是有序分类变量。但是，由定性变量无法再转化为原来的定量变量，因此在搜集数据阶段应尽可能搜集定量数据，因为定量数据所包含的信息比定性数据更加丰富。

二、按研究因素间的因果联系分类

在流行病学病因研究中，根据研究变量在疾病发生过程中所起的作用大致分为四个类型（图13-1）。自变量（independent variable），它的变化可以引起某一现象或情况发生相应变化。因变量（dependent variable）或结果变量（outcome variable），它是因自变量变化而引发的效应或结果。由病因（自变量）至疾病（因变量）的过程中，往往需先引发一个或多个中间变化，最终才能发病。这些中间变化称为中介变量（mediating variable）。混杂变量（confounding variable）与研究的病因（自变量）和研究的疾病（因变量）均有关，它能缩小或夸大病因与疾病间的真正联系。

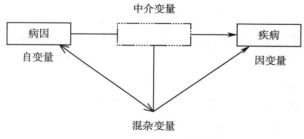

图13-1　病因关系中的变量类型

第二节　统计方法的选择

统计学的内容非常丰富，统计的方法很多，每种方法都有其适用条件。如果统计分析方法应用不当，不仅不能准确地反映科研结果，而且可能带来错误的结论。因此在临床科研工作中，临床科研人员应充分考虑研究目的、设计类型、变量的类型、统计方法的应用条件等方面，并结合专业知识，才能正确地选择统计分析方法，得出正确的、符合实际的结论。此外，统计方法的选择应在科研的设计阶段来完成，而不应该在临床研究结束或在数据的收集工作已完成之后。下面从基本原则和具体运用两方面来介绍最常用的统计方法选择的思路。

一、统计方法选择基本原则

（一）研究目的

对于临床研究工作者来说，在进行统计分析前，一定要明确研究目的，并根据研究目的确定合适指标和选择相应统计方法。统计方法可分为两大类：统计描述（descriptive statistics）和统计推断（inferential statistics）。统计描述，即利用统计指标（如均数、标准差、率及构成比等）、统计图（如直方图、饼图、散点图等）或统计表（如频数表、列联表等），对数据资料所进行的最基本的统计分析，使其能反映数据资料的基本特征，有利于研究者能准确、全面地了解数据资料所包含的信息，以便做出科学的推断。统计推断，即利用样本所提供的信息对总体进行推断，包括参数估计（如均数、率、*RR*、*OR*等95%置信区间估计）和假设检验（如*t*检验、方差分析、回归分析等）。

临床研究的研究目的多种多样，应针对不同研究目的选择恰当的统计方法，常见规则如下：

1. 分析不同干预措施间的效果有无差别时，常用*t*检验、方差分析、卡方检验、秩和检验等。

2. 分析不同因素间的关系时，可用相关分析（线性相关、等级相关、典则相关等）来衡量各因素间密切程度和方向；用回归分析（线性回归、Logistic回归、广义线性模型等）来揭示因素间依存关系或因果关系；用主成分分析、因子分析和对应分析来探索多个变量间的内在联系或结构，寻找变量综合指标等。

3. 将变量或记录分成若干个类别，但类别数不清楚，或各类别的特征不明，可采用聚类分析；若类别清楚，希望建立判别方程，对以后新进入的案例进行所属类别的预测，则可用判别分析。

4. 分析影响生存时间和生存结局的因素，同时数据中存在失访，可采用生存分析。

5. 欲根据收集到的时间序列数据，对以后的情形加以预测,可用时间序列模型进行分析。

6. 如对以往同类研究结果进行定量综合,可采用 Meta 分析。

（二）设计类型

不同设计类型,对应着不同统计方法。若不考虑设计类型,会影响统计结果的真实性,得到错误的结果。例如:定量资料中配对设计两组间差别的比较,应选用配对 t 检验或符号秩和检验,若选用成组 t 检验或两独立样本的秩和检验则会降低检验效能。常见的设计类型有完全随机设计、配对设计、随机区组设计、交叉设计、析因设计和重复测量设计等（各种设计类型的定义及详细内容请查阅有关书籍）。假如想比较不同干预措施间的效果有无差别,如果是完全随机设计,可用成组 t 检验、两独立样本秩和检验、卡方检验、单因素方差分析和 Kruskal-Wallis 检验等;如果是配对设计和随机区组设计,可用配对 t 检验、符号秩和检验、McNemar 卡方检验、随机区组设计方差分析和 Friedman 检验等;如果是交叉设计、析因设计和重复测量设计,则可用交叉设计方差分析、析因设计方差分析和重复测量方差分析等。

（三）资料类型

研究人员在分析资料之前首先要认清所要分析变量的类型和特征,以及变量在研究中所起的作用。分析变量是定量变量还是定性变量。若是定量变量,它的服从何种分布;若是定性变量,是无序分类还是有序分类,是二分类还是多分类,变量在研究中属于自变量、因变量,还是混杂变量或中介变量。在理清变量的类型、特征和在研究中的关系后,再根据研究目的选择恰当的统计方法分析研究资料。

不同变量类型的资料采用不同的统计指标进行描述性分析,从而反映数据资料的基本特征（具体见本章第三节）。如果考察的特征需要有多个因变量来表示,则需要用到多元方差分析模型等比较高深的统计知识,请参阅相关统计书籍,这里只探讨一个因变量的情形。以下内容按照不同类型（定性变量和定量变量）的因变量与不同数量、类型自变量的组合（图 13-2）,以此介绍正确选择统计方法（以常用统计推断方法为例）的流程。

（四）统计方法的应用条件

统计分析方法是基于数理统计与概率论,并在一定假设条件下推导建立的。只有满足了这些应用条件,数理推导才成立。因此在应用统计方法之前,先看是否满足检验方法所需的前提条件,必要时可进行变量变换。例如:两个独立样本比较 t 检验或单因素方差分析,均要求资料满足独立性、正态性、方差齐性等前提条件;四格表 χ^2 检验要求样本量大于 40 且最小的理论频数大于 5;如果要用正态分布法估计参考值范围,首先要检验资料是否服从正态分布;在建立各种多重回归方程时,常需检验变量间的多重共线性和残差分布的正态性等。

二、统计方法选择的具体运用

在临床科研工作中要综合考虑以上谈到基本原则,才能选择正确的统计方法。下面按照单变量分析、双变量分析、多变量分析,充分考虑设计类型、变量的类型、统计方法的应用条件等方面,并结合专业知识详细介绍统计方法选择的具体运用（以常用统计推断方法为例）。

（一）单变量分析

对不含有自变量,仅有因变量的研究资料所进行的统计分析称为单变量统计分析（single variable analysis）。单变量分析的应用包括以下几个方面:由样本推断总体参数（总体均数和总体率）的置信区间、单组样本资料的假设检验（如单组样本均数的 Z 检验、单组样本均数 t 检验、单组样本频率的假设检验等）、配对样本的假设检验（如配对 t 检验、配对样本的符号秩和检验等）、检验样本来自的总体分布（如正态分布、二项分布、Poisson 分布等）。

1. 因变量为定量资料 因变量为定量资料的单变量分析,应综合考虑因变量的分布特征、设计类型和应用条件来选择恰当的统计方法,具体选择流程见图 13-3。

（1）总体均数估计:由于抽样误差的存在,样本结果不一定恰好等于总体结果,因此有必要根据抽样分布规律,用样本指标（称为统计量）来推断总体指标（称为参数）。参数估计就是用样本统计量估计总体参数的过程,包括点估计和区间估计两种。点估计就是直接用样本统计量作为总体参数的点估计值,例如用随机样本的样本均数 $\overline{X}$ 作为总体均数 μ 的点估计值。区间估计是

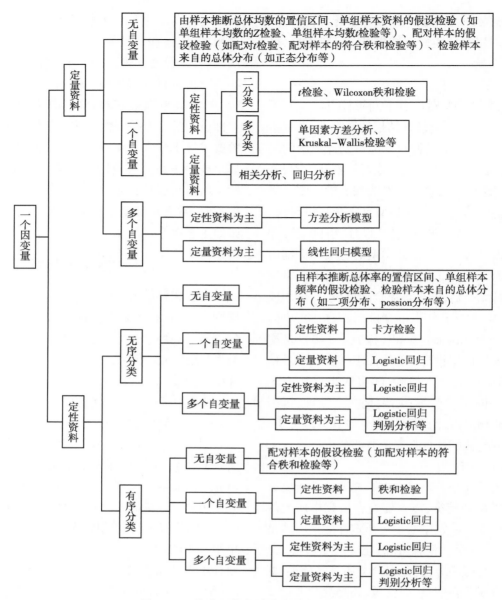

图 13-2　临床研究中统计方法选择流程图

按事先给定的 $(1-\alpha)$ 估计包含未知总体参数的一个区间范围,这个范围称为参数的可信区间或置信区间(confidence interval, CI)。$(1-\alpha)$% 称为置信度,说明这个范围包含总体均数的可能性有多大,常取 95% 或 99%。在计算置信区间之前,必须先要计算标准误(standard error),它等于标准差除以样本量平方根。标准误是用来描述样本统计量与总体参数离散程度的指标,表示所得样本统计量的可靠程度。标准误越小,样本统计量(样本均数、样本率)对总体参数(总体均数、总体率)的代表性就越好,反之代表性就差。

根据总体标准差 σ 是否已知,而采用不同总

体均数置信区间计算方法。σ 已知或 σ 未知但样本含量足够大时,可按正态分布的原理计算;σ 不知时,用样本标准差 S 取代总体标准差 σ,则按 t 分布的原理计算。

当 σ 已知或 σ 未知但样本含量足够大时,总体均数 μ 的 $(1-\alpha)$% 置信区间可用下式计算:

$$\bar{x} \pm Z_{\alpha/2}\sigma_{\bar{x}} = \bar{x} \pm Z_{\alpha/2}\frac{\sigma}{\sqrt{n}} \qquad 式(13-1)$$

σ 为总体标准差,如计算 95% 置信区间,$Z_{0.05/2}=1.96$,如计算 99% 置信区间,$Z_{0.01/2}=2.58$。

当 σ 不知时,可用下式计算:

$$\bar{x} \pm t_{\alpha/2,v}S_{\bar{x}} = \bar{x} \pm t_{\alpha/2,v}\frac{S}{\sqrt{n}} \qquad 式(13-2)$$

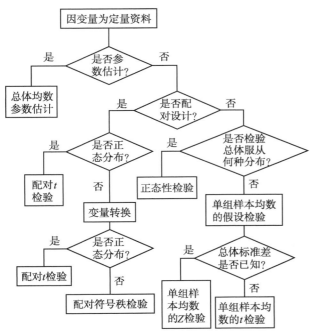

图 13-3　定量资料单变量分析统计方法选择流程图

式中 $\bar{x}$ 为样本均数，n 为样本含量，$S_{\bar{x}}$ 为标准误，S 为样本标准差（代替总体标准差 σ），$t_{\alpha,v}$ 是按自由度 $v=n-1$ 的 t 分布曲线下，两侧尾部面积各占 $\alpha/2$ 所对应的临界值。

（2）单组样本资料的假设检验：通过样本均数 $\bar{x}$ 与已知总体均数 μ 之间的差异与标准误比值，来推断样本均数所代表的未知总体均数与已知总体均数差异是否是抽样误差造成的，即是否相同。

当 σ 已知或 σ 未知但样本含量足够大（$n\geq30$）时，采用 Z 检验；当 σ 不知时，采用 t 检验，要求样本来自于正态分布的总体。无论 Z 检验还是 t 检验，都要求样本来自于正态分布总体，所以在进行假设检验之前，需要对数据进行正态性检验。如不满足，可通过变量转换使其满足。

t 检验、Z 检验公式如下：

$$t=\frac{\bar{x}-\mu}{S/\sqrt{n}} \qquad 式（13-3）$$

$$Z=\frac{\bar{x}-\mu}{\sigma/\sqrt{n}} \qquad 式（13-4）$$

（3）配对样本的假设检验：在临床研究中经常采用配对设计，即将受试对象按一定条件配成对子（同种属、同年龄组、同性别等），再随机分配每对中的受试对象到不同处理组。由配对设计获得的资料称为配对资料。对于配对资料，可以将每对观察值相减，得到差值资料实际上是一个样本，因

此可以将这类问题看成是检验差值的均数或中位数是否等于 0。若差值服从正态分布，可采用配对 t 检验；否则，采用配对资料的符号秩和检验。

配对样本均数的 t 检验公式：

$$t=\frac{\bar{d}-0}{S_{\bar{d}}/\sqrt{n}} \qquad 式（13-5）$$

式中 $\bar{d}$ 为样本中各对差值 d 的均数，n 为对子数，$S_{\bar{d}}$ 为样本差值的标准差。

当差值不服从正态分布时，需采用符号秩和检验进行统计分析。具体过程读者可参考相关的统计学书籍。

2. **因变量为定性资料**　同因变量为定量资料类似，因变量为定性资料单变量分析的应用包括：总体率的参数估计、单组样本频率的假设检验等、检验样本来自的总体分布（如二项分布、Poisson 分布等）。具体选择流程见图 13-4。

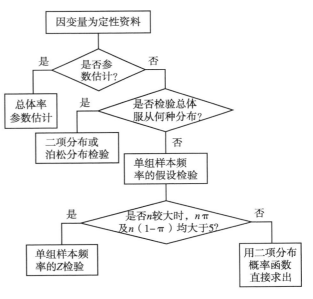

图 13-4　定性资料单变量分析统计方法选择流程图

（1）总体率的参数估计：点估计是用样本频率 p 作为总体概率 π 的点估计值，而区间估计是求出总体率的可能范围。

当样本量 n 足够大时（$n>50$），使得 np 和 $n(1-p)$ 均大于 5，p 的分布接近正态分布，可用下式计算总体概率（$1-\alpha$）的置信区间：

$$p\pm Z_{\alpha/2}S_p \qquad 式（13-6）$$

$$S_p=\sqrt{\frac{p(1-p)}{n}} \qquad 式（13-7）$$

式中 p 为样本率，S_p 为率的标准误。

当样本含量较小（$n \leq 50$），且 p 很接近 0 或 1 时，总体率的置信区间可按二项分布原理计算，但计算过程复杂，应用时可直接查相关的统计表。

（2）单组样本频率的假设检验：当样本量 n 较大时，$n\pi$ 及 $n(1-\pi)$ 均大于 5 时，可利用样本频率 p 的分布近似正态分布，进行单组样本频率的 Z 检验。

$$Z = \frac{p-\pi}{\sigma_p} = \frac{p-\pi}{\sqrt{\pi(1-\pi)/n}} \quad 式（13-8）$$

式中 p 为样本率，π 为总体率，σ_p 为率的标准误，n 为样本数。

如果资料服从二项分布，但 $n\pi<5$ 时，用二项分布概率函数直接求出累积概率，然后与规定的 α 作比较。

（二）双变量分析

双变量分析（bivariable analysis）是指对只含有一个因变量和一个自变量的资料进行分析，因此统计分析方法的选择不仅要考虑因变量的类型，还要考虑自变量的类型。

1. 因变量为定量资料 图 13-5 展示了因变量为定量资料的双变量统计方法选择流程图。

（1）自变量为定量资料

1）线性相关：线性相关（linear correlation）用于描述呈正态分布的两随机变量间的相关关系，其相关程度与方向可用 Pearson 积矩相关系数（product-moment correlation coefficient）表示，符号为 r，计算公式如下：

$$r = \frac{\sum(X-\overline{X})(Y-\overline{Y})}{\sqrt{\sum(X-\overline{X})^2(Y-\overline{Y})^2}} \quad 式（13-9）$$

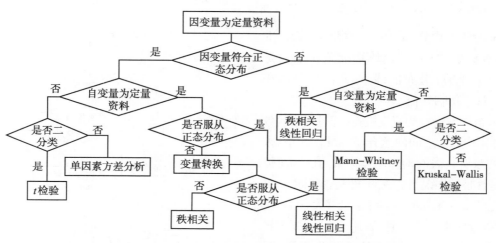

图 13-5 因变量为定量资料的双变量统计方法选择流程图

相关系数 r 没有单位，其值介于 -1~$+1$ 之间，正值表示正相关，负值表示负相关，0 表示不相关。r 值的绝对值越接近 1，说明相关关系越密切，等于 1 表示完全相关。r 值的绝对值 ≥ 0.7，表示相关程度较强；$0.4 \leq r$ 值的绝对值 <0.7，表示中等程度相关；r 值的绝对值 <0.4，表示相关程度较弱。

由样本计算的相关系数 r，是总体相关系数 ρ 的一个估计值。要判断 X、Y 间是否有相关关系，还要作总体相关系数 ρ 是否为零的检验假设。一般采用 t 检验，计算公式为：

$$t_r = \frac{r-0}{s_r} = \frac{r}{\sqrt{\frac{1-r^2}{n-2}}} \quad 式（13-10）$$

式中分母为相关系数 r 的标准误，自由度 $v=n-2$。

2）等级相关：如果 X、Y 不服从双变量正态分布，总体分布类型未知，数据本身有不确定值或为等级资料，则不宜利用原始数据直接计算 Pearson 积矩相关系数，而应用秩相关（rank correlation）或称等级相关来描述两个变量间相关的程度与方向。秩相关的基本思想是将原始数据转换为秩次，然后在用秩次代替原数据代入 Pearson 相关系数计算公式，得到相关系数称为 Spearman 秩相关系数或等级相关系数，用 r_s 表示。

3）简单线性回归：经相关分析，认为 X 与 Y 间存在线性相关关系，并需进一步由 X 值估计或

推测 Y 值，此时可进行简单线性回归（simple linear regression）分析。一般采用最小二乘法去拟合一条各实测点与它纵向距离的平方和最小的回归直线，从而得到用来定量描述因变量和自变量之间数量关系的方程。统计上称这个方程为直线回归方程，称这条直线为回归直线。回归方程一般表达为：

$$\hat{y} = a + bx \qquad \text{式（13-11）}$$

式中 x，y 为相应的两个变量；a 为截距，即 X 为零时，Y 的数值；b 为直线的斜率，这里称为回归系数（regression coefficient），即 X 每变化一个单位时，Y 平均变化多少个单位。回归系数计算公式为：

$$b = \frac{\sum (X-\bar{X})(Y-\bar{Y})}{\sum (X-\bar{X})^2} = \frac{\sum XY - \frac{(\sum X)(\sum Y)}{n}}{\sum X^2 - \frac{(\sum X)^2}{n}}$$
$$\text{式（13-12）}$$

$$a = \bar{Y} - b\bar{X} \qquad \text{式（13-13）}$$

线性回归分析要求数据满足线性、独立、正态、等方差的前提条件。回归方程是否有统计学意义，需作两方面的假设检验：检验回归模型是否成立和检验总体回归系数 β 是否为零。前者采用方差分析，后者采用 t 检验进行检验。

决定系数（determinant coefficient）或确定系数 R^2 常被用来反映回归模型的拟合效果。决定系数等于回归平方和与总平方和之比，取值介于 0~1

之间，反映了自变量对回归效果的贡献，也就是在 Y 的总变异中回归关系所能解释的百分比。

（2）自变量为定性资料

1）两独立样本 t 检验：t 检验常用来比较两样本所来自的总体均数是否相同，它要求两样本均来自正态分布且方差齐。当方差不齐时，可考虑用 t' 检验。

$$t = \frac{\bar{X}_1 - \bar{X}_2}{s_{(X_1 - X_2)}} = \frac{\bar{X}_1 - \bar{X}_2}{\sqrt{\frac{(n_1-1)s_1^2 + (n_2-1)s_2^2}{n_1 + n_2 - 2}\left(\frac{1}{n_1} + \frac{1}{n_2}\right)}}$$
$$\text{式（13-14）}$$

$$t' = \frac{\bar{X}_1 - \bar{X}_2}{\sqrt{\frac{s_1^2}{n_1} + \frac{s_2^2}{n_2}}} \qquad \text{式（13-15）}$$

当两样本并非来自正态总体或总体分布不详时，可选用非参检验中的 Mann-Whitney 法对两组独立样本进行比较。

2）单因素方差分析：科研设计中只安排一种处理因素的设计称为单因素设计，不安排其他任何控制因素的单因素设计即为完全随机设计。针对完全随机设计资料，若想检验按单一因素各水平分组所对应的总体均数是否相同，可采用单因素方差分析（one way analysis of variance），它将总变异分解为组间变异与组内变异两部分。常用公式见表 13-1。

表 13-1 完全随机设计方差分析公式

变异来源	离均差平方和 SS	自由度 ν	均方 MS	F 值
总变异	$\sum\limits_{i=1}^{g}\sum\limits_{j=1}^{n_i}(X_{ij}-\bar{X})^2$	$N-1$		
组间变异	$\sum\limits_{i=1}^{g}n_i(\bar{X}_i-\bar{X})^2$	$g-1$	$SS_{组间}/g-1$	$MS_{组间}/MS_{组内}$
组内变异	$SS_{总}-SS_{组间}$	$N-k$	$SS_{组内}/N-g$	

通过 F 检验，只能推断多个总体之间均数存在差异，但具体是哪几个总体之间存在差异，则还需要进一步做两两比较，即多重比较（multiple comparison）。目前常用的均数多重比较的方法有 LSD-t 检验、SNK-q 检验和 Bonferroni 法。

进行方差分析的前提条件是，各处理组均来自正态分布的总体，当不能满足这一要求时，可采用 Kruskal-Wallis 非参检验法。

2. **因变量为定性资料** 因变量为定性资料的双变量分析统计方法选择见图 13-6。

（1）自变量为定量资料：当因变量为定性资料，自变量为定量资料时的双变量统计分析，可以根据因变量是二分类、无序多分类和有序多分类，分别采用二分类 Logistic 回归、无序多分类 Logistic 回归和有序 Logistic 回归进行分析（详细介绍见多变量分析）。

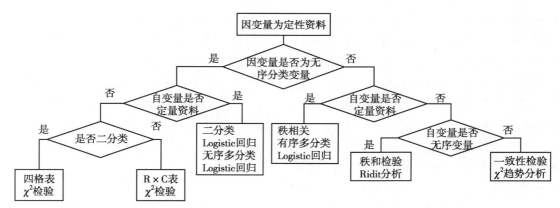

图 13-6 因变量为定性资料双变量分析统计方法选择流程图

（2）自变量为定性资料：当因变量和自变量均为定性资料时的双变量统计分析，要根据是否有序两两组合采取不同统计分析方法。当因变量为无序分类变量，而自变量无论是有序还是无序分类时，采用一般 χ^2 检验或 Fisher 精确概率法进行分析；当因变量为有序分类变量，而自变量为无序分类变量，则可采用秩和检验或 Ridit 分析；当两者都是有序分类变量，则可采用一致性检验和 χ^2 趋势检验。

1）四格表资料的 χ^2 检验：四格表资料的 χ^2 检验主要用来检验两样本的率或构成比有无差别。除了一般的 χ^2 检验公式外，四格表资料的 χ^2 检验还有专用公式：

$$\chi^2 = \frac{(ad-bc)^2 n}{(a+b)(c+d)(a+c)(b+d)} \quad \text{式（13-16）}$$

式中 a、b、c、d 分别为四格表的实际频数，n 为总例数。

当 $1 < T < 5$，$n > 40$ 时，需要进行连续性校正或用确切概率计算法。T 为理论频数，是根据检验假设确定的，例如表 13-2 中 a 的理论频数可用下式计算：$(a+b)(a+c)/(a+b+c+d)$。校正 χ^2 值计算可用下列公式。

$$\chi^2 = \frac{(|ad-bc|-n/2)^2 n}{(a+b)(c+d)(a+c)(b+d)} \quad \text{式（13-17）}$$

当 $T < 1$ 或 $n < 40$ 时，需要用确切概率计算法。

表 13-2 四格表 χ^2 检验整理表

处理或特征	状态		合计
	+	-	
有	a	b	$a+b$
无	c	d	$c+d$
合计	$a+c$	$b+d$	$n=a+b+c+d$

$$P = \frac{(a+b)!(c+d)!(a+c)!(b+d)!}{a!b!c!d!n!}$$

$$\text{式（13-18）}$$

2）配对 χ^2 检验：同定量资料可作配对设计一样，计数资料也可作配对设计，可应用 McNemar 公式作配对 χ^2 检验。例如 1:1 配对病例对照研究资料的分析，见表 13-3。

表 13-3 1:1 配对病例对照研究资料整理表

对照	病例		合计
	有暴露史	无暴露史	
有暴露史	a	b	$a+b$
无暴露史	c	d	$c+d$
合计	$a+c$	$b+d$	$n=a+b+c+d$

$$\chi^2 = \frac{(b-c)^2}{b+c} \quad \text{式（13-19）}$$

此公式适用于较大样本，当配对对子数较少（$n < 40$）时，用连续性校正公式计算：

$$\chi^2 = \frac{(|b-c|-1)^2}{b+c} \quad \text{式（13-20）}$$

3）行 × 列表 χ^2 检验：当行数和/或列数大于 2 时，通常称为行 × 列表（$R \times C$ 表）。行 × 列表的 χ^2 检验，常用于多个样本率的比较，样本构成比的比较。常用的公式为：

$$\chi^2 = n\left(\sum \frac{f_{ij}^2}{n_{ri} n_{cj}} - 1\right) \quad \text{式（13-21）}$$

式中 f_{ij} 为第 i 行第 j 列所对应格子的观察频数，n 为总例数，n_{ri} 及 n_{cj} 分别为第 i 行合计数与第 j 列合计数。

行 × 列表的 χ^2 检验要求理论频数小于 5 的格子数不应超过 1/5，否则应先对列联表进行处理。处理方法主要有：一是增加样本例数，二是删除理论频数较小的行或列，三是可将较小理论频数所在行或列与性质相近的邻行或邻列合并，四是采用确切概率法。

4）χ^2 趋势检验：临床流行病学研究中，常将某因素的暴露分成由低到高不同的水平，分析暴露水平与发病率之间的剂量–反应关系，增加因果关系推断的依据。这种联系有无统计学显著性差异，可用 χ^2 趋势检验，见表 13–4。

表 13–4　χ^2 趋势检验资料整理表

	暴露水平 X_i					合计
	X_0	X_1	X_2	$\cdots$	X_i	
病例 a_i	a_0	a_1	a_2	$\cdots$	a_i	m_1
对照 b_i	b_0	b_1	b_2	$\cdots$	b_i	m_0
合计 m_i	n_0	n_1	n_2	$\cdots$	n_i	n

自由度为 1 的 χ^2 趋势检验公式为：

$$\chi^2 = \frac{\left(\sum_{i=0}^{k} a_i x_i - \frac{m_1}{n} \sum_{i=0}^{k} n_i x_i \right)^2}{m_1 m_0 \left[n \sum_{i=0}^{k} n_i x_i^2 - \left(\sum_{i=0}^{k} n_i x_i \right)^2 \right] / \left[n^2 (n-1) \right]}$$

式（13–22）

x_i 的取值方法有两种：取每一暴露水平的中点值，或者取第 i 暴露水平的 $x_i=i$。

（三）多变量分析

多变量分析（multivariable analysis）或多因素分析就是对一个因变量与两个或两个以上的自变量之间关系进行的分析。多因素分析在医学中的用途非常广泛，常见的应用有：第一，目前应用最多的是筛选影响因素，即分析某些因素的相对重要性，筛选关键因素，建立最佳模型；第二，用于校正混杂因素；第三，用于预测或预报，用较易测量的各自变量 X 来推算难以测得的因变量 Y 的值，即建立预测模型。此外，多因素分析中还可进行因素间的交互作用分析，具体请参阅本章第四节。

常用的多因素统计分析方法和类型有很多种，但使用哪一种方法则取决于因变量和自变量的类型、研究目的以及因变量和自变量之间的假定关系。这里仅介绍较为常用的几种方法。

1. **因变量为定量资料**　因变量为定量资料的多因素统计方法的选择，见图 13–7。

（1）配伍组设计的方差分析：配伍组设计中不仅考虑处理因素的影响，同时还考虑到其他因素的可能作用，将此加以配伍，使之在各处理中均衡。该种设计不仅可以分析处理因素（分组因素）对各组均数的影响，还可以分析配伍组因素对各组均数的作用。故又称为两因素方差分析。它将总变异分解为三个部分，除了处理组变异外，进一步分解为配伍组变异和误差，从而大大提高了实验效率。配伍组设计的方差分析公式见表 13–5。

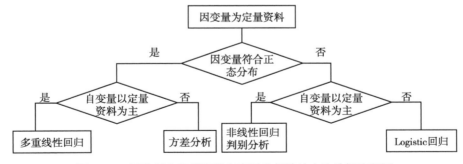

图 13–7　因变量为定量资料多变量分析统计方法选择流程图

表 13–5　配伍组设计方差分析公式

变异来源	离均差平方和 SS	自由度 v	均方 MS	F 值
总变异	$\sum_{j=1}^{k} \sum_{i=1}^{b} (X_{ij} - \bar{X})^2$	$N-1$		
处理组间	$b \sum_{j=1}^{k} (\bar{X}_{.j} - \bar{X})^2$	$k-1$	$SS_{处理}/v_{处理}$	$MS_{处理}/MS_{误差}$
配伍组间	$k \sum_{i=1}^{b} (\bar{X}_{i.} - \bar{X})^2$	$b-1$	$SS_{配伍}/v_{配伍}$	$MS_{配伍}/MS_{误差}$
误差	$SS_{总} - SS_{处理} - SS_{配伍}$	$(k-1)(b-1)$	$SS_{误差}/v_{误差}$	

同完全随机设计方差分析一样,通过 F 检验,只能推断多个总体之间均数存在差异,但具体是哪几个总体之间存在差异,则需要进行样本均数间的两两比较。

如果资料不符合方差分析条件,可用非参检验中 Friedman 检验,又称为 M 检验。具体请参考相关统计书籍。

(2)协方差分析:协方差分析法(analysis of covariance, ANCOVA)是一种把线性回归法与方差分析结合起来的方法,即扣除协变量的影响后再对修正后的主效应进行方差分析。协方差分析主要用于控制实验中非处理因素对实验效应的影响。其中协变量为定量变量,并假设协变量与因变量间存在线性关系,且这种线性关系在各组一致,即各组协变量与因变量所建立的回归直线基本平行。具体请参考相关统计书籍。

(3)多重线性回归分析:多重线性回归(multiple linear regression)分析是研究多个自变量(X)与一个因变量(Y)之间是否存在线性关系。多重线性回归方程的一般表达式为:

$$\hat{Y}=b_0+b_1X_1+b_2X_2+\cdots+b_mX_m \qquad 式(13-23)$$

式中 $\hat{Y}$ 为因变量的估计值,b_0 为回归方程的常数项,b_i($i=1, 2, \cdots, m$)称为偏回归系数(partial regressive coefficient),它表示在其他自变量固定的条件下,X 每改变一个单位时因变量 Y 的平均变化量。偏回归系数的大小只能表明自变量与因变量在数量上的关系,而不能评价各自变量在回归方程中的重要性,因为各自变量的单位不同。因此,要比较各个自变量的重要性,必须消除单位的影响,使其转为无量纲单位的标准化变量,以此值计算得到偏回归系数称为标准化回归系数(standardized regressive coefficient)b'。因它没有单位,所以通过它们的绝对值大小来说明各变量的重要性。

同简单线性回归一样,多重线性回归方程中各偏回归系数的求解方法也是按照最小二乘法的原理求的;同样要求数据满足线性、独立、正态、等方差的前提条件;回归方程是否有统计学意义,同样也需作两方面的假设检验:一是检验整个回归方程是否有意义(F 检验),二是检验总体偏回归系数 β_i 是否为零(t 检验)。

除多重线性回归分析外,还可进行复相关(multiple correlation)关系与偏相关(partial correlation)关系分析,求得复相关系数(multiple correlative coefficient)与偏相关系数(partial correlative coefficient)。复相关关系指的是多个自变量组合(线性组合)在一起作为一个整体与因变量相关关系,其相关关联强度的大小用复相关系数 R 表示。R 的值介于 0 与 1 之间,R 值越大,说明 Y 与这些自变量间的线性关系越密切。R^2 称为确定系数或决定系数,表示在 Y 的总变异中自变量 X 能解释的百分比,常用来评价所求的回归方程的优劣或评价在多因素分析工作中,研究者对所研究的事物认识的深入程度。例如所求得的 $R=0.70$,则 $R^2=0.49=49\%$,它表明在因变量的总变异中,可由各自变量来解释的变异不足 50%,提示我们还应进一步寻找可能对 Y 产生影响的其他因素。由此得到的回归方程最多只可用作因素分析,而不能用于对 Y 的估计或预测。

偏相关关系是指扣除或固定某两个变量以外的其他变量对它们的影响以后,这两个变量之间的相关关系,它反映了事物间的本质联系。描述这种关系强度的指标为偏相关系数。因偏相关系数是反映扣除了其他变量的影响以后的某两个变量间关系密切程度的指标,不带度量衡单位,与偏回归系数的假设检验又是等价的,故偏相关系数可用于表示各因素的相对重要性或用于判定各因素对回归的贡献大小。

2. 因变量为定性资料 因变量为定性资料的多因素统计方法的选择,见图 13-8。

(1)分层分析:当自变量为定性资料,且有两个或两个以上时,可按这些自变量分成数层(亚组),然后分析它们同因变量的关系,该种方法就是分层分析(stratification analysis)。分层分析既可用来控制混杂因素的混杂作用,也可用来判断分层因素对暴露因素是否存在效应修饰作用。在分层分析中,可进行各层暴露效应的一致性检验,如各层暴露效应不一致,说明存在效应修饰,即分层因素与暴露因素间存在交互作用,此时不应报告合并的效应值,需要分层报告效应值。如果各暴露层效应一致,则可以用 M-H(Mantel-

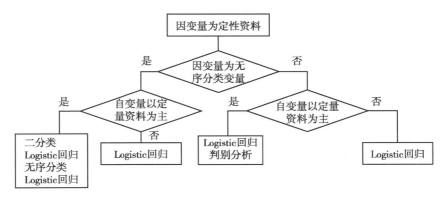

图 13-8 因变量为定性资料多变量分析统计方法选择流程图

Haenszel）法计算合并的效应值，即调整（控制混杂因素后）的 RR 或 OR 值；再将合并的 RR 或 OR 值与分层前的粗 RR 或 OR 值进行比较。若调整后的 RR 或 OR 值与粗 RR 或 OR 值不一致，可以认为分层因素存在混杂作用。常用分层分析方法有 Mantel-Haenszel 分层 χ^2 检验。

（2）Logistic 回归分析：在医学研究中，有些结果变量（因变量）往往是分类变量，如发病与不发病、死亡与生存、治愈和未治愈等，并且因变量与多个自变量的关系是非线性关系，所以不能用多重线性回归。若用分层分析，可能因分层过多导致各个格子的观察例数太少，而需要增大样本量，而且 χ^2 检验无法对定量自变量的影响进行分析，使其应用受到限制。Logistic 回归分析可以克服这些缺点，达到定量分析因变量与多个自变量关系的目的。

多变量 Logistic 回归方程一般表达式有 3 种：

$$\ln \frac{p}{1-p} = a + \beta_1 x_1 + \beta_2 x_2 + \cdots + \beta_i x_i$$
式（13-24）

$$P = \frac{\exp(a + \beta_1 x_1 + \beta_2 x_2 + \cdots + \beta_i x_i)}{1 + \exp(a + \beta_1 x_1 + \beta_2 x_2 + \cdots + \beta_i x_i)}$$
式（13-25）

$$\frac{P}{1-P} = \exp(a + \beta_1 x_1 + \beta_2 x_2 + \cdots + \beta_i x_i)$$
式（13-26）

$\ln P/(1-P)$ 为 P 的 logit 转换，可表示为 $\mathrm{logit}P$。$\ln P/(1-P)$ 与各因素间呈线性关系，x_i 可以为危险因素、混杂因素，也可是因素间的交互作用。β_i 为 Logistic 回归的偏回归系数，它表示扣除了其他变量的影响以后，某个变量对 $\mathrm{logit}P$ 的影响大小。取 β_i 的反对数（$exp\beta_i$）即得比值比

（odds ratio），表示其他变量不变的情况下，x_i 每变化一个单位，对数比的变化量。

根据研究设计类型，Logistic 回归分为非条件和条件 Logistic 回归分析两种，前者适用于队列研究和成组的病例对照研究，后者则用于配比设计的病例对照研究。根据因变量类型，可以分为二分类 Logistic 回归、无序多分类 Logistic 回归和有序 Logistic 回归。这几类区别具体请参考相关统计书籍。

（3）Cox 回归分析：临床医学研究中，经常采用追踪性研究设计，研究人员从某个时刻开始对研究对象进行随访，观察某种结局的发生情况（发生与否）及出现该结局所经历的时间，由此获得的资料称为生存资料或随访资料。当预后因素不止一个时，可采用 Cox 回归模型（Cox regression model）来处理。Cox 回归模型又称比例风险模型（proportional hazard model），是一种多因素生存分析方法，它以生存结局和生存时间为因变量，可同时分析众多因素对生存期的影响。

Cox 模型为：

$$h_i(t) = h_0(t) \exp(\beta_1 x_1 + \beta_2 x_2 + \cdots + \beta_m x_m)$$
式（13-27）

式中 $h_0(t)$ 是在时间 t 时相应的自变量 $X_j(j=1, 2, \cdots, m)$ 均处于 0（或标准）状态下的风险函数，$\beta_j(j=1, 2, \cdots, m)$ 为回归系数，$h_i(t/X)$ 为第 $i(i=1, 2, \cdots, n)$ 个患者生存到时间 t 的风险函数。自变量 X_j 包括暴露因素、混杂因子、交互作用项等。对上式两边取对数可得到：

$$\ln \frac{h_i(t)}{h_0(t)} = \beta_1 x_1 + \beta_2 x_2 + \cdots + \beta_m x_m$$
式（13-28）

式中 β_j 的意义与 Logistic 回归意义相似。回归系数用最大偏似然法估计。

Cox 模型能处理生存资料中特有的删失数据。它不要求估计资料基本生存函数的类型，且可以处理分布未知的资料；因变量 $h_i(t)$ 是不可观测的，且随时间变化。该模型可以估计相对危险度 RR。在临床研究中常用于疾病过程，如潜伏期、病程；疗效转归，如疾病的恢复、复发、死亡等过程；效应过程，如药物等生效时间；预测，如患者疗效、预后预测的研究。

第三节 统计结果的表达与解释

一、描述性统计分析结果的表达与解释

描述性统计分析就是利用统计指标和统计图表来反映数据资料的基本特征。

（一）统计图表

统计表和统计图是对资料蕴涵的信息进行统计描述的重要工具，合理使用统计图表是高质量研究报告的基本要求。两者各有千秋，前者数量精准，后者形象直观。

统计表可代替冗长的文字叙述，概括地展示数量间的关系，便于计算、分析和对比。列表原则主要为重点突出、简单明了、主谓分明、层次清楚。具体要求为：①标题概括地指明表的内容，位于统计表的最上部，应包括表号；②标目分为纵标目和横标目，反映主要研究事物的标目宜安排在表的左侧，使得从左到右形成一句完整的叙述语句；③不宜太多表线，不允许使用竖线与斜线；④表中数字一律用阿拉伯数字，同列数据应取相同的小数位，表中不应有空格，不详的数据可用"…"表示，不存在的数据应以"–"号表明，零值应用"0"表示；⑤注释一律列在表下方，可用"*"等符号表示。

统计图是用点的位置、曲线的走势、直条的长短或面积的大小等形式，直观地呈现所研究事物的数量关系。统计图种类很多，必需根据资料的性质来选择。例如定性资料适合于选用条图来比

各组的高低大小，百分构成比的还可用圆图；定量资料分组资料适合用直方图来看分布；动态的时间资料适合于绘制线图来看事物的发展趋势，当比较事物的速度时，则可绘制半对数线图。若是分析两个数量的关系时，则绘制散点图。制图的基本要求：①按照资料的性质与分析目的恰当地选择图形；②标题位于图的正下方；③对图中的不同事物应通过不同的图案或颜色加以区别，并附图例；④涉及到坐标系的统计图，数轴应标注合适的原点、尺度和单位。

（二）定量资料

用统计指标对定量资料进行统计描述，常从集中趋势（即平均水平）和离散趋势（即变异程度）两个方面进行。常用反映集中趋势的统计指标有算术均数、中位数、众数、几何平均数和调和平均数；反映离散程度的统计指标有标准差（方差）、四分位数间距、极差和变异系数。具体应用应针对不同的分布特征选用恰当的指标。

对于呈对称分布的资料，用算术均数和标准差进行统计描述；对于非对称分布资料以及半定量资料、分布的末端无确切数值或分布类型未知的资料，常用中位数和四分位数间距来描述其平均水平和变异程度。其他统计指标也有其特定的适用场合，例如几何均数适用于取对数后呈对称分布的资料；调和均数适用于正偏峰分布资料；变异系数适用于不同量纲的变量间比较或者量纲相同但数量级相差悬殊的变量间的比较；众数和全距不拘分布形式，适用于对数据进行概略分析。

（三）定性资料

定性资料一般采用相对数指标进行统计描述，应根据数据特点与欲阐述的问题，计算阳性事件的频率、频率分布、强度和相对比。

【例 13-1】 陈荣昌等人针对重症 SARS 激素治疗的有效性和安全性的问题，对广州市 2002 年 12 月至 2003 年 6 月期间收治的 401 例 SARS 病例进行回顾分析，探索激素治疗的有效性和安全性。原文中 Table1 列出 401 例患者中一般资料的基本特征，由于内容太多，表 13-6 仅节选其中一部分作为示范：

表 13-6　非重症和重症 SARS 患者的一般情况 *（节选）

参数	合计（401 例）	非重症（249 例）	重症（152 例）	统计量	P 值
年龄	34.7 ± 13.3	31.5 ± 11.4	40.0 ± 14.6	$Z=-6.4^{\#}$	<0.001
性别（男 / 女）	129/272	61/188	68/84	$\chi^2_{(1)}=17.7^{S}$	<0.001
死亡人数	25（6.23）	0（0）	25（16.5）	$\chi^2_{(1)}=43.7$	<0.001
接受激素治疗人数	268（66.8）	147（59.0）	121（79.6）	$\chi^2_{(1)}=18.0$	<0.001
激素累积剂量（中位数，IQR），mg	1 868.0（2 132）	1 372.18（1 430）	2 470.48（3 080）	$Z=-3.6$	<0.001
激素日平均剂量（中位数，IQR），mg	131.4（103.0）	105.3（88.3）	163.2（162.8）	$Z=-3.9$	<0.001
OI 分级					
Ⅰ级（OI<100）	14（3.5）	0（0）	14（9.2）	Fisher exact test	<0.001
Ⅱ级（100≤I<200）	37（9.2）	0（0）	37（24.3）		
Ⅲ级（200≤I<300）	101（25.2）	0（0）	101（66.4）		
Ⅳ级（OI≥300）	249（62.1）	249（100）	0（0）		

*：数据用均数 ± 标准差，例数（%）或中位数（四分位数间距）表示；#：Mann-Whitney U 非参数检验；$：$\chi^2$（df）

从表 13-6 节选部分结果我们可以看到描述性统计分析结果应该如何正确表达。统计表采用三线表格式，表示患者特征的变量作为横标目，注释列在表下方；在定量资料中，因年龄呈正态分布，采用均数 ± 标准差表示，激素累积剂量和激素日平均剂量呈偏态分布，故采用中位数和四分位数间距表示；性别、死亡人数、接受激素治疗人数等是无序分类变量，OI 分级是有序分类变量，这些定性资料都采用频数和百分比表示。

二、统计推断结果的表达与解释

统计推断是根据抽样分布规律，采用样本统计量与相应总体参数所作的非确定性的推断，包括参数估计和假设检验两种，因此统计推断结果的正确表达应把假设检验方法、单侧或双侧检验、检验水准、检验统计量、自由度及其 P 值与有关参数的置信区间等都要报告。

假设检验是以统计量的抽样分布为理论依据，根据统计量与自由度的大小来确定 P 值。P 值则是指 H_0 在成立的前提下，出现目前样本数据对应的统计量数值乃至比它更极端数值的概率，再通过与检验水准 α 比较，然后对研究总体的两种对立假设作出选择。P 值越小，则越有把握推翻无效假设，但并不能得出两者差别越大的结论。区间估计是按事先给定的置信度（1-α），

估计可能包含未知总体参数的一个范围，该范围称为总体参数的（1-α）置信区间。获得的置信区间若较宽，则表示参数估计的精确度较低。当置信区间不包括总体参数时，则说明其结果有统计学意义。假设检验只能表明差别有无统计学意义，但不能说明差别的程度以及是否存在实际意义。而置信区间却能提供更多的信息，既能表明差别有无统计学意义，同时又能显示差别程度，并由此结合临床专业知识判断有无临床价值或实际意义，但不能提供确切概率。但在不能拒绝 H_0 的场合，假设检验可以对检验的功效做出估计，而置信区间并不能提供这方面信息。

统计结论具有概率性，可能出现Ⅰ或Ⅱ型错误。在样本量偏小，出现无统计学意义结果时，要格外注意，有可能犯了Ⅱ型错误，得到假阴性结果，因此必须报告检验效能。

因为统计方法种类很多，不同统计方法结果表达和解释侧重点不同。下面仅从常用的几种统计方法介绍一下结果该如何正确表达和解释：

（一）多重比较结果的报告与解释

对完全随机设计资料可采用单因素方差分析、Kruskal-Wallis 检验或者 χ^2 检验等方法进行多样本间差异的比较，但只能回答因素不同水平的效应之间有无统计学差异。若结论拒绝 H_0，接受 H_1，可认为各总体间有差别，但若想了解究

哪几个总体间存在差异,则还需要进一步做两两比较,即多重比较。目前常用的均数多重比较的方法有 LSD-t 检验、Bonferroni 法、Student-Newman-Keuls(SNK)法和 Dunnett-t 检验等;秩均值多重比较方法有 Bonferroni 法、q 检验和 Nemenyi 检验等;率多重比较方法有检验水准调整法(如基于bonferroni 思想)、Scheffe 置信区间法等。

均数多重比较不能简单地用 t 检验两两比较,因为这样会增大犯 Ⅰ 类错误的概率,即可能把本来无差别的两个总体均数判为有差别。假设有 k 个样本,则每两个样本间都相互比较,共要进行 $C_k^2=\dfrac{k(k-1)}{2}$ 次比较。若每次比较的检验水准 $\alpha=0.05$,则每次比较不犯 Ⅰ 类错误概率为 $1-\alpha=0.95$,那么 C_k^2 次比较均不犯 Ⅰ 类错误的概率为 $1-(1-0.05)^{C_k^2}$,并且随着比较次数的增大,犯 Ⅰ 类错误的总概率将不断增大。例如 $k=4$,则需要比较 6 次,那么 6 次比较均不犯 Ⅰ 类错误的概率为 $1-(1-0.05)^6=0.264\,9$,远远大于设定的 0.05。同样地,对于秩和检验或 χ^2 检验也不能直接进行两两比较,而要采用相应的多重比较方法。

在报告结果时,不仅要报告多组资料差异比较采用的统计方法、统计量及其 P 值,还要报告多重比较采用的方法及其结果。

(二)方差分析结果的报告与解释

方差分析(analysis of variance, ANOVA),又称 F 检验,是英国统计学家 FisherRA 创立的。其基本思想是变异分解,即根据资料类型以及研究目的,将样本的总变异分解为若干部分,除了一部分代表随机误差的作用外,其余每个部分的变异分别代表了某个影响因素的作用(或交互作用),通过比较可能由某因素所致的变异与随机误差的大小,借助 F 分布做出推断,即可了解该因素对结果变量的影响是否存在。如果该因素所致的变异远远大于由随机误差,则说明该因素的影响的确存在,如果相差无几,则说明该影响不存在。

若按模型中考虑的因素的多少,方差分析可分为单因素方差分析、双因素方差分析和多因素方差分析。若按照研究设计方法的不同,方差分析可分为完全随机设计方差分析、配伍组设计方差分析、交叉设计方差分析、析因设计方差分析、重复测量方差分析和协方差分析等。方差分析的

前提条件是:各样本是相互独立的随机样本、各组随机误差项服从正态分布和方差齐性。因此在分析前需要对数据进行正态性检验、方差齐性检验或考察残差图。对于一些明显偏离正态性和方差齐性条件的资料,可以通过数据变换使之满足资料的要求,常用的变量变换有:对数、平方、平方根、倒数、平方根反正弦和 Box-Cox 等变换。

这里仅以单因素方差分析为例,方差分析结果的报告应包括各组统计描述结果、设计类型以及假设检验的目的、方差分析的检验统计量及其 P 值,如果方差分析检验差异有统计学意义,还要报告多重比较方法及其结果。

【例 13-2】 为研究茶多酚保健饮料对急性缺氧的影响,将 60 只 Wistar 小白鼠随机分为对照组、低剂量、中剂量和高剂量四个组,每组 15 只。40 天后,测得四个组小白鼠耐缺氧存活时间均数 ± 标准差分别为(21.55 ± 3.43)、(22.88 ± 3.56)、(28.06 ± 4.38)、(31.83 ± 4.54)min;4 组总体均数的 95% 置信区间分别为(19.47, 23.62)、(20.81, 24.95)、(25.98, 30.13)和(29.76, 33.91)min。

由方差分析得 $F=21.14$,$P<0.01$;进一步经 LSD-t 检验,除低剂量组外,其他任何两组间在延长小白鼠耐缺氧生存时间上的差异均具有统计学意义($P<0.05$)。

(三)关联和相关分析结果的报告与解释

关联(association)与相关(correlation)是用来描述两个变量间相互关系(relationship)的统计学术语。关联反映的是定性资料间的联系,如患者对医疗服务的满意度(满意或不满意)与文化程度(高或低)的关系。一般根据两个定性变量交叉分类计数所得的频数资料(列联表)作关于两种属性独立性的 χ^2 检验。若检验结果拒绝两变量独立的假设,则用关联系数来衡量关联程度,大部分关联系数取值范围在 0~1 之间,0 代表完全不相关,1 代表完全相关。相关反映的是定量资料间的相互关系,如身高与体重的关系。两个定量变量间呈线性相关时,使用 Pearson 积矩相关系数;不满足积矩相关分析的适用条件时,使用 Spearman 秩相关系数来描述。Pearson 积矩相关系数和 Spearman 秩相关系数取值范围在 -1~1 之间,绝对值代表相关程度,越接近 1,相关性越好,而符号代表是正相关还是负相关。

进行相关性分析的两个变量其关系是平等的,均为随机变量。在分析之前必须先作散点图,以核实其是否具有线性关系及其是否有异常点或应分层等情况,绝不能把毫无实际意义的两个事物或两种现象进行相关与回归分析。经样本求得的相关、回归系数要作假设检验,用以推断变量间是否存在线性的依存关系或相关关系。至于相关的密切程度还要看相关系数 r 绝对值的大小,因为 r 的假设检验,无论 P 值多小,只能说明变量间是否相关,而不能提供相关密切程度的信息。因此,表示相关性,除写出相关系数 r 值外,应注明 P 值,切不可将相关的显著性误解为相关程度。决定系数 R^2 表示回归平方和占总平方和的比例,当变量间有相关关系,但 R^2 不是很大时,提示变量间的相关系数实际意义不大。

相关和关联是两变量间数量上的相互关系,不能据此推论两变量有生物学的联系,或因果关系,有可能只是伴随关系。如欲证明两事物间的内在联系,必需凭借专业知识从理论上加以阐明。

相关性分析结果报告内容:各指标的描述性统计内容、相关或关联分析过程(如散点图是否显示线性相关趋势)、相关系数的大小及其 95% 置信区间、假设检验方法、检验统计量和 P 值等、统计学结论(是否相关及相关性的强弱)。

【例 13-3】 为了探讨学龄儿童身高与体重的关系,某人搜集了 10 名学龄儿童身高与体重数据。10 名儿童身高均数为 157.6cm,标准差为 8.4cm;体重均数为 36.1kg,标准差为 4.8kg。从散点图(图 13-9)可见,学龄儿童身高和体重呈线性趋势,Pearson 相关系数 $r=0.93$($t=7.10$,$P<0.001$),总体相关系数 95% 置信区间为(0.72,0.98)。结果表明,学龄儿童身高和体重间呈线性正相关。

(四)回归分析结果的报告与解释

1. 线性回归　　线性回归(linear regression)分析是研究一个变量(反应变量,又称因变量)和另外一个或一些变量(解释变量,又称自变量)线性依存关系的统计分析方法,常用来定量刻画因变量与自变量之间的线性关系,筛选危险因素、通过较易测量的变量估计不易测量的变量、预测和控制等。只含一个自变量的模型,称之为简单线性回归;当涉及多个自变量时称为多重线性回归。

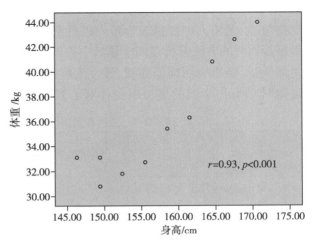

图 13-9　儿童体重和身高散点图

线性回归要求资料满足线性、独立、正态和等方差四个前提条件。常常通过残差分析考察资料是否满足四个前提条件,若不满足线性条件,可以考虑曲线拟合;若正态性、方差齐性不满足,可考虑对数据进行变换。当自变量间存在较强相关时,多重线性回归模型会出现多重共线性(multicollinearity)现象,使得模型参数估计值不稳定或不易解释。因此除了考虑四个前提条件外,在进行多重线性回归分析时,还要考虑是否存在多重共线性。可以通过计算所有自变量的相关系数矩阵、计算方差膨胀因子、容忍度、特征根和条件指数等方法来判断是否存在多重共线性问题,若存在,可以考虑通过筛选变量、主成分回归和岭回归等方法解决。在多重线性回归中,若根据专业背景知识认为某两个变量之间可能存在交互作用,可以引入一个新自变量(该变量等于这两个自变量的乘积)作为交互作用项纳入模型进行分析。

线性回归分析结果应该包括如下内容:回归分析目的、确定分析用的自变量和因变量、检验资料是否满足进行线性回归的前提条件、拟合线性回归模型的方法、筛选自变量的方法、自变量之间是否存在共线性、是否考虑自变量之间的交互作用、最终确定的模型及其相关统计量(如确定系数、偏回归系数估计值及其标准误、偏回归系数的 95% 置信区间、标准偏回归系数、t 值、P 值等)。

【例 13-4】 Chang HT 等人为了探讨台湾年老退伍军人生活质量和影响因素,收集了 260 名男性年老退伍军人社会人口学和慢性疾病的相关数据,并用了 WHOQOL 台湾简单版、SF36、社会支持量表、老年人抑郁量表等量表进行测量。采用逐步回归的方法分析在四个领域中被调查者的生活质量,结果表明抑郁症状、慢性疾病的数量、退休时军衔和亲戚的支持跟身体和心理领域相关,朋友的支持和抑郁症状与社会关系领域相关,朋友的支持和日常娱乐生活与环境领域相关。原文中 Table5 列出了生活质量四个领域相关因素多重回归结果,由于内容太多,下面仅节选其中一个领域(physical domain)作为示范(表 13-7)。

表 13-7　生活质量四个领域相关因素多重回归结果(节选部分结果)

影响因素	偏回归系数	标准化回归系数	t	P	共线性	
					容忍度	方差膨胀因子
Physical domain(校正 R^2=0.53)						
常数项	12.98		12.52	<0.000 1		
抑郁症状	−0.43	−0.50	−5.98	<0.000 1	0.90	1.11
慢性疾病数量	−0.45	−0.33	−3.77	<0.000 1	0.82	1.22
教育程度	0.68	0.20	2.12	<0.05	0.74	1.36
退休时军衔	0.62	0.20	2.33	<0.05	0.88	1.14
亲戚支持	0.12	0.18	2.14	<0.05	0.91	1.09

2. Logistic 回归　Logistic 回归适用因变量为分类变量的一种回归分析方法,常被用于研究各种危险因素与疾病发生之间的定量关系。若按照因变量类型,可分为二分类与多分类 Logistic 回归;若根据研究设计类型,可分为条件与非条件 Logistic 回归,条件 Logistic 回归适用于配对设计病例-对照研究,而非条件 Logistic 回归主要用于成组或非配对的匹配研究。

Logistic 回归分析结果的报告应包括:分析目的、自变量基本统计描述、自变量筛选方法、自变量之间交互作用的考察、Logistic 回归系数、标准误、P 值、OR 的估计值以及 OR 的 95% 置信区间。

【例 13-5】　为研究子宫内膜癌与过去服用雌激素的关系,用回顾性病例对照研究方法调查 188 例子宫内膜癌患者,另选 188 例未患子宫内膜癌的妇女作对照,了解过去使用雌激素史。Logistic 回归分析结果见表 13-8,结果表明服用雌激素与子宫内膜癌发生有关(P<0.001),服用雌激素组的优势比为 7.402,95% 置信区间为 4.534~12.083。

表 13-8　子宫内膜癌与雌激素关系的 Logistic 回归分析结果

变量	系数	标准误	Wald χ^2	P	OR	OR 的 95%CI
雌激素	2.002	0.250	64.078	<0.001	7.402	(4.534, 12.083)
常数项	−0.687	0.137	25.110	<0.001	0.503	—

(五)生存分析结果的报告与解释

生存分析是将终点事件的出现与否和出现终点事件所经历的时间结合起来分析的一类统计分析方法,可用于生存率估计、生存曲线比较、影响因素分析和生存预测。

非参数法估计生存率主要有寿命表法和 Kaplan-Meier 法。寿命表法适用于大样本或粗略的生存时间资料,绘制得到的生存曲线呈折线形。Kaplan-Meier 法适用于小样本或大样本且有精确生存时间的资料,绘制的生存曲线为阶梯形曲线。分析时应注意生存曲线的高度和下降坡度,平缓的生存曲线表示高生存率或较长生存期,而陡峭的生存曲线表示低生存率或较短生存期。

Log-rank 检验和 Breslow 检验可用于两条或多条生存曲线整体比较。这两种方法属于单因素分析方法,应用条件是除比较因素外,影响生存率的各混杂因素组间均衡可比,否则需采用 Cox 回归校正各混杂因素的影响。

对生存资料的多因素分析最常用的方法是

Cox 回归,可用于影响因素分析和校正混杂因素后的组间比较以及多因素生存预测。Cox 回归应用的基本前提是比例风险假定(PH 假定)。检查某协变量是否满足 PH 假定,可以通过观察该变量分组的 Kaplan-Meier 生存曲线,若生存曲线交叉,提示不满足 PH 假定;或绘制该变量分组的 $\ln[-\ln S(t)]$ 对生存时间 t 的图,若曲线大致平行或等距,则满足 PH 假定。

若是生存率估计,分析结果报告应是:生存率估计方法、生存曲线及中位生存期;若是生存曲线比较,则需报告生存曲线、生存曲线比较方法、检验统计量及其 P 值;若是影响因素分析和生存预测,结果报告包括:变量筛选方法、检验水准、各变量相对危险度(RR)、RR95% 置信区间及其 P 值。

【例 13-6】 Liang JF 等人研究 SPARC 和 VEGF 在结肠癌蛋白表达的关系和预后意义,采用 Kaplan-Meier 法和 Log-rank 检验评价 PARC 和 VEGF 表达对生存时间的影响,SPARC 在间质细胞(MSC)表达高反应组和低反应组总生存时间(overall survival)和无病生存时间(disease-free survival)有统计学的差异($P<0.05$,图 13-10)。

生存预后的影响因素分析见表 13-9,多变量 Cox 比例风险回归分析表明,SPARC 表达、VEGF 表达以及 TNM 分期是总生存时间的独立预后影响因素。

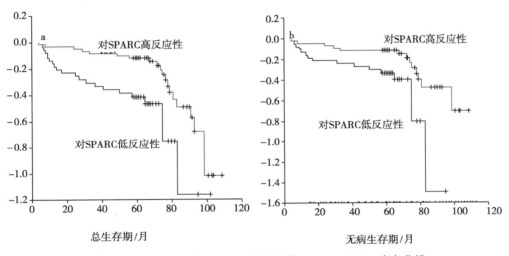

图 13-10 结肠癌患者 SPARC 蛋白表达 Kaplan-Meier 生存曲线

表 13-9 影响结肠癌患者总生存时间的预后因素 Cox 回归分析结果

参数	回归系数	标准误	Wald χ^2	相对危险度	95%CI 下限	95%CI 上限	P 值
肿瘤分化	0.076	0.280	0.074	1.079	0.623	1.869	0.785
淋巴结转移	−0.174	0.363	0.230	0.840	0.412	1.712	0.632
淋巴结浸润	−0.012	0.384	0.001	0.989	0.466	2.097	0.976
入侵深度	−0.344	0.431	0.639	0.709	0.305	1.649	0.424
远处转移	−0.205	0.459	0.200	0.815	0.331	2.003	0.655
TNM	0.959	0.363	6.972	2.609	1.280	5.316	0.008
SPARC	0.999	0.367	7.431	2.717	1.324	5.574	0.006
VEGF	−0.311	0.153	4.136	0.733	0.543	0.989	0.042
MVD	0.026	0.028	0.887	1.027	0.972	1.085	0.346

第四节 中介效应与 交互作用分析

一、中介效应

（一）中介效应的定义

在疾病病因研究中，常会出现一种情况，由病因（自变量 X）至疾病（因变量 Y）的过程中，不是直接的因果关系（$X \to Y$），先是通过先引发一个或多个中间变化，间接产生影响，最终导致疾病发生。其中的中间变化在病因分析中，被称为中间变量或中介变量（mediator, M），而自变量 X 通过中介变量 M 对因变量 Y 产生的间接影响，被称为中介效应（mediating effect; mediation）。

以最简单的三变量为例，中介效应关系可以用下列回归方程和路径图描述：

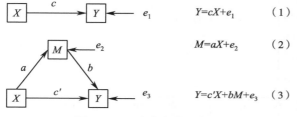

$$Y=cX+e_1 \quad (1)$$
$$M=aX+e_2 \quad (2)$$
$$Y=c'X+bM+e_3 \quad (3)$$

图 13-11 中介变量示意图

其中，c 是 X 对 Y 的总效应，ab 是经过中介变量 M 的中介效应，c' 是直接效应。当只有一个中介变量时，效应之间的关系可以表示为：$c=c'+ab$。

开展中介效应研究的意义，一方面可以探索病因（X）导致疾病（Y）的作用机制，另一方面还可以整合已有的研究或理论，具有显著的理论和实践意义。例如，既往的研究发现吸烟可以引起机体的炎性反应，炎性反应与高血压的发病有关，那么吸烟是否通过引起炎性反应而导致高血压呢？对此我们开展了研究，结果发现炎性反应因子慢反应蛋白（chronic response protein, CRP）在吸烟与高血压的联系中起中介效应作用。据此我们推论，认为吸烟可能先引起机体的炎性反应，然后再进一步导致高血压的发生。

（二）中介效应识别与检验

根据 Baron 和 Kenny's 定义的中介效应标准：

①自变量与因变量存在关联（系数 c）；②自变量与中介变量也有关联（系数 a）；③在控制了自变量后，中介变量与因变量存在关联（系数 b）；④在控制了中介变量后，如果自变量仍与因变量存在有统计学意义的关联（系数 c'），则为部分中介效应；如果自变量与因变量的关联不再有统计学意义，即变成了完全中介效应过程。

中介效应的分析可以通过对图 13-11 中的回归系数作假设检验。具体程序如下：

第 1 步，对方程 1 中自变量（X）与因变量（Y）的回归系数 c 做显著检验，如果有统计学意义，继续下面第 2 步，检验方程 2；如果 c 没有统计学意义（说明 X 对 Y 无影响），则停止中介效应检验。

第 2 步，对方程 2 中自变量（X）与中介变量（M）的回归系数 a 做显著检验，如果 a 有统计学意义，继续第 3 步，检验方程 3。如果 a 没有统计学意义（说明 M 对 Y 无影响），则停止中介效应检验。

第 3 步，对方程 3（$Y=c'X+bM+e_3$）中的回归系数 b 和 c' 做假设检验。如果 b 有统计学意义，则说明存在中介效应。进一步检验 c'，如果 c' 有统计学意义，则说明是不完全中介效应；若 c' 没有统计学意义，则说明是完全中介效应，X 对 Y 的作用完全通过 M 来实现，检验结束。如果 b 没有统计学意义，则不能排除中介效应，需要进一步做第 4 步，Sobel 检验。

第 4 步，Sobel 检验。该方法直接检验中介效应 ab 乘积项的系数是否有统计学意义，方法就是用中介效应估计值 $\hat{a}\hat{b}$ 除以中介效应估计值 $\hat{a}\hat{b}$ 的标准误 s_{ab}（$s_{ab}=\sqrt{\hat{a}^2 s_b^2+\hat{b}^2 s_a^2}$）得到一个 z 值（$z=\hat{a}\hat{b}/s_{ab}$），将这个 z 值和标准正态分布的临界 z 值进行比较，如果 z 值大于临界 z 值，说明中介效应存在，如果 z 值小于临界 z 值，说明中介效应不存在；或构建一个对称的置信区间（$\hat{a}\hat{b}-z_{a/2}\times s_{ab}$，$\hat{a}\hat{b}+z_{a/2}\times s_{ab}$），如果置信区间不包括 0，说明有中介效应存在，如果置信区间包括 0，说明中介效应不存在。Sobel 检验的前提假设是中介效应 $\hat{a}\hat{b}$ 是正态分布且需要大样本，因为只有在正态分布下，才能使用标准正态分布的临界 z 值。

（三）中介效应的估算方法

在中介效应分析时，除了要报告中介效应（$a\times b$）的大小外，还要报告中介效应与总效应之

比 $\left(\dfrac{a\times b}{a\times b+c'}\right)$，后者表示中介效应占总效应中的比重，或者中介效应与直接效应之比（$a\times b/c'$），它们都可以衡量中介效应的相对大小。

例如我们在炎性反应在吸烟与高血压的联系中起中介效应作用的研究中得到如下结果，吸烟量与炎症因子 CRP 之间的偏回归系数为 a 等于 0.500，吸烟量与高血压之间的偏回归系数 c 为 0.225；在同时纳入吸烟量和炎症因子 CRP 两个变量时，吸烟量和炎症因子 CRP 与高血压的偏回归系数分别为 0.047（c'）和 0.133（b），并且 c' 不具有统计学意义，见图 13-12。因此，推论炎症因子 CRP 在吸烟量与高血压的联系中起完全中介效应，其中介效应值为 0.066 5，中介效应占总效应的比重为 58.59%，直接效应占总效应的比重等于 41.41%（1-58.59%），中介效应与直接效应之比为 1.41。即在吸烟量对高血压的效应中，有 41.41% 是直接效应，另外有 58.59% 是通过中介变量炎症因子 CRP 中介效应（或间接效应）起作用的。

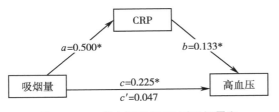

图 13-12 炎症因子 CRP 对吸烟量和高血压联系中的中介效应

（四）中介效应与间接效应

根据路径分析中效应分解的术语，中介效应属于间接效应（indirect effect），但间接效应不一定是中介效应，二者在概念上是有区别的。首先，在中介变量不止一个时，中介效应要明确是哪个中介变量的中介效应，而间接效应既可以是某特定中介变量的间接效应（即中介效应），也可是部分或所有中介效应之和。其次，在只有一个中介变量的情形下，虽然中介效应等于间接效应，但两者还是不等同。中介效应的大前提是自变量与因变量相关有统计学意义，否则不会考虑中介变量。但即使自变量与因变量相关系数是零，仍然可能有间接效应。

（五）中介效应研究的新进展

越来越多的医学、心理学研究涉及中介效应的分析，中介效应检验是探索变量间关系机制的重要统计方法。中介作用分析是在确认了两个变量有因果关系的前提下，确认中介变量可以全部或部分地解释这种因果关系机制的统计程序。因为中介作用暗示了因果关系，用横断面数据验证中介作用在逻辑上有重大缺陷。然而，在十几年以前用横断面数据验证中介作用在学术界是普遍的做法。大约自 2009 年起，新的观点认为采用横断面数据估计中介作用会很大程度上高估或低估中介效应，建议中介效应分析需要纵向设计或操纵自变量和 / 或中介变量，否则很可能会发生 I 类错误或 II 类错误。因此有学者提出停止使用依次检验，改用目前普遍认为比较好的 Bootstrap 法直接检验系数乘积，这种新的分析技术改进了中介效应检验的统计效力和准确性，且不需要以前那么多的假设。在这些更新的、更具效力的估计方法中，Bootstrapping 程序（或译作自抽样法）是以样本来代表总体，在此样本中进行放回抽样直至抽取 n 个（如 100 个），组成一个样本。这样的程序反复进行多次（k 次），亦即产生多个样本，每个样本都可以算出一个间接作用估计值，由此可以算出 k 个值，形成一个实际的分布。这个分布近似于从原始总体中取样的分布。一般建议最少抽样 1 000 次（亦即 k=1 000），推荐抽样 5 000 次。如果 0 不在上下限的区间之内，可以说有 CI% 的可信度认为中介作用不是 0。也就是在 100%~CI% 的显著性水平，拒绝中介作用真值为 0 的无效假设。Bootstrapping 程序流行的原因之一是 Preacher 和 Hayes 所编制的 SPSS 宏程序 Indirect 和 Process 非常简便易用，其中模型 4 可以解决简单的中介作用检验，而更复杂的包括有调节的中介和有中介的调节等，可以用 Process 宏中总共 74 个模型中的其他指定模型。

二、交互作用

（一）概述

1. 交互作用的定义 当两个或两个以上因子共同作用于某一事件时，其效应明显不同于该两个或两个以上因子单独作用时的和或积，称这些因子间存在交互作用（interaction）。这里，事件可以指疾病、健康或某种状态。若交互作用存在，说明各因子的作用不是独立的。

2. 交互作用的类型　当两个或两个以上因子共同作用于某一事件时,其效应明显大于这些因子单独作用时的和或积,我们称之为"协同作用"(synergism)(也称正交互作用)。

当两个或两个以上因子共同作用于某一事件时,其效应明显小于这些因子单独作用时的和或积,我们称之为"拮抗作用"(antagonism)(也称负交互作用)。

3. 交互作用数学模型　在统计学中,分析因素之间交互作用常用的数学模型有相加模型(additive model)与相乘模型(multiplicative model)两种,交互作用的确定依赖于模型的选择。

相加模型假定:若交互作用不存在时,两个或两个以上因子共同作用于某一事件时,其效应

等于这些因子单独作用时的和,此时称之具有可加性。以两因素为例,假设两个因素 x 与 z 为二分变量(表 13-10),如果我们用 R_{00} 表示 x 与 z 两个因素均不存在时的危险度,R_{11} 表示 x 与 z 两个因素均存在时的危险度,R_{10} 表示 x 因素存在而 z 因素不存在时的危险度,R_{01} 表示 x 因素不存在而 z 因素存在时的危险度,那么该模型可以表达为:

$$R_{11}-R_{00}=(R_{10}-R_{00})+(R_{01}-R_{00}) \qquad 式(13-29)$$

相乘模型假定:若交互作用不存在时,两个或两个以上因子共同作用于某一事件时,其效应等于这些因子单独作用时的积。仍以两因素为例,假设同前。该模型可以表达为:

$$R_{11}/R_{00}=(R_{10}/R_{00})\times(R_{01}/R_{00}) \qquad 式(13-30)$$

表 13-10　两因素危险度符号

X 因素	Z 因素		危险度差	相对危险度
	$Z=1$	$Z=0$		
$X=1$	R_{11}	R_{10}	$R_{11}-R_{10}$	R_{11}/R_{10}
$X=0$	R_{01}	R_{00}	$R_{01}-R_{00}$	R_{01}/R_{00}
危险度差	$R_{11}-R_{01}$	$R_{10}-R_{00}$		
相对危险度	R_{11}/R_{01}	R_{10}/R_{00}		

4. 交互作用与混杂的区别　交互作用与混杂不同,主要表现在:交互作用是研究中需要发现并加以描述和评价的一种客观现象,它的存在取决于因素的内在作用机制,不可任意去除或添加,与研究设计无关。交互作用可以通过统计学方法对其进行定量描述和评价。混杂是对研究真实性的一种歪曲,研究者可以在研究的设计阶段采取有效的措施尽量避免,或者在资料分析阶段通过适当的统计学方法分析排除。

(二)交互作用的识别

在判断交互作用存在与否之前,首先要明确所研究的因素与事件之间是否存在统计学联系。如果有联系,接下来看这一联系是否由偏倚或混杂所致。若存在偏倚或混杂因素,采用适当的方法加以改进和调整后再分析交互作用。若不存在偏倚或混杂因素,结合以前的研究和相关知识,采用适当的方法判断交互作用是否存在。下面介绍判断交互作用存在与否的方法。

1. 分层分析　分层分析是比较经典的识别交

互作用的方法。可以通过对可疑交互因素分层来分析层间的效应测量值(例如相对危险度 RR、比值比 OR 或归因危险度 AR),从而判断是否产生交互作用。如果各层之间的效应测量值不同,则可能存在交互作用。但是鉴于各层效应测量值的变异可能是抽样误差所致,因此必须进行统计学检验。

用于各层之间的效应测量一致性检验的统计学方法有 Mental-Haenszel 法、Woolf 法、直接分层分析和最大似然比检验等。需要指出的是:分层分析往往难以分析多因素间的交互作用,且无法调整和控制研究中的其他因素,故在应用中受到一定的限制。

2. 多因素回归模型　在流行病学病因研究中,可用多因素回归模型来识别交互作用,在回归方程中纳入因素乘积项的方法进行分析。多因素回归模型不但能够分析暴露因素之间的交互作用,而且可同时控制多个混杂因素的混杂作用。

线性回归模型为相加模型,乘积项反映因素间是否有相加交互作用,而 Logistic 回归模型或

Cox 回归模型为相乘模型,乘积项反映因素间是否有相乘交互作用。

（三）交互作用分析

1. 交互作用的定量分析 交互作用的定量分析是指定量测量由不同因素之间交互作用所导致的效应,可用下列不同的指标予以描述。由于相乘模型可看作为对数相加模型,因此以相加模型为例予以讨论。

假设同前,用 RR_{00} 表示 x 与 z 两个因素均不存在时的相对危险度,RR_{11} 表示 x 与 z 两个因素均存在时的相对危险度,RR_{10} 表示 x 因素存在而 z 因素不存在时的相对危险度,RR_{01} 表示 x 因素不存在而 z 因素存在时的相对危险度。根据交互作用相加模型,可以得到如下指标:

（1）交互作用超额相对危险度（relative excess risk of interaction, RERI）

$$RERI=RR_{11}-(RR_{10}+RR_{01})+1$$
式（13-31）

（2）交互作用归因比（attributable proportions of interaction, API）

$$API=\frac{RR_{11}-(RR_{10}+RR_{01})+1}{RR_{11}}$$
式（13-32）

（3）交互作用指数 S（the synergy index S）

$$S=\frac{RR_{11}-1}{(RR_{10}-1)+(RR_{01}-1)}$$
式（13-33）

这三个指标中,交互作用归因比 API 可以评价两因子同时存在时可归于其交互作用的比例,公共卫生学意义较大。当交互作用存在时,超额相对危险度与归因危险比不应为 0,而交互作用指数应不为 1。这只是一个点估计,存在着误差,必须估计其置信区间,看其是否包含 0 或 1,这样才能得出有意义的结论。

2. 相加交互作用的回归分析 一般线性模型是一种最简单的衡量相加效应的模型。假设同前,用 x 和 z 分别代表两个研究因素,则一个带有交互作用的线性回归模型为:

$$R_{ij}=\beta_0+\beta_1 x+\beta_2 x+\beta_3 x \times z \quad \text{式（13-34）}$$

当模型中交互作用项的回归系数无统计学意义时,即 $\beta_3=0$ 时,两因素同时存在时的作用等于两因素单独作用之和,此为交互作用的相加模型。

3. 相乘交互作用的回归分析 Logistic 回归模型是一种常见的识别相乘交互作用的方法。一个带有交互作用两因素 Logistic 回归模型为:

$$\ln\left(\frac{P}{1-P}\right)=\beta_0+\beta_1 x+\beta_2 z+\beta_3 x \times z$$
式（13-35）

检验 β_3 是否为 0 便可判断相乘交互作用是否存在。

（四）交互作用解释

1. 统计学交互作用 统计学交互作用（statistical interaction）是流行病学研究结果分析中出现的一种现象,它不同于生物学交互作用,不一定涉及生物学机制,可能只是因素之间的数量关联。但统计学交互作用有助于探索疾病病因,具有重要的公共卫生学意义。它的存在与否和大小完全由所选择的用于测量效应可加性的模式决定,必须准确而详细地说明用于测量和检验这种交互作用的模式,而不能笼统地说交互作用的有无。

2. 生物学交互作用 流行病学研究借助统计方法分析因素间的交互作用,最终要了解的还是因素对疾病发生作用的机制,用于指导疾病预防控制策略和干预措施的制定,具有重要生物学意义。对于生物学交互作用（biological interaction）有两条主要的研究途径:一是描绘交互作用的具体机制,二是描述交互作用的现象。对交互作用发生机制的阐述最终并不会影响流行病学观察的准确性。因为生物学交互作用中所提出的机制很少能说明所有观察到的病例,或说明全部危险因素的一切效应。

影响生物学模型效果的一个关键是:即使没有偏倚存在,任何已知数据模式都不能从疾病发展过程的一些不同机制或模型来推断。为此,一些作者提出了一些更为抽象的方法来定义生物学交互作用（常用的有"反事实法"和"充分病因法",详细请参阅相关流行病学书籍）,这样的定义并不依赖任何疾病过程的具体机制模型。

关于交互作用生物学机制的流行病学评估的结论应非常谨慎。统计学交互作用－效应测量修饰不应该与生物学交互作用混淆,两因素都有效应时,相对危险度同质虽然常被误解为没有生物学交互作用,但是实际上恰恰相反,因为危险度、率或比值比的同质性意味着危险度差的异质性

（和非可加性）。此外，这种非可加性表明存在某种类型的生物学交互作用，但这需要做出流行病学无法检验的假定，这些假定根据其生物学背景有时可以解释，有时则不能。

3. 公共卫生学交互作用 相加模型对公共卫生学的意义更大，在公共卫生学实践中采用较多。假定暴露或干预的成本或效益可以通过它们所致的新增病例数的增减来衡量，有人提出：新增病例数（发病数）或发病率的可加性偏离对应于公共卫生交互作用（public-health interaction）。如果由各因素所致的超额新增病例不是可加的，为了预测去除或引入其中任何一个因素的公共卫生影响，人们必须了解所有因素的各层情况，这就是其基本原理。

假设在一个 10 000 名石棉暴露吸烟者的队列中，平均 10 年死亡危险是 0.020，但是如果所有的队列成员在随访之初就戒烟，其将降至 0.003，而去除石棉暴露将降至 0.010，并且如果每一个对象戒烟且去除石棉暴露的话，将降至 0.001。这些效应是不可加的，因为：

$$R_{11}-R_{00}=0.020-0.001=0.019>(R_{10}-R_{00})+(R_{01}-R_{00})$$
$$=(0.003-0.001)+(0.010-0.001)=0.011$$

如果吸烟习惯不改变，去除石棉这一暴露因素将使新增病例数从 0.020×10 000=200 降至 0.010×10 000=100，但是如果每一个对象也在随访之初戒烟，则将从 0.003×10 000=30 降至 0.001×10 000=10。因此，按照死亡率降低计算，去除石棉暴露因素的效益对于不戒烟者比戒烟者将大 5 倍多。只有在危险度差是可加的情况下，不管是否吸烟，死亡率减少是一样的。否则在估计预防石棉暴露的效益时，队列吸烟这一因素就不能被忽略。完全去掉某种暴露通常是不可行的，但是可以部分去掉某种暴露。某暴露因素部分去除不但可能对其他因素的分布非常敏感，而且也对去除的方式敏感。

如果新增病例的降低不能测量公共卫生效益，而代之以其他效益测量指标（例如所获得的期望生活年或卫生保健成本降低）的话，那么公共卫生交互作用将对应于测量指标的不可加性，而不是新增病例或危险度差的不可加性。一般概念是公共卫生交互作用相当于一种情况，改变一个因素时公共卫生花费或收益必须考虑到其他因素的存在。因为公共卫生交互作用的存在和范围可以随着效益测量指标而变化，此概念在代数上平行于某些类型的统计学交互作用或效应测量修饰，所以用于研究后者的统计学方法亦可用于研究公共卫生交互作用。然而，公共卫生交互作用研究的不同点在于是根据公共卫生环境而不是根据统计学便利或生物学假定来选择测量指标。

第五节 临床科研中常见的统计学错误

医学统计学作为一种认识医学现象数量特征的重要工具，在临床科研中起着非常重要的作用。然而由于有些研究人员并未掌握统计方法使用的要领而导致各种统计方法误用。有学者对 1995 年发表在 5 种"中华医学系列"杂志的 954 篇论著进行了总结，结果显示：文章中统计分析的使用率为 60.0%，正确应用统计方法的比例仅为 46.0%。为了帮助医学研究工作者提高对常见统计应用错误的识别能力，提高对统计学的正确利用率，现特对部分常见的统计学错误归纳整理，通过各种误用统计学的实例，详细地分析和阐述产生错误的原因，并提供相应的解决对策。

一、描述性分析中常见的错误

（一）统计图表

编制统计表时常见的错误有：该用表格之处未用，用冗长的文字叙述众多数字对比关系，不能给读者以清晰的印象；表格设计不合理；标题过长、主题不突出；线条过多；数字小数位数不统一；表中数据的含义未表达清楚，令人费解等。

绘制统计图时常见的错误有：选用的统计图类型与资料的性质不吻合；坐标轴上所标的刻度值违背数学原则，横轴等距离刻度表示不相等的数量，导致改变图形应有的变化趋势；纵横坐标轴交汇点不是坐标原点，破坏了直角坐标系的严谨性等。

【例 13-7】 某文对 50 例皮肤癌 p53 蛋白和增殖细胞核抗原（PCNA）的检测结果有如下一段叙述："癌中 p53 蛋白和 PCNA 表达的比较：50 例鳞癌中 22 例 p53 阴性但 PCNA 阳性（44.0%），p53 和 PCNA 均 阳 性 28 例（56.0%），PCNA（+）12 例，p53 阴性 9 例（75.0%），阳性 3 例（25.0%），

PCNA（++）23 例，p53 阴性 9 例（39.1%），阳性 14 例（60.9%），PCNA（+++）15 例，p53 阴性 4 例（26.7%），阳性 11 例（73.3%），两者呈平行关系（$P<0.05$）。"

对差错的辨析与释疑：以上一段话的描述，不能给人以清晰的印象，若用自身对照表（表 13-11）列出，则不仅有利于对比，而且两者关系一目了然。

表 13-11　50 例皮肤鳞癌 p53 蛋白和
增殖细胞核抗原表达的关系

PCNA	p53（例数）			p53 阳性率 /%
	+	–	合计	
+	3	9	12	25.0
++	14	9	23	60.9
+++	11	4	15	73.3
合计	28	22	50	56.0

随着 PCNA 强度的增加，p53 阳性率亦呈上升趋势，$\chi^2=6.73$，$P<0.05$

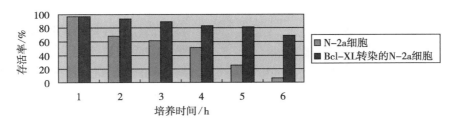

图 13-13　Bcl-XL 基因可以抑制 H_2O_2 诱导培养的 N-2a 细胞死亡（条图）

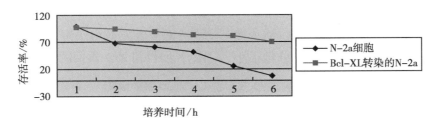

图 13-14　Bcl-XL 基因可以抑制 H_2O_2 诱导培养的 N-2a 细胞死亡（线图）

表 13-12　平均每人每日各种食物的摄入量（$\bar{x} \pm s$）　　单位：g/d

组别	大米	豆类	水果类	动物油
病例组	189.06 ± 51.95	23.38 ± 23.57	128.12 ± 145.8	2.38 ± 19.83
对照组	198.17 ± 82.96	44.03 ± 43.36	189.67 ± 134.2	1.67 ± 18.29

对差错的辨析与释疑：$\bar{x} \pm s$ 用来表达呈正态分布的资料，说明其集中趋势和离散趋势。但是表中动物油所对应的摄入量标准差是平均值的 9~10 倍，很明显此资料服从偏态分布，不适合用

【例 13-8】　某研究目的是探讨细胞代谢中产生的活性氧如氧自由基、H_2O_2 等，对细胞具有毒害作用。利用诱导培养 N-2a 细胞，研究其死亡特征（图 13-13）。

对差错的辨析与释疑：培养时间是一个连续性变量，反映事物或者现象随时间推移的变化趋势时宜选用线图（图 13-14），不应该选用条图。条图割断了时间点之间的联系，它适合表达彼此之间相互独立的项目的数量大小。

（二）定量资料

定量资料统计描述中常见的描述性错误有：误用呈正态分布定量资料的方法"均数 ± 标准差"来取代描述呈非正态分布定量资料的方法"中位数（四分位数间距）"；利用"均数 ± 标准误"代替"均数 ± 标准差"来描述定量资料等。

【例 13-9】　为了了解胆石患者血清中相关元素和膳食状况，原作者采用病例对照方法进行了营养膳食调查及血清中元素的测定，其中胆结石患者与健康人群的膳食结构关系见表 13-12。

正态分布法进行统计描述。正确的描述方法应采用中位数（四分位数间距）来说明其集中趋势和离散趋势。

【例 13-10】　比较下颌升支矢状截骨术

（SSRO）和下颌升支垂直截骨术（IVRO）后下颌对口颌系统功能的影响。对 27 例下颌前突患者（16 例接受 SSRO，11 例接受 IVRO）分别在术前、术后 3 个月、6 个月测定其颌力、咀嚼效能。结果如表 13-13 所示。

表 13-13　两组患者术前和术后颌力的测定结果（$\bar{x} \pm s_{\bar{x}}$）

单位：kg

时间	SSRO（n=16）	IVRO（n=11）
术前	14.58 ± 7.85	16.89 ± 9.14
术后 3 个月	10.54 ± 5.87	9.63 ± 7.24
术后 6 个月	15.02 ± 6.61	13.48 ± 8.29

对差错的辨析与释疑：原文作者把标准差和标准误混为一谈，错用"平均数 ± 标准误"来描述数据分布的集中趋势和离散程度。标准差反映个体观察值的变异程度，而标准误是反映抽样误差大小的指标，只表示样本均数的可靠性，而不能反映个体的离散程度。不仅如此，因 $s_{\bar{x}}$ 仅为与其对应的 S 的 $1/\sqrt{n}$，有时，即使 S 很大（甚至大于 $\bar{X}$），用 $s_{\bar{x}}$ 表示离散度时，不易被察觉出来，因此，用 $\bar{X} \pm s_{\bar{x}}$ 表达定量资料时，往往具有欺骗性。如果将标准误还原为标准差，上述各组数据的标准差都大于算术平均数，基本可以认为各组定量资料服从偏态分布。正确的描述方法应采用中位数（四分位数间距）来说明其集中趋势和离散趋势。

（三）定性资料

相对数应用中常见的描述性错误有：将构成比与率混为一谈；错误地计算平均率；分母很小时也计算相对数；相对数的比较没有注意可比性。

【例 13-11】 某文有一段文字叙述："在鼻咽癌高发区的广州地区，HD（霍奇金病）并不少见。在统计的 1 398 例淋巴瘤中 HD 占 28.5%，较中国的平均发病率 10.9% 高，但比英美国家（分别为 42% 和 53%）低。"

对差错的辨析与释疑：构成比与率是两个不同的概念。构成比常用来说明某事物或现象内部各组成部分在全体中所占的比重；而率常用来说明某现象发生的频率或强度，指某种现象或事件在一定条件下，其实际发生数与可能发生此现象或事件总数的比例。临床医学论文中很多作者常把构成比当作率进行比较，造成对疾病的发生做出错误估计。本例原作者错误地将构成比当作率使用，HD 占淋巴瘤总数的 28.5%，只是构成比，此处却解释为发病率，从而得出广州地区的发病率比中国的平均发病率高的错误结论。

二、统计推断中常见的统计学错误

（一）参数估计中常见错误

参数估计中常见错误是：把总体均数的置信区间估计与参考值范围估计相混淆；在进行区间估计时，没有注意到是否符合正态近似条件而盲目套用公式。

【例 13-12】 某研究者测得某地 120 名正常成人尿铅含量（mg·L^{-1}），见表 13-14，由于尿铅值高于某上限值才被看作异常，故采用 $\bar{x}+1.64s$ 计算得到正常成人平均尿铅含量 95% 置信区间的上限，从而得到 95% 置信区间为（$-\infty$，26.031）。

表 13-14　120 名正常成人尿铅含量频数表

尿铅含量	0~	4~	8~	12~	16~	20~	24~	28~	32~	36~	合计
例数	14	22	29	18	15	10	6	3	2	1	120

对差错的辨析与释疑：原作者把总体均数的置信区间估计与参考值范围估计相混淆。参考值范围属于统计描述的范畴，是指个体值的波动范围，说明了绝大多数（如 95%）观察对象某项指标的分布范围，供判断观察个体某项指标是否"正常"时参考，计算时需要样本均数和标准差，若是偏态数据则需要百分位数。置信区间属于统计推断，是按预先给定的概率确定的可能包含未知总体参数的一个范围，它的用途就是估计未知总体参数的所在范围，计算时需要样本均数和标准误。原作者求的是参考值范围，而不是置信区间。正确的做法是：利用公式 $\bar{x}+1.64s_{\bar{x}}$ 计算得到正常成人尿铅含量 95% 参考值范围为（$-\infty$，14.068）。

（二）假设检验中常见错误

1. 不注意应用条件而误用统计分析方法 临床研究资料分析常见的错误之一是忽视资料是否具备特定统计分析方法所要求的前提条件

而盲目套用统计分析方法。对于定量资料,不满足参数检验的前提条件而盲目套用参数检验方法,例如忽视 t 检验和方差分析的前提条件,忽视多重线性回归的前提条件直接进行回归等;而针对定性资料,不符合 χ^2 检验适用条件仍盲目套用公式。

（1）忽视 t 检验和方差分析的前提条件。

【例 13-13】 为研究 CEA、CA19-9、CA72-4 和 CA242 四项肿瘤标志物在结直肠癌诊断中的作用,分别检测手术前患者 58 名和手术后患者 30 名这 4 项指标（表 13-15）,原作者对资料进行了 t 检验。

表 13-15 手术前后两组 4 项肿瘤标志检测结果（ $\bar{x} \pm s$ ）

组别	CEA（μg/L）	CA19-9（10^3U/L）	CA72-4（10^3U/L）	CA242（10^3U/L）
术前组（n=58）	34.0 ± 79.0	209.0 ± 739.0	7.2 ± 4.8	111.0 ± 179.0
术后组（n=30）	2.0 ± 1.2	11.0 ± 10.9	4.3 ± 2.8	10.8 ± 17.5

对差错的辨析与释疑:作者忽视了 t 检验的前提条件,即正态性和方差齐。若资料中数据为正值且符合正态分布,通常其标准差要小于均值。而本例中若干个单元格的标准差大于均数,甚至达到均数 2 倍以上,基本可认为此资料不服从正态分布。不同组间标准差也相差悬殊,并不满足方差齐性的要求。作为参数检验方法,t 检验和方差分析有其应用前提条件。只有经过正态性和方差齐性检验,满足条件后才能应用。正确的做法是通过对原始数据进行变量变换,使之满足正态性和方差齐性的要求,或者是直接用非参数检验方法。

（2）不符合 χ^2 检验适用条件仍盲目套用公式。

【例 13-14】 某文对 31 例肾细胞癌 c2erbB22 癌基因表达与预后的关系分析如下（表 13-16）:本组随访病例中 5 年存活者为 17 例,死亡 14 例,5 年存活率为 54.84%。死亡病例中 13 例为 c2erbB22 表达阳性病例,5 年存活率为 43.48%;阴性病例的 5 年存活率为 87.50%（7/8 例）,二者经 χ^2 检验,差异有统计学意义（χ^2=4.644,P<0.05）。

表 13-16 31 例肾细胞癌 c2erbB22 表达不同者 5 年存活率

c2erbB22	存活	死亡	合计	5 年存活率 /%
阳性	10	13	23	43.48%
阴性	7	1	8	87.50%
合计	17	14	31	54.84%

对差错的辨析与释疑:普通四格表资料做 χ^2 检验时,要求样本量 n>40,格子的期望频数 >5。如果样本量 n>40,但是有格子的期望频数大于 5 但小于 1,则需要校正 χ^2 值;如果样本量 n<40,或有格子的期望频数 <1,应采用 Fisher 确切概率法。不少文章对这类资料一律不加区别地套用四格表卡方检验,从而得出了错误的统计结果。原作者使用一般 χ^2 检验,得出两者 5 年存活率存在差异。然而,总共观察了 31 例,总例数小于 40,不适合使用一般 χ^2 检验,而应用 Fisher 精确概率检验法。

2. 不考虑设计类型而误用统计分析方法 临床研究资料分析常见的错误之二是:忽视或误判资料设计类型而误用统计分析方法。在定量资料中,经常会出现误用成组设计 t 检验处理配对设计定量资料、误用 t 检验代替单因素方差分析进行多组间比较、误用 t 检验处理析因设计的定量资料、误用 t 检验处理重复测量设计的定量资料等。对于定性资料,误用一般 χ^2 检验代替配对设计 McNemar χ^2 检验;将复杂的定性资料（高维列联表）简单拆分或合并成简单的列联表后再处理。

（1）误用成组设计 t 检验处理配对设计的定量资料。

【例 13-15】 某文用改良的 Seldinger's 插管技术对 8 例经临床及病理证实的恶性滋养细胞肿瘤进行选择性盆腔动脉插管灌注化疗。治疗前后测血 hCG 放免测定值（表 13-17）,原作者采用一般 t 检验进行分析,得出治疗前后血 hCG 值有统计学差异（P<0.05）。

表 13-17　灌注治疗前后血 hCG 值　　　　　　　　　　　　　　单位：pmol/L

病例	灌注治疗前（X_1）	灌注治疗后（X_2）	$\lg X_1$	$\lg X_2$
1	1 280 000	210 000	6.107 2	5.322 2
2	75 500	3 300	4.877 9	3.518 5
3	12 450	2 210	4.095 2	3.344 4
4	1 500 000	9.3	6.176 1	0.968 5
5	10 000	2 500	4.000 0	0.397 9
6	9 700	1 203	3.986 8	3.080 3
7	15 588	4 825	4.192 8	3.683 5
8	4 223	914	3.625 6	2.960 9

注：由于本组数据相差较大，故取其对数使之成为正态分布，经 t 检验（$P<0.05$）。

对差错的辨析与释疑：本资料数据成对出现，每对数据测自同一个病例，为自身配对设计。原作者把治疗前后的数据当成是相互独立的数据，直接用成组设计的 t 检验进行比较，这种处理方法与设计类型不相符，容易增大犯假阴性错误的机会。配对设计 t 检验同样要求资料要满足正态性，因此在分析前需作正态性检验，如不满足则对其寻找适当的方法对数据进行变量变换，使其满足正态分布的前提条件；若仍无法满足该前提条件，可采用非参数检验，如配对设计的符号检验。

（2）误用成组设计 t 检验代替单因素方差分析进行多组间比较。

【例 13-16】　表 13-18 为缺氧缺血性脑病动物模型实验研究关于大脑重量的观察结果，共分对照、治疗和预防三个组，原作者采用 t 检验进行多组比较。

表 13-18　各组大鼠病变大脑重量的比较（$\bar{x} \pm s$）

分组	动物数 / 只	脑重量 /g	
		左脑	右脑
对照	13	0.392 ± 0.096 a	0.587 ± 0.023 d
治疗	18	0.452 ± 0.116 b	0.587 ± 0.044 e
预防	21	0.529 ± 0.085 c	0.585 ± 0.035 f

t 检验结果：a 与 b，$P>0.05$；a 与 c，$P<0.01$；b 与 c，$P<0.05$；a 与 d，$P<0.01$；b 与 e，$P<0.01$；c 与 f，$P<0.01$。

对差错的辨析与释疑：原作者将资料拆开，用 t 检验分别对各组均数逐一进行比较，且每次比较检验水准仍为 $\alpha=0.05$，这样就会增大犯 α 错误的概率，将本来无统计学意义的差异误判为有统计学差异。该表资料需要作两方面的分析：一是三组间同侧脑重量比较，需作单因素方差分析而不是 t 检验，当差异有统计学意义后，再进行两两比较；二是对同一组左右脑重量进行比较，应采用成组设计的 t 检验。

（3）误用 t 检验处理析因设计的定量资料。

【例 13-17】　为探讨发育期营养不良伴发癫痫持续状态对海马神经发生的影响，将 28 只新生 Wistar 大鼠建模分为 4 组，分别为营养良好组、营养不良组、营养良好 + 惊厥组、营养不良 + 惊厥组，每组 7 只，测量各组齿状回 Brdu 阳性细胞数，并采用 t 检验比较各组的差异是否具有统计学意义（表 13-19）。

表 13-19　营养状态及有无惊厥幼鼠齿状回 Brdu 阳性细胞数比较（$\bar{x} \pm s$）

营养状态	Brdu 阳性细胞 / 个		有无惊厥比较（t 值）
	单纯组	伴惊厥组	
不良	303 ± 20	374 ± 18	7.05
良好	269 ± 18	312 ± 24	3.77
营养状态比较（t 值）	3.32	5.51	—

对差错的辨析与释疑：本研究涉及两个实验因素，即"是否营养不良"和"是否伴有惊厥"。两个因素各有两个水平，互相组合，得到 4 个实验组。从实验设计类型来讲，本研究应为析因设计类型资料。原作者忽略了这种组合关系，只是

对任何两组一味地运用 t 检验进行比较,这是错误的分析方法。因为这样做,割裂了整体设计;资料利用率低;误差自由度变小,结果的可靠性降低;增大犯假阳性错误概率;无法分析因素间可能存在的交互作用大小,有可能得出错误的结论。当资料满足独立性、正态性和方差齐性时,本研究数据应采用析因设计的方差分析方法进行统计分析,可以分析出各因素及可能存在的交互作用的效应;若资料不满足参数检验的前提条件,应设法找到合适的变量变换方法再对变换后的资料进行相应设计定量资料的方差分析为宜。

（4）误用 t 检验处理重复测量设计的定量资料。

【例 13-18】 某文研究消炎痛栓对肝硬化门静脉高压症患者门静脉压力的影响。在手术后 10~14 天停止全部用药后进行,首先经术中留置的门静脉插管测基础门静脉压、血压和脉搏,然后从肛门塞入消炎痛栓半枚（50g）,再分别记录给药后 0.5、1、3、5 和 10 小时的门静脉压、血压和脉搏（表 13-20）。原作者采用自身对照 t 检验进行统计分析。

表 13-20 肝硬化门静脉高压症患者应用消炎痛栓后不同时间门静脉压、血压和脉搏变化（$\bar{x} \pm s$）

用药时间 /h		门静脉压 /mmHg	收缩压 /mmHg	舒张压 /mmHg	脉搏 /（次·min^{-1}）
用药前		24.44 ± 2.71	121.13 ± 11.28	77.89 ± 9.40	82 ± 10
用药后	0.5	21.29 ± 1.88	114.21 ± 10.30	71.28 ± 13.01	79 ± 9
	1	20.68 ± 2.26	124.50 ± 13.01	83.46 ± 13.46	83 ± 12
	3	19.25 ± 2.11	123.68 ± 7.44	78.72 ± 8.42	77 ± 9
	5	22.03 ± 2.41	125.56 ± 11.80	82.56 ± 10.08	82 ± 8
	10	24.29 ± 2.56	119.40 ± 9.92	76.62 ± 11.20	76 ± 10

对差错的辨析与释疑:本资料对每一例患者来说,4 个指标在不同的时间点上被重复测量,说明时间这个因素是一个重复测量因素。原作者把重复测量的单因素设计用多个配对 t 检验进行均值之间两两比较,割裂了整体设计,使资料利用率降低,增大了犯假阳性错误的概率。本资料应采用重复测量的方差分析进行处理。

（5）误用一般 χ^2 检验代替配对设计 McNemar χ^2 检验。

【例 13-19】 某文分析肺大细胞癌中 p53 蛋白表达和 p53 基因突变检测结果的关系,p53 蛋白表达阳性者 24 例（40%）,p53 突变基因检测阳性者 32 例（53.3%）,二者结果完全一致者 44 例（73.3%）,二者结果不一致者 16 例（26.7%）,见表 13-21。原作者经一般 χ^2 检验,χ^2=14.464,$P<0.01$,认为肺大细胞癌中 p53 突变基因阳性多于 p53 蛋白阳性表达,差异有统计学意义。

对差错的辨析与释疑:本资料属于配对四格表,指单一样本的两种检查（或观察）结果对照的资料。对这类资料采用一般的 χ^2 检验,分析其

表 13-21 60 例肺大细胞癌 p53 蛋白表达与突变基因结果对照

p53 蛋白	p53 突变基因		
	阳性	阴性	合计
阳性	20	4	24
阴性	12	24	36
合计	32	28	60

关联性（独立性）;或者采用 McNemar χ^2 检验,分析其差异性。原文的目的是要分析两种检测结果的阳性检出率间的差别有无统计学意义,然而却选用一般四格表 χ^2 检验处理资料,这种处理方法是错误的。正确做法是采用 McNemar χ^2 检验进行分析,得 χ^2=3.062 5,$P>0.05$,得出完全相反的结论,认为肺大细胞癌中 p53 突变基因阳性多于 p53 蛋白阳性表达,但差异尚无统计学意义。

（6）将高维列联表简单拆分或合并成简单的列联表后再处理。

【例 13-20】 某文欲比较盆炎栓和野菊花

治疗慢性盆腔炎的疗效,分别用盆炎栓和野菊花栓治疗慢性盆腔炎 300 例和 100 例（表 13-22）。经 χ^2 检验,认为盆炎栓组的痊愈率高于野菊花栓的痊愈率,差异存在统计学意义（$P<0.01$）。

表 13-22 两组疗效比较

病情程度	盆炎栓组例数		野菊花栓组例数	
	痊愈	未痊愈	痊愈	未痊愈
轻度	51	36	10	20
中度	64	74	24	28
重度	23	52	4	14

对差错的辨析与释疑:这是一个结果变量为二分类变量（即痊愈与否）的三维列联表资料。原作者通过简单求和将病情程度这一变量合并,采用一般 χ^2 检验来分析不同治疗组痊愈率之间的差别是否有统计学意义。如果不同治疗组病情程度分布情况不同,即病情程度这个变量与“治疗方式”和“痊愈与否”两个变量之间并不是独立的,就很容易得出错误的结论。本资料适合采用加权 χ^2 检验或 Mantel-Haenzel χ^2 检验处理,通过计算,病情程度对不同治疗方法的影响去除,从而对不同治疗方法的疗效评价更可信。采用 Mantel-Haenzel χ^2 检验,可得 $\chi^2_{MH}=2.673$,$P=0.102>0.05$,即在去除病情程度对不同治疗方法的影响后,尚不能认为两种方法痊愈率之间的差别具有统计学意义,与原作者的结论相反。

【例 13-21】 某作者对实验组与对照组疗效进行比较,采用一般 χ^2 检验,得出实验组疗效显著地优于对照组的疗效（表 13-23）。

表 13-23 两组患者在 2、6、12 个月时的疗效（例数）

组别	例数	完全适应	基本适应	部分适应	未适应	总适应率 /%	χ^2 值	P 值
2 个月								
实验组	117	0	3	17	97	17.1	12.54	<0.01
对照组	108	0	0	3	105	2.8		
6 个月								
实验组	117	26	12	58	21	82.1	69.30	<0.01
对照组	108	3	9	17	79	26.9		
12 个月								
实验组	117	73	23	7	14	88.0	53.64	<0.01
对照组	108	11	13	21	63	41.7		

对差错的辨析与释疑:原作者做法不对之处在于:一是在收集和整理资料时违背了实验设计的要求,将原本属于“重复观测”的多因素定性资料错误地按“独立重复试验”方式进行收集和整理。因为两组每一位患者都在“第 2、6、12 个月”被重复观察了 3 次,而且每次都按完全适应、基本适应、部分适应、未适应来给出疗效的评定;二是将一个三维列联表资料简单地拆分成三个独立的二维列联表资料,割裂了整体设计,无法正确反映原因与结果之间的真正联系;三是对结果变量疗效的有序性不予理睬,简单地将其分为适应与不适应两类（只分析总适应率）,采用无法利用结果变量有序性信息的 χ^2 检验进行资料处理,其结论的可靠性大大降低。正确的做法应是:严格按重复测量设计收集资料,并采用重复测量设计定性资料的统计分析方法进行处理。

3. 不考虑资料类型而误用统计方法 临床研究资料分析常见的错误之三是:忽视或误判资料类型而误用统计分析方法。具体包括:将定量资料误判为定性资料从而误用统计分析方法;将定性资料误判为定量资料从而误用统计分析方法;将分组变量有序而结果无序的单向有序列联表误判为分组变量无序而结果有序的单向有序列联表,误用秩和检验取代 χ^2 检验或 Fisher 精确概率法;因变量为二分类变量时选用线性回归;生存资料未用 Cox 回归,而是选用线性回归和 χ^2 检验等。

（1）将定量资料误判为定性资料从而误用统计分析方法。

【例 13-22】　为了探讨雌激素受体（ER）、孕激素受体（PR）在血管瘤发生、发展中的意义。采用免疫组化方法对毛细血管瘤、混合型血管瘤、海绵状血管瘤、淋巴管瘤及正常皮肤组织的 ER、PR 受体进行检测。全部标本经 10% 甲醛固定，常规石蜡包埋。每例选一典型蜡块，4~6μm 切片，进行免疫组化染色，高倍镜下每例肿瘤区内计数 500 个细胞，计数 ER、PR 阳性细胞百分率（表 13-24），原作者采用 χ^2 检验进行分析。

表 13-24　血管瘤中 ER、PR 检测结果（$\bar{x} \pm s$）

类别	例数	ER/%	PR/%
毛细血管瘤	45	74.18 ± 11.77	77.92 ± 10.54
混合型血管瘤	44	64.55 ± 12.34	68.12 ± 15.38
海绵状血管瘤	18	23.00 ± 7.89	25.12 ± 9.66
淋巴管瘤	23	26.93 ± 15.62	30.00 ± 18.87
正常皮肤	6	9.83 ± 6.69	11.00 ± 4.56

对差错的辨析与释疑：正确识别统计资料类型是合理选择统计分析方法的重要前提。判断资料类型的关键是把资料还原为基本观察单位的具体取值形式，而不要被资料的表现所迷惑。一般人认为带有"率"的资料就是定性资料，然而问题的关键在于：本例的受试对象为病例标本，测量指标为"阳性细胞百分率"，从每个个体身上都可测得"ER 阳性率"或"PR 阳性率"的一个具体值，原作者关心的是四种疾病病例标本和一组正常人标本的 ER、PR 阳性细胞率之均值是否相同，因而应属于定量资料，其涉及一个实验因素，即样品类别，有 5 个水平，包括"毛细血管瘤""混合型血管瘤""海绵状血管瘤""淋巴管瘤"和"正常皮肤"。对于以百分率表示的定量资料，一般根据经验，宜做平方根反正弦变换，当资料满足正态性和方差齐性的前提条件时，可采用单因素 5 水平设计的方差分析处理资料；若变量变换后仍不满足前提条件，则采用非参数检验，如 Kruskal-Wallis 秩和检验。如果仅从资料的表面现象（有"率"）进行判断，而不考虑每一个数值的实际含义，没有从资料的本质上进行判断，很容易判断错误。

（2）将定性资料误判为定量资料从而误用统计分析方法。

【例 13-23】　某作者研究美泰宁对戊巴比妥钠诱导的小鼠睡眠的影响，选用 40 只体重相近的雄性小鼠，随机分为溶剂对照组和 3 个剂量组，即 0.0mg/kg、12.5mg/kg、25.0mg/kg、75.0mg/kg 体重，用蒸馏水配成所需浓度，每天灌胃。第 7 天灌胃 15 分钟后，给各组动物按 28mg/kg 体重剂量腹腔注射戊巴比妥钠，以小鼠翻正反射消失达 1 分钟以上作为入睡判断标准，观察给戊巴比妥钠 25 分钟内各组发生睡眠的动物数。经统计学处理，中、高剂量组与溶剂对照组比较差异有非常显著性（$P<0.01$）。具体结果见表 13-25。

表 13-25　美泰宁对阈下剂量戊巴比妥钠诱导雄性小鼠睡眠发生率的影响

剂量 /(mg·kg⁻¹)	动物数	入睡动物数	睡眠发生率 /%	t 值	P 值
0.0	10	2	20.0		
12.5	10	5	50.0	1.406	>0.05
25.0	10	8	80.0	3.182	<0.01
75.0	10	8	80.0	3.182	<0.01

对差错的辨析与释疑：本资料观察的是动物的入睡情况，原作者把每组入睡的每一只动物记为 1，没有入睡的动物记为 0，这样第一组有 2 个 1，8 个 0，第二组有 5 个 1，5 个 0，对第一组和第二组各 10 个数据进行 t 检验，得 $t=1.406$，$P>0.05$。但实际上这里的"1"并不代表真正的数值，它只是代表一种状态，即入睡，而"0"则代表没有入睡，因而本资料从性质上说应属于定性资料，但原作者却错误地将其判断为定量资料。一般来说，t 检验仅适于分析定量资料，用分析定量资料的方法去分析定性资料，显然是错误的。本资料应采用 χ^2 检验或 Fisher 精确概率法进行统计分析。

（3）误用秩和检验取代 χ^2 检验或 Fisher 精确概率法。

【例 13-24】　某文运用秩和检验处理表 13-26 的资料，得出不同 TNM 分期阳性率不同（$H_c=6.119$，$P=0.013\,4$）

表 13-26 CAM-1 和 CD44s 的表达与
食管癌 TNM 分期的关系

食管癌 TNM 分期	阳性	阴性	合计
IIa	3	4	7
IIb	8	2	10
III	21	2	23
合计	32	8	40

对差错的辨析与释疑:原作者把表 13-26 资料视为结果变量为有序变量的单向有序的二维列联表资料,因而错误地选用了秩和检验。事实上,食管癌 TNM 分期这个有序变量是"原因变量",不是"结果变量",不适合选用秩和检验处理此资料。正确做法是:用 χ^2 检验或 Fisher 精确概率法进行分析。

二维列联表(R×C 表)有两个定性变量:原因变量和结果变量。根据这两个变量是名义的还是有序的,可将它们分成 4 类:双向无序、单向有序、双向有序属性相同和双向有序属性不同 4 类。在实际应用中,要根据其分类类型和研究目的不同选用恰当的检验方法。双向无序 R×C 表,可用一般 χ^2 检验或 Fisher 精确概率法分析。单向有序 R×C 表有两种形式:一种是 R×C 表中的分组变量是有序的,而结果变量是无序的,此种单向有序可用一般 χ^2 检验分析;另一种情况是 R×C 表中的分组变量为无序的,而结果变量是有序的,此种单向有序 R×C 表宜用秩和检验或 Ridit 分析。对于双向有序属性相同的 R×C 表,其研究目的通常是分析两种检测方法的一致性,此时宜用一致性检验(或称 Kappa 检验)。双向有序属性不同的 R×C 表,若研究仅关心结果变量的有序性,可选用秩和检验;若研究目的为分析两有序分类变量间是否存在相关关系,宜用等级相关分析或典则相关;若研究目的为分析两有序分类变量间是否存在线性变化趋势,宜用线性趋势检验。

4. 不考虑研究目的而误用统计方法 临床研究资料分析常见的错误之四是:不考虑研究目的而乱用统计分析方法,即分析的方法与所要达到的分析目的不匹配。具体包括:误用 χ^2 检验回答相关性问题,对单向有序变量做 χ^2 检验等。

(1)误用 χ^2 检验回答相关性问题。

【例 13-25】 某作者采用 χ^2 检验处理表 13-27 资料,得出结论:可认为肺门密度与矽肺期次有关(χ^2=163.01,$P<0.05$),结合本资料可见肺门密度有随矽肺期次增高而增加的趋势。

表 13-27 不同期次矽肺患者肺门密度
级别人数分布(例数)

矽肺期次	肺门密度级别			合计
	+	++	+++	
I	43	188	14	245
II	1	96	72	169
III	6	17	55	78
合计	50	301	141	492

对差错的辨析与释疑:本资料属于双向有序且属性不同的二维列联表,χ^2 检验是检验"表中两个定性变量之间是否互相独立",当检验的结果为拒绝"独立性"假设时,其对立的假设不是"相关",而应当是"各矽肺期次的患者在 3 种肺门密度级别上的人数分布是不同的。"而原作者目的是希望考察表中两个有序变量之间是否呈相关关系,需要选用分析定性资料的相关分析,如 Spearman 秩相关分析或 Kendall 秩相关分析等。若采用 Spearman 秩相关分析,得:r_s=0.532,$P<0.01$,结论为表中两个有序变量之间呈正相关关系,即随着矽肺期次的增加,肺门密度级别也逐渐增大,两者之间的相关关系具有统计学意义。

(2)单向有序变量做 χ^2 检验。

【例 13-26】 某研究探讨针刺不同穴位的镇痛效果,将患者随机分为三组,分别按合谷、足三里、扶突三个穴位,镇痛效果分为很弱、弱、好和很好 4 个等级(表 13-28)。原作者进行一般 χ^2 检验,χ^2=22.071,$P<0.05$,认为差别有统计学意义。

表 13-28 针刺不同穴位的镇痛效果比较(例)

穴位	镇痛效果			
	很弱	弱	好	很好
合谷	38	44	12	24
足三里	53	29	28	16
扶突	47	23	19	33

对差错的辨析与释疑:此资料属结果变量为有序变量的单向有序列联表资料。一般 χ^2 检验与结果变量的有序性无联系,因此 χ^2 检验得出结论是三组患者在 4 个疗效等级上的频数分布是否相同,而不能得出穴位不同镇痛效果差别是否具有统计学意义的结论。如果对表 13-28 中任意两列进行对换,χ^2 值也不会有变化。适合分析结果变量为单向有序变量资料的统计分析方法有秩和检验、Ridit 分析等。若采用秩和检验,H=2.212,$P>0.05$,故不能得出穴位不同镇痛效果差别有统计学意义。

5. 相关与回归分析常见错误 进行相关与回归分析常犯的错误:脱离专业知识,盲目研究变量之间的相关关系或依存关系,误将变量之间在统计学上的关系解释成在专业上的联系;不绘制反映两变量之间变化趋势的散点图就盲目拟合直线回归方程并作假设检验,用直线相关代替曲线或等级相关;对人为选定的自变量资料进行直线相关分析;误认为"无直线相关"就是"无相关";因变量为二分类变量却使用线性回归等。

【例 13-27】 某人选取了欲研究某药口服量与血药浓度关系,把口服药物设定为 1mg,2.5mg,5mg,7.5mg,10mg,15mg,20mg,30mg 等档次,每档各取 3 只动物(共 24 只)进行试验,于服药后 1 小时抽血检验血药浓度。在 SPSS 中作散点图(图 13-15),计算得口服药物量与血药浓度的 Pearson 相关系数 =0.979,经假设检验 $P<0.001$,认为口服药物量与血药浓度呈线性正相关。

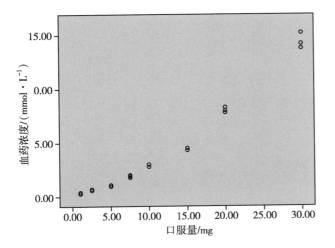

图 13-15 药物口服量与血药浓度关系的散点图

对差错的辨析与释疑:此资料不满足做线性相关的条件,即口服剂量是人为取定的,属于非随机变量,因此不宜作相关分析。其次,仅利用 Pearson 相关系数与假设检验值就认为两者呈线性正相关为时过早,因为分析本例的散点图,可发现散点呈曲线形,而非直线型,因此即使口服剂量是随机变量也不宜直接作线性相关分析。第三,研究者取的剂量范围为 1~30mg,而结论认为口服药物量与血药浓度呈线性正相关,未限定浓度范围,也是不妥的。相关分析很重要的一条就是在多大范围做的研究就在多大范围下结论,因为超过该范围很可能结论就不再成立。正确做法应该是:①若要进行相关分析,则应将浓度随机化,不可定点;②认真分析散点图,看其散点分布趋势,因是曲线形,因此宜在适当变换(如对数变换等)后作线性相关分析,或者作等级相关分析。

6. 其他常见的错误 实际临床研究的资料分析,还有很多常见的统计学错误,包括:①对 P 值的理解错误,认为 P 值越小组间差异越大;②多元(或多因素)资料用一元(或单因素)统计方法处理,这样会导致资料的利用率降低,不能反映资料的整体情况,不能很好地揭示变量之间的交互作用和内在联系,容易得出片面、甚至歪曲事实的结论;③在回归分析中,自变量为多分类变量时,常未设立哑变量,而直接进行分析,导致结果无法解释;④多因素回归分析中,当自变量间高度相关时,有些作者忽视了多重共线性的问题,而未做恰当处理;⑤生存资料未能采用生存分析方法进行处理等。

【例 13-28】 某研究欲评价 A、B 两种治疗方案对某病的治疗效果,入组 A 组 12 人,B 组 13 人(A 组为 0,B 组为 1),分别收集患者肾功能(正常为 0,异常为 1)、治疗后生存时间(天)、结局(生存或死亡)等数据。原作者以生存结局为观察指标,整理得 A、B 两组死亡情况(表 13-29),采用 Fisher 确切概率法,得 $P=0.097$,说明两种治疗方法疗效差别无统计学意义。再以生存时间为观察指标,考虑到肾功能是否异常为可能混杂因素,采用多重线性回归进行校正混杂因素后的组间生存时间比较,结果见表 13-30。说明校正肾功能是否异常后,两种治疗方法疗效差别无统计学意义。

表 13-29 两种治疗方法疗效比较

分组	死亡数	未死亡数	合计	死亡率/%
A	6	6	12	50.0
B	11	2	13	84.6
合计	17	8	25	68.0

表 13-30 25 例某病患者多重线性回归分析结果

变量	$\hat{\beta}$	$SE(\hat{\beta})$	t	P
常数项	914.817	211.229	4.331	<0.000 1
分组	−137.271	261.838	−0.524	0.605
肾功能	−821.701	291.346	−2.820	0.010

对差错的辨析与释疑：原作者首先仅以生存结局为结果变量进行单因素 Fisher 精确概率分析，没有考虑到生存时间也是评价疗效很重要的指标，而且没有考虑到其他混杂因素的影响；其次以生存时间为因变量进行多重线性回归，未考虑生存结局，而且生存时间并不服从正态分布。正确的做法是：同时考虑生存结局和生存时间，采用生存资料专用分析方法 Cox 回归进行校正混杂因素后的组间比较。

思 考 题

1. 临床科研中研究变量有哪些？区分研究变量类型有何意义？

2. 临床科研资料分析要注意哪些问题？如何正确选择统计方法？

3. 描述计量资料集中趋势和变异程度的统计量有哪些？如何正确使用它们？

4. 什么是置信限和置信区间，两者有何异同？

5. 何谓假设检验？ $P<0.05$ 和 $P<0.01$ 的含义是什么？

6. 第一类错误和第二类错误的含义是什么？

7. 统计学显著性与生物学显著性有何不同？区分二者对解释研究结果的意义是什么？

8. 什么是中介效应？开展中介效应研究有何意义？

9. 什么是交互作用？交互作用有几个类型？

10. 如何区分交互作用和混杂作用？在临床流行病学研究中对二者的处理有何不同？

（陈维清）

第十四章 临床研究文献的阅读与评价

第一节 概　　述

一、掌握正确阅读和评价医学文献方法的必要性

在日常工作中,为了解决临床医疗实践中有关疾病病因、诊断、治疗、预后的问题,掌握先进的诊断技术和治疗措施,为了在教学工作中向学生传授最新的知识,为了在科研工作中了解某一研究领域的历史、现状、发展趋势和存在的问题,提出今后的研究方向,为了保持知识的不断更新,都要求临床医生必须不断阅读医学文献资料。而在当今知识爆炸的时代,临床医学研究突飞猛进,日新月异,全世界每年有 200 多万篇有关生物医学的文章发表在 2 万余种生物医学杂志上,一个内科医师需要每天不间断地阅读 19 篇本专业的文献才能基本掌握本学科的新进展、新研究结果。因此,如何在信息的海洋中既系统、全面而又快速、有效地获取所需要的临床医学研究文献,掌握快速阅读和正确评价临床医学文献的基本原则和方法,并将真实、有价值的文献应用于临床医疗实践、科研和医学教育中,是临床医务工作者和科研人员必备的基本技能。

二、临床研究文献的检索策略

医学文献检索是指利用书目、索引、文摘等检索工具或根据原始文献所附的参考文献查询感兴趣和所需要的文献资料。随着计算机和信息技术的发展,以计算机技术为手段,通过光盘和联机等现代检索方式进行文献检索的方法业已普及,计算机文献检索以其方便灵活、效率高、更新快的优点而备受推荐,已成为医学文献检索的首选方式,也成为临床医务工作者和临床科研人员应具备的一项基本功。检索策略是为了实现检索目的而制订的检索计划或方案,指导整个检索过程(图 14-1)。

三、高效率阅读医学文献的方法

(一)明确阅读文献的目的

要提高阅读文献的效率,必须首先明确阅读文献的目的,即希望从文献中获得什么样的信息,以指导选择目标杂志、数据库和文献的类型。例如,要了解 β- 受体阻滞剂在心力衰竭患者中的应用价值,读者应先查寻有无相关的系统评价或高质量的文献综述,因为这类文献浓缩了大量原

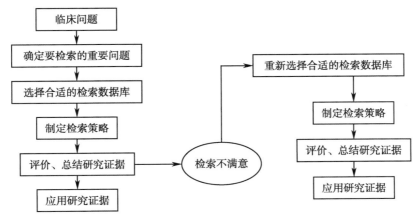

图 14-1　医学文献的检索策略

始文献的信息,特别是系统评价,其严格的方法学使文献的结论具有很高的真实性和可信度,可节省读者逐篇阅读和评价原始文献的时间和精力,从而快速和有效地获取信息资源。如果没有相关的系统评价或综述,则再查询和阅读相关的原始文献。

(二)熟悉文献的基本结构

临床实践中,要正确选择和应用某种药物,医师必须熟悉该种药物的成分、药代动力学、适应证、禁忌证和有效剂量范围等,否则就可能选药不当,造成病情延误和增加患者的经济负担。快速阅读医学文献正如临床选药一样,读者必须了解文献的基本结构和组成,以及每一部分重点阐述的问题,否则浪费大量阅读时间却一无所获。例如,大多数原始论著均包括摘要、前言、材料和方法(或对象和方法)、结果、讨论(包括结论)和参考文献六部分,如果读者想了解某篇文献的结论是否适合于自己的患者,则可直接阅读材料和方法(方法学)部分了解其设计方案、病例的选择标准等以判断其结论的应用范围,而无需从头读到尾。

(三)选择性地阅读文献

既然繁忙的医务工作者不可能博览每年发表在2万多种医学杂志上的200多万篇医学文献,那么掌握选择性阅读目标杂志中的医学文献以获得丰富信息的技巧就十分重要。

1. 只阅读感兴趣和有临床应用价值的文献 在阅读医学文献时,如果时间和精力有限,读者应根据文献的题目、著者和摘要等选择自己感兴趣或对临床实践有价值的文献精读。

2. 快速浏览文献 浏览使读者能快速了解文章的基本结构和内容,放弃阅读一些貌似有临床实用价值,其实是有关高度专业化的实验室工作或复杂的数学模型合成的描述,从而节省阅读时间。

3. 集中阅读文献的方法学部分 通过前面两步骤后,读者可以决定是否有必要精读某篇文献。如何精读一篇文献呢?过去的经验表明,多数读者喜欢仔细阅读摘要、结果和讨论部分,有的读者甚至直奔讨论部分,认为是一种节省时间而不丢失信息的阅读方法。而用小字体印刷的方法学部分则常常被读者遗忘。实践证明,上述阅读方法并不正确。阅读文献应首先阅读方法学部分。如果一篇文献的设计方法、实施方法和统计方法是错误的或不恰当的,无论其结果多么诱人或作者讨论得多么"天花乱坠",其结论也不真实、不可靠。因此,如果文献的方法学部分有严重缺陷,读者就无需花时间精读全文。

4. 读者应保留对文献的最后裁决权 在临床实践中,各级临床医师常常结合临床问题阅读文献,但多数临床医师在应用文献结果处理主管患者时并未对其研究的真实性、可靠性和临床价值进行严格评价,有可能被低质量的文献所误导。因此读者阅读医学文献时应该采用临床流行病学和循证医学评价文献的原则和方法对文献进行严格评价,而不能盲目遵从文献得出的结果和结论。现将选择性阅读文献的方法总结于图14-2。

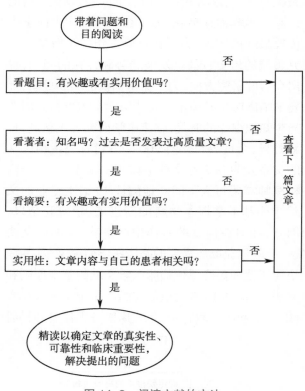

图 14-2 阅读文献的方法

四、临床研究文献评价的基本观点

(一)方法学评价是基础

孔子曰:"工欲善其事,必先利其器。"只有研究的方法正确,才能得出真实可靠的结果。有关临床科研方法的基本要点,前文已有详述。在方法学评价中,一般注意:

1. 研究假设是否科学可行。即是否有创新性、先进性及实用性，是否具备实现目标的条件，研究结果是否具有临床推广意义。

2. 研究对象是否有明确的纳入、排除标准，样本的代表性如何，在随机对照试验中，是否是真正的随机分组，并有隐匿；观察性研究中，与转归、结局相关的非研究因素是否均衡可比；样本量是否经过计算，大小是否合适。

3. 观察（测量）标志及其测量方法是否恰当。对危险因素、症状体征、转归、结局均应选用较公认的客观定量标志。

4. 统计分析及其推理是否恰当。不同的数据特征适用于不同的统计分析方法，应正确选择。推论是否实事求是，评价中是否做到尽可能统计评价和临床评价相结合，不可偏废。

5. 核心结果的表达是否标准化。如干预试验中，国际上认为应以相对危险度减少（relative risk reduction，RRR）、绝对风险减少（absolute risk reduction，ARR）、防治一例不良事件的发生需治人数（number needed to treat，NNT）等统计指标表达，以便于互相比较。

6. 对研究中可能出现的误差，包括系统误差（或偏倚）、随机误差（机遇）是否做过分析并采取了措施。

（二）评价的重点是结果的真实性和实用性

真实性是科学的生命，临床研究结果的真实性更直接关系到患者的健康利益。临床研究中影响因素较多，如不注意加以控制，极易出现真实性不高乃至假的结果，对此应予充分重视。凡研究对象的选择、分组不当，未注意基本情况的均衡可比，观测误差特别是测量偏倚的存在，其他混杂因素未加控制，失访率太高等，均足以使临床研究结果失真，评价时需细加分析，以去伪存真。

真实性又可分为：①内部真实性，即不同研究组间的结果差异是否可能由于研究误差所致，当呈阳性因果联系时须分析其是否符合因果联系的必要条件（先因后果、足够的联系强度、剂量效应、联系的特异性以及结果是否与其他研究相一致）。②外部真实性，即结果外推的可能性。研究结果能否应用于抽样人群、框架人群及其他相关人群。

如果研究结果将应用于诊疗实际，则尚需对其临床可行性或实用性，包括患者的可接受性，费用多少等进行分析评价。更进一步则要求应进行效用分析，评价新措施对患者的利弊得失。

（三）评价要选择恰当的指标

评价指标的选择恰当与否，对评价的结果有直接影响，指标的选择又因研究类型而异。例如对于病因研究，评价研究有关因果联系的强度时，一般认为，美国公共卫生署咨询委员会1964年在衡量吸烟与肺癌的因果关系时所提出的五条标准，可作为评价病因因果联系的基本依据。这五条是：①联系的一致性，即在不同地区、不同时间或使用不同调查方法，均获得类似的结果；②联系的强度，通常以 OR 或 RR 值的大小和剂量效应关系愈密切，联系强度亦愈强；③联系的特异性，或因果联系的专一性，如乙萘胺仅可致人和犬的膀胱癌；④联系的时间性，即暴露应先于发病，并经历一个最短潜伏期；⑤联系的连贯性，即这种联系也被其他研究包括试验研究或现代知识所支持。其表述与本书第九章中确定因果关联的标准基本一致。同样，在评价诊断试验中，除了重视评价其灵敏度和特异度，应更关注评价预测值的意义；在预后研究中，既要选择发病或死亡等终点指标，也要关注生理参数及危险因素水平变化等中间指标。

（四）评价要力求系统全面

临床研究文献评价是一项科学性强的工作，应力求系统全面，以免重要内容被遗漏或断章取义，导致不正确的评价结论。

所谓系统，即包括选题、设计、测量、分析等全过程，逐项逐条进行评价；全面一般是指既看到研究报告的优点、长处，也能指出存在的问题、缺点。和其他研究类似，临床研究中结果参差不齐，设计和测量中的不当，往往在所难免。在报告、评价研究结果时，不应择优报告，扬长避短；而应和盘托出，扬长补短，如有的诊断试验评价，只报告敏感度，而回避特异度，治疗试验评价中只报告"有效"病例，而去除"无效"病例，都是不恰当的。当比较组间存在某些不均衡现象或有混杂可能时，应分层分析，或进行标化调整，或采用适当的多元分析，都是补救措施；如实报告存在的问题，也未尝不是一种补救方式。

在进行数据分析时，既不要不经统计处理，

单凭表面数据大小下结论;也不要单纯以统计学检验结果为依据,而应坚持统计分析与临床分析相结合。前者不能排除机遇因素或抽样误差的作用,更不能对机遇或抽样误差作用大小做出估计,很容易做出假阳性或假阴性,通常多是假阳性的错误判断。然而统计学检验有差异,只提示类似结果由于抽样误差或机遇而出现的概率或假阳性概率低于 5% 或 1%,但它并不能反映研究结果应用于临床的效益大小。如果样本足够大,即使两组有很细微的差别,亦可达到显著水平,在大样本的系统综述、Meta 分析或临床试验中易出现类似现象。同样,统计学检验无差异,仅意味着由于机遇或抽样误差因素而出现类似研究结果的概率大于 5%,并不说明临床应用完全无效,特别是当研究样本较小时,尤应谨慎对待。必要时可作假阴性概率或把握度(power)分析。

(五)评价要富有建设性,并非求全责备

临床科研是在患者或人群中进行,出现误差,包括偏倚(bias)的因素较多,即使设计周密,测量力求客观准确,但由于各种难以控制的因素,实施的结果仍难免存在不同程度的误差和偏倚。设计不当,测量粗糙时则问题更多。诸如随机抽样或随机分组难以实施或实施不当、研究对象选择不合适、配比过度、失访率高、依从性低、测量误差大甚至主观的或潜意识的偏倚因素的存在等,均可使研究结果受到歪曲,甚至得出虚假的结论。

所以,开展临床科研评价,一是为了相互探讨,促进临床科研水平和医疗水平的提高;二是为了对患者负责,完全是建设性的,并非求全责备,对于临床流行病学的原则要求,有的由于各种原因一时还未贯彻或难以贯彻,也只能以现实态度,通过积极普及临床流行病学去逐步实现。

(六)对"阴性"的临床研究结果要有一个公正的认识

坚持实事求是,正确认识和对待阳性、阴性结果。阴性结果通常可分为试验组与对照组间的差异无统计学差异,以及其差异虽有统计学差异但在临床应用上不确定或无价值两种情况,此处特指为前者。一般而言,研究者总希望获得肯定性的、有效的所谓阳性结果,这与当前普遍存在的对阴性结果的偏见,即将阴性结果与研究工作的失败等同有关。例如阴性的研究报告较难发表,更难被评奖。如果顺应这种潮流,对阴性研究结果束之高阁,或者由于成功欲的驱使,将阴性结果处理成阳性结果,则都不利于临床医学的发展,甚至造成有害后果。

科学以探索未知为目标,阴性、阳性均应以研究结果为依据,它与成功、失败不应混为一谈。只要设计合理,测量严谨,分析客观,立论有据,一项阴性结果同样是一件成功的研究成果。就临床科研而言,否定一项无效的甚至有害的诊断、治疗方法或无关的病因假说,其贡献并不亚于肯定一项确实有效的诊疗方法或正确的病因假说。例如硝苯地平曾被广泛应用 20 多年,但后经 RCT 研究发现其安全性存在问题,即可增加患者发生心肌梗死及死亡的风险。一种常规用于治疗低血容量、烧伤及低血浆白蛋白患者的白蛋白制剂,经研究证明此疗法可在英国和威尔士每年造成 1 000~3 000 人死亡。这些所谓阴性结果对临床的贡献不亚于阳性报告。

五、临床研究文献评价的内容

临床研究有诊断、疗效与病因评价及预后研究等不同类型,可以按其特点进行评价(参见相关章节),但不论哪种类型研究工作的总体质量都体现在研究的各个阶段中。因此,应对研究的整个过程进行系统地全面评价,一般包括六个方面,最后强调应提出建设性建议:①研究目的或假说;②研究设计;③观察方法(相当于临床测量);④结果表达;⑤结果分析;⑥结论评价。

(一)研究目的或假说

即研究所欲回答或阐明的问题、检验的假说,以及研究结果所拟应用的人群范围,通常体现于立项或选题上。

对于临床科研选题的评价,应分析其科学性、先进性、可行性以及与临床的联系。选题的科学性一般是指项目提出的理论或文献依据是否充分,预期目标在理论上是否可能实现,所拟采用的研究路线或手段是否合理以及从研究结果上升到研究结论的逻辑性等。

(二)研究设计的评价

1. 分析研究的设计类型,是试验研究,有计划的观察性研究,还是已有记录资料的分析。不

不熟悉人体结构怎敢当医生！

——几代解剖学家集腋成裘，为你揭示人体结构的奥妙

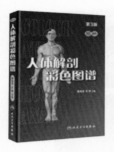

《人体解剖彩色图谱》（第 3 版 / 配增值）

——已是 100 万 $^+$ 读者的选择

读者对象：医学生、临床医师

内容特色：医学、美学与 3D/AR 技术的完美融合

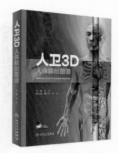

《人卫 3D 人体解剖图谱》

—— 数字技术应用于解剖学出版的"里程碑"

读者对象：医学生、临床医师

内容特色：通过数字技术精准刻画"系解"和"局解"所需展现的人体结构

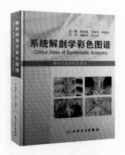

《系统解剖学彩色图谱》

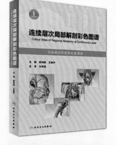

《连续层次局部解剖彩色图谱》

——"系解"和"局解"淋漓尽致的实物展现

读者对象：医学生、临床医师

内容特色：分别用近 800 个和 600 个精雕细刻的标本"图解"系统解剖学和局部解剖学

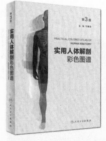

《实用人体解剖彩色图谱》（第 3 版）

——已是 10 万 $^+$ 读者的选择

读者对象：医学生、临床医师

内容特色：通过实物展现人体结构，局解和系解兼顾

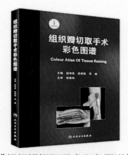

《组织瓣切取手术彩色图谱》

——令读者发出"百闻不如一见"的惊叹

读者对象：外科医师、影像科医师

内容特色：用真实、新鲜的临床素材，展现了 84 个组织瓣切取手术入路及线管的解剖结构

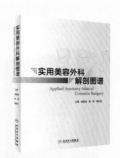

《实用美容外科解剖图谱》

——集美容外科手术操作与局部解剖于一体的实用图谱

读者对象：外科医师

内容特色：用 124 种手术、176 个术式完成手术方法与美学设计的融合

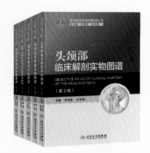

《临床解剖学实物图谱丛书》（第 2 版）

——帮助手术医师做到"游刃有余"

读者对象：外科医师、影像科医师

内容特色：参照手术入路，针对临床要点和难点，多方位、多剖面展现手术相关解剖结构

购书请扫二维码

临床诊断的"金标准"

——国内病理学知名专家带你一起探寻疾病的"真相"

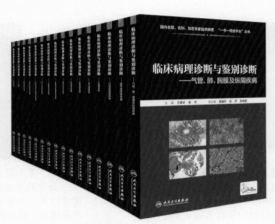

《临床病理诊断与鉴别诊断丛书》

——国内名院、名科、知名专家对临床病理诊断中能见到的几千种疾病
进行了全面、系统的总结，将给病理医师"震撼感"

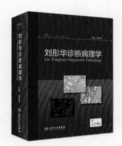

《刘彤华诊断病理学》
（第4版/配增值）

——病理科医师的案头书，二十年
打磨的经典品牌，修订后的第4版在
前一版的基础上吐陈纳新、纸数融合

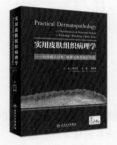

《实用皮肤组织病理学》
（第2版/配增值）

——5000余幅图片，近2000个二
维码，973种皮肤病有"图"（临
床图片）有"真相"（病理图片）

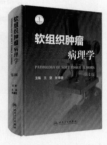

《软组织肿瘤病理学》（第2版）

——经过10年精心打磨，以4000
余幅精美图片为基础，系统阐述各
种软组织肿瘤的病理学改变

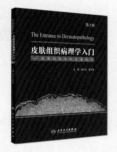

《皮肤组织病理学入门》（第2版）

——皮肤科医生的必备知识，皮肤
病理学入门之选

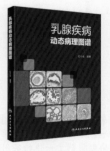

《乳腺疾病动态病理图谱》

——通过近千幅高清图片，系统展
现乳腺疾病病理的动态变化

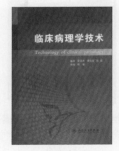

《临床病理学技术》

——以临床常用病理技术为单元，
系统介绍临床病理学的相关技术

第三轮全国高等学校医学研究生"国家级"规划教材

购书请扫二维码

创新的学科体系，全新的编写思路

授之以渔，而不是授之以鱼　　回顾历史，揭示其启示意义
述评结合，而不是述而不评　　剖析现状，展现当前的困惑
启示创新，而不是展示创新　　展望未来，预测其发展方向

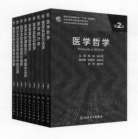

《科研公共学科》

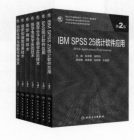

《实验技术与统计软件系列》

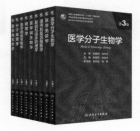

《基础前沿与进展系列》

在研究生科研能力（科研的思维、科研的方法）的培养过程中起到探照灯、导航系统的作用，为学生的创新提供探索、挖掘的工具与技能，特别应注重学生进一步获取知识、挖掘知识、追索文献、提出问题、分析问题、解决问题能力的培养

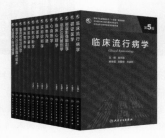

《临床基础与辅助学科系列》

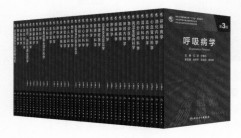

《临床专业学科系列》

在临床型研究生临床技能、临床创新思维培养过程中发挥手电筒、导航系统的作用，注重学生基于临床实践提出问题、分析问题、解决问题能力的培养

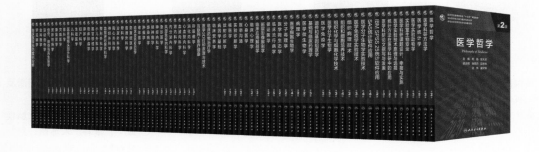

临床医生洞察人体疾病的"第三只眼"

——数百位"观千剑而识器"的影像专家帮你
练就识破人体病理变化的火眼金睛

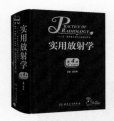

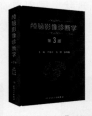

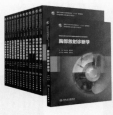

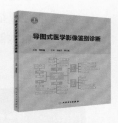

《实用放射学》第 4 版
——放射医师的案头书，内容丰富、翔实，侧重于实用，临床价值高

《颅脑影像诊断学》第 3 版
——续写大师经典，聚焦颅脑影像，疾病覆盖全，知识结构新

放射诊断与治疗学专业临床型研究生规划教材
专科医师核心能力提升导引丛书

《导图式医学影像鉴别诊断》
——以常见病和多发病为主，采用导图、流程图、示意图及表格式、条目式编写，以影像征象入手，着重传授看片技巧和征象、分析思路

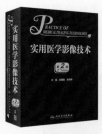

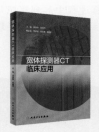

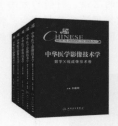

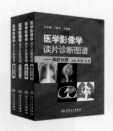

《实用医学影像技术》（第 2 版）
——影像技师临床操作的案头必备

《宽体探测器CT临床应用》
——从讲解技术理论到展示临床病例，详细剖析宽体探测器 CT 临床应用

《中华医学影像技术学》
——国内该领域专家理论与实践的全面展现，为中华医学会影像技术分会的倾心之作

《医学影像学读片诊断图谱丛书》
——内容简洁、实用性强，影像学诊断的入门之选

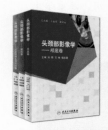

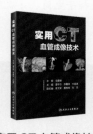

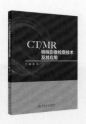

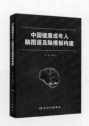

《头颈部影像学丛书》
——头颈部影像诊断的权威之作、代表之作

《实用 CT 血管成像技术》
——全面介绍多层螺旋 CT 血管成像技术，病例丰富，图片精美

《CT/MR 特殊影像检查技术及其应用》
——图片丰富，使用方便，服务临床。

《中国健康成年人脑图谱及脑模板构建》
——建立中国人"标准脑模版"，填补"人类脑计划"空白！

同的研究设计类型,研究结果的论证强度或科学性不同。因此,在论文评价中注意区分研究设计类型是重要的,而且应对不同研究设计类型的结果给予不同评价。一般而言,试验研究,如随机对照临床试验结果的可信度最高;有计划或有周密设计的观察性研究,如队列研究、病例对照研究次之;记录资料的统计分析,如资料不是有计划按统一标准收集的(如一般病案分析)则可信度较低。

2. 样本选择,是否可能由于样本选取不当而失去代表性或代表性不好? 若如此,在防止偏倚方面采取了什么措施? 样本的选择方法及其代表性,也是论文评价的一项基本指标,单个医院随意收集的少量病例代表性较差,易存在选择偏倚。如能随机抽样或从几个医院收集病例(如多中心研究)则可改善。

3. 分组方法是否真正随机,对照组的性质或比较的指标是否恰当。对照组也有一个代表性的问题,同时还应评价它与试验组的可比性即主要非研究因素在两组中的分布是否均衡。比较的标准,则要求客观、可靠,如诊断试验中的金标准。

（三）观察或测量

观察或测量质量是影响研究结果的重要因素,因此也是论文评价的重要方面。包括所用名词定义、诊断指标、测量方法以及结局指标等是否清晰明确。如果这些名词定义含糊不明,则观察、测量中的误差将难以控制。

研究中所采用的分类方法和测量方法,必须对所有研究对象坚持一致性,不应随意变动或更改,并与研究的目的性相适应,即观察测量的指标及其精度符合研究目的的要求。精度过低,达不到预期目的;指标过多或精度过高,造成时间、经费上的浪费。

观察测量的可靠性和可重复性也是评价的重要方面。只有可靠的并可重复的观察测量方法,才能得出可靠的研究结果。

（四）结果的表达

撰写论文的目的在于正确总结研究结果,并使读者能获得明确印象,从中获得可取之处。为此,研究结果的表达应观点清晰,客观准确,并为读者判断研究质量提供必要的详尽资料。

评价研究结果的内部一致性,可检验统计表中数字相加是否正确,不同表中数字是否相符等。

（五）结果的分析

评价结果分析的正确与否,主要看研究数据是否有统计分析价值;根据数据来源和性质,所用统计分析方法是否正确;统计运算是否无误,解释是否正确。

各种统计分析方法都是建立在原始资料或数据可靠的前提下。因此,对有明显缺陷的数据所得分析结果应持保留态度。当前,各种多元数学模型分析应用日益广泛,对模型的选择是否恰当,研究数据是否符合该模型分布特征和适用条件,评价中应予留意。统计结果解释的评价主要看是否将统计分析结果等同或替代临床分析,对统计学假设检验的含义是否理解正确。

统计学检验的显著性,可能来自组间研究因素分布的真正差别,也可能是组间基线资料的可比性差,如年龄、性别或其他临床特点的不均衡而引起的混杂所致,在评价结果分析时亦应予考虑。

（六）研究结论的评价

对研究结论的评价主要分析哪些结论是为研究结果所证实,哪些并不是,以及结论是否回答了研究者在研究设计中提出的问题。好的结论应是确实来自研究的结果,而不是想当然或无限外推的,并与研究的目的紧密呼应。

（七）建设性建议

一个好的论文评价不仅在于肯定优点、指出不足或缺陷,还要从提供可靠信息出发,设身处地就研究设计、观察或测量指标、分析方法等提出建议。这样做既有利于人亦有利于己,并体现了论文评价的目的在于共同探讨,互相提高的积极性和建设性。

第二节　病因学研究文献的评价及实例

一、现况调查文献的实例评价

实例一

（一）文献

题目:老年人群代谢综合征的患病率及其与心脑血管病的关系的现况调查

代谢综合征(metabolic syndrome, MS)包括

一系列心脑血管病的危险因素（如肥胖、高血压、高血糖、脂代谢紊乱等），且明显增加了个体和人群中心脑血管病及其他代谢性疾病的发病和死亡风险。截至目前，国内外已提出近十种代谢综合征的定义，但较为公认的有世界卫生组织标准（WHO，1999）、美国国家胆固醇教育项目（NCEPATP-Ⅲ）标准和国际糖尿病协会 2005 年提出的新标准（IDF）。在我国已有相关的人群调查报告，但尚缺乏老年人群中患病水平及其与心脑血管病关系的资料。本文旨在报告北京社区老年人群中代谢综合征的患病率并探讨其与相关心脑血管病的关系。

材料与方法

1. 研究对象　对北京市某社区 94 个居委会中 60 岁及以上的 20 411 名居民进行分层整群随机抽样，共抽取 9 个居委会中所有符合条件的常住居民进行调查，调查的应答率为 87.8%。共有 2 334 人（男性 943，女性 1 391）完成全部调查和相关体检，占该社区老年人口的 11.4%。入选对象年龄范围为 60~95 岁，平均年龄为（68.5±5.4）岁。

2. 研究方法　由经过统一培训的内科医生和技师在各社区卫生服务中心的诊所采用面对面的方式进行调查、填表和相关体检。调查内容包括：一般人口学特征；烟酒、膳食及体育锻炼等生活方式状况；既往高血压、冠心病、脑卒中、糖尿病、高脂血症等疾病史；主要的心脑血管病家族史；身高、体重、腰围、臀围、血压、心电图等体检项目；常规生化检查包括肝肾功能、空腹血糖、甘油三酯（TG）、总胆固醇（TC）、高密度脂蛋白胆固醇（HDL-C）和低密度脂蛋白胆固醇（LDL-C）等，其检测均采用国际通用方法和标准试剂。代谢综合征的诊断采用两种标准：① NCEPATP-Ⅲ标准，即同时具备以下三项或以上条件者，腹型肥胖，男性腰围 ≥102cm 或女性腰围 ≥88cm；TG ≥ 1.7mmol/L；HDL-C（男性 <1.0mmol/L 或女性 <1.3mmol/L）；血压 ≥130/85mmHg 或已知抗高血压治疗；空腹血糖 ≥6.1mmol/L 或已知降糖治疗。② IDF 2005 年标准，即腹型肥胖（华人腰围标准为：男性 ≥90cm 或女性 ≥80cm）为必备条件，再加上以下 4 项中的任何两项：高血压、高TG、低 HDL-C（此三项与 NCEP 同）和高空腹血

糖（5.6mmol/L）。心脑血管病的结局变量包括：冠心病和脑卒中，均采用 WHO-MONICA 诊断标准。

3. 统计学方法　数据经两次录入 Access 2000，统计软件为 SPSS11.0，统计方法为 t 检验、χ^2 检验和 Logistic 回归模型计算比值比（OR）及 95% 可信区限（CI）。

结果

1. 一般情况　2 334 名研究对象的人口学特征、既往病史和各检测指标的变量分布见表 14-1，男女间有显著性差异。

2. 代谢综合征（MS）的患病率　表 14-2 显示 MS 各构成指标和 NCEP 及 IDF 标准的患病率。本数据无明显的年龄变化趋势，但两个标准定义的患病率均为女性高于男性，且 IDF 的腹型肥胖患病率明显高于 NCEP 标准（67.3% 和 29.6%）。本数据显示北京城区老年人群 MS 的总患病率是：NCEP 标准为 30.5%（男性 17.6%，女性 39.2%），IDF 新标准为 46.3%（男性 34.8%，女性 54.1%）。

3. MS 与心脑血管病　表 14-3 为 MS 各构成组分及两个标准定义的 MS 与冠心病、脑卒中的相关危险性。结果显示：高血压和腹型肥胖对冠心病的影响较大，而高血压和低 HDL-C 对脑卒中的发病似乎作用更为明显。采用 IDF 标准具有 MS 的人群中冠心病、脑卒中及总心脑血管病的比值比均高于按 NCEP 标准定义的 MS 人群。值得关注的是，在符合 IDF 标准而不符合 NCEP 标准的 436 名（占总数的 18.7%）老年人中，患冠心病和脑卒中的风险明显升高，其 OR 值分别为 1.66（1.31~2.10）和 1.53（1.14~2.06）。

讨论

本研究的对象为 60 岁以上人群，具有较高的心脑血管病患病率，便于观察和分析代谢综合征与相关疾病结局的关系；该样本为人群随机整群抽样，研究对象的应答率较高，代表性较好。

目前，国外常用 WHO 和 NCEPATP-Ⅲ标准估计人群的 MS 的患病率，但这两种标准中由于肥胖的标准不符合亚洲和中国人群，并由此低估了这些国家和地区人群中 MS 对健康的危害。因此，国际糖尿病联盟（IDF）于 2005 年 4 月提出一个基于不同民族或人群采用不同腰围标准定义 MS 的新建议。本研究表明，按 NCEP 标准，本组

表 14-1　研究对象的人口统计学、人体测量学和生化指标特征

特征	男性（n=943）	女性（n=1 391）	P 值
平均年龄（标准差）	69.0（5.6）	66.7（6.8）	<0.001
年龄调整均数（标准差）			
体重指数 /（kg·m⁻²）	25.4（3.2）	25.7（3.7）	0.010
收缩压 /mmHg	136.0（20.0）	138.2（21.9）	0.001
舒张压 /mmHg	77.9（10.2）	76.6（10.5）	0.022
总胆固醇 /（mmol·L⁻¹）	5.1（2.3）	5.5（1.0）	<0.001
甘油三酯 /（mmol·L⁻¹）	1.4（0.8）	1.7（1.1）	<0.001
HDL-C/（mmol·L⁻¹）	1.3（0.3）	1.4（0.5）	<0.001
LDL-C/（mmol·L⁻¹）	3.2（0.8）	3.4（1.1）	<0.001
空腹血糖 /（mmol·L⁻¹）	6.1（1.7）	6.2（2.0）	0.114
腰围 /cm	89.7（9.2）	86.1（9.2）	<0.001
数量 /%			
教育 / 年			
0~6	258（27.4）	708（50.9）	<0.001
7~12	349（37.0）	483（34.7）	
≥13	336（35.6）	200（14.4）	
婚姻状况			
已婚	873（92.6）	1 094（78.8）	<0.001
单身或离异	4（0.4）	7（0.5）	
丧偶	66（7.0）	290（20.9）	
体育锻炼 /（h·d⁻¹）			
<1	226（24.0）	389（28.0）	0.042
1~3	389（41.3）	511（36.7）	
≥4	328（34.8）	491（35.3）	
吸烟状况			
从不吸烟	397（42.1）	1 209（86.9）	<0.001
戒烟	313（33.2）	62（4.5）	
现在吸烟	233（24.7）	120（8.6）	
现在饮酒	283（30.0）	71（5.1）	<0.001
高血压	444（47.1）	700（50.3）	0.129
糖尿病	148（15.7）	214（15.4）	0.861
冠心病	292（31.0）	492（35.4）	0.029
脑卒中	170（18.0）	208（15.0）	0.052
抗高血压治疗	337（35.7）	523（37.6）	0.890
降脂治疗	84（8.9）	170（12.2）	0.032
降糖治疗	97（10.3）	150（10.8）	0.334
冠心病或脑卒中家族史	439（46.6）	741（53.3）	0.001

表 14-2 代谢综合征（MS）各构成组分及 NCEP、IDF 标准的年龄和性别分类患病率

	男性 /%			女性 /%			男女合计 /%
	60~69 岁（n=596）	≥70 岁（n=347）	小计（n=943）	60~69 岁（n=914）	≥70 岁（n=477）	小计（n=1 391）	（n=2 334）
MS 各构成组分							
高血压	70.0	79.8	73.6	71.2	77.4	73.3	73.4
高血糖（≥6.1mmol/L）	31.5	33.7	32.3	30.7	31.4	30.9	31.5
高血糖（≥5.6mmol/L）	51.7	53.3	52.3	51.7	54.1	52.5	52.4
高甘油三酯	25.2	18.2	22.6	34.1	34.2	34.1	29.4
低 HDL	18.1	13.5	16.4	37.2	34.6	36.3	28.3
腹型肥胖（NCEP）	7.4	10.7	8.6	41.9	47.2	43.7	29.6
腹型肥胖（IDF）	51.2	53.8	52.1	77.4	77.6	77.5	67.3
NCEP 标准 MS 组分数目							
1 个或 1 个以上	83.3	87.0	84.7	90.1	91.6	90.6	88.2
2 个或 2 个以上	45.5	47.1	46.1	64.7	70.6	66.7	58.4
3 个或 3 个以上（MS）	18.4	16.2	17.6	37.6	42.3	39.2	30.5
4 个或 4 个以上	3.7	4.6	4.0	18.0	16.4	17.4	12.0
5 个	0.8	0.9	0.9	4.8	3.8	4.5	3.0
IDF 标准 MS 组分数目							
1 个或 1 个以上	89.1	92.2	90.2	94.6	96.2	95.2	93.2
2 个或 2 个以上	67.3	69.9	68.3	81.9	85.3	83.1	77.1
3 个或 3 个以上	40.2	40.8	40.4	56.5	58.3	57.1	50.4
4 个或 4 个以上	16.0	13.3	15.0	29.4	29.6	29.4	23.6
5 个	3.0	2.3	2.8	9.4	8.4	9.1	6.5
MS	34.3	35.5	34.8	53.8	54.7	54.1	46.3

表 14-3 代谢综合征（MS）及其组分与心脑血管病的 OR 值及 95% 置信区间（CI）

	冠心病（n=784）OR*（95%CI）	脑卒中（n=378）OR*（95%CI）	冠心病或脑卒中（n=988）OR*（95%CI）
代谢综合征构成组分			
高血压	1.76（1.42~2.18）	1.96（1.45~2.64）	1.90（1.55~2.29）
高血糖（≥6.1mmol/L）	1.30（1.08~1.57）	1.35（1.07~1.71）	1.33（1.11~1.60）
高血糖（≥5.6mmol/L）	1.22（1.03~1.46）	1.23（0.98~1.54）	1.24（1.05~1.47）
高甘油三酯	1.32（1.09~1.60）	1.07（0.83~1.37）	1.21（1.01~1.46）
低 HDL-C	1.05（0.86~1.28）	1.62（1.27~2.07）	1.28（1.06~1.55）
腹型肥胖（NCEP）	1.52（1.24~1.87）	1.24（0.95~1.62）	1.49（1.22~1.82）
腹型肥胖（IDF）	1.83（1.49~2.25）	1.29（1.00~1.67）	1.76（1.45~2.13）
不同定义标准的代谢综合征			
NCEP	1.43（1.18~1.74）	1.45（1.14~1.85）	1.49（1.23~1.80）
IDF	1.69（1.40~2.02）	1.58（1.26~2.00）	1.75（1.47~2.09）
分组			
非 MS 组（n=1 185）	1.00（Ref）	1.00（Ref）	1.00（Ref）
仅 IDF 确诊组（n=436）	1.66（1.31~2.10）	1.53（1.14~2.06）	1.70（1.36~2.14）
仅 NCEP 确诊组（n=67）	1.16（0.69~1.99）	1.42（0.74~2.74）	1.17（0.70~1.96）
IDF 和 NCEP 均确诊组（n=646）	1.73（1.40~2.14）	1.68（1.28~2.21）	1.82（1.48~2.24）

注：*调整性别、年龄（年）、婚姻状况、受教育程度（年：≤6，7~12，≥13）、体育锻炼（小时 / 天：<1，1~3，≥4）、饮酒（当前饮酒 / 从不饮酒或戒酒）、吸烟（从不吸烟，当前吸烟，戒烟）和家族心脑血管病史。

人群的 MS 患病率为 30.5%，低于西方发达国家的同龄人群（40%~50%），如按 IDF 标准其患病率升高至 46.3%。其主要原因是调整了腰围和空腹血糖的标准，前者的患病率从 29.6% 升至 67.3%，后者则从 31.5% 提高到 52.4%。本人群中女性 MS 的患病水平明显高于男性，这与我国相关报告一致。其原因可能与中国女性人群肥胖和低 HDL 的比例较高有关。

MS 增加心脑血管病的发病风险，在西方已有相关报道。但在我国以人群为基础探讨两者间关系的流行病学研究尚未见报告。研究显示无论 NCEP 或 IDF 标准，MS 均与冠心病和脑卒中的患病率密切相关。有意义的是，有近 20%（436 人）的研究对象被 IDF 诊断为 MS，而被 NCEP 标准漏诊，具冠心病和脑卒中的患病风险与非 MS 人群相比升高了 50% 以上。由此可见，IDF 新标准较 NCEP 标准更适合于筛检中国人群中 MS 的患病水平和更客观地评估其罹患心脑血管病的风险。

本研究还比较了 MS 各构成组分及其数目与冠心病、脑卒中患病率的关系，结果显示随 MS 构成组分数目的增加，患心脑血管病的风险升高。而在各 MS 构成组分中，血压水平升高对冠心病和脑卒中的发病均贡献很大，而肥胖对老年冠心病、低 HDL 对老年脑卒中的促发似乎更加具有特异性。其结果与国内的相关研究一致，其机制尚有待探讨。

本调查为横断面研究，无法估算发病率，且对因果推断有一定的局限性。研究对象为老年生存人群，因其"健康生存效应"即高危人群的早逝，可能会低估 MS 与心脑血管病的危险性。

本研究结果表明：北京城区有近 50% 的老年人具有代谢综合征，其冠心病、脑卒中的患病风险较无代谢综合征的人群升高 58%~68%。国际糖尿病联盟 2005 年的新标准较 NCEP 更适合评估和筛选中国人群中代谢综合征的心脑血管病危险。在中国老年人群中控制和治疗高血压、腹型肥胖和低 HDL 较其他 MS 构成因子可能对减轻 MS 对心脑血管病的风险更有意义。

（二）评语

1. 选题的意义　以社区老年人群为基础的代谢综合征患病率研究，国内尚未见报道。选题符合学术研究和临床实践需求。

2. 研究对象的来源　为城区某社区 94 个居委会中随机抽取的 9 个居委会全体 60 岁以上常住居民，为随机整群抽样样本，调查的应答率为 87%。

3. 危险因素的定义和疾病的标准　均采用目前国际上或业内公认的统一标准，并制定了便于流行病学现场调查的执行定义。

4. 测量控制　询问和体检的方法、数据的采集与管理、调查过程的质控和考核，均有统一的标准并经过系统的人员培训、上岗考核及仪器校正。

5. 统计分析　按地区人口构成计算了 10 岁年龄组和不同性别的年龄标化患病率，并分析和估计了代谢综合征与两种常见的心血管病（冠心病和脑卒中）的 OR 值及 95% 置信区间 CI。

6. 结果的临床意义及评价　按国际上最新公布的代谢综合征标准测量了中国城区老年人群的患病水平，发现与西方的患病水平接近，澄清了既往研究的低估，有助于唤起政府、医务界及公众的关注，加强其预防和诊治。

7. 研究的局限　现况调查的设计使结果间的相关性不能作因果判断；老年人群中危险因素的相对危险性估计受"生存效应"的影响，可能被低估；样本量仍显不足，难以评价代谢综合征与冠心病和脑卒中各临床亚型的关系。

（三）思考题

1. 现况调查的结果能否作为因果关系判定的证据？

2. 为什么老年人群研究中危险因素的 RR 或 OR 估计值偏低？

实例二

（一）文献

题目：北京市三所高校大学生 SARS 流行期的心理状态现况调查

北京自 2003 年春天开始发生的 SARS 疫情，对人民健康造成很大威胁，是一场重大的公共卫生灾难。灾难是一种特殊类型的生活事件，可视为大规模的集体性的应激处境，极大地超出个人及团体的应对能力，在人的心理上可造成严重损害。经历灾难性事件会带来一系列心理、生理和行为的改变，从多方面影响人们心身健康，并可能导致长期存在的严重心理痛苦和精神障碍。为了控制 SARS 的流行，我国政府在发病高峰时期果断地采取了隔离管理传染源、切断各种传播途径和保护易感人群的传染病防治措施。为此，国家教育部下发了多个旨在加强对高校管理的通知，各高校也根据实际情况制订了相应管理细则，多数采取对在校学生生活、学习、文娱活动等方面的封闭式管理措施。

大学生做为文化层次较高的特殊群体，正处于人生观和世界观形成的关键时期，对新事物敏感，接受新事物比较快，对社会问题的看法深刻与肤浅、客观全面或主观偏激经常交替出现，有强烈的求知欲和较差的识别能力，理想与现实容易脱节，他们这种不稳定的心理状态，在受到外界的干扰和影响时，很容易产生心理危机。因此，为了解SARS流行期间北京市各高校学生对SARS知识的知晓、对学校措施的态度、表现的行为以及心理健康状况，对大学生心理危机干预提供科学依据，进行了本次精神状况的流行病学调查。

对象与方法

1. 对象　北京市三所全国重点院校理、工、文、医类的在校本科生和研究生。根据精神症状估计最小检出率 $P=7\%$，以 $N=400\times(1-P)\div P$ 公式计算，需要样本量5 314人。本调查共发放问卷6 800份，收回有效问卷6 280份，有效问卷回收率为92.4%。

2. 方法

（1）调查工具：①症状自评量表（Symptom Checklist-90，SCL-90）；②Zung焦虑自评量表（Zung's Self-Rating Anxiety Scale，SAS）；③Zung抑郁自评量表（Zung's Self-Rating Depression Scale，SDS）；④一般资料问卷，自行设计的12题问卷，包括调查对象的人口学特征、对SARS的知识、态度、行为等内容。

（2）采用分层整群抽样方法，以班级为抽样单位、年级为抽样层，按照对三所学校学生的年龄、性别、专业构成有代表性的原则抽取相应数量的班级，于2003年5月21至28日将问卷发给学生自填后收回。将资料数字化后输入计算机，用EPI6.0及SPSS10.0统计软件包对数据进行统计处理。

结果

1. 调查对象人口学特征　本调查共回收有效问卷6 280人，其中本科生5 833人，研究生287人，年级不详者160人。调查对象的平均年龄为（20.3±2.0）岁，男生3 735人（59.5%），女生2 433人（38.7%），性别不详者112人（1.8%）；专业构成为理工科4 168人（66.4%），医科1 159人（18.5%），文科944人（15.0%），不详者9人（0.1%）；年级构成为一年级学生1 980人（31.5%），二年级学生1 948人（31.0%），三年级学生1 176人（18.7%），四年级及五年级学生641人（10.2%），研究生一年级87人（1.4%），研究生二年级97人（1.6%），研究生三年级86人（1.4%），不详者265人（4.2%）。

2. 一般情况　调查的北京市三所全国重点院校均在本次调查开始前四周对校园实行了严格的封闭式管理，在本次调查开始前三周，均在本校内开展了多种渠道、多种方式的有关SARS知识的介绍，在校园网主页上增设专栏，内容包括政府通报、防治知识、本校动态、本校疫情、传媒追踪、兄弟院校情况、新华网专题、防SARS的BBS及心理辅导栏目。在加强校园管理的同时，改变教学形式，如小班上课、网上答疑等；组织了多种校园活动，如活动场馆的延长开放、露天文体活动、口罩图案设计比赛等。

对SARS有关问题的调查显示，认为通过各种媒体对SARS知识很了解的学生占38.3%，一般了解的占60.4%，不了解的占1.3%；认为通过各种媒体对政府和学校防治SARS措施很了解的学生占35.8%，一般了解的占61.9%，不了解占的2.3%；近一周来对SARS疫情很关注的学生占35.7%，一般关注的占54.9%，不关注的占9.4%；认为为控制SARS流行而采取的封闭式管理对学习或个人生活有很大影响的学生占24.3%，一般影响的占59.5%，无影响的占16.2%；认为学校为控制SARS流行而采取的防治措施有显著效果的学生占48.5%，一般效果的占47.9%，无效果的占3.6%；对学校为控制SARS流行而采取封闭式管理的规定愿意服从的学生占88.0%，不愿意服从的占12.0%；愿意为抗击SARS捐赠财物或贡献力量的学生占93.3%，不愿意的占6.7%；愿意自觉讲究个人卫生和遵守公共卫生条例的学生占97.7%，不愿意的占2.3%；对政府采取果断措施预防控制SARS从而最终战胜SARS有信心的学生占95.6%，没有信心者占4.4%。

3. 心理问题检出率　以SCL-90各因子中至少有1个因子得分大于或等于3分、焦虑自评量表得分的标准分达到50分、抑郁自评量表得分的标准分达到 50 分认为可能有心理问题。本次调查显示，SCL-90 中因子出现 1 个因子及以上阳性者的总人数为 460 人，检出率为 7.3%；敌对症状阳性检出率最高，为 3.5%；恐怖症状与躯体化症状阳性检出率最低，为 1.6%。焦虑症状阳性检出率为 9.5%，抑郁症状阳性检出率为 29.6%。结果详见表 14-4。

4. 不同人群 SCL-90 调查结果比较　根据文献报道，SCL-90 的因子分大于 3 分认为可能有心理问题，本次调查结果 SCL-90 各因子分均在正常范围内；与既往人群调查结果比较可见，本次调查各因子得分均低于既往北京市大学生的调查结果，差异有显著性；与国内常模的比较，除了恐怖因子得分与精神病性因子得分高于国内常模且差异有显著性以外，其他各因子均低于或接近国内常模，结果详见表 14-5。

表 14-4　SCL-90 各因子症状及焦虑抑郁症状检出率

症状	阳性人数（n=6 280 人）	检出率 /%
躯体化症状	101	1.6
强迫症状	210	3.3
人际关系敏感症状	199	3.2
抑郁症状	173	2.8
焦虑症状	118	1.9
敌对症状	218	3.5
恐怖症状	98	1.6
偏执症状	162	2.6
精神病性症状	105	1.7
抑郁症状（SDS）	1 859	29.6
焦虑症状（SAS）	597	9.5

表 14-5　SCL-90 得分与北京大学生及国内常模的比较

因子名称	本次调查（n=6 280 人）	北京大学生（n=5 220 人）	国内常模（n=1 388 人）	t_1	t_2
躯体化	1.31 ± 0.45	1.41 ± 0.46	1.37 ± 0.48	17.64**	10.67**
强迫	1.62 ± 0.58	2.01 ± 0.62	1.62 ± 0.58	53.65**	0.68
人际敏感	1.53 ± 0.57	1.90 ± 0.62	1.65 ± 0.61	50.61**	15.95**
抑郁	1.47 ± 0.56	1.74 ± 0.61	1.50 ± 0.59	38.61**	4.44**
焦虑	1.36 ± 0.49	1.60 ± 0.54	1.39 ± 0.43	38.13**	4.09**
敌意	1.45 ± 0.58	1.68 ± 0.61	1.46 ± 0.55	31.94**	1.96
恐怖	1.34 ± 0.47 ■	1.35 ± 0.45	1.23 ± 0.41	2.17*	18.01**
偏执	1.42 ± 0.54	1.78 ± 0.62	1.43 ± 0.57	53.37**	1.79
精神病性	1.37 ± 0.49 ■	1.59 ± 0.51	1.29 ± 0.42	35.15**	13.43**
症状自评总分	129.16 ± 41.47		129.96 ± 38.76		1.53
总症状指数	1.44 ± 0.46		1.44 ± 0.43		0.84

注：*$P<0.05$，**$P<0.01$（下同），t_1 为本次测验与北京大学生的 t 检验，t_2 为本次测验与国内常模的 t 检验。■本次测验得分比国内常模高。

5. SCL-90 各因子分与 SAS 和 SDS 标准分的相关分析　本次调查 SAS 标准分为 38.21 ± 8.51；SDS 标准分为 43.76 ± 11.41。将 SCL-90 各因子分与 SAS 和 SDS 标准分进行相关分析，可见 SAS 标准分与 SCL-90 的躯体化因子、抑郁因子、焦虑因子、精神病性因子均呈中度相关；SDS 标准分与 SCL-90 的各项因子分呈低度至中度相关，与 SAS 标准分呈中度相关。结果详见表 14-6。

讨论

一场突如其来的 SARS 疫情，成为二十一世纪初对我国公共卫生事业的严峻挑战。这场突发的公共卫生事件，在我国北京、广东等地很大程度地破坏了原有正常的社会生活秩序，引起人群普遍的不安，使公众处于群体危机状态中。为了控制 SARS 在高校流行，北京各高校遵照教育部的有关规定采取了封闭式管理，以利于切断各种传播途径和保护易感人群。但作为被限制留在学校的 20 万~30 万大学生，在此期间与广大公众一样，处于一种群体性的心理危机状态之下。采用社会精神病学的研究方法及时了解他们的心理状

表 14-6　SCL-90 各因子分与 SAS 和 SDS 标准分的相关系数

因子	躯体化	强迫	人际关系敏感	抑郁	焦虑	敌对	恐怖	偏执	精神病性	SAS	SDS
躯体化	1.00										
强迫	0.69**	1.00									
人际关系敏感	0.69**	0.81**	1.00								
抑郁	0.74**	0.82**	0.83**	1.00							
焦虑	0.81**	0.79**	0.79**	0.84**	1.00						
敌对	0.67**	0.70**	0.74**	0.74**	0.75**	1.00					
恐怖	0.66**	0.61**	0.63**	0.61**	0.70**	0.57**	1.00				
偏执	0.70**	0.75**	0.81**	0.77**	0.78**	0.76**	0.61**	1.00			
精神病性	0.75**	0.78**	0.82**	0.83**	0.84**	0.74**	0.66**	0.80**	1.00		
SAS	0.61**	0.48**	0.49**	0.56**	0.60**	0.51**	0.46**	0.50**	0.57**	1.00	
SDS	0.44**	0.39**	0.40**	0.49**	0.45**	0.39**	0.31**	0.39**	0.43**	0.65**	1.00

** $P<0.01$

态,无论对于各级政府和高校决策者的策略和措施的制定,还是对大学生特殊群体的心理支持和干预,都有非常重要的现实意义。

本次调查设计采用了流行病学现况调查的方法,抽样有代表性且样本量大,应用了国际公认的调查问卷,可以真实可靠地反映北京市高校学生在 SARS 流行后期的心理状态。调查结果显示,本次调查的大学生群体心理健康水平处于正常范围,与既往调查的北京市大学生群体及国内正常人群相比,并未出现更多的心理问题。说明北京市高校根据各级政府的指示在采取封闭式管理期间,开展的多种渠道、多种方式的有关 SARS 知识的宣传教育,形成了自上而下的正面舆论;并及时提供透明和充分的信息,保证正确的社会知觉,避免了流言;对大学生进行公德和健康教育,纠正错误的社会集体认知;建立相应的渠道,疏泄不良的社会情绪,给予在校学生足够的物质和精神支持,使大学生通过各种媒体对 SARS 知识和对政府及学校防治 SARS 措施比较了解,普遍认为学校为控制 SARS 流行而采取的防治措施有显著效果,并愿意服从学校封闭式管理的规定,愿意为抗击 SARS 贡献力量,同时愿意自觉讲究个人卫生和遵守公共卫生条例,因而使绝大多数学生对政府采取果断措施预防控制 SARS 从而最终战胜 SARS 有足够信心,能够维持良好的心理状态,这充分说明了社会支持系统在灾难的心理危机干预中发挥了独特的积极作用。

本次调查还显示,SAS 标准分与 SCL-90 的躯体化因子、抑郁因子、焦虑因子、精神病性因子有中度相关。自二十世纪八十年代中期以来,国内外研究均显示抑郁及焦虑状态、酒精滥用、各种其他心身症状是灾害后不可忽视的不良后果;灾难后出现的精神障碍,除创伤后应激障碍以外,最常见的是焦虑障碍和抑郁障碍。在 SARS 流行期间大学生群体出现的焦虑和抑郁症状符合重大灾害后人群的一般心理特点,应该得到社会的特别关注。为此,我们将对有肯定和可疑精神障碍的大学生进行随访面谈,及时发现心理问题,进行必要的干预和治疗。

根据本调查结果,建议将人文关怀、心理干预整合到突发重大公共卫生事件应急反应的救援策略和预案中,使今后的防灾、备灾和救灾措施更符合公众的正常心理需求,以避免和减少灾难带来的后续心理社会问题。

（二）思考题

1. 现况调查的样本抽样应根据哪些原则和方法确定?

2. 本文采用的测量工具是否可以实现本研究的目的?

3. 本现况调查结果中各量表的评分为何与国内常模相比?

实例三

（一）文献

题目：我国城镇化进程中农村老年人抑郁情绪分析

随着我国城镇化的深入发展，农村青壮年大规模进城，农村人口的老龄化问题日益突出。作为目前我国人口中最大的弱势群体，农村老年人的身心健康状况不容乐观。调查研究表明，有抑郁情绪问题的老年人呈逐年升高趋势，近年来检出比例已高达40%，农村老年人中这一问题更为严重。城镇化带来的另一个变化是城市范围的不断扩大，近郊农村地区逐渐融入到城市，由传统农村转变为城乡结合部，这一变化对该地区农村老年人心理健康的影响也值得关注。本研究依托于中国科学院科技服务网络计划项目，通过调查福建省福鼎市城乡结合部和传统农村老年人的抑郁情绪，并分析相关的影响因素，为我国城镇化进程中农村老年人身心健康相关福利政策的制定提供理论依据和参考。

对象与方法

1. 对象 运用整群取样方法，在福建省福鼎市的山前街道（毗邻市区，下辖9个行政村）和点头镇（远离市区，下辖18个行政村）各选取6个行政村，分别对城乡结合部和传统农村的老年人进行取样。由经过培训的卫生院医务人员和村医对老年人实施一对一的调查，共调查1 216人。排除60岁以下的16人，存在漏答项的42人；此外，居住方式为敬老院（11人）、其他亲戚（10人）和寺庙（2人）的23人，由于人数太少不具有代表性也予以排除。最终有效问卷1 135份，有效率为93.3%。本研究经中国科学院心理研究所伦理委员会批准，调查前与所有被调查老年人均签署了知情同意书。

福鼎市的山前街道（毗邻市区）和点头镇（远离市区）所辖行政村进行整群取样，分别代表"城乡结合部"和"传统农村"的农村老年人。

有效取样老年人的基本情况见表14-7。两组农村老年人在年龄、性别、婚姻状态、受教育程度、社会活动、负性生活事件等方面不存在显著差异。但是，相对于城乡结合部的老年人，传统农村老年人中独居的比例更高，健康状况（健康自评"差"或"很差"）和经济状况（钱多数不够用或完全不够用）更差，χ^2检验差异显著。

2. 工具 采用自编基本情况调查问卷，收集社会人口学数据，包括年龄、性别、受教育程度、居住方式、健康自评、经济紧张、社会活动和负性生活事件等。健康自评和经济紧张采用Likert五级评分，分数越高情况越好。社会活动包括5个项目（串门/聊天、棋牌类活动、群体健身/跳舞、集体组织的活动、志愿/帮扶活动），Likert五级评分（从1到5分别为：几乎每天、每周3~4次、每周1~2次、每月至少1次、不参加），分数越高社会活动参与越少，得分21分及以上编码为"社会活动

表14-7 城乡结合部和传统农村老年人的基本情况

项目	城乡结合部（n=581）人数/%	传统农村（n=554）人数/%	χ^2	P
居住方式			11.00	0.004
独居	99（17.0）	128（23.1）		
仅与配偶	206（35.5）	212（38.3）		
非空巢	276（47.5）	214（38.6）		
经济紧张			77.22	<0.001
完全/多数不够用	186（32.0）	305（55.1）		
一般	258（44.4）	200（36.1）		
多数/完全够用	137（23.6）	49（8.8）		
健康自评			93.00	<0.001
差/很差	214（36.8）	362（65.3）		
一般	234（40.3）	130（23.5）		
好/很好	133（22.9）	62（11.2）		

少"。负性生活事件调查近两周内自己或家人有无重伤重病、丧亲丧友、家庭矛盾及其他各种意外事件等，有1项及以上编码为"有负性生活事件"。

采用流调中心抑郁自评量表（CES-D）10题简版评估老年人最近一周的抑郁情绪，项目采用Likert四级评分，从0到3分别为：很少或根本没有（<1天）、不太多（1~2天）、有时或者说有一半的时间（3~4天）、大多数时间（5~7天），其中有两题反向计分，总分10分及以上编码为"有抑郁情绪问题"。国内的研究表明，该简版与CES-D原版得分的相关为0.96，有较高的一致性。

3. 统计方法　采用SPSS 20软件对数据进行统计分析。有抑郁情绪问题计为"1"，并采用例数（%）表示，运用χ^2检验进行抑郁情绪检出率的组间比较，运用Logistic回归综合分析抑郁情绪问题的影响因素。

结果

1. 抑郁情绪问题的比较分析　总样本共检出有抑郁情绪问题的老年人451名，检出率39.7%，其中传统农村老年人的检出率高达49.6%，显著高于城乡结合部的农村老年人（30.3%），χ^2检验差异显著（χ^2=44.33，$P<0.001$）。各子群体抑郁情绪问题的检出率情况见表14-8。对于城乡结合部的农村老年人，健康自评、经济紧张和负性生活

表14-8　城乡结合部和传统农村老年人中抑郁情绪问题的检出率

项目	城乡结合部（$n=581$）		传统农村（$n=554$）	
	例数 /%	χ^2	例数 /%	χ^2
年龄（岁）		0.83		2.34
60~69	76（31.1）		116（53.0）	
70~79	67（28.0）		122（50.4）	
≥80	33（33.7）		37（39.8）	
性别		5.39*		2.89
男性	59（24.1）		114（44.2）	
女性	117（34.8）		161（54.4）	
受教育程度		4.61		0.98
文盲	138（32.8）		193（50.8）	
小学	34（26.4）		72（49.0）	
初中	4（12.9）		10（37.0）	
居住方式		5.39		1.89
独居	41（41.4）		64（50.0）	
仅与配偶	62（30.1）		115（54.2）	
非空巢	73（26.4）		96（44.9）	
经济紧张		36.22**		41.08**
完全/多数不够用	91（48.9）		203（66.6）	
一般	67（26.0）		64（32.0）	
多数/完全够用	18（13.1）		8（16.3）	
健康自评		45.21**		15.82**
差/很差	104（48.6）		211（58.3）	
一般	60（25.6）		42（32.3）	
好/很好	12（9.0）		22（35.5）	
社会活动		3.89*		7.82**
少	115（34.1）		188（56.5）	
多	61（25.0）		87（39.4）	
负性生活事件		17.86**		4.42*
有	53（51.0）		75（61.5）	
没有	123（25.8）		200（46.3）	

注：*：$P<0.05$，**：$P<0.01$

事件对抑郁情绪的影响较大（P<0.001），健康状况（健康自评"差"或"很差"）差、经济紧张（钱多数不够用或完全不够用）、近期有负性生活事件的老年人抑郁情绪问题的检出率高达 50% 左右（48.6%~66.6%）；女性、社会活动少的农村老年人抑郁情绪问题的检出率也相对更高（P<0.05）。对于传统的农村老年人，经济紧张、健康自评对抑郁情绪的影响较大（P<0.001），经济紧张和健康状况差老年人抑郁情绪问题的检出率分别高达 66.6% 和 58.3%；社会活动少（P<0.01）、近期有负性生活事件（P<0.05）老年人抑郁情绪问题的检出率也相对更高。

2. 抑郁情绪问题的影响因素　将传统农村老人和城乡结合部老人分别运用 Logistic 回归进行抑郁情绪问题影响因素的多变量分析（表 14-9）。结果显示，对于城乡结合部的农村老年人，健康自评差、经济紧张、近期有负性生活事件、独居、女性、社会活动少者抑郁情绪问题的检出率更高，其中健康自评"差或很差"老年人抑郁情绪问题的检出率是健康自评"好或很好"老年人的 7.52 倍。对于传统的农村老年人，经

济紧张、健康自评差、社会活动少、女性者抑郁情绪问题的检出率更高，其中经济紧张（钱"完全/多数不够用"）老年人抑郁情绪问题的检出率是经济不紧张（钱"多数/完全够用"）老年人的 8.52 倍。

讨论

本项调查研究结果分析显示，农村老年人的抑郁情绪问题比较普遍，特别是在离城市较远，经济欠发达的传统农村地区，这与近年来全国的调查结果基本一致。长期受抑郁情绪困扰可能导致抑郁症，严重的还会危及生命。以往调查结果显示，老年阶段的自杀率是其他年龄段的 2.68 倍，农村老年人的自杀率又是城镇老年人的近 5 倍。抑郁情绪问题严重危害了老年人的身心健康和社会功能，降低了晚年的生活质量，同时也加重了家庭和社会的负担，需要引起全社会的高度关注。建议尽快将抑郁等心理健康问题的评估和预防纳入农村公共卫生服务项目，并逐步普及为农村老年人提供免费身心健康体检及建立健康档案。

研究结果提示，经济和身体健康状况是农村老年人抑郁情绪的主要影响因素。值得一提的

表 14-9　农村老年人抑郁情绪问题影响因素的 Logistic 回归分析

自变量	城乡结合部（n=581）					传统农村（n=554）				
	β	SE	Wald	OR	P	β	SE	Wald	OR	P
年龄（60~69）										
70~79	−0.47	0.23	4.05	0.63	0.044	−0.07	0.21	0.10	0.93	0.749
≥80	−0.32	0.31	1.10	0.73	0.294	−0.51	0.29	3.03	0.60	0.082
性别（女）	0.57	0.22	6.89	1.77	0.009	0.43	0.20	4.68	1.54	0.030
居住方式（非空巢）										
仅与配偶	0.37	0.24	2.35	1.44	0.126	0.29	0.22	1.70	1.34	0.192
独居	1.00	0.29	12.25	2.72	<0.01	0.16	0.26	0.41	1.18	0.522
经济紧张（多数/完全够用）										
一般	0.90	0.32	8.01	2.46	0.005	0.81	0.43	3.55	2.25	0.059
完全/多数不够用	1.48	0.32	21.43	4.41	<0.01	2.14	0.42	25.77	8.52	<0.001
健康自评（好或很好）										
一般	1.16	0.35	10.81	3.20	0.001	−0.01	0.36	0.00	0.99	0.968
差或很差	2.02	0.35	32.34	7.52	<0.01	0.70	0.32	4.77	2.02	0.029
社会活动（少）	0.47	0.22	4.74	1.60	0.030	0.61	0.20	9.50	1.84	0.002
负性生活事件（有）	1.07	0.26	17.43	2.91	<0.01	0.20	0.24	0.66	1.22	0.416

β：偏回归系数，SE：标准误，OR：比值比。

是,两类农村地区老人的多因素分析结果分别显示,虽然传统农村地区老年人的健康和经济状况都更差,但经济状况对其抑郁情绪的影响更大;而对于城乡结合部的老年人,健康状况对抑郁情绪的影响更大。以往的研究也有类似的发现。另一方面,调研中我们还发现,农村老年人通过新型农村社会养老保险和高龄津贴等得到的钱并不多,但抑郁情绪却有了显著降低。此前的研究也发现,对于经济和健康状况较差的老年人,住救济性养老院甚至比居家养老有更高的生活满意度,而对于经济和健康状况一般或较好的老年人并不存在这一现象。这些研究结果提示"低福利、广覆盖"原则在我国欠发达的农村地区可能有更好的适用性。总之,传统农村老人和城乡结合部老人抑郁症状的影响因素不相同。

社会关系和社会活动是影响农村老年人抑郁情绪的另一个重要因素。不同社会关系及其变化对老年人心理健康的影响已成为近年来的研究热点。调查结果显示,农村老年人中丧偶的比例较高(32.2%),不与子女居住的空巢老年人占比过半(56.8%,其中独居 20.0%),提示农村老年人的家庭关系已发生巨大变化,这与我国整体的情况一致。另一方面,调查数据和个别访谈的结果显示,经常参与各种社会性文化娱乐活动(如打牌、下棋、唱歌、跳舞等)的农村老年人比例非常低,文化娱乐的活动场所和活动组织严重匮乏。这些因素导致我国农村老年人的社会支持系统非常薄弱,容易使其产生社会隔离感,进而诱发孤独、抑郁等一系列心理健康问题。建议在农村文化建设中,采取切实措施强化新时期以养亲、尊亲为核心的孝道文化,以及和谐、友善、互助的乡邻文化,全面提升农村老年人的社会支持水平,改善心理健康状况。在新型农村社区建设工作中,重点关注老年人的社会交往和文化娱乐活动需求,提供便利的活动场所、设施和资源。

参考文献(略)

(二)思考题

1. 本研究的研究目的是什么?

2. 本研究分别分析两类地区老年人群抑郁的影响因素,是否可以研究探讨城乡结合部和传统农村老年人抑郁情绪的各种影响因素的作用?

3. 本研究讨论中指出"对于传统农村地区的老年人,经济状况对其抑郁情绪的影响更大;而对于城乡结合部的老年人,健康状况对抑郁情绪的影响更大",请结合本文的统计分析方法对该推论的合理性进行分析和评价。

二、病例对照研究文献的实例评价

实例一

(一)文献

题目:A 型性格与冠状动脉病变关系的研究

"A 型性格"是一种有过强的竞争性及高度时间紧迫感的人格类型。它是否为一种冠心病的易患行为模式,对此国外已进行了诸多综合性研究。1978 年美国心肺血液病中心的专家会议确认在就业的美国公民中 A 型性格是冠心病的主要危险因素之一。1980 年以后,国内亦有部分报道持肯定态度。但最近的一些文献则认为,目前尚不能肯定某一些特殊的行为类型与冠心病的发病率或心肌梗死复发率有可靠的相关性,分析其原因可能与性格分型的定义、调查方法、冠心病的诊断标准等方面的问题有关。本研究旨在通过一些新的指标尝试探讨 A 型性格与冠状动脉病变的关系。

对象与方法

1. 对象选择 病例为 1985—1988 年间经冠状动脉造影确诊的冠心病患者,对照为医院对照(含冠状动脉造影正常者和 ECG 平板运动试验阴性的其他科室住院者)和人群对照(为一中型企业健康普查人群中经 ECG 平板运动试验检查阴性者中完全随机抽样获得)。

2. 调查方法

(1)A 型性格:采用全国冠心病与 A 型行为类型协作组 1985 年制定的《A 型性格问卷》及 5 级评分法。问卷主要由竞争意识、时间紧迫感和结果可信程度评定三部分试题构成。由专业人员按统一的方式要求受试者按确诊冠心病前两年的情况在 30 分钟内填完。鉴于有学者认为:A 型行为需要在适当的条件下诱发出来。故调查者在填表 2~3 天后就事业心、工作责任感、人际关系、平素性情脾气等问题与受试者座谈,并观察记录其应答的语言、语速及情绪反应,综合二者的结果评判其性格类型。并请部分受试者的直系亲属填写《A 型性格评判问卷》,进一步核对调查结果的客观性。经检验表明,问卷与评判问卷的分型符合率为 90% 以上。

（2）其他冠心病危险因素：按统一的调查表询问受试者的一般人口学特征，既往高血压、高脂血症等心血管疾病史及家族史，烟酒及膳食习惯等。既往病史均经住院病历核对。此部分内容的调查和分析旨在控制和排除其他因素对研究 A 型性格与冠心病关系的混杂影响。

（3）冠状动脉病变指数：按造影所示病变部位及支数、狭窄程度及范围，结合 AHA（美国心脏病协会）规定的节段法，作者规定了一种评判标准。

共完成调查 395 人。因填表与座谈结果不符合问卷信度检测致问卷作废等原因剔除 56 人，故实际统计分析 339 人，即病例组 139 人、医院对照 83 人、人群对照 117 人。

3. 统计学处理　卡方及趋势卡方检验、相对危险度（OR）的估计值及其 95% 置信区间（CI）估计，分层分析，多元回归模型分析，分层及多元分析在 Sun-68000 型计算机上完成。

结果

1. 人口统计及社会学特征　病例组与医院和人群两个对照组之间在年龄、性别、居住地及年限、职业构成等方面经均衡性检验，均无显著性差异，说明各组间可比性较好。

2. A 型性格与冠状动脉病变的关系

（1）A 型性格者发生冠状动脉病变的危险性（表 14-10）：A 型者与 B 型者相比，男性发生冠状动脉病变的风险高 6.33 倍，女性高 5.05 倍。如病例组分别与医院和人群对照组计算其男女合并的 OR，则为 4.30 和 5.64；两者结果接近，更加强了其结果的可靠程度。

表 14-10　A 型性格者发生冠状动脉病变的 OR

	男性		女性	
	A 型	B 型	A 型	B 型
病例	85	21	26	7
对照	55	86	25	34
OR	6.33		5.05	
OR 95%CI	3.58~11.22		1.85~13.83	
P	<0.001		<0.01	

（2）A 型性格评分等级与冠状动脉病变的关系：由表 14-11 可见随评分等级的增高，发生冠

状动脉病变的危险性增大。对冠状动脉造影确诊者的对比分析见表 14-12。结果均提示：A 型性格特征愈典型，冠状动脉病变发生的危险性和比例愈高，累计指数越多，病变程度愈严重，呈明显的正剂量反应关系，其趋势检验均有非常显著的统计学意义。

表 14-11　性格类型不同者发生冠状动脉病变的 OR

性格类型	冠心病组	对照组	OR	χ^2
B	7	30	1.00	—
B-	14	81	0.74	0.11
M	7	9	3.33	2.38
A-	58	53	4.69	11.20
A	53	27	8.41	20.83

表 14-12　性格类型与冠状动脉疾病程度间关系得对比分析

性格类型	冠状动脉造影显示病变支数					冠状动脉平均病变指数	冠状动脉病变发生比例
	0	痉挛	1	2	3		
B	10	0	3	1	2	5.75	37.50
B-	15	1	3	4	3	6.73	38.50
M	3	1	2	1	2	11.20	60.00
A-	8	3	16	12	17	14.07	80.36
A	8	1	12	15	15	15.71	82.35

（3）A 型性格与冠心病临床症状的关系：按症状分层分析的结果示（表 14-13）：A 型性格者与 B 型性格者相比，发生心绞痛的相对危险度为 7.10，发生心肌梗死的相对危险度为 5.73。

表 14-13　A 型性格与临床症状的关系

分组	性格分型		OR	95%CI
	A 型	B 型		
对照组	80	120	1.00	—
心绞痛组	71	15	7.10	3.80~13.26
心肌梗死组	42	22	5.73	2.78~11.78

3. A 型性格与其他冠心病危险因素的关系为了控制其他危险因素对研究结果的混杂影响，按几个主要因素分层后代入 Logistic 回归模型分析（表 14-14）。结果显示：控制和调整了各因素

的混杂后，A 型性格与冠状动脉病变的发生依然密切相关；调整后的 *OR* 波动范围较小并均有显著性的统计学意义。对与冠心病相关的 17 个因素的多元逐步回归和非条件 Logistic 回归模型的分析结果亦支持上述结论。

表 14-14　分层分析计算调整后 A 型性格者的 *OR*

分层标志	估计参数	标准误	*t* 检验	*OR*
高血压	1.578	0.253	6.241	4.845
吸烟	1.532	0.243	6.295	4.627
高脂血症	1.625	0.251	6.490	5.078
冠心病家族史	1.506	0.245	6.157	4.509

讨论

1. 调查方法的质控和结果评价　有关 A 型性格的调查方法，国外主要是 SI 结构会谈法和 JAS 问卷量表法。国内的工作主要是依据书面问卷来评定，在信度和效度方面均有一定的局限。本研究两种方法相结合，所得结果与国际间的部分同类研究相近，且在危险性的评估、剂量反应的分析等方面提供了些新的材料。提示本文的调查方法虽有待进一步检验和论证，但仍有一定的可行性和可信度。

2. A 型性格致冠状动脉粥样硬化的病理生理机制　目前的相关研究主要集中在中枢神经系统、神经内分泌作用和免疫功能三个环节的相互关系上。1981 年芬兰国际《冠心病中的神经及心理因素研讨会》上提出：A 型性格是一种社会学或社会经济学所造成的特异活动及情感的复合体，是冠心病的易患行为模式。此类人由于皮层及下丘脑兴奋性较高，致交感 - 肾上腺系统亢进，诱发冠状动脉痉挛、血液黏度升高、脂代谢紊乱，加速胆固醇类物质沉着。作者在相关的试验研究中亦发现：A 型性格者的脂代谢紊乱和全血黏度升高较 B 型性格者更为明显（另文详述）。

3. A 型性格与冠心病　美国西部协作研究对 3 500 名男性 8.5 年的随访发现，A 型性格者冠心病的发病率、冠状动脉病变程度均为 B 型性格者的 2 倍以上。Frank 等在造影研究中证实，严重冠状动脉狭窄者中的 90% 都是 A 型性格。但亦有学者持相反意见。本组结果支持前者，并发现

A 型性格特征愈典型，发生冠状动脉病变的危险性愈大、病变程度愈重。在排除了其他因素的混杂影响下，A 型性格与冠状动脉病变的发生仍然密切相关。

综上所述，我们认为 A 型性格者是客观存在的，尽管它作为冠心病的特异性病因尚缺乏足够的证据，从理论模式到客观评定方法尚有距离，但仍应重视其研究。并着手从社会 - 生物 - 心理医学模式的角度研究其矫正和预防。

（二）评语

1. 从生物 - 心理 - 社会医学模式观点出发，探讨文献中至今结果不一的 A 型性格与冠心病的关系，是一项有理论和实际意义的课题。

2. 本文病例均经冠状动脉造影确诊，诊断可靠。同时设立医院对照与人群对照的设计是合理的。

3. 对 A 型性格调查采用了国内公认的问卷，问卷与评判问卷的分型符合率达 90% 以上；除 A 型性格外，同时调查了其他冠心病危险因素；对冠状动脉病变的衡量采用了半定量的病变指数，对 A 型性格亦按评分分为若干等级，说明观察测量方法周密、准确。

4. 采用的统计分析方法合理。先评价了病例组与对照组的可比性，然后按男、女分层分析了 A 型性格者发生冠心病的优势比，得到有非常明显统计意义的结果；A 型性格评分等级与冠状动脉病变关系、A 型性格与冠心病临床症状的关系两项分析也都得出了应有的结果。在按几个其他主要危险因素分层后代入 Logistic 模型分析，即控制和调整了各因素的混杂后 A 型性格与冠状动脉病变的发生依然密切相关。

5. 讨论中就调查方法的质量控制，A 型性格致冠状动脉粥样硬化的病理生理，以及 A 型性格与冠心病的关系等三方面简述了文献资料、本文结果及个人见解，在分析评价方面是严谨的。

所以，本文是一篇设计较合理、测量周密、评价严谨的病例对照研究。

（三）思考题

1. 该研究病例组的代表性如何？可能的偏倚有哪些？

2. A 型性格的调查和判定是否客观、科学？是否需要采用盲法调查？

实例二

（一）文献

题目：天津市肺癌与吸烟关系的病例对照研究

吸烟是肺癌病因中最为突出的主要病因因素，这是国外近三十多年来流行病学、临床、病理解剖、试验研究所得出的结论。吸烟与肺癌联系的流行病学方面的研究在我国起步较晚，近几年来，北京、上海、天津、武汉等地进行过病例对照研究，一般看来都得到吸烟与肺癌有联系的结论。但有的研究指出，在吸烟与慢性支气管炎两个因素中，慢性支气管炎与肺癌的关系更为密切。这个问题已引起来华访问的美国、澳大利亚学者们的注意，他们分别著书撰文认为中国肺癌与吸烟无关。我国肺癌的死亡率和其他国家一样，逐年上升趋势明显。据一些大城市的统计，自新中国成立以来肺癌发病率增加四倍，近年来已跃为第一、二位的常见肿瘤。某市也不例外，1973—1975年肺癌死亡率上升了38%，肺癌死亡率居全国第二位，肺癌是市区死亡占首位的恶性肿瘤。究竟我国的肺癌与吸烟是否相关，虽已做了一些研究，但尚有争议之处。本文旨在用比较规范的病例对照研究方法，评价吸烟与肺癌的关系。

材料和方法

调查从某年3~10月，病例和对照均为某市六所市级医院的住院患者，在某市（不包括郊县）居住≥10年的汉族居民。调查者按统一的调查表格以采集病史的方式对病例及对照逐一进行询问调查。病例取自人民医院（肿瘤医院）、胸科医院、某医学院附属第一、第二医院、一中心医院、二中心医院等六所医院。共收集病例135名（男99名，女36名）。考虑到人民医院、胸科医院的其他患者大部分与吸烟有关病，不宜作对照，所以对照只从后四所医院的外科患者中选取。条件为同性别、同民族、同在一个五岁年龄组内，排除与吸烟有关的疾病，与病例作1:1配对。病例及对照的合作程度和调查质量均属良好，没有拒绝调查者。共完成135对病例对照对子。由同一人调查的对子有102对（75.6%）。

结果

进行分析前，将所有肺癌病例的出院病历复查一遍，排除假阳性病例。本文报告的是肺癌病例135例与对照135例作成组比较和配对比较的结果。

1. 肺癌病例的细胞学类型及诊断依据　135例肺癌病例中有组织细胞学诊断者共122例（组织学诊断80例，细胞学诊断42例），占总例数的90%，余为X线或支气管镜诊断者。按世界卫生组织分类法，常见类型分为四型，Ⅰ型鳞状细胞癌、Ⅱ型小细胞癌、Ⅲ型腺癌、Ⅳ型大细胞癌。本文分析时将Ⅰ、Ⅱ并称为第一组，Ⅲ、Ⅳ型合并称为第二组。男性一、二组癌分别是42例、32例，女性是17例、11例。男女这两组癌的分布未见显著差异（χ^2=0.13，P>0.8）。

2. 人口统计、社会经济特征

（1）年龄：男性病例平均年龄53.54岁、对照为53.26岁；女性病例平均年龄为53.64岁，对照为53.56岁。病例与对照无显著差异。配对符号检验结果同。

（2）籍贯：两组籍贯均以天津、河北省为主，与外省市比较，未见显著差异。

（3）居住地：市区与郊区的分布两组均未见显著差异。在天津市居住年数和在城市居住年数的分布、均值（成组、配对）比较，两组均未见显著性差异。

（4）文化程度：分为大学、中学、小学、文盲四个水平，两组比较未见显著差异。

（5）职业：两组职业分布见表14-15，未见显著性差异。再追溯其职业暴露史（粉尘、气体、放射线），成组、配对比较均未见显著性差异。

表14-15　病例与对照的职业

	男		女	
	病例	对照	病例	对照
干部	32	24	2	2
医护	3	1	1	1
教师	5	5	0	2
技术员	3	5	0	0
商业职工	2	4	1	1
工人	46	52	14	15
司机	2	1	0	0
厨师	1	2	1	
农民	5	5	3	1
家庭妇女			14	14
χ^2	1.35（n=1，P>0.03）		0.61（n=2，P>0.70）	

3. 吸烟 吸烟者按 Doll 和 Hill（1950）定为每天吸烟一支或一支以上，吸烟时间长于一年者；吸手卷烟量的折算为 1g 烟草相当于一支烟。

（1）吸烟种类：两组均以吸香烟为主，余为手卷烟和两者兼吸，两组吸烟种类未见显著差异。

（2）吸烟者得肺癌的相对危险性（RR）：两组成组比较的 RR 见表 14-16，男性为 5.99，女性为 3.86；配对比较的 RR 见表 14-17，男性为 5.8，女性为 5.0。均有显著性差异。

表 14-16 吸烟者肺癌的相对危险性（成组比较）

	男		女	
	病例	对照	病例	对照
吸烟	92	68	23	11
不吸烟	7	31	13	25
RR	5.99		3.86	
95%CI	2.65~13.50		1.39~10.70	

表 14-17 吸烟者肺癌的相对危险性（配对比较）

		男		女	
		对照		对照	
		吸烟	不吸烟	吸烟	不吸烟
病例	吸烟	63	29	8	15
	不吸烟	5	2	3	10
RR		5.80		5.0	
χ^2		15.56（P<0.01）		6.72（P<0.01）	

（3）剂量反应：吸烟量（支/天）与肺癌的 RR 见表 14-18。男女性均可见显著的剂量反应关系，吸烟量与 RR 的回归系数的 95% 置信区间均不包括零。吸烟指数（支/天 × 吸烟年数）及一生吸烟量与 RR 同样可见显著的剂量反应关系。

表 14-18 吸烟量（支/天）与肺癌的相对危险性

吸烟量		病例	对照	RR	
男	不吸	7	31	1	B=0.759
	1~	10	26	1.66	P<0.03
	10~	19	27	2.98	95%CI=0.444~0.874
	20~	47	13	14.78	
	30~	16	2	27.72	
女	不吸	13	25	1	B=0.283
	1~	7	6	2.18	P<0.01
	10~	10	10	4.41	95%CI=0.23~0.336
	20~	6	1	8.19	

（4）肺癌的细胞学类型与吸烟：病例中有细胞学分型者与对照比较，计算年龄调整 RR，见表 14-19，可见男性第一组癌、第二组癌、女性第一组癌与吸烟有显著联系；而女性腺癌未见与吸烟有联系。配对比较结果同。吸烟者与不吸烟者两组癌的分布，男性未见显著差异，女性则有显著差异。

（5）开始吸烟年龄与年数：病例开始吸烟的平均年龄显著早于对照，男性病例为 22.4 岁，对照为 24.7 岁（t=1.99, P<0.05）；女性病例为 18.9 岁，对照为 28.2 岁（t=3.40, P<0.01），配对比较病例亦显著早于对照。吸烟年数调整年龄后比较及配对比较，病例均显著高于对照。

表 14-19 吸烟与肺癌的细胞类型的相对危险性

		病例			对照			RR MH	χ^2	P
		吸烟	不吸烟	合计	吸烟	不吸烟	合计			
男	有组织细胞学诊断	81	7	88	68	31	99	5.57	14.44	<0.001
	第一组	39	3	42	68	31	99	5.90	8.07	<0.01
	第二组	29	3	32	68	31	99	4.84	4.084	<0.05
女	有组织细胞学诊断	23	11	34	11	25	36	5.58	8.49	<0.01
	第一组	15	2	17	11	25	36	25.67	13.31	<0.001
	第二组	4	7	17	11	25	36	1.09	0.07	>0.7

（6）吸烟致肺癌的潜隐期：本组肺癌病例吸烟者共 115 例，把开始吸烟年龄至诊断肺癌的年龄间隔看作是致癌潜隐期，其分布经正态性 D 检验属正态分布（$D=0.284$，$P>0.2$），其平均潜隐期为 30 年。

4. 呼吸道病史　调查入院前 5 年的呼吸道病史。肺结核、肺炎病史两组均未见显著差异。病例除外有慢性支气管炎史者与对照比较，年龄调整 RR，男性 5.58（$\chi^2=12.83$，$P<0.001$），女性 3.23（$\chi^2=4.19$，$P<0.05$）。配对比较 RR，男性 4.2（$\chi^2=8.65$，$P<0.01$），女性 7.0（$\chi^2=13.44$，$P<0.001$）。也就是说除外慢性支气管炎因素，吸烟与肺癌仍有显著联系。

5. 癌家族史　调查只限于父、母、配偶、兄弟、姐妹、子女。有癌家族史病例组为 32 人（37 例），对照组 23 人（27 例）。有癌家族史者病例组为 7 人（7 例），对照组为 3 人（3 例），家族癌史率、肺癌史率病例略高于对照；成组、配对比较 RR 稍大于 1，但均未见显著性差异（括号内例数包括配偶在内）。

6. 煤取暖、做饭史　考虑到居室内燃烧煤所造成的空气污染的影响，调查了两组的煤取暖史、卧室内煤炉有否烟筒的情况，分别计算成组、配对比较的 RR，均未见显著性差异。

讨论

本研究的病例及对照都是住院患者，病例来源于六所市级医院，对照取自其中四所综合医院的同期住院患者。病例与对照虽不是一一对应为同一医院的患者，但他们是同一组医院的患者，调查结果也表明这个方法是可行的。两组在主要的人口统计、社会经济特征方面未见明显差异，可比性较好。Trichopoulos 等人 1981 年在雅典进行的被动吸烟与肺癌关系的调查也是用这种方法。用医院住院患者进行病例对照研究是常用的方法，其优点不仅在于对照易找到，能合作，而且对照的心理状态与病例相似，他们对暴露因素的回忆可靠性与病例基本一致，这点在回顾性调查是相当重要的。本组病例经复查出院病历核实，且 90% 有组织细胞学诊断依据，所以说病例的诊断是确实的。本文主要目的是通过回顾性研究评价吸烟与肺癌的联系，吸烟与肺部疾病有关已为大多数人所熟知，病例是否会有意夸大他们的吸烟量？

另一方面调查者事先知道被调查者是病例还是对照，那就有可能存在回答者与调查者的偏性。此乃本研究的局限性所在。

吸烟者得肺癌的 RR，男性为 5.99，女性为 3.86，其 95%CI 置信区间均大于 1；而且吸烟与肺癌的联系有显著的剂量反应关系，吸烟致肺癌的潜隐期呈正态分布，潜隐期为 30 年，这与通常的推测相符。病例与对照在其他方面均未见显著差异。因此我们认为吸烟与肺癌的统计学联系是成立的。

实验和确立生物学机制可为因素与疾病之间的因果联系提供最直接的证据，而病例对照研究通常只能为病因或间接联系假设提供有力的支持，所以不能单从病例对照研究中得到的结果作出因素与疾病有因果关系的推论，必须考虑到所有有关的生物学资料，才能作出因果关系的推论。自五十年代初，已有十多个国家进行了 100 多次关于吸烟与肺癌关系的前瞻与回顾性研究，尽管各国采用的方法，调查设计不尽相同，人群也不一样，但都得到一致性结果，即吸烟与肺癌有密切联系。烟草烟中的成分有肿瘤引发物、肿瘤促进物、纤毛毒性因子，由此可见烟草烟是一种完全致癌物。从理论上看它完全可以单独完成致癌过程，即使正常细胞成为引发细胞或潜伏肿瘤细胞，再使之发展成为肿瘤细胞，最后形成肉眼可见的肿瘤。苯并芘在人支气管中的代谢研究表明，其代谢途径及主要的 B（a）p-DNA 加合物的性状与实验动物中所见一样。在植入裸鼠中的人支气管，用苯并芘引发出的癌前改变。这一研究结果大大增加了从实验动物致癌产品资料定性外推于人的把握度。天津医科大学进行的有关研究表明，吸烟者与对照组的姐妹染色单体交换频率有显著差异，这结果与北京及国外的一些研究相一致。用 Ames 试验检测天津香烟的冷凝物的致变性表明，天津香烟与国外香烟一样具有致突变性，而且有剂量反应关系。

综上所述，吸烟与肺癌的关系的研究结果能满足从统计学联系的条件——Evans 提出的十条，Higginson 提出的六条。因此我们可以比较有把握地说天津市的吸烟与肺癌的联系是一种因果联系。肺癌除与吸烟有关外，尚有别的有关因素，如大气污染、职业、遗传、对化学致癌产品物的个体感受性差异、营养、微量元素对化学致癌的影响等，但目前一般认为这些因素在引致肺癌的作用上低于吸烟作用。因此，当前仍应把宣传吸烟有害与控制吸烟当作预防肺癌的主要措施之一。

（二）思考题

1. 该研究的病例是如何选择的？是否都符合肺癌的诊断？选择的病例是否代表研究病例的总体？

2. 对照的选择方法是否阐述清楚？是否应剔除与吸烟有关病种的患者？与病例组的可比性如何？应如何检验？

3. 该研究资料的统计分析和关联强度的指标是否正确？

4. 病例对照研究中可能存在哪些偏倚（选择偏倚、回忆偏倚、访问者与被访问者偏倚）？作者采取了哪些针对措施？

三、队列研究与随访研究文献的实例评价

实例一

（一）文献

题目：军队男性中老年人脑卒中发病和死亡的队列研究

脑卒中是目前人类致死、致残的常见病，它与心脏病、恶性肿瘤共同构成人类三大主要死因。随着世界人口老龄化进程的加快，对脑卒中的流行病学研究有助于全人群防治策略的制订和实施。国内既往的相关研究大多集中在对中年人群的发病及危险因素分析，本研究以西安市男性军队离退休干部作为研究对象，旨在根据对该队列13年的随访结果，前瞻性探讨军队男性中老年人群脑卒中发病和死亡的特点及其主要危险因素。

对象与方法

1. 研究对象 1987年居住在西安市的22个部队干休所中全部的离退休人员均列入调查对象，共计1 331人。实际完成基线调查1 292人（男1 268人，女24人），应答率为97.1%。因女性人数较少，为避免性别偏倚对分析的影响，予以剔除。即本研究实际分析为1 268名男性。

2. 调查方法 基线调查：根据文献及设计假说，参照WHO MONICA计划执行手册的相关表格及项目设计调查表。主要内容包括：人口统计及社会经济文化特征；既往高血压、冠心病、糖尿病及高脂血症病史，家族心血管病史，烟酒嗜好，体育锻炼情况，负性生活事件，身高、体重、血压、血清胆固醇、甘油三酯等体检项目。吸烟和高血压参照WHO（1984年和1978年）标准执行。调查员为干休所的专职医生并经集中培训。调查采用面对面访谈并填写统一的调查表。

3. 随访 每两年进行一次随访，以脑卒中发病和死亡为终点。随访内容包括：①危险因素变化情况，对基线调查中吸烟、饮酒、血压及血脂等项目的变化进行登记；②发病情况，根据驻军医院的住院病历登记，且95%以上经颅脑CT或MRI检查证实；③死亡情况，根据驻军医院的死亡病历抄录至死亡登记表，并由大学附属医院的专科医师复核所有死因，按《国际疾病分类》（第9版）编码。

4. 统计学分析 ①资料建立Foxbase数据库，自编程序对比查错；②计算总观察人年及人年死亡率并按1997年全国死亡统计资料进行标准化；③Cox风险比例模型分析多因素作用。所有统计学分析均采用SPSS11.0完成。

结果

1. 基线调查结果 1987年基线调查时主要危险因素的分布情况：①年龄，范围在52~83岁，平均入队列年龄为62.9岁；②血压，有既往高血压病史者占该人群的17.98%，按基线血压检测值计算收缩压（SBP）达到140mmHg（1mmHg=0.133kPa）者占30.00%，舒张压（DBP）达到90mmHg者为23.82%，有高血压家族史者占10.65%〔基线调查时高血压诊断按WHO1978年标准：SBP ≥21.3kPa（160mmHg）和/或DBP ≥12.67kPa（95mmHg）〕；③血脂，总胆固醇>5.69mmol/L（220mg/dl）者占41.32%，甘油三酯>2.26mmol/L（200mg/dl）者占13.00%；④冠心病，有既往冠心病史者355人，占该人群的28.0%，有冠心病家族史者116人，占该人群的9.1%；⑤脑卒中，有既往脑卒中病史者20人，占该人群的1.6%，有脑卒中家族史者135人，占该人群的10.6%；⑥吸烟，吸烟者占33.0%，戒烟者占36.4%，既往有吸烟史者为该队列的69.4%；⑦饮酒，饮酒者有650人，占该人群的51.3%。其主要危险因素（计量资料）的分布状况见表14-20。

表 14-20 军队男性中老年人群基线
相关危险因素的分布情况

危险因素	$\bar{x} \pm s$	区间(最小值~最大值)
年龄 / 岁	62.9 ± 5.2	51.3~82.8
BMI/(kg·m⁻²)	24.3 ± 3.0	15.6~35.0
SBP/mmHg	129.1 ± 18.3	90.0~200.0
DBP/mmHg	80.0 ± 11.0	50.0~130.0
总胆固醇 /(mmol·L⁻¹)	5.1 ± 1.1	1.2~12.1
甘油三酯 /(mmol·L⁻¹)	1.5 ± 0.7	0.3~8.3

2. 队列随访结果 随访终止时间为 2001 年 6 月 30 日。共观察 15 545.58 人年,平均随访 12.26 年。截至本次随访终点,共有新发脑卒中病例 113 例,发病率为 727/10 万人年,略低于全国城市同龄人群发病率(743/10 万),其中缺血性脑卒中 88 例,出血性脑卒中 25 例。全队列共死亡 359 例;存活并仍居住在西安市者 881 例,转往其他干休所者 28 例(所有转所者 1996 年 7 月 31 日前随访时仍全部存活,并以此时间点作为转所

人员的随访终点)。其中脑卒中死亡 45 例(脑梗死 30 例,脑出血 11 例,其他类型 4 例),心脑血管病死亡 105 例。以 1997 年全国死因统计为标准,比较全国城市同龄人口组(55~80 岁)的各类平均死亡率,可见本队列脑卒中、心脑血管病和全死因死亡率均低于全国同龄组人群(表 14-21)。

表 14-21 军队男性中老年人群脑血管病死亡率
与全国同龄男性组(55~80 岁)比较

死因	人数	构成比/%	死亡率/10 万人年	全国同龄组人群平均死亡率/10 万人年
脑卒中	45	12.53	289.47	637.88
心脑血管病	105	29.24	675.43	904.65
全死因	359	100.00	2 309.34	2 934.67

3. 脑卒中发病和死亡与相关危险因素的关系 对脑卒中相关危险因素进行 Cox 模型生存分析,选择单因素分析中有统计学意义的变量进入多因素分析模型,其结果见表 14-22、表 14-23。

表 14-22 军队男性中老年人群脑卒中发病与危险因素的 Cox 模型分析

项目	脑梗死(n=88)			脑出血(n=25)		
	粗 RR 值	调整 RR 值(95%CI)	P 值	粗 RR 值	调整 RR 值(95%CI)	P 值
BMI/(kg·m⁻²)	1.12	1.09(1.02~1.17)	0.014	1.13	1.05(0.92~1.20)	0.472
SBP/mmHg	1.02	1.01(1.00~1.03)	0.016	1.04	1.03(1.00~1.05)	0.028
DBP/mmHg	1.03	1.01(0.99~1.03)	0.212	1.06	1.06(1.03~1.09)	0.001
既往冠心病史	1.79	1.55(1.00~2.38)	0.049	2.71	1.61(0.66~3.95)	0.297
既往高血压史	1.93	1.13(0.66~1.96)	0.650	4.18	1.87(0.67~5.21)	0.234
脑卒中家族史	1.02	0.76(0.37~1.57)	0.457	3.56	2.83(1.16~6.89)	0.022

表 14-23 军队男性中老年人群脑卒中死亡与危险因素的 Cox 模型分析

项目	粗 RR 值	调整 RR 值(95%CI)	P 值
年龄 / 岁	1.09	1.09(1.04~1.15)	0.001
SBP/mmHg	1.03	1.02(1.01~1.04)	0.006
DBP/mmHg	1.03	1.02(0.99~1.05)	0.276
甘油三酯 /(mmol·L⁻¹)	1.004	1.00(1.00~1.01)	0.303
高血压既往史	2.79	1.70(0.81~3.57)	0.159
高脂血症既往史	4.64	5.21(2.16~12.58)	0.001
脑卒中家族史	2.58	2.18(1.06~4.46)	0.033

（1）基线血压水平：当基线血压值作为连续变量放入模型分析时，不论是否调整其他危险因素，SBP 水平均与脑卒中（包括缺血性和出血性）的发病和死亡有明确的正相关关系，即老年人 SBP 越高，越容易发生脑卒中，而且死于脑卒中的危险性越大。而 DBP 水平在调整其他因素后显示与出血性卒中的发病相关，而与缺血性卒中发病及脑卒中死亡的关联没有达到统计学界限。提示：在老年男性人群中，SBP 水平与该人群脑卒中发病及死亡的关联程度比 DBP 更为密切。

（2）BMI：本队列人群基线 BMI 的均值为 24.3kg/m²，按"中国肥胖问题工作组"2001 年提出的"中国成人 BMI 分类的建议"，18.5~23.9kg/m² 为适宜范围，24.0~27.9kg/m² 为超重，28kg/m² 以上为肥胖，本队列人群超重和肥胖的比例占 56.1%。分析发现 BMI 是缺血性脑卒中发病的独立危险因素，调整 *RR* 值为 1.09，即调整年龄、血压、吸烟、饮酒、血脂及其他危险因素后，BMI 每增加 1 个单位发生脑梗死的危险性就增加 9%。提示控制老年人体重对预防脑卒中发病具有重要意义。

（3）既往病史：本研究调整了血压、BMI 等诸因素后，既往冠心病史致缺血性脑卒中发病的 *RR* 值（95%*CI*）为 1.55（1.00~2.38），而既往高脂血症病史与脑卒中死亡的 *RR* 值（95%*CI*）为 5.21（2.16~12.58）。

（4）家族史：本研究显示脑卒中家族史是脑出血发病和脑卒中死亡的独立危险因素，提示本病可能具有一定的遗传倾向。

讨论

本研究采用较为规范的定群研究设计，目标人群稳定，易配合，但代表性较局限。调查员的选择及培训、调查质控、发病及死亡的随访和终点指标的确诊均较严格，资料的真实性和可靠性较好。

1. 本项研究队列人群特点　军队老年人群以男性为主且年龄偏高。1987 年进入队列时的年龄在 52~83 岁，由此可推断，在这一年龄段的人群中，已有不少患致死性疾病者（如冠心病、脑卒中和恶性肿瘤）在进入队列之前死亡，而且往往是这些早逝者危险因素的暴露水平较高。老年人生存队列的这一特点可能会削弱危险因素与疾病的联系强度。其次，该人群的社会经济水平较高，生活及卫生保健条件较好，这些都可能是本人群

相关疾病发病率和死亡率较低的原因。

2. 老年收缩期高血压　Framingham 研究 20 年随访结果显示：冠心病、脑卒中、左室肥厚和充血性心衰与 SBP 的关系比 DBP 更为密切。且发现，单纯收缩期高血压并发心衰和脑卒中是血压升高的直接后果，而不仅仅是动脉硬化的后果。因此，认为 SBP 升高是脑卒中发病和死亡的一个独立危险因素。芝加哥脑卒中研究和圣地亚哥心脏病研究也得到类似的结论。本研究结果也显示，SBP 水平与脑卒中的死亡密切相关，其致病作用较 DBP 更为明确。SBP 每升高 1mmHg，死于脑卒中的危险性就增加 2%。提示在老年人群中充分认识收缩期血压升高的危害，积极治疗和控制收缩期高血压，是预防老年人脑卒中发病和死亡的重要环节。国内新近完成的对老年单纯收缩期高血压治疗的多中心大样本临床试验也已得到类似的证据。

3. BMI　1997 年 WHO 首次将肥胖明确宣布为一种疾病之后，近年来对肥胖的病因、机制、防治手段等方面的研究成为一大热点。我国人群一直以低体重为特点，但随着我国经济的发展、人民生活水平的提高及生活习惯的改变，超重和肥胖患病率成倍上升。明确我国人群肥胖现状及肥胖与疾病之间的关系变得尤为重要。上海 18 244 人的队列随访研究中发现体重过低（BMI ≤18.5kg/m²）和超重（BMI ≥26kg/m²）都会增加中年人的死亡，而且在超重人群中的主要死因为心脑血管疾病。本队列人群中的超重比例高达 56.1%，分析中亦发现调整了其他危险因素后，基线 BMI 仍是缺血性脑卒中发病的重要危险因素，但未发现 BMI 与脑卒中死亡有统计学关联，可能与死亡例数较少、随访时间较短有关。

4. 既往冠心病病史　本研究发现既往冠心病病史是缺血性脑卒中发病的独立危险因素。已有大量研究显示，动脉粥样硬化是冠心病的主要病因，而此类病变若累及脑动脉即可引起脑血管疾病。提示缺血性脑卒中的发病机制与冠状动脉粥样硬化性心脏病的发病机制有相似的病理过程。因此对既往有冠心病病史的人应充分考虑到合并脑动脉硬化和发生脑卒中的危险性，树立整体防治的观念，减少和避免脑卒中相关事件的发生。

5. 既往高脂血症病史　血脂增高是否为脑

卒中的危险因素尚有争议。美国 Framingham 的研究提示,血清总胆固醇与低密度脂蛋白升高是脑卒中的危险因素。在本队列人群中既往高脂血症病史者有 41 例,占全队列的 3.2%,Cox 模型分析显示既往高脂血症病史是脑卒中死亡的独立危险因素,但未发现基线总胆固醇和甘油三酯水平与脑卒中发病和死亡的相关性有统计学意义。中国人群中血脂及相关组分与脑卒中的确切关系尚有待在严格设计的大样本研究中进一步探讨。

6. 本研究的缺陷和不足　①由于该队列为军队离退休干部的生存队列,因此本研究在老年人群中得到的相关危险因素的危险性估计低于中青年人群;②该队列的样本和发病及死亡人数较少,难以进一步分析一些重要危险因素,如吸烟、饮酒与脑卒中发病和死亡的关系。这些都有待在进一步的随访和新的大样本队列研究中证实。

（二）评语

1. 选题　军队干部人群有特殊的职业特点及生活方式,且医疗保健条件较好,其脑卒中的发病水平和危险因素的分布与普通人群基本一致,对卫生决策和疾病防治有较重要的指导意义。

2. 研究对象　为某市 1987 年已入住干休所的全部军队人员（共计 22 个干休所,1 338 人）,为整群抽样样本。基线调查的应答率为 97.1%。

3. 调查内容　基线调查包括面对面问卷调查、体格检查和相关生化检查。每 2~3 年随访其死亡、新发病及主要危险因素（血压、血脂等）的变化情况。危险因素的定义和疾病诊断标准均采用国际公认并附有调查执行定义的标准。死亡和新发病的诊断均由专科医生参照医院病历标准判定。

4. 测量质控　基线与随访的调查方法:数据的采集与核对均有标准统一的调查手册。在调查员的培训、发病和死亡的复核、理化指标的测量及可靠性评价等方面亦有提及。

5. 统计分析　计算了脑卒中的人年发病率和死亡率,采用 Cox 模型计算了基线时主要危险因素及血压水平与脑卒中的 RR 值。

6. 结果的临床意义　该人群的脑卒中发病水平低于普通同龄人群,但主要危险因素的作用类似,结果可靠,但代表性局限。

（三）思考题

1. 本研究结果能否推广到一般人群?

2. 该研究的样本量是否足够大? 如何计算该研究的把握度（power）?

实例二

（一）文献

题目:某自治区 40 岁以上人群冠心病发病影响因素的随访研究

某年 9~12 月,我们在该年全国高血压调查的基础上,对某自治区当时参与调查的年龄≥40 周岁的人群进行冠心病、脑卒中发病及死亡影响因素的随访调查。现将结果报告如下。

对象和方法

1. 资料收集　本研究是前瞻性流行病学研究。样本人群为该年 9 月全国第三次高血压抽样调查的该自治区 10 个自然人群,包括 3 组城市居民、6 组农民和 1 组渔民。采用统一设计、统一表格、统一标准化的调查方法,由当地居委会或村委会协助,通过约访、入户调查、通讯联系等方式收集人群的发病资料并到医院核实。如为该年 9 月后死亡者,均入户调查并到医院收集临床资料和死因诊断。

2. 诊断标准　冠心病事件包括确诊的急性心肌梗死、可疑的急性心肌梗死、确诊的缺血性心脏骤停、可能的缺血性心脏骤停、冠心病死亡、不肯定型六类。事件的诊断标准基本与世界卫生组织 MONICA 研究相同。

3. 统计分析方法　将该年基线调查的资料软盘取出,转换为 SPSS 格式的资料,取得该年时调查所得资料,包括性别、年龄、收缩压、舒张压、体重指数、吸烟及饮酒情况等数据。输入本次资料,在 SPSS12.0 统计软件上进行统计分析。

结果

1. 该年 9 月该自治区高血压调查人数为 31 352 人,当时年龄≥40 周岁者共 11 818 人。8 年后的 12 月随访生存者 9 987 人,死亡 1 539 人,失访 292 人,实际随访 11 526 人,共随访 89 466.76 人年。应答率 97.5%。其中男性 5 029 人,女性 6 497 人,男女比例为 1:1.29。其中与被调查对象见面 6 057 人,见面率为 52.6%。其余通过家属、邻居、同事提供资料,或通过电话、信访取得。

随访时年龄（死亡者按死亡时年龄计算）为（64.74 ± 15.73）岁。该年体检时平均体重指数为（21.1 ± 3.4）kg/m^2,收缩压为（125.6 ± 23.3）mmHg、舒张压为(74.1±12.1)mmHg、脉压(51.6±19.0)mmHg、高血压患病率(收缩压≥140mmHg或舒张压≥90mmHg或正在服用降压药)为25.5%。

2. 随访的11 526人中,死亡1 539人。共发生冠心病事件179人次,致死性冠心病事件92人,年冠心病事件发生率为194.13/10万;脑血管事件550人次,致死性脑卒中266人,年脑血管事件发生率为596.48/10万。原因不明的猝死80人。

3. 以冠心病事件发作时的年龄为时间变量,以总的冠心病事件选入生存状态变量,将收缩压(每10mmHg)、舒张压(每10mmHg)、体重指数、性别、15秒脉率、是否吸烟(包括既往吸烟和现在吸烟)或饮酒、汉族或少数民族、是否有心肌梗死和脑卒中史、是否有高血压家族史作为回归分析的协变量,作Cox回归分析,结果见表14-24。因脉压与收缩压、舒张压相关性太大,单独作脉压(每10mmHg)的Cox回归分析,结果显示,脉压每增加10mmHg,冠心病事件相对危险度增加1.29(95%CI为1.11~1.49)。

结果显示,有心肌梗死病史者,其后发生冠心病事件的相对危险比无心肌梗死者高约21倍,为冠心病事件最强的预测因子。舒张压每增高10mmHg,冠心病事件发生的相对危险度增加1.16倍。收缩压每增高10mmHg,冠心病事件发生的相对危险度增加1.12倍。吸烟者比不吸烟者的冠心病事件的相对危险度增加1.23倍。体

表 14-24 冠心病事件 Cox 回归结果

	P 值	相对危险度	95%CI 低限	95%CI 高限
收缩压	0.049	1.18	1.02	1.22
舒张压	0.032	1.13	1.05	1.28
体重指数	0.005	1.03	1.01	1.05
高血压家族史	0.953	0.97	0.39	2.43
民族	0.226	0.82	0.60	1.13
吸烟	0.011	1.23	1.05	1.45
饮酒	0.972	1.00	0.87	1.14
15 秒脉率	0.065	0.94	0.88	1.00
心肌梗死史	0.000	20.95	9.06	48.44
脑卒中史	0.878	1.10	0.34	3.48
性别(男=1,女=2)	0.093	0.64	0.38	1.08

重指数每增加1kg/m²,冠心病事件的相对危险度增加1.03倍。而男性似乎比女性更易发生冠心病事件,其累积风险函数曲线图亦有此趋势,但两者并未见统计学差异(P=0.093)。

4. 将血压水平1999年WHO/ISH标准分层,收缩压按≤120mmHg、121~139mmHg、140~159mmHg、160~179mmHg、≥180mmHg分层,舒张压按≤80mmHg、80~89mmHg、90~99mmHg、100~109mmHg、≥110mmHg分层。各层的冠心病事件发生数见表14-25。其他影响冠心病的危险因素的对照组与危险因素组的冠心病事件发生例数见表14-26。

表 14-25 各层血压的冠心病事件数

舒张压 血压/mmHg	舒张压 事件数	舒张压 观察例数	收缩压 血压/mmHg	收缩压 事件数	收缩压 观察例数
≤80	33	5 314	≤120	86	8 036
81~89	46	3 500	120~139	48	2 364
90~99	47	1 678	140~159	22	781
100~109	33	700	160~179	14	245
≥110	20	334	≥180	9	100
总计	179	11 526		171	11 526

表 14-26 各危险因素的参照组与危险因素组的冠心病事件数

	吸烟 是	吸烟 否	性别 男	性别 女	饮酒 是	饮酒 否	心肌梗死史 有	心肌梗死史 无	体重指数/(kg·m⁻²) <20	体重指数/(kg·m⁻²) 20~24.9	体重指数/(kg·m⁻²) ≥25
事件数	70	109	80	99	34	145	9	170	72	77	30
观察例数	3 380	8 146	5 030	6 496	2 010	9 516	46	11 480	4 872	5 277	1 377

Cox 回归分析表明，相对于"理想血压"，各层收缩压、舒张压的相对危险性（RR）如表 14-27、表 14-28 所示。

表 14-27 相对于"理想收缩压"的相对危险度

收缩压 /mmHg	β	P	Exp(β)	95%CI for Exp(β) 下限	95%CI for Exp(β) 上限
120~139	0.189	0.458	1.209	0.733	1.992
140~159	0.465	0.006	1.031	1.009	1.053
160~179	0.598	0.003	1.819	1.231	2.689
≥180	1.296	0.002	3.654	1.612	8.281

表 14-28 相当于"理想舒张压"的相对危险度

舒张压 /mmHg	β	P	Exp(β)	95%CI for Exp(β) 下限	95%CI for Exp(β) 上限
81~89	0.296	0.128	1.345	0.919	1.968
90~99	0.825	0.029	1.384	1.305	2.379
100~109	1.048	0.004	2.851	1.395	5.824
≥110	1.256	0.009	3.513	1.371	9.003

结果显示，正常血压和正常高值血压（120~139/80~89mmHg）与"理想血压"相比，其 RR 未见有统计学差异，而高血压 1、2、3 级与之相比，收缩压、舒张压的 RR 分别为 1.031、1.819、3.654，1.384、2.851、3.513，均有显著的统计学差异。

讨论

随着我国老龄化社会的到来和居民生活方式的改变，高血压、冠心病、脑卒中成为威胁我国人民健康与生命的主要疾病。虽然这些疾病的一些主要危险因素已十分明确，但冠心病、脑卒中的主要危险因素如血压升高、超重与肥胖、吸烟、饮酒等对发生心脑血管事件的影响和作用强度仍是当前心血管内科、流行病学和人群研究关注的重点。

将近一个世纪以来，我们都主要以舒张压的水平来诊断和治疗高血压，相信舒张压水平高者更易发生心脑血管事件，而认为收缩压对高血压的预后影响较弱。1972 年美国的一个保险公司的研究发现调查者的死亡率与收缩压的相关性更明显。以后的研究陆续发现，收缩压和舒张压相比是更好的心脑血管意外的预测因子。2000 年

William B Kannel 在汇总分析了众多的近期临床研究和人群研究后认为，收缩压升高是引起心脑血管并发症的主要原因，近年的一个 2 939 人样本的研究亦得出相似的结论。

但在我们的研究中，冠心病事件的发生与舒张压的相关关系更为明显，舒张压每升高 10mmHg，则发生冠心病事件的相对危险度为 1.16。而相对于收缩压，其相对危险度为 1.12。说明冠心病事件的发生受舒张压的影响更大。在我国一项研究中，有相似的结果，舒张压每升高 10mmHg，则发生冠心病的相对危险度为 1.52，而当收缩压每升高 10mmHg 时，其相对危险度变为 1.34。

脉压与动脉粥样硬化性疾病的关系近来亦是关注的焦点，许多研究结果显示，冠心病和脑卒中发病危险均随脉压的增大而增加，尤其在老年人群中更明显。本研究表明，脉压每增加 10mmHg，冠心病事件相对危险度增加 1.29 倍。美国一组 14 407 人的流行病学调查结果显示，25~45 人群脉压每增加 10mmHg，则冠心病事件死亡率的相对危险度增加 26%。Framingham 研究（年龄 50~79 岁）结果显示，单因素分析收缩压、舒张压和脉压均与冠心病危险呈正相关，其中脉压的相关性最显著。我国一组对中年（35~54 岁）人群脉压与冠心病事件发病关系的研究结果提示，控制了相关的危险因素后，收缩压、舒张压和脉压均与冠心病和脑卒中发病呈显著正相关，但收缩压、舒张压和脉压同样增加一个标准差时，则脉压对冠心病、脑卒中发病的作用低于收缩压和舒张压。我们的研究显示，脉压与冠心病危险呈正相关，其相关性较收缩压或舒张压更为显著，而与国内某些研究的结论不同。在冠心病事件在与血压的关系中，脉压相对于收缩压和舒张压，是冠心病事件更好的预测者。

（二）思考题

1. 该队列的人群代表性如何？失访率是多少？

2. 终点状况的随访和终点事件的判定采用了哪些质控方法？

3. 结果中有关"相对理想血压"的计算方法和推论是否正确？如果让你分析此类问题，该如何进行？

四、病因不明性疾病病因研究与推导实例

题目:原因不明性晶体后纤维增生症的病因研究

1942 年,美国眼科医师 Terry 首先报道了发生在波士顿早产儿中的一种原因不明的晶体后纤维增生症(retrolental fibroplasia, RLF)5 例,均见于出生后 3~6 个月的早产儿,随后,欧美一些国家也报告了类似病例。

临床表现:本病的发展是进行性的,通常累及双眼,一般为三期:①急性期,表现为视网膜血管扩张与弯曲,形成一些灰色小纤维组织斑,新生血管及瘢痕组织向眼球腔生长,视网膜逐渐粘连;②消退期,本期可开始于急性期的任何阶段,如恢复较早,则可痊愈,若在视网膜发生粘连后才进入消退期,则留下后遗症;③瘢痕期,形成永久性瘢痕,导致视力减弱直至完全失明。

1. 描述流行病学研究

(1)时间分布:美国流行病学家 Ingalls 统计的纽约州 RLF l940—1954 年的发病趋势如图 14-3 所示。

根据纽约州的统计,1945—1960 年早产儿的出生率如图 14-4。

由感染、中毒、外伤、肿瘤所致盲和 RLF 致盲的发病率如图 14-5。

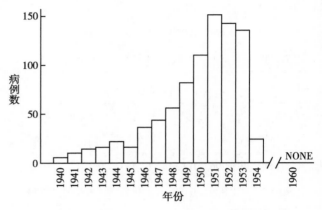

图 14-3 纽约州 1940—1954 年 RLF 致盲的发生趋势

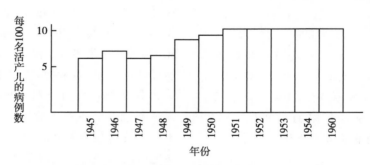

图 14-4 纽约州 1954—1960 年早产儿的出生率

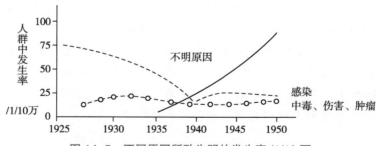

图 14-5 不同原因所致失明的发生率 /1/10 万

第一组问题:

1)根据图 14-3 到图 14-5 的资料,是否可以认为 RLF 是一种新流行的疾病?

2)假如 RLF 在当时是一种新流行的疾病,其发生的可能原因中下列哪一个或几项原因的可能性最大?为什么?

①遗传;②传染病;③外伤;④营养缺乏;⑤环境有害因素;⑥医源性。

(2)地理分布:波士顿之后,美国其他城市、其他国家也有报告,但发病率差别大,英、法、瑞典和澳大利亚较多。设备较好的医院、教学医院病例较多。(美国 1951 年儿科学会议材料,表 14-29)

表 14-29 不同城市、医院和人种 RLF 发生情况

城市	医院类型	白人		有色人种	
		早产儿数	病因不明失明	早产儿数	病因不明失明
新奥尔良	慈善医院	90	0（0）	210	0（0）
	私人医院	100	9（9%）	31	0（0）
纽约	部分免费医院	1 541	188（12%）	759	2（0.3%）
芝加哥	公费医院	600	2（0.3%）	600	2（0.3%）
	教学医院	100	35（35%）	30	3（10%）
普洛维顿斯	部分免费医院	115	10（8.7%）	67	0（0）
合计		2 446	244（10%）	1 697	7（0.4%）

（3）人群分布

1）本病绝大多数发生在早产或低体重儿中，且体重愈低，发病率愈高（表 14-30）。

表 14-30 不同体重婴儿的失明发生率（马里兰州）

出生时体重 /g	婴儿数	原因不明性盲 /%
<1 000	12	33.3
1 001~1 500	129	17.8
1 501~2 000	548	0

$\chi^2=116.06$, $df=2$, $P<0.005$

2）儿科医师 Rothmund 等调查了不同出生体重早产儿中的 RLF 失明发生率（表 14-30）。Engle 等报道了不同孕周早产儿的各种 RLF 表现的发生率（表 14-31）。

表 14-31 不同孕周早产儿中 RLF 不同表现的发生率

妊娠周数	婴儿数	RLF		
		急性	后遗症	失明
≥31 周	51	29（57%）	6（12%）	1（2%）
≤30 周	42	28（67%）	15（36%）	6（14%）

第二组问题：

1）RLF 的地理、人群分布能说明什么？

2）能否提出一项或几项待证实的病因线索？

2. 分析流行病学研究

（1）回顾性研究：美国眼科医师 Kinsey 和 Zachanias 于 1940 年回顾性地调查了 1938—1947 年在波士顿医院出生的低体重儿 372 例，发现其中 RLF 53 例，并从患儿亲友、经治医师及病历中收集相关因素资料。结果：（当时尚未采用规范的病例对照研究）。

1）在低体重儿母亲方面：年龄、Rh 型、分娩情况、产科使用镇痛剂和麻醉剂、X 线照射、感染和早产等因素无意义（即与无 RLF 比较无明显差异），但经产妇的早产儿中 RLF 发病率与初产妇的比较如表 14-32。

表 14-32 初产妇和经产妇与 RLF 的关系

产妇	早产儿中 RLF 的发生率
初产	9.5%
经产	19.7%

问题：从表 14-32 是否可以认为经产妇中早产儿的 RLF 发生率确实高于初产妇？

2）在早产儿方面：一胎或多胎、性别、有无先天畸形、白细胞计数、照射 X 线、输血、眼部或非眼部感染等无关。护理因素与 RLF 的关系如表 14-33。

表 14-33 早产儿护理情况与 RLF 的关系

护理情况	正常婴儿	RLF 婴儿
平均护理天数	46	56
在暖箱平均天数	12	19
平均输氧天数	12	21

作者进一步将病例按两个时期（1938—1942，1943—1947）分别统计研究，结果后一时期 RLF 病例显著增多，护理上变化有增加应用铁剂、维生素 AD 改为水溶剂和更多地给早产儿输氧。

（2）历史前瞻性研究：不同地区学者均注意到 RLF 发病与氧气的关系并进行了历史前瞻性分析，例如 Campbell（1951）在澳大利亚墨尔本，

Chase 和 Evans（1952）在美国伯明翰某医院的调查结果（表 14-34、表 14-35）。

表 14-34　墨尔本三个单位 RLF 发病率

机构	供氧情况	婴儿数	RLF 数	发病率 /%
A	40%~60% 氧气常规	123	23	18.7
B	发绀时应用	44	3	6.8
C	发绀时应用	14	1	7.1

表 14-35　某医院不同时期 RLF 发病率

时期	婴儿数	存活婴儿 例数	存活婴儿 %	RLF 例数	RLF %
1931~1948（很少用氧）	412	132	32.0	1	0.8
1949~1950（广泛用氧）	69	26	37.7	5	19.2
1950.6~1951（按需供氧）	54	24	44.5	0	0.0

第三组问题：

1）表 14-34、表 14-35 的结果能在多大程度上说明给氧与 RLF 的关系？

2）存在什么问题和不足？如何进一步论证？

（3）试验流行病学研究：为了进一步证明早产儿给氧与 RLF 发病的因果关系，一些学者进行了试验流行病学研究（干预性研究、临床试验）。如 Patz 等（1952）在华盛顿某医院将出生体重在 1 575g（3.5 磅）以下的婴儿按入院顺序交替分为两组：第一组给 65%~90% 氧 4~7 周；第二组只给 40% 氧 1~2 周，其他治疗与护理完全相同，追踪观察其 RLF 发生情况，结果见表 14-36。

表 14-36　不同浓度氧气治疗与 RLF 的关系

组别	婴儿数	正常婴儿数	RLF 例数 轻度	RLF 例数 中度	RLF 例数 重度
1	23	11	3	7	2
2	37	31	4	2	0

Kinsey 和 Hamphi（1954）报告了美国 18 个医院合作研究的结果。他们将体重 1 500g 或 1 500g 以下的早产儿按入院顺序随机分为两组：一组为高氧组给予 50% 的氧 28 天，另一组按需要供氧，结果见表 14-37。

表 14-37　不同剂量的氧气对 RLF 发生的影响

治疗	正常	异常	1 级	2 级	3 级	4 级	5 级
急性 RLF/%							
高氧组	28.0	72.0	25.0	23.0	13.0	9.0	2.0
按需供养组	70.0	30.0	15.0	8.0	5.5	1.0	0.5
瘢痕 /%							
高氧组	75.4	24.6	5.7	3.8	3.8	3.8	7.5
按需供养组	94.0	6.0	1.6	1.6	0.8	1.6	0.4

注：分级愈高，病情愈重

此外还发现，给氧的天数愈长，则 RLF 的发生率愈高。

（4）动物试验：出生后数周的小鸡，其视网膜血管的发育类似临产前胎儿，将小鸡暴露于 60%~80% 的氧数天，发现这样浓度的氧对小鸡视网膜产生严重损害。当小鸡移置于一般空气中，部分血管又得以重新开通。

第四组问题：

1）根据试验流行病学研究结果，你如何评价给氧与 RLF 的关系？

2）综合所给全部资料，结合本书第九章病因推断的基本原则，你认为给氧作为 RLF 的病因，哪些条件符合或基本符合？哪些还不符合或不完全符合？

第三节　诊断试验的文献实例及评价

一、实例一

（一）文献

题目：血清紫色反应在口腔颌面部恶性肿瘤诊断中的初步评价

血清紫色反应即血清与醛试剂的显色反应。1973 年 Nixon 首先用癌、非癌患者及正常人血浆与醛试验反应，保温后呈现不同深度的紫蓝色，用分光光度计读出不同的光密度值，发现恶性肿瘤患者阳性率达 96%，其中包括一部分早期癌患者。近年国内天津、福建、北京、四川等地先后用该试验诊断恶性肿瘤，发现胃癌、肺癌、肝癌等深部恶性肿瘤紫色反应阳性率较高，可达 61.9%~81.4%，且方法简便，故认为该试验对恶性肿瘤的诊断具有一定参考价值。

口腔颌面部恶性肿瘤一般多属表浅，较易早期发现，但位于深部的如上颌窦、翼腭凹下凹、颌骨内的恶性肿瘤及不宜活检的腮腺恶性肿瘤的诊断还有一定困难，用血清紫色反应诊断口腔颌面部恶性肿瘤的文献报告在国内外均甚少。本文采用该方法对口腔颌面部恶性肿瘤患者的血清进行检测，以了解其诊断的意义和价值。

材料和方法

1. 材料　血清标本分四组。

第一组：健康献血员血清 150 例。

第二组：口腔颌面部非恶性疾患患者血清 123 例（包括急性感染、创伤、囊肿、畸形及良性肿瘤）。

第三组：口腔颌面部经临床及病理确诊的治疗前的恶性肿瘤患者血清 100 例。

第四组：经抗癌治疗后不同时期患者（半个月至 3 年）血清 12 例。

2. 方法

（1）试剂：苯甲醛试剂（对二甲氨苯甲醛 0.7g 溶于浓盐酸 150ml 的溶液中，放入冰箱中备用）。

（2）检测方法：取新鲜血清 0.3ml，放入盛蒸馏水 3.5ml 的带玻塞的试管中，摇匀，加入醛试剂 1ml，再摇匀，入沸水中煮沸 15 分钟（准确计时），取出放入冷水中冷却后经 3 000 转 /min，离心 15 分钟，取上清液于 72 型分光光度计以 500nm 波长读光密度值（OD）（用光径 1cm 的比色杯，以蒸馏水为空白）。

结果

1. 血清紫色反应正常值　共测定健康输血员 150 例，光密度值最小为 0.12，最大为 0.225。用单测百分数法计算得血清紫色反应光密度值正常值 95% 的上限为 0.22，故以高于 0.22 者为阳性，低于 0.22 者为阴性，见表 14-38。

表 14-38　非恶性疾患组血清紫色反应光密度值

	例数 /n	均数 /m	标准差 /s
炎症	25	0.242 6	0.071 16
创伤	9	0.214 4	0.054 05
颌骨囊肿	14	0.193 7	0.034 30
良性肿瘤	55	0.188 6	0.025 80
畸形	11	0.184 1	0.019 97
软组织囊肿	9	0.173 8	0.020 67

经 F 检验，非恶性疾患中各病组的光密度值的均数差均有高度显著性（$F=5.212\ 3$，$P<0.01$）。其中炎症组均数最高（0.242 6），软组织囊肿组最低（0.173 8）。

2. 口腔颌面部恶性肿瘤组血清紫色反应结果（表 14-39）。

表 14-39　口腔颌面部恶性肿瘤组血清紫色反应光密度值

	例数 /n	均数 /m	标准差 /s
肉瘤	10	0.321 2	0.099 88
上颌窦恶性肿瘤	10	0.282 5	0.070 17
腮腺恶性肿瘤	19	0.258 7	0.055 15
颊癌	17	0.241 6	0.052 05
牙龈癌	7	0.240 7	0.031 42
腭癌	6	0.220 8	0.049 20
舌癌	16	0.211 1	0.028 14
其他恶性肿瘤	15	0.220 0	0.046 48

经 F 检验，恶性肿瘤中各病组的光密度值的均数差均有高度显著性（$F=3.64$，$P<0.01$）。肉瘤组均数最高，上颌窦癌次之，再次为腮腺恶性肿瘤，舌癌组最低。

3. 不同人群血清紫色反应结果（表 14-40）。

表 14-40　不同人群血清紫色反应结果

	例数 /n	均数 /m	标准差 /s	全距 /R
健康人群	150	0.181 3	0.020 45	0.12~0.225
非恶性肿瘤组	123	0.200 5	0.046 84	
恶性肿瘤组	100	0.247 6	0.058 78	

经 F 检验和 Q 检验，以上三部分人的血清紫色反应的均数差别有高度显著性，显示健康人组的均数最低，非恶性疾患组次之，恶性肿瘤组最高。

4. 血清紫色反应的诊断价值　本试验各病组紫色反应阳性率如表 14-41。

表 14-41　各病组血清紫色反应阳性率

	非恶性疾患组				恶性肿瘤组		
	总人数	阳性人数	阳性率 /%		总人数	阳性人数	阳性率 /%
炎症	25	12	48.0	肉瘤	10	9	90.0
创伤	9	3	33.3	上颌窦瘤	10	8	80.0
颌骨囊肿	14	4	23.6	腮腺恶性肿瘤	19	16	84.2
软组织囊肿	9	0	0.0	颊癌 + 牙龈癌	24	15	62.5
良性肿瘤 + 畸形	66	5	7.6	腭癌 + 舌癌 + 其他癌	37	13	35.1
合计	123	24	19.5	合计	100	61	61.0

恶性肿瘤组中前三组的阳性率无显著差异（$\chi^2=0.389$, $P=0.8$），合并后阳性率为 84.6%，高于后两组，而颊癌加牙龈癌组又高于最后一组（$P<0.05$）。

根据该院 1978—1981 年 8 月间住院人数（3 977 例），确诊断恶性肿瘤患者人数（719 例），恶性肿瘤患病率为 18.08%（即先验概率），根据本试验资料和 Bayes 逆概率定理计算得下表，以估价本试验对口腔颌面部恶性肿瘤的诊断价值（表 14-42）。

表 14-42　紫色反应在口腔颌面部
恶性肿瘤诊断中的价值

人群 ①	敏感性 ②	阳性预测率 ③	阴性预测率 ④
恶性肿瘤组	0.61	0.407	0.903

根据本试验资料及 Bayes 逆概率定理同理可计算出血清紫色反应在口腔颌面部不同部位恶性肿瘤中的诊断价值（表 14-43）。

5. 未经治疗的口腔颌面部恶性肿瘤血清紫色反应与临床分期关系（表 14-44）。

经卡方检验 I + II 期和 III + IV 期阳性率之间差别有高度显著性（$\chi^2=15.61$, $P<0.05$），III + IV 期阳性率明显高于 I + II 期。

表 14-43　紫色反应在口腔颌面不同部位
恶性肿瘤诊断中的价值

人群 ①	敏感性 ②	阳性预测率 ③	阴性预测率 ④
肉瘤 + 上颌窦瘤 + 腮腺癌组	0.846	0.915 4	0.906 1
颊癌 + 牙龈癌组	0.625	0.797 9	0.865 6
腭癌 + 舌癌 + 其他癌组	0.351	0.364 8	0.713 7

表 14-44　未经治疗的口腔颌面部恶性
肿瘤紫色反应与 TNM 分期

分期	合计人数	阳性人数	阳性率 /%
I + II	23	6	26.1
III + IV	77	55	71.4
合计	100	61	61.0

讨论

根据表 14-39 各组血清紫色反应光密度值，经统计学处理，证明口腔颌面恶性肿瘤组紫色反应光密度值较非恶性患者组及正常人组高，他们之间有显著性差异（$P<0.01$）。

从表 14-41 显示，非恶性疾患中炎症、严重创伤假阳性率较高。从表 14-41 可见，非恶性疾患中，假阳性率为 19.5%。其中急性炎症、严重创伤假阳性率较高，颌骨囊肿伴感染者次之，说明本法具有非特异性,但感染、创伤症状及体征与恶性肿瘤不同,且经抗感染治疗后,症状改善的同时紫色反应光密度值下降到正常水平,可同恶性肿瘤鉴别。本试验有3例颌面部急性间隙感染治疗前光密度值分别为0.35、0.37、0.31,经抗炎治疗病情好转后,下降到0.18、0.17、0.18,而对恶性肿瘤抗炎治疗则无效,紫色反应OD值也不下降。

血清紫色反应对口腔颌面部恶性肿瘤的诊断价值:从表14-41可知,100例恶性肿瘤中血清紫色反应阳性率(即敏感性)为61%。从表14-42可见,据本试验可预测100例血清紫色反应阳性患者可能存在40.7%为癌患者,100例血清紫色反应阴性患者中可能有90.3%为非癌患者。

从表14-39可见,恶性肿瘤组中,肉瘤、上颌窦癌及腮腺恶性肿瘤的光密度值平均数均高。由表14-41可见,肉瘤、上颌窦癌及腮腺恶性肿瘤血清紫色反应阳性率较高,牙龈癌较低,舌癌等其他口腔癌更低。由表14-43可见,本试验对肉瘤、上颌窦癌、腮腺恶性肿瘤有较高的诊断价值,敏感性达84.6%。预测100例血清紫色反应阳性患者中有91.5%为癌。100例血清紫色反应阴性患者中有90.6%非癌,口腔颌面部恶性肿瘤虽一般表浅易肉眼发现,但早期诊断仍有一定困难,特别是位置深的肿瘤,临床表现不明显,作活检又有一定困难,更不易早期诊断,用此方法有一定临床意义。

关于血清紫色反应机制,目前不太明确。多数学者认为可能是醛试剂同血清中糖蛋白或黏蛋白水解的色氨酸产生显色反应,恶性肿瘤患者血清中糖蛋白浓度比非恶性疾患及正常人明显升高,水解产生的色氨酸也增加,与醛试剂反应产生蓝紫色明显加深,光密度值明显增大。恶性肿瘤血清中糖蛋白来源主要有三方面:①来自癌组织;②来自癌周围正常组织的破坏;③来自其他脏器,特别是肝脏。急性感染、创伤因组织增生破坏,血清中某些糖蛋白含量上升,故出现假阳性。Greenspan研究头颈部癌患者,发现起源于头颈部的原发癌,无论有无淋巴转移,仅约50%伴有糖蛋白浓度升高,故口腔颌面部恶性肿瘤患者血清紫色反应阳性率较低,可能与血清糖蛋白含量低有关。

从表14-44可见,检测治疗前的口腔颌面部恶性肿瘤有77%属中晚期(Ⅲ~Ⅳ),Ⅰ~Ⅱ期紫色反应阳性率为26.1%,Ⅲ~Ⅳ期为71.4%,经检验两组阳性率有统计学差异,说明紫色反应与肿瘤分期有明显关系,Wolf等比较头颈部鳞癌患者各期急性糖蛋白水平,发现治疗前患者血清糖蛋白随瘤体变大逐渐增加,并随肿瘤分期增加而进行性增加,Ⅲ~Ⅳ期明显高于Ⅰ~Ⅱ期,故Ⅲ~Ⅳ期紫色反应阳性率高于Ⅰ~Ⅱ。

本文测定了12例术前紫色反应为阳性确诊为口腔颌面部恶性肿瘤的患者,经治疗后,半月至3年不同时期复查,其中9例临床治愈者紫色反应转阴,3例确诊复发者紫色反应仍有阳性,故认为本试验对癌患者病情变化、疗效观察及预后评价可能有一定参考价值,但病例太少,尚需进一步研究。

小结

1. 口腔颌面部恶性肿瘤血清紫色反应光密度值较非恶性疾患及正常人都高,认为本试验可作为口腔颌面部恶性肿瘤诊断的参考指标,其中上颌窦、腮腺恶性肿瘤、肉瘤的阳性率较高,认为本法对口腔颌面部深部及腮腺恶性肿瘤、肉瘤诊断更具有意义。

2. 血清紫色反应阳性率随临床分期增加而升高,与肿瘤大小有关。

3. 123例非恶性疾患中紫色反应的假阳性率为19.5%(24/123例),主要为急性炎症及严重创伤。

本试验方法简便易行,用血量少,结果稳定,重复性好,也可作为一些口腔颌面部恶性肿瘤观察复发与预后方法之一。

(二)评语

1. 本试验同金标准做了比较,恶性肿瘤是经病理检查确定的。但非恶性肿瘤组的诊断(排除)标准没有交代清楚,估计其中一部分(如良性肿瘤和囊肿)做了病理检查,一部分是根据临床表现。是否采用了盲法,没有交代。

2. 病例(口腔颌面部恶性肿瘤患者)包括了不同病种和不同临床类型(Ⅰ~Ⅳ期治疗和未治疗者)这是很好的。但代表性如何,没有进一步的交代。从本文结果我们看到:不同肿瘤的阳性率是明显不同的,且同种肿瘤Ⅲ与Ⅳ期的阳性率明显高于Ⅰ与Ⅱ期,在这种情况下,如果收集的是全部病例,代表性无疑是好的;若为抽样,则各病种和各临床型的构成比是否与抽样总体情况一致,必须说明。

非恶性肿瘤组的代表性如何,也不清楚。特别是在不同病种测定值间有明显差别的情况下,各种疾病患者的构成比例无疑将影响到特异度和假阳性率。本文作者没有明确交代本组样本的来源及抽样方式。

3. 关于截断点的选择也不一定合适。该项试验用于口腔颌面外科门诊,旨在诊断恶性肿瘤,它的真正价值在于区分恶性肿瘤患者与患其他疾病的患者。因此,对照组应是其他疾病患者,不应包括正常人。本文因为没有提出特异度指标,难以推断是否包括了正常人。本文以正常人组(健康人)确定正常值,以此正常值作为截断点,这在非恶性肿瘤组的测定值与正常人组有明显差异的情况下,是不合适的,会增加假阳性率。可以考虑用其他方法确定截断点(如以 ROC 曲线转弯处,两组测定值分布曲线交叉点为截断点等)。但拟将该试验用于人群筛检,以正常人为对照组,以正常值为截断点是合适的。

4. 试验的可重复性没有测定。

5. 试验条件,操作步骤与方法交代得比较清楚,但对血清样品的保存方法及保存时间,两组血清是否统一编码、盲法检测没有交代,也没有提到样品测定的质量控制问题。

6. 诊断试验的实用性评价按原文所定截断点(患病率为 44.8%),该诊断性试验的灵敏度 = 61%、特异度 =80.5%、阳性预测值 =71.8%、阴性预测值 =71.7%;而当患病率为 18.0% 时,其阳性预测值 =40.7%、阴性预测值 =90.3%。鉴于该试验应主要用于口腔门诊,估计口腔恶性肿瘤在口腔门诊的患者中患病率会大大低于住院患者(住院患者 P=18.08%),本试验阳性结果的预测值不及 41%,不能用于确诊疾病,虽阴性预测值达 90%,但因对某些恶性肿瘤灵敏度低,且对 I 与 II 期恶性肿瘤病的灵敏度也很低,因此,也不宜凭阴性结果排除肿瘤。

该试验既无助于诊断,也无益于排除疾病,因此用该试验诊断口腔恶性肿瘤是没有价值的。但该试验对某些肿瘤如肉瘤等可能有一定诊断价值。

（三）思考题

1. 该试验按目前所定的截断点,是否有助于口腔恶性肿瘤的临床诊断?

2. 该试验对于口腔肿瘤(如肉瘤等)的诊断和判定临床分期是否有价值?

二、实例二

（一）文献

题目: 美国人格诊断问卷(PDQ-R)在中国的试测

根据美国精神病学会的诊断标准《精神障碍诊断与统计手册》(第 4 版)(DSM-IV)的定义:人格障碍是内在体验和行为明显偏离人们文化期望的范围,表现在认知、情感、人际功能和冲动控制等方面,是个人和社会状态中稳定和广泛的类型,导致在社交、职业及其他重要功能领域中明显的临床痛苦和损害,是发病于青春期的长期而稳定的类型。《国际疾病分类标准》(第 10 版)(ICD-10)的定义也相类似。由此可见,对于人格障碍的理解和诊断有着明显的文化影响。美国等西方国家对于人格障碍已有多方面的研究,但都是基于欧美文化所取得的结论。我国目前对于人格障碍的研究尚不广泛和深入,临床诊断主要采用依据 ICD-10 的中华医学会精神障碍诊断标准,但无满意的筛查工具。本研究是将美国"人格诊断问卷(修订版)"(Personality Diagnostic Questionnaire-Revision, PDQ-R)首次在中国大陆试测,进行该问卷在中国文化背景下应用的信度和效度的初步研究,以期设计人格障碍的门诊筛查及辅助诊断工具。

材料和方法

1. 研究对象

（1）病例组:北京某大学某附属医院门诊和病房、北京某医院神经症病房患者及山西某劳教所的劳教人员,经精神科医生根据 ICD-10 确诊为人格障碍的患者,共 75 人。其中包括 10 型人格障碍。

（2）其他精神障碍对照组:上述单位中依据 ICD-10 排除人格障碍的其他精神障碍的患者,包括神经症、躁郁症及精神分裂症恢复期患者,不包括精神分裂症发病期和痴呆等病的患者,共 60 人。

（3）正常对照组：为上述单位工作的医护人员及大学生，共78人。

2. 研究工具

（1）人格诊断问卷（PDQ-R）：原为152题的自评问卷，是由美国精神病学家Hyler等人（1987，1988）编制的DSM-Ⅲ-R轴Ⅱ人格障碍的测量工具。本研究根据目前DSM-Ⅳ的人格障碍诊断标准，删除已取消的分型后共包括分裂样、分裂型、偏执型、回避型、依赖型、强迫型、戏剧型、自恋型、边缘型、反社会型等10型人格障碍，共127题。英文问卷由本文作者翻译成中文，并根据中国文化背景仅对个别问题的文字按原意进行了修改，以利中国对象回答。

（2）一般资料问卷：由作者自行设计，包括对象的年龄、性别、教育、职业、经济状况、婚姻状况、家庭情况及其父母的一般情况等。

3. 研究方法　在上述单位中将PDQ-R发给病例组、其他精神障碍对照组和正常对照组的研究对象，由其自填后收回。同时选取三组中部分合作的研究对象，在第一次填写完成该问卷后

3~6周，再次发放该问卷，填写完成后收回，共完成45份。

将问卷的数据输入计算机，应用SPSS软件包统计分析，对病例组和对照组进行均衡性检验及Kappa检验，计算重测一致性和灵敏度及特异度，进行信度和效度分析。

结果

1. 病例组和对照组均衡性检验　病例组共75人，男41人，女34人，平均年龄（28.8±8.0）岁（均数±标准差，下同）；正常对照组共78人，男41人，女37人，平均年龄（31.0±10.7）岁；其他精神障碍对照组共60人，男41人，女19人，平均年龄（29.7±8.7）岁。将病例组、正常对照组和其他精神障碍对照组的平均年龄进行t检验，将性别进行χ^2检验，结果差别均无显著性（$P>0.05$）。

2. PDQ-R以ICD-10为金标准的效标效度

（1）在正常人群样本中的效标效度：将病例组和正常对照组PDQ-R的量表总分，按不同界值计算灵敏度和特异度，结果见表14-45。

表14-45　PDQ-R与ICD-10比较的效标效度

PDQ-R总分界值	≥12	≥13	≥22	≥23	≥25	≥28	≥29	≥31	≥34	≥36	≥41	≥42
灵敏度/%	100.0	98.6	96.0	94.7	90.7	86.7	84.0	74.7	65.3	60.0	45.3	41.3
特异度/%	10.3	16.7	61.5	64.1	70.5	82.1	85.9	91.0	93.6	94.9	98.7	100.0

（2）在精神障碍患者中的效标效度：将病例组和其他精神障碍对照组PDQ-R的量表总分，按不同界值计算灵敏度和特异度。其结果是：当灵敏度为100%时，特异度仅为1.67%；当灵敏度为90.67%时，特异度为18.33%；当灵敏度为60.00%时，特异度为66.67%；当灵敏度为25.33%时，特异度为90.00%；当灵敏度为1.33%时，特异度为98.33%~100.00%。

（3）在正常人群样本中分型诊断的效标效度：分别计算PDQ-R全量表及各型诊断标准的灵敏度和特异度，去掉DSM-Ⅳ与ICD-10分型不一致的分裂型和自恋型，结果见表14-46。

3. PDQ-R的重测信度分析　进行重测一致性测验的45名对象中包括人格障碍患者11人，其他精神障碍患者7人，正常对照27人，重测率为21.13%。比较两次评定结果，以全量表诊断出

一种以上人格障碍为标准进行统计，前后两次诊断均为阳性和均为阴性者分别有28人和7人，重测一致率为77.78%。以分型诊断人格障碍计算，10型人格障碍的重测一致性检验结果，除了分裂型、偏执型和自恋型一致性差以外，其余各型一致性均很好。前后两次评定的全量表和各型人格障碍的Kappa值、Z值和假设检验P值见表14-47（其中反社会型因无病例而未计算）。其次，计算前后两次全量表和各型人格障碍的相关系数即稳定性系数，并进行假设检验，结果全部相关系数均有高度显著性（$P<0.01$），见表14-47。

讨论

人格障碍是定义或概念都较难精确规定的一类精神障碍。目前，两大主要诊断分类体系ICD-10和DSM-Ⅳ均是描述与病因相结合的分类方法，前者是由西方医学界制订的；后者完全是美

表 14-46　PDQ-R 分型诊断与 ICD-10 比较的效标效度

PDQ-R 分型	病例数	灵敏度 /%	特异度 /%	Kappa 值
全量表	75	100.00	41.00	0.584 9**
A 组	16	81.25	90.38	0.536 0**
分裂样	6	83.33	84.62	0.368 0*
偏执型	10	80.00	96.15	0.729 7**
B 组	20	85.00	89.74	0.505 0**
戏剧型	6	100.00	71.79	0.266 7*
边缘型	6	100.00	98.72	0.916 7**
反社会型	8	62.50	98.72	0.689 5**
C 组	49	83.67	89.74	0.529 2**
回避型	17	94.12	84.62	0.628 3**
依赖型	8	87.50	89.74	0.554 7**
强迫型	24	75.00	74.36	0.410 7**

*$P<0.05$；**$P<0.01$

表 14-47　PDQ-R 重测一致性检验

人格障碍分型	Kappa 值	Z 值	P	稳定性系数（r）
全量表	0.433 2	2.741 0	<0.01	0.786 0**
分裂样	0.807 6	8.800 2	<0.01	0.574 0**
分裂型	0.338 0	1.344 8	>0.05	0.779 3**
偏执型	0.250 0	1.195 2	>0.05	0.631 6**
回避型	0.559 3	4.256 8	<0.01	0.678 5**
依赖型	0.567 3	4.089 7	<0.01	0.656 6**
强迫型	0.425 9	3.172 0	<0.01	0.581 8**
戏剧型	0.402 3	2.938 1	<0.01	0.611 9**
自恋型	0.295 6	1.407 9	>0.05	0.541 1**
边缘型	0.444 0	2.303 3	<0.05	0.590 2**
反社会型	—	—	—	0.441 5**

**$P<0.01$

国精神病学家的诊断标准。由于文化因素在诊断与分类中占有举足轻重的地位，故将西方标准在中国应用必然存在跨文化的局限性。我国 1982 年和 1992 年部分地区的精神疾病流行病学调查结果中人格障碍的患病率均为 0.1‰，与国外文献报告不同人群的人格障碍患病率 2%~10% 相差悬殊，一般认为其原因之一是缺乏在中国文化背景下真实而可靠的筛查和诊断工具。因此，填补我国该领域研究的空白是很有意义的。

PDQ-R 的作者 Hyler 等人在精神科患者中应用该问卷的结果是对多数轴 II 人格障碍具有高灵敏度和中等特异度，可以用于筛查精神科门诊和住院患者。而能否用于社区流行病学调查中人格障碍的筛查尚无定论。本研究结果表明 PDQ-R 的真实性较好，在中国正常人群样本中应用，以 ICD-10 为金标准的效标效度符合自评问卷要求，全量表具有高灵敏度和中等特异度。鉴于该问卷在不同人群中应用的灵敏度和特异度相差较大，可根据需要选择量表总分的界值，以达到不同水平的灵敏度和特异度。关于分型诊断，A、

B、C 三组的灵敏度和特异度均较高,而多数分型诊断的灵敏度亦是满意的;但强迫型和反社会型的灵敏度较差,这可能因为本研究对象中强迫症患者比例偏大和反社会型人格障碍患者易隐瞒真实情况。PDQ-R 特异度的范围从最低的戏剧型到最高的反社会型,与该问卷作者的研究结果相一致。至于 PDQ-R 在其他精神障碍患者中的灵敏度和特异度难以找到满意的共同界值,可能是由于人格障碍本身常与重性精神病和神经症伴发,而人格特质与精神症状鉴别相当困难,且患者填写问卷时易受当时疾病状态的影响。这符合 PDQ-R 不宜作为诊断工具的特性。同时,研究结果表明 PDQ-R 的可靠性亦较好,在中国正常人群样本中的重测一致性是满意的,符合重测信度的标准。其中分裂型、偏执型和自恋型重测一致性差的原因可能是诊断标准上的分歧和精神科治疗的影响。

　　总之,本研究表明,PDQ-R(中文版)是较为理想的人格障碍筛查工具,可作为精神科和心理咨询的辅助检查工具,将该问卷在社区人群中开展进一步的研究很有必要。

（二）思考题

1. 本文的金标准是什么?是否采用了盲法?

2. 研究对象的选择是否合理?其他精神障碍对照组是否包括了疑似病例?设置正常对照组的目的是什么?

3. 正常值的确定是否合理?根据其真实性指标的评价,你认为该量表是被用做筛查工具还是诊断工具?

4. 量表的可靠性或可重复性如何?

第四节　临床疗效的研究实例评价

一、实例一

（一）文献

题目:生脉口服液对扩张型心肌病左室功能和运动耐量的影响

　　扩张型心肌病(简称心肌病)是弥漫性心肌损害所致泵功能减退的慢性疾患,临床治疗尚无理想药物。对心肌病患者用人参、麦冬和五味子组成的生脉注射液一次静注,在 M 型超声心动图(M-UCG)及收缩时间间期测定的对照观察中,有改善左室收缩功能的急性效应。但尚未见短期及远期疗效的报道。

　　本文采用随机双盲、安慰剂对照、交叉设计方法观察用 M-UCG 和活动平板运动试验估价的心肌病患者服用生脉口服液的短期疗效。

材料与方法

1. 病例选择与分组　门诊患者 26 例,男 23 例,女 3 例。年龄 23~60 岁,平均(43.8±12.3)岁。诊断标准采用 WHO 心肌病专家委员会 1984 年日内瓦会议的定义和建议。其中心功能 II 级者 23 例,III 级者 3 例,均为窦性心律。凡伴发肺部疾的患者不包括在内。2 例服氢氯噻嗪(双氢克尿噻)每天 25mg 共半年,在试验期间维持不变,但停用其他作用于心脏的药物;其余患者在试验前 1 周及整个试验期间停用一切作用于心脏的药物。

　　采用完全随机方法将受试者分为甲、乙两个组。

2. 试验过程与药物　试验过程共 50 天,分为第一和第二两个治疗阶段,各 20 天,两个治疗阶段之间停药 10 天。在第一治疗阶段,甲组服用 1 号药,乙组服用 2 号药。在第二治疗阶段,两组患者交叉用药,故服 1、2 号药的患者均为 26 例,合计 52 例次。服 1、2 号药剂量均为 20ml,每天 2 次。

　　在每个治疗阶段开始与结束时,每例受试者均进行 M-UCG 心功能测定。其中 9 例(男 8 例,女 1 例;甲组 5 例,乙组 4 例)加做活动平板运动试验。

　　试验用 1、2 号药由上海中药一厂提供。其一为生脉口服液,另一为安慰剂,两药外观与味觉一致。在整个试验期间受试者与研究者均只知药物代号而不知为何药。试验结束,统计分析完毕后方才揭晓。1 号药为生脉口服液,每 10ml 内含量相当于生药人参、麦冬及北五味子共 5.5g。2 号药为安慰剂。

3. 检查方法和测定指标

（1）M-UCG 测定:采用 XJY-6 型心功能仪。用相机于左室腱索水平摄相,胶片在显微阅读仪上测定,测定标志采用 ISFC/WHO1984 年推荐方法。各指标均测定 3 次,每次测 5 个心动周期,取均值。

测定指标：左室收缩末和舒张末内径 Ds 和 Dd、左室射血分数（EF%）、短轴缩短率（ΔD%）、周边纤维缩短率（mVcf）、心排出量（CO）。

（2）运动试验：采用 YC-P$_1$ 型活动平板机。运动方案为 Weber 提出的 10 级 20 分钟的方案（表 14-48）。运动终止点采用症状终止，即运动中患者出现胸闷、严重乏力、呼吸困难时即终止运动。测定静息及运动时最大心率、运动时间和运动终止时心率与收缩压乘积。

4. 统计处理 服生脉口服液及安慰剂前后各项指标的比较用配对 t 检验。

结果

1. 26 例中甲组有 2 例于第一治疗阶段服用生脉口服液期间退出试验。1 例因胃部不适；1 例因头晕，查血糖下降。余 24 例完成全部试验。

2. 2 例中途退出者在统计时均按无效处理。即以第一阶段开始时测定的各指标值作为第一阶段结束时及第二阶段开始与结束时的指标进行统计。

3. 26 例在服用生脉口服液后，心率、血压均无明显改变。用 M-UCG 估价的各项心功能指标明显改善（表 14-49）。

4. 26 例服安慰剂者，心率、血压及各项心功能指标无明显改变（表 14-50）。

5. 9 例做运动试验者，每次均由于气促终止运动。服生脉口服液后，运动时间增加，其余指标无明显改变。服安慰剂后各指标均无明显改变（表 14-51）。

表 14-48 活动平板运动试验方案

分级	1	2	3	4	5	6	7	8	9	10
速度 /(km·h^{-1})	1.6	2.4	3.2	3.2	3.2	4.8	4.8	4.8	4.8	5.4
坡度 /%	0	0	3.5	7	10.5	7.5	10	12.5	15	14
时间 /min	2	4	6	8	10	12	14	16	18	20

表 14-49 26 例用生脉口服液前后心功能改变（$\bar{x} \pm s$）

生脉口服液组	心率 /(次·min^{-1})	收缩压 /mmHg	舒张压 /mmHg	Dd/mm	Ds/mm	CO /(L·min^{-1})	EF/%	ΔD/%	mVcf /(Cir·s^{-1})
用药前	70.7±10.2	120.2±13.1	75.3±5.6	61.5±5.7	52.9±6.1	3.97±0.17	29.71±5.49	14.27±2.78	0.447±0.097
用药后	70.8±10.5	119.5±15.4	76.3±5.1	56.6±6.2	44.8±6.8	4.48±0.98	42.36±8.25	21.48±4.50	0.652±0.142
t	0.34	1.36	0.01	11.7	15.32	4.16	12.27	12.56	10.84
P	>0.05	>0.05	>0.05	<0.001	<0.001	<0.001	<0.001	<0.001	<0.001

注：表内血压单位均应用计算单位 kPa，1mmHg=0.133kPa。

表 14-50 26 例用安慰剂前后心功能改变（$\bar{x} \pm s$）

生脉口服液组	心率 /(次·min^{-1})	收缩压 /mmHg	舒张压 /mmHg	Dd/mm	Ds/mm	CO /(L·min^{-1})	EF/%	ΔD/%	mVcf /(Cir·s^{-1})
用药前	70.5±10.7	119.4±13.6	75.2±6.1	60.9±6.8	52.6±7.1	3.82±1.2	29.15±5.43	13.96±2.77	0.440±0.10
用药后	69.9±10.8	119.3±13.3	75.1±5.4	61.0±5.9	52.5±6.2	3.80±1.00	29.35±5.30	14.05±2.82	0.439±0.09
t	1.04	1.56	0.001	0.21	0.11	0.42	0.07	0.23	0.07
P	>0.20	>0.10	>0.50	>0.50	>0.50	>0.50	>0.50	>0.50	>0.50

注：表内血压单位均应用计算单位 kPa，1mmHg=0.133kPa。

表 14-51 9 例分别用生脉口服液及安慰剂前后运动试验比较（$\bar{x} \pm s$）

用药分组	运动时间 /min		最大心率 /(次·min^{-1})		运动终止时收缩压 × 心率（10^2）	
	用药前	用药后	用药前	用药后	用药前	用药后
生脉口服液	7.22 ± 3.80	10.67 ± 4.24*	117.2 ± 17.8	112.4 ± 17.3△	148.47 ± 19.59	145.61 ± 23.79△
安慰剂	5.33 ± 3.60	5.22 ± 4.01△△	108.6 ± 14.0	107.8 ± 15.3△	138.16 ± 22.16	135.81 ± 18.04△

注：表内血压单位均应用计算单位 kPa，1mmHg=0.133kPa；*用药前后 P<0.001，△用药前后 P>0.50，△△用药前后 P>0.05。

讨论

1. 生脉口服液对心肌病左室功能的影响
心肌病是心肌弥漫性病变所致心脏均匀扩大的疾病,适用于用 M-UCG 评价其心室收缩功能和药物所致的心功能改变。本文采用双盲、安慰剂对照的设计,可避免测定时的人为误差等干扰因素,自身交叉设计消除时间误差及组间对照个体差异的影响,使心功能评估的重复性得到保证。

从表 14-46 可知,服生脉口服液后左室内径缩小,与一次静脉注射本药的结果一致。射血相容量指标 EF、CO 在用本药后显著增加,提示本药可改善已受损的左室收缩功能。由于用药后心率、血压无改变,推测是由于心肌收缩力有改善从而增加左室功能。mVcf 能较直接反映心肌收缩功能,用药后明显改善,进一步说明生脉口服液对心肌病具有加强心肌收缩力作用。

2. 生脉口服液对运动耐量的影响及意义
现已认为,药物治疗慢性心功能不全的效应可借运动耐量更敏感地表现出来。心肌病患者的治疗目标之一是提高此类患者的"生活质量",而运动耐量是评价这一目标的方便、重复性好的重要客观手段之一。由于本文中做运动试验者分组较均匀,故可排除多次运动产生的训练因素干扰。9 例受试者在进入生脉口服液治疗前及安慰剂治疗前,运动时间和最大心率有一定差别,但经统计学比较差异无显著性。表明本组患者在进行两药试验前基础相似,可分别进行各自用药前、后的比较。结果表明,心肌病患者服用生脉口服液后运动耐量增加,而服安慰剂后无明显改变。本文采用运动试验的病例少,存在检验效能低的可能,有必要在增大病例时进行深入研究。在运动耐量增加的同时,反映心肌耗氧量指标:心率 × 收缩压无改变,提示生脉口服液对心肌病患者能在不增加心肌耗氧量的情况下改善其运动能力。有大量报道,生脉口服液及其组分人参能提高心肌的耐缺氧能力,并对受损心肌的超微结构具保护作用,从而使运动耐力提高。故生脉口服液对心肌病改善运动耐量的作用可能是多方面的,有待进一步探讨。

3. 副作用及临床运用　本试验中 2 例因副作用退出。1 例胃部不适,1 例血糖下降,可能与文献报道人参有胰岛素样作用有关。未发现其他副作用。

本文为短期疗效的观察,对心肌病,生脉口服液可作为改善心功能和运动能力的辅助药物,并可较长时间服用,尤其对于门诊患者是安全、方便的。其长期疗效及与心肌病患者生存率之间的关系,需进行更深入的研究。

(二)评语

1. **设计方案**　采用了 RCT 的特例——交叉对照试验,停药洗脱期的时间为 10 天。论证强度较高。

2. **研究因素**　生脉口服液。

3. **研究对象**　门诊患者 26 例,男 23 例,女 3 例。年龄 23~60 岁,平均(43.8±12.3)岁。诊断标准采用 WHO 心肌病专家委员会 1984 年日内瓦会议的定义和建议、纳入标准、排除标准,判定仪器和指标先进。其中心功能 II 级者 23 例,III 级者 3 例,均为窦性心律。排除标准:凡伴发肺部疾患者不包括在内。入组时 26 人,统计分析时为 24 人,2 人未完成疗程而不统计,说明了原因。

4. **效应指标**　心功能和运动耐量试验的多项指标:血压、心率、运动时间等。用药前后心功能改变、运动试验的比较均进行了假设检验,采用配对 t 检验。

5. **设置对照**　使用了安慰剂对照及自身前后对照(消除个体差异、节约样本量)。

6. **随机分组**　采用了随机分组,具体方法是完全随机法。随机分组后未进行两组的均衡性检验。

7. **盲法**　治疗和疗效判断采用了双盲法。

8. **实用性**　详细介绍了两组患者的情况,如性别、年龄、合并症、既往史;报告了全部研究结果,包括药物、安慰剂用药前后心功能改变,9 例运动试验结果,以及药物副作用。讨论部分说明了生脉口服液的临床意义。详细介绍了治疗方法,包括具体剂型、剂量、用药途径、疗程、毒副作用等,临床使用安全方便,实用性较好,依从性和治疗成本未说明。

9. **偏倚**　采用了 RCT 的特例——交叉对照试验,可以控制偏倚。

10. **结论**　生脉口服液对心肌病具有增强心肌收缩力的作用,生脉口服液对心肌病患者能在不增加心肌耗氧量的情况下改善其运动能力,结论正确。

11. 缺点

（1）未说明进入第二阶段时两组心功能的状况，也未说明生脉口服液改善心功能维持的时间及其对洗脱期长短的影响。

（2）运动试验仅有 9 例，数量过少，应增加样本量进一步检验。

（三）思考题

1. 本研究的样本量是否符合统计学要求？

2. 该研究洗脱期的间隔是否合理？对第一阶段和第二阶段的研究结果有何影响？如何进行统计学检验？

二、实例二

（一）文献

题目：呋喃唑酮治疗消化性溃疡的双盲对照观察

治疗消化性溃疡的药物甚多，传统的抗酸剂与抗胆碱能药物的疗效不够满意，新一代 H_2 受体拮抗剂——西咪替丁的近期疗效虽较好，但复发率高。因此亟须寻求一种疗效好、副作用少的药物以满足临床需要。我院自某年用呋喃唑酮治疗消化性溃疡以来，观察近期及远期疗效均较满意，但当时未设双盲对照组。为了进一步证实其疗效，自某年 11 月至次年 5 月，我室用呋喃唑酮与安慰剂为双盲对照法治疗各型溃疡 70 例，现总结如下。

材料与方法

1. 病例选择与分组　因上腹痛或上消化道出血就诊的消化性溃疡患者 70 例，其中住院 54 例，门诊 16 例，均经胃镜证实为活动性溃疡，根据就诊次序随机分为呋喃唑酮组及安慰剂组（下称治疗组与对照组）。凡有下列情况者均未列入：①胃手术后吻合口溃疡；②伴有严重肝病；③伴有胃癌；④对呋喃唑酮过敏。全部病例在治疗结束后启封药物编号封袋进行统计分析。

治疗组 37 例，男 30 例、女 7 例。对照组 33 例，男 26 例、女 7 例。治疗组和对照组的平均年龄各为 39 岁和 41 岁，平均病程各为 7 年和 8 年，平均溃疡面积各为 0.66cm×0.5cm 和 0.63cm×0.5cm。治疗组中胃溃疡、十二指肠球部溃疡及复合溃疡分别为 6 例、30 例、1 例。对照组分别为 4 例、27 例、2 例。

2. 治疗和观察方法

（1）治疗方法：54 例住院治疗，有出血者出血停止后即开始治疗，16 例门诊患者在治疗期间皆给予休息。两组均采用片剂装入相同的胶囊内，呋喃唑酮剂量与第 1 次报道相同，2 周为 1 个疗程。安慰剂的用法与治疗组相同。治疗期间两组均用维生素 B_1 0.01g 及维生素 B_6 0.01g，每日 3 次，此外未用其他药物。

疗程结束后再行胃镜复查，治疗组 33 例于停药 1~3 天内复查，2 例第 4 天复查，2 例第 5、6 天复查，后 2 例皆为好转。对照组于停药后 1~3 天内复查者 27 例，第 4 天复查者 2 例皆已愈合；第 5 天复查者 3 例，其中 1 例愈合，2 例好转；第 6 天复查者 1 例为好转。

住院患者在治疗前后作胃液分析。胃液中混有胆汁及血液者，未作分析。

（2）疗效判断标准：均以胃镜检查结果作为疗效判断依据。①凡溃疡消失或仅遗留瘢痕者为愈合；②溃疡面积缩小超过 50% 者为好转；③溃疡大小无明显变化，或增大增多者为无效。

结果

1. 溃疡愈合情况（据表 14-52 计算）　用药 2 周后治疗组愈合率为 72.97%，好转 24.33%，无效 2.7%。对照组分别为 24.24%、51.52%、24.24%。两组治愈率有显著差异（$P<0.001$）。

2. 腹痛缓解情况　疗程开始时有上腹痛者，治疗组 17 例，对照组 18 例；在 2 周内疼痛消失者，治疗组 15 例（88.23%）对照组 10 例（55.56%）。两组有显著差异（$P<0.05$）。

表 14-52　疗程（2 周）结束时溃疡愈合情况

	治愈例数				好转例数				无效例数			
	球	胃	复合	合计	球	胃	复合	合计	球	胃	复合	合计
治疗组（37 例）	21	5	1	27	8	1	0	9	1	0	0	1
对照组（33 例）	5	2	1	8	14	2	1	17	8	0	0	8

3. 胃液分析 治疗前后均作胃液分析者治疗组 14 例、对照组 10 例（胃液混有胆汁或血液者未列入）。治疗组 2 周后平均空腹胃液量（$\bar{x} \pm SD$，下同）为（63.71 ± 25.56）ml/h，虽较治疗前的（73.14 ± 27.68）ml/h 有所减少，但统计学上无显著差异（$P > 0.05$）。注射五肽胃泌素前后的平均胃液量，治疗前为（214.36 ± 79.04）ml/h，治疗后为（174.21 ± 88.48）ml/h，两者统计学无显著性差异。治疗前后的 BAO、MAO 及 PAO 的平均值亦无明显差异。

治疗 2 周溃疡愈合者 27 人，未愈合者 10 人，在年龄、性别、病程、溃疡部位、大小、数目及胃酸高低等方面，两组无明显差异。

讨论

本组双盲对照观察结果，呋喃唑酮治疗消化性溃疡的 2 周治愈率为 72.97%，与我室过去观察的相似，说明其疗效是可以肯定的，而且较其他药物为优。复习文献，近 20 多年来所用的治疗消化性溃疡药物的近期疗效，如溴丙胺太林（普鲁本辛）治疗十二指肠溃疡（DU）3 周治愈率为 47%（17/36），铋制剂（co11 oidal bismuth subcitrate）治疗 DU 的 4 周愈合率为 67%，氢氧化铝镁（aluminum-magnesium hydroxide）治疗 DU 的 4 周治愈率 30.8%（8/26）。近年来国内外公认为疗效显著的西咪替丁，治疗 DU 的 2 周治愈率为 46%~56%，国内报道的 6 周治愈率为 72%。西咪替丁加抗酸剂治疗胃溃疡（GU）12 天治愈率仅为 25%。我室曾于 1982 年以呋喃唑酮与西咪替丁对照治疗，2 周治愈率呋喃唑酮组为 71.43%（15/21），而西咪替丁组为 54.54%（12/22），$P < 0.05$。雷尼替丁（ranitidine）比西咪替丁的作用大 7~8 倍，治疗 DU 的 4 周治愈率可达 80%，GU 治愈率仅 40%~73%。前列腺素 15（R）-15 甲基 PGE$_2$（arbaprostil）治疗急性 DU 的 2 周治愈率为 36.6%（30/80）。上海报道丙谷胺（proglumide）治疗 6~8 周，GU 愈合率为 35.4%，DU 为 45.5%。近年来合成的一种具有选择性作用的抗胆碱能新药哌仑西平（pirenzepine）治疗消化性溃疡，文献报道 2 周治愈率为 10%~60%，国内报道 6 周愈合率为 70%。国内尚有用珍珠层粉治疗消化性溃疡，6 周治愈率为 50%。因此呋喃唑酮治疗消化性溃疡的 2 周治愈率相

当于其他药物 4~8 周的效果，近期疗效显著，说明它具有促进溃疡愈合作用。它对缓解症状的效果亦是好的，半数患者于服药 4~5 天疼痛消失，服药 10 天内疼痛消失率为 88.23%，而对照组则为 50%。

1982 年以来我们观察呋喃唑酮的副作用，部分患者在治疗的前 4~5 天有头晕、恶心，大部分患者都能忍受，减量后恶心症状即消失。个别患者可出现皮疹或荨麻疹，停药后即消失。1 例因皮疹，在治疗第 10 天时停药，2 周后胃镜复查溃疡已愈合。本组患者中有 1 例治疗前查 GPT 正常，疗程结束复查时为 154u；1 例治疗前为 246u，治疗后复查已正常；另有 2 例治疗前各为 216u 及 338u，疗程结束后复查各为 263u 及 286u，说明此药对肝功影响不大。2 周疗程的患者尚未发现末梢神经炎者，5 年来仅有 1 例于一疗程结束后连续又用第二疗程时出现末梢神经炎，停药治疗后恢复。

呋喃唑酮治疗消化性溃疡的作用机制，从目前动物试验研究的情况分析，可能是对壁细胞有非特异性抑制作用，致使胃酸分泌降低，但临床未能证实，此外尚可能对胃黏膜细胞有保护作用。其他因素有待进一步阐明。

（二）思考题

1. 该文的研究对象有无明确的诊断标准、纳入和排除标准？分组是否随机？两组间的均衡性如何？

2. 该对照组的类型和意义是什么？是否能排除和分析溃疡的自愈倾向？

3. 评价疗效的指标是否客观？是否采用了盲法观察？

4. 结论是否科学？是否介绍和评价了该药物的临床实用性？

第五节 疾病预后研究的实例及评价

一、实例一

（一）文献

题目：某地区急性白血病患者 5 年生存率及预后因素分析

近 20 年来急性白血病（AL）的 5 年长期生

存率一直停留在 10%~35%,没有明显的提高,影响长期生存的预后因素也一直存在很大争议。现将某市白血病协作组 1984 年起 10 年间 AL 患者和其中存活 5 年以上的患者作一总结。

资料和方法

1. 病例来源 该市白血病协作组采用统一的登记表,从 1984 年 1 月 1 日至 1994 年 12 月 31 日,共登记 2 864 例新发 AL 住院患者,其中该市患者 1 379 例,外地患者 1 485 例,因为外地患者失访率高,所以选择该市患者为研究对象,所有患者均随访到死亡或 1996 年 12 月 31 日为止,失访 149 例,失访率为 10.8%。1 379 例中 1992 年 1 月 1 日之前确诊的有 1 028 例(即随访 ≥5 年),1 028 例患者中急性髓细胞白血病(AML)有 627 例(61.0%),急性淋巴细胞白血病(ALL)有 367 例(35.7%),其他类型占 34 例(3.3%)。1 028 例中 150 例达到 5 年或 5 年以上长期生存。

2. 诊断和疗效标准 形态学诊断和分型标准按照 FAB 标准,绝大多数患者无免疫分型和细胞遗传学检查。疗效标准按照 1987 年全国白血病化学治疗讨论会确定的标准,生存时间是指从确诊日到死亡或随访之日,长期生存是指自确诊之日起,存活时间(无病或带病)达 5 年或 5 年以上。

3. 化疗 AML 大多用柔红霉素加阿糖胞苷(DA)方案,或高三尖杉酯碱加阿糖胞苷(HA),或在 HA 基础上加长春新碱和泼尼松(HOAP)方案诱导缓解,缓解后以原方案,或 HA,DA,中剂量阿糖胞苷(AraC)序贯治疗。ALL 以长春新碱和泼尼松(VP)为基础,加柔红霉素,或环磷酰胺(CTX),巯嘌呤(6-MP),门冬酰胺酶为诱导方案,缓解后治疗用原方案,大剂量甲氨蝶呤(MTX)强化,继以 6-MP、MTX、CTX 维持,并给预防性 MTX 鞘内注射。

4. 统计学方法 应用 SPSS 软件,t 检验用于比较正态分布的计量资料,非参数检验用于非正态分布数据,卡方检验用于比较计数资料,生存率用直接法和寿命表法计算,Log-rank 时序检验用于单因素的生存分析,计算中位生存时间,多元 Cox 回归模型分析影响长期生存的预后因素。

结果

1. 急性白血病类型、发病年份和 5 年长期生存率 1 028 例患者,中位生存时间是 340 天(1~5 760 天),1 028 例中已有 150 例达到 5 年以上长期生存,中位生存时间是 4 157 天。150 例长期生存者无病生存 112 例,带病生存 38 例。从表 14-53 可见,在 ALL 中 M5 亚型病例数最多,而 5 年长期生存率以 M3 最高;在 ALL 中 L1 亚型最多见,5 年长期生存率亦是 L1 最高。根据寿命表法计算 AL、AML、ALL 以及儿童 ALL、成人 ALL 的 5 年长期生存率见表 14-54。AML 的 5 年长期生存率只有 13.3%,ALL 为 28.1%,儿童 AML 5 年长期生存率为 15.7%,ALL 为 46.8%,成人 AML 长期生存率 18.3%,ALL 为 14.9%。

表 14-53 AL 1028 例的 FAB 分布及生存情况
(数据截至 1996 年 12 月 31 日)

FAB 分型	总例数	长期生存例数	长期生存率 /%
AML	627	65	10.4
M1	52	2	3.8
M2	145	18	12.4
M3	137	24	17.5
M4	95	6	6.3
M5	171	13	7.6
M6	24	1	4.2
M7	3	1	33.3
ALL	367	81	22.1
L1	170	46	27.1
L2	167	28	16.8
L3	30	7	23.3
其他	34	4	11.8
合计	1 028	150	14.6

注:AL,急性白血病;AML,急性髓细胞白血病;ALL,急性淋巴细胞白血病。

表 14-54 AML 和 ALL 各年生存率(寿命表法)

生存年限	AL	AML	ALL		
			总体	儿童	成人
1	49.1	41.5	62.0	79.8	55.4
2	32.8	26.0	44.2	65.7	30.8
3	24.8	18.5	35.2	54.5	21.6
4	20.4	14.6	30.0	50.0	15.8
5	18.6	13.3	28.1	46.8	14.9

注:AL,急性白血病;AML,急性髓细胞白血病;ALL,急性淋巴细胞白血病。

1984—1991年,各年的5年生存率以及用年龄(儿童、成人、老年人)、FAB类型(AML、ALL)标化,得出各年的标化5年生存率见表14-55。1984—1991年5年生存率没有明显差别,1991年直接法长期生存率略高于其他年份,但经标化后发现并无提高。

2. 非长期和长期生存患者初诊时临床特征的比较　150例长期生存患者初诊时的平均年龄是25岁,2~10岁儿童占50例(33.3%),而非长期生存者中2~10岁儿童只有116例(13.2%);长期生存者中诊断时血小板数减少不明显,白细胞数(WBC)计数较低,只有2例(1.3%)为$>100 \times 10^9/L$的高白细胞性白血病,而非长期生存者中有101例(11.5%);长期生存者中外周血原+(早)幼百分率比较低。初诊时Hb量和骨髓

原+(早)幼百分率,第一疗程化疗后最低WBC计数比较后无统计学意义(表14-56)。

表14-55　1028例AL的年份分布及生存情况
(截至1996年12月31日)

年份	总例数	长期生存例数	长期生存率	标化长期生存率
1984	150	20	13.3	19.6
1985	106	17	16.0	22.7
1986	108	13	12.0	20.7
1987	128	19	14.8	20.3
1988	139	17	12.2	20.1
1989	122	13	10.6	19.0
1990	135	23	17.0	22.1
1991	140	28	20.0	19.8
合计	1 028	150	14.6	20.6

表14-56　非长期和长期生存患者临床特征的比较

因素	非长期生存组(878例)	长期生存组(150例)	t 值	P 值
年龄/岁	37.8 ± 22.8	24.8 ± 19.4	6.59	<0.05
血小板/($\times 10^9$/L)	59.3 ± 49.9	70.6 ± 51.3	2.55	<0.05
WBC/($\times 10^9$/L)	10.3(1.25~163)$^\triangle$	6.65(1~82.6)$^\triangle$	5.47	<0.05
外周原+(早)幼/%	42(0~93)$^\triangle$	33.5(0~92)$^\triangle$	2.61	<0.05
骨髓原+(早)幼/%	73.8 ± 42.0	77.0 ± 35.8	0.90	<0.05
Hb/($g \cdot L^{-1}$)	72.9 ± 27.7	71.5 ± 22.9	0.59	<0.05
化疗后最低WBC/($\times 10^9$/L)	1.2(0.4~4.6)$^\triangle$	1.2(0.4~2.9)$^\triangle$	0.85	>0.05

注:$^\triangle$中位数(90%区间),参数检验。

3. 单因素生存分析　用Log-rank检验分析各因素对生存时间的影响,发现随着年龄增大(图14-6),诊断时WBC越高(图14-7),外周血原+(早)幼越高,血小板越低,生存时间越短(表14-57)。血红蛋白量和骨髓原+(早)幼,首次化疗后最低WBC计数,淋巴结肿大和肝脾肿大程度无统计学意义。

4. 化疗持续时间对生存时间的影响　150例长期生存患者中AML患者65例,化疗时间≤3年的有43例,化疗时间>3年的有22例,中位生存时间分别为2 660天和2 280天,没有显著差别(χ^2=0.21,P=0.65)。150例长期生存者中ALL患者81例,化疗时间>3年的患者26例,中位生存时间是3 243天,化疗时间≤3年的患者55例中位生存时间是2 281天,经统计学检验有统计学意义(χ^2=6.67,P=0.01)。

5. 诱导缓解方案及剂量对生存时间的影响　在627例AML患者中,用HA方案诱导的有188例,中位生存时间为610天,用DA方案诱导的有75例,中位生存时间为647天,DA方案诱导的中位生存时间略长于HA方案,但用多元Cox回归分析校正年龄、WBC、血小板、血红蛋白、出血、感染等因素后发现,DA和HA方案对生存时间没有影响。诱导方案中柔红霉素(DNR)剂量30~40mg/($m^2 \cdot d$),高三尖杉酯碱(H)2~4mg/($m^2 \cdot d$),AraC 100~200mg/($m^2 \cdot d$)为一般剂量,如果DNR剂量>40mg/($m^2 \cdot d$),H>4mg/($m^2 \cdot d$),Ara C>200mg/($m^2 \cdot d$)为超过一般剂量化疗,一般剂量和超过一般剂量化疗其中位生存时间分别为315天和355天,统计学差异无显著性(χ^2=3.7,P=0.054)。在M3患者中用与不用维A酸诱导缓解的中位生存时间有一定差异,分别为595天和330天(χ^2=6.0,P=0.015)。

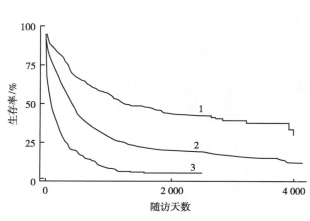

图 14-6 不同年龄组患者 Kaplan-Meier 生存曲线
注：1~3 分别为年龄 <15 岁，15~59 岁，≥60 岁

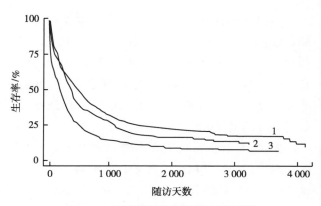

图 14-7 诊断时外周血白细胞计数的
Kaplan-Meier 生存曲线
注：1~3 分别为 WBC<10×10⁹/L，
（10~30）×10⁹/L，>30×10⁹/L

表 14-57 Log-rank 单因素生存分析

因素	例数	死亡例数 /%	中位生存天数	χ^2	P 值
年龄 / 岁					
0~	247	131（53.0）	1 056	228.4	< 0.01
15~	573	431（75.2）	367		
60~	208	182（87.5）	82		
血小板 /（×10⁹/L）					
0~	454	353（77.8）	277	28.0	< 0.01
50~	445	309（69.4）	416		
100~	129	82（63.6）	614		
白细胞 /（×10⁹/L）					
0~	485	331（68.2）	515	46.9	<0.01
10~	185	130（70.3）	417		
20~	167	130（77.8）	284		
50~	191	153（80.1）	187		
外周原 +（早）幼 /%					
0~	663	461（69.5）	425	15.1	<0.01
50~	365	283（77.5）	300		

6. 多因素生存分析应用 Cox 回归模型分析影响长期生存的预后因素，进入分析的因素有：年龄，性别，发病时白血病类型，WBC，血小板计数，血红蛋白量，有无 DIC 及中枢神经系统浸润（CNSL），有无肝脾、淋巴结肿大，有无出血、发热、感染，达到完全缓解的时间，超过一般剂量化疗，化疗后 WBC 低谷水平。发现年龄 >60 岁，血小板数 <50×10⁹/L，WBC 高于 20×10⁹/L，持续完全缓解时间（CCR）<1 年，FAB M5 型，有 DIC、

CNSL 是不利于长期生存的危险因素，FAB M3 型有利于长期生存（表 14-58）。

讨论

1. 影响长期生存的因素众说纷纭，多个因素之间有交互作用，我们采用能处理生存资料的截尾数据的生存分析 Log-rank 时序检验和 Cox 回归模型分析各个预后因素，使结果更为客观可靠。1984—1991 年各年的 5 年长期生存率没有明显变化，二十世纪九十年代以后化疗剂量的加大，细胞因子的应用,支持治疗的发展,如血小板的输注等是否提高了长期生存率还需不断总结研究。

表 14-58 Cox 模型多因素生存分析

项目	β	SE	P 值	OR
年龄	0.718	0.067	<0.001	2.05
WBC	0.129	0.036	<0.001	1.14
血小板	0.211	0.059	<0.001	1.23
CCR	0.410	0.170	<0.001	1.51
DIC	0.642	0.115	<0.001	1.94
CNSL	0.472	0.156	<0.001	1.64
M3	−0.169	0.083	0.041	0.84
M5	0.253	0.073	0.001	1.29

注:CCR,持续完全缓解时间;CNSL,中枢神经系统浸润。

2. 白血病类型是影响长期生存的关键。现在儿童 AML 5 年长期生存率为 20%~30%,ALL 为 50% 左右,成人 AML 为 10%~35%,ALL 为 10%~30%,各家报道数据相差很大,可能与其病例存在选择性偏倚有关系。本研究包括了该市 10 年间所有 AL 病例,发现 5 年生存率 AML 只有 13.3%,ALL 28.1%。儿童 ALL 5 年生存率(46.8%)明显高于 AML(15.9%),而成人 AML 略高于 ALL。FAB 各亚型的长期生存率各不相同,AML 中 M3 最高,M3 在诱导缓解期容易死于出血等并发症,但一旦获得 CR,长期生存的可能性更大,这与其疾病本身的生物学特点有关。有报道长期生存者可能具有特殊的生物学特性,具有共同的长期生存的素质,而与化疗方案,强度,维持等的关系不大,Bandini 等对 156 例成人 AML 随机分 3 组,用不同的化疗方案诱导、巩固、强化、维持,至少随访 7 年,发现 3 组的长期生存率差异无显著性。这个结论还需进行严格设计,大样本随机化的前瞻性研究。

3. 年龄是影响白血病生存的另一重要因素,长期生存者平均年龄要比非长期生存者低 14 岁,儿童的中位生存期明显长于成人和老年人,年龄越大,机体功能衰退,对化疗的耐受性差,易死于感染出血,心肺功能衰竭。而且儿童 2~10 岁患者中白血病类型以普通型 ALL 较多,其预后较好,本研究 150 例长期生存病例中 2~10 岁儿童占了 1/3。Bennett 等用 Logistic 回归分析发现:年龄 <55 岁,女性,WBC<10 × 10⁹/L,Hb>100g/L 有利于长期生存。

4. 白血病负荷指标如 WBC 数,血小板数和原始细胞百分比对预后有影响。绝大多数学者认为诊断时的外周血 WBC 是重要的预后因素,本研究再次支持这一观点。长期生存者的平均 WBC 比非长期生存者低,而且随着 WBC 逐渐增高,中位生存时间明显呈阶梯状缩短。诊断时血小板计数对预后的影响与 WBC 相反,越高生存时间越长,但 Hb 量对生存期却无影响。外周血中原 +(早)幼细胞比骨髓中原 +(早)幼细胞百分比更能代表白血病细胞的负荷,外周血原 +(早)幼细胞百分比越高,生存期越短,而骨髓中原 +(早)幼细胞百分比经检验却无统计学意义。文献报道,肝脾淋巴结肿大程度可以表明白血病浸润程度,是重要的预后因素,但本研究不论单因素和多因素分析均不支持这个结论。

5. 化疗是治疗白血病的主要方法,但长期化疗会改变白血病细胞特征,影响机体抗白血病能力及正常造血功能,所以化疗剂量,何时停止化疗,化疗时间长短历来存在争议。近年来有主张强烈化疗后,只用 1~2 次巩固治疗,而不进行维持治疗,其预后并不比维持化疗差。化疗后 WBC 最低数无统计学意义,对生存期影响不明显,说明化疗时并非 WBC 抑制得越低越好,骨髓过度抑制往往使许多患者死于感染、出血。本研究发现,对于 AML 化疗时间 ≤3 年和 >3 年的生存时间并无明显差异,Schiffer 等也报道第 1 年内病死率和复发率都最高,1~2 年后下降,3~4 年后降到很低,所以建议 CR 后化疗时间 3 年比较合适。但对于 ALL 患者化疗时间以 >3 年为好。一般剂量化疗和超过一般剂量化疗对 CR 率有影响,但对长期生存时间并无影响。本研究用 Cox 模型校正了其他影响因素,也支持这一观点,所以 CR 后化疗的剂量还待进一步探讨。

(二)评语

1. 疾病预后随访的起止点明确统一。

2. 研究对象的来源为某市白血病协作组,1984—1994 年 10 年间注册登记的 1 379 例居住在该市的急性白血病患者(来自该市多少家医院和占该市同期急性白血病患者的比例等信息未交代,其样本的代表性不能确定)。疾病的诊断标准采用金标准——病理形态学诊断和分型标准。

3. 是否随访全部纳入研究的患者。截至随访终点，其失访 149 例（原因未交代，与分析样本的可比性如何未分析），失访率为 10.8%。

4. 评价预后的终点明确。判断预后的结局为生存或死亡，此结局的判定无需盲法。

5. 影响预后的因素，既包括了个体的生理指标（年龄、性别、WBC 及血小板计数等）、病理分型（有无浸润及淋巴结转移），还详细分析和评价了不同化疗方法对预后的影响。这些都为临床医师选择适当的治疗方案提供了更具操作性的防治信息。

6. 论文运用 Cox 模型，调整和排除了相关混杂因素（如年龄、性别等）影响，突出了临床诊治因素对预后的影响，使研究结果更符合临床实际情况并更具指导临床实践的意义。

7. 预后估计的精确度。文章计算和报告了 5 年生存率及标化生存率（但未给出 95% 置信区间）和不同年龄及化疗方法组间的生存曲线。如能利用样本外数据回代来检验其预后模型的预测精度，其研究结果会更有说服力。

8. 该研究结果对描述该地区急性白血病患者的 5 年生存状况、探讨影响生存的预后因素、改善和提高诊治水平有较重要的学术意义和应用价值。

（三）思考题

1. 如何评价论文的研究结果是否回答了研究假说？

2. 在文献选择和阅读中如何根据论文的研究设计来评价其科学性？

3. 在文献阅读中应根据哪些原则和指标来评价论文研究结果的真实性和可靠性？

4. 对临床研究论文统计学分析结果的科学性和实用性应如何分析和评价？

二、实例二

（一）文献

题目：应用 Cox 模型对食管癌切除术预后的研究

通过计算机 Cox 比例风险模型，分析食管癌切除术后生存的重要影响因素，建立术后生存预测模型，预测术后生存概率。

对象与方法

1. 病例资料 收集某大学某医院胸外科 1985—1989 年 1 014 例资料完整的胸段食管癌手术切除后出院患者的临床病理和随访调查资料。男 654 例，女 360 例；年龄 23~73 岁，中位数年龄 53 岁；手术进路经左胸者 1 001 例，经右胸者 4 例，非开胸食管内翻拔脱术 9 例；替代器官为胃者 1 005 例，结肠 7 例，食管端端直接吻合 2 例；吻合部位在颈部者 27 例，主动脉弓上 874 例，弓下 113 例；手工吻合 885 例，吻合器吻合 43 例，弹力环扎 86 例。我们对此 1 014 例食管癌手术切除病例资料进行统计分析。

2. 统计方法

（1）生存过程描述：采用寿命表法及 Kaplan Meier 生存曲线法。

（2）单因素分析方法：采用 Log-rank 时序检验及 χ^2 检验。

（3）多因素分析方法：采用 Cox 比例风险模型。

（4）观察指标及指标的数量比：根据国际 TNM 分期（UICC, 1997）、中国常见恶性肿瘤诊治规范，选择 13 个可能对食管癌切除患者预后产生影响的特征性临床病理因素，将各因子有关资料进行量化赋值（表 14-59）。

将全部资料输入计算机，生存时间按月计算，以手术日至末次随访所获得的截尾时间为准，死于其他疾病者归失访。统计分析采用 SAS12 软件包。

结果

1. 随访率和总生存期 全组 1 014 例食管癌切除术后患者的 3 年随访率 94.4%，5 年随访率 91.9%。1 年生存率 85.9%，3 年生存率 54.9%，5 年生存率 45.9%，8 年生存率 40.7%，10 年生存率 39.3%。

2. 单因素分析 按 $\alpha=0.05$ 标准，统计结果表明，肿瘤侵及深度、TNM 分期、临床分期、肿瘤长度、残端情况、组织类型、淋巴结转移数和转移度等 7 个因素对食管癌切除术的预后有影响，统计学上差异有显著性（$P<0.01$）；而性别、年龄、肿瘤部位、切缘长度和术前放疗对其预后的影响没有统计学意义。

3. 多因素分析 按 $\alpha=0.05$、$\beta=0.10$ 标准，将各变量通过 Cox 比例风险模型进行多因素分析得出和预后有关的因素为淋巴结转移数、TNM 分期、肿瘤侵及深度、肿瘤部位、肿瘤长度和组织类型等 6 个因素（$P<0.000\,1$，表 14-60）。图 14-8 所示为淋巴结转移数对预后的影响。

表 14-59 影响食管癌切除术后预后的因素及指标数量化

变量	因素	赋值（赋值，例数）
X1	性别	男（0,654）；女（1,360）
X2	年龄	<40 岁（0,70）；40~59 岁（1,752）；≥60 岁（2,192）
X3	肿瘤部位	a：胸下段（0,208）；非胸下段（1,806）；b：胸中段（0,789）；非胸中段（1,225）c：胸上段（0,13）；非胸上段（1,1001）；d：多发癌（0,4）；非多发（1,1010）
X4	侵及深度	T_{is}（0,10）；T_1（1,26）；T_2（2,281）；T_3（3,685）；T_4（4,5）
X5	TNM 分期	$T_{is}N_0M_0$（0,10）；$T_1N_0M_0$（1,26）；$T_2N_0M_0$（2,211）；$T_3N_0M_0$（3,432）；$T_1N_1M_0$（4,0）；$T_2N_1M_0$（5,70）；$T_3N_1M_0$（6,251）；$T_4N\_M_0$（7,5）；$T\_N\_M_1$（8,2）
X6	临床分期	0 期（0,10）；Ⅰ 期（1,26）；Ⅱa 期（2,643）；Ⅱb 期（3,70）；Ⅲ（4,251）；Ⅳ期（5,7）
X7	肿瘤长径	<3cm（0,91）；3~<5cm（1,396）；≥5cm（2,527）
X8	切缘长度	≥5cm（0,893）；一侧 <5cm（1,103）；两侧 <5cm（2,18）
X9	残端情况	阴性（0,963）；阳性（1,51）
X10	组织类型	鳞癌（0,990）；腺癌（1,13）；未分化癌及其他（2,11）
X11	术前放疗	放疗（0,47）；无放疗（1,967）
X12	淋巴结转移数	0（0,694）；1（1,154）；2（2,85）；3（3,35）；≥4（4,46）
X13	淋巴结转移度	0（0,694）；≤50%（1,191）；>50%（2,129）

注：有 7 例为放疗后不能判定

表 14-60 Cox 模型回归变量表

变量	变量名称	回归系数（β）	标准误	标准回归系数
X12	淋巴结转移数	0.265 4	0.046 6	5.698 2
X5	TNM 分期	0.155 3	0.043 8	3.547 8
X4	侵及深度	0.338 8	0.101 7	3.332 1
X3a	肿瘤部位	0.278 8	0.105 5	2.643 9
X7	肿瘤长度	0.715 4	0.339 6	2.106 6
X10	组织类型	0.154 5	0.076 3	2.025 8

注：总 $\chi^2=215.85$，$v=6$，$P<0.000 1$

4. 生存预测模型和预后估计 由 Cox 模型 $h(t)=h_0(t)\exp(\beta_1X_1+\beta_2X_2+\cdots\beta_kX_k)$，得出预后指数（$PI$）$=\beta_1X_1+\beta_2X_2+\cdots\beta_kX_k$。再根据表 14-57 的回归系数可计算出每例患者的预后指数（PI）$=$5.698 2·X_{12}+3.547 8·X_5+3.332 1·X_4+ 2.643 9·X_3+2.106 6·X_7+2.025 8·X_{10}，按 PI 值大小将 1 014 例分为 7 个风险组，分别计算各组的生存概率，经 Log-rank 时序检验和 χ^2 检验得出了 7 组之间的生存率差异有显著性（$P<0.000 1$，表 14-61）。

表 14-61 不同危险组患者的生存概率

组别（PI 值）	例数	生存概率 /%		
		1 年	3 年	5 年
<10	29	100.00	100.00	95.24
10~20	152	96.62	77.14	64.54
20~30	495	89.09	61.33	53.90
30~40	54	84.76	46.99	39.95
40~50	197	79.38	32.39	19.39
50~60	53	65.71	24.00	17.18
≥60	34	50.00	6.67	0.00

注：总 $\chi^2=223.98$，$v=6$，$P<0.000 1$

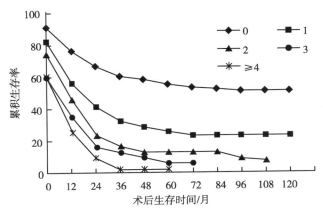

图 14-8 淋巴结转移数对食管癌切除术后生存的影响
（$\chi^2=230.035 8$，$P=0.000 1$，Log-rank 时序检验）

5. 生存曲线拟合度检验 应用寿命表法绘制了全组实际生存曲线并与预测模型的估计生存

曲线比较，直观反映了两组曲线的拟合情况，目测两组生存曲线拟合情况很好（图14-9）。

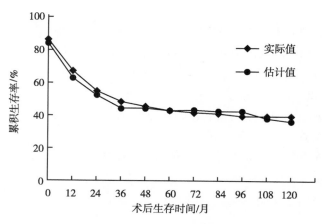

图14-9 全组生存曲线拟合度检验

讨论

多年来，许多国内外学者利用各种方法研究影响食管癌切除术预后的因素，但多采用单因素分析方法。单因素分析结果中显著影响预后的因素有淋巴结转移、肿瘤侵及深度、肿瘤长度及是否有残端癌等。由于这些因素之间存在着复杂的交互作用，单因素分析方法要求在分析某一影响因素时，其他影响因素必须保证齐同，否则影响统计的准确性和客观性。如果因素较少而例数又足够多时，尚可用配对、配比或分层的手段来满足条件；但若影响因素太多，则难以实现。近年来，适用于生存资料统计分析的Cox比例风险模型在预防医学和临床医学中得到了广泛应用，但对影响食管癌切除术患者预后因素的研究报道较少。Gertsch等对100例食管癌切除术后病例的预后进行了多因素分析，认为影响预后的因素主要是肿瘤侵及深度和淋巴结转移情况。我们对1 014例食管癌切除术后病例进行研究，采用寿命表法计算累积生存率和应用Cox模型进行多因素分析，其结果与上述学者的统计分析大致相符，得出影响食管癌切除术患者预后最重要的因素为淋巴结转移、TNM分期和肿瘤侵及深度等，因此，要提高食管癌切除术患者的生存期，必须加强区域淋巴结的处理和术后的综合治疗。Cox比例风险模型是一多变量的生存资料分析方法，它不仅允许"终检"（失访或死于他病）存在，而且可以同时分析众多因素对生存时间的影响，排除混杂因子的

干扰，通过数学模型来定量研究患者的预后。既可以根据预后指数（PI）的大小对患者作初步预后分析，也可以经Cox模型直接估算每例患者的预期生存概率，来更全面、动态地描述其术后生存状况。例如本组1例患者的预后指数$PI<30$，则可推测其5年生存概率$>50\%$，有较好的预后；如果$PI \geqslant 60$，则可推测其5年生存概率为0，预后凶险。因此，PI值愈大，患者术后生存期愈短；相反，PI值小者，术后预后较好。利用Cox模型给出的估计生存曲线，根据每例患者的PI值，可预测出其术后生存概率。对食管癌切除术患者的生存预测模型与实际生存资料的符合情况作检验，即拟合度检验。以实际生存曲线和估计生存曲线比较图进行验证，结果显示两曲线拟合很好，科学直观地说明了预测模型与实际资料间的拟合优度，认为估计值基本符合实际观察值，有助于临床医师正确地判断食管癌切除术患者的预后，指导进一步的综合治疗并判断效果。食管癌切除术是目前治疗食管癌的首选方法，有许多因素对食管癌根治术后的长期生存产生影响。应用Cox比例风险模型进行多因素分析，不仅有效地控制了混杂因素，处理截尾数据，而且定量分析了观察指标的作用强度和方向，准确预测食管癌切除术后生存概率，是单因素分析和其他多因素分析方法难以解决的。我们通过目前国内随访率高、资料可靠、样本量大的食管癌切除术后随访调查资料，应用Cox比例风险模型分析出对食管癌切除术后生存率有重要影响的因素，建立术后生存预测模型，能更有效地预测术后生存概率，为制定合理的治疗方案、改善预后、提高术后生存质量提供了可靠的依据。

（二）思考题

1. 该研究的起止点是否明确？是否随访了全部纳入研究的患者？如失访率太高，对结果有何影响？

2. 预后因素指标和预后终点指标是否客观量化？是否采用了盲法？

3. 预后研究中常用的统计学方法和指标有哪些？各自的意义如何？

4. 疾病预后因素和危险因素有何异同？

（何 耀）

第十五章　临床研究选题与立题和论文撰写

第一节　选　　题

选题是临床研究的起点，一项研究是否有意义决定于选题，选题是否具有重要的科学意义和临床应用价值，是医学研究工作者需要认真考虑的问题，也是研究生在学习阶段需要学习和掌握的基本技能。

临床医学作为一门应用科学，其起源和发展的基本动力来自于人类应对疾病的需求，其基本目的包括准确诊断患者的疾病、查找疾病发生的原因、及时采取恰当的治疗方法、尽最大可能帮助患者恢复健康或改善预后。在临床实践工作中，患者需要医生帮助解决的临床问题具有很大的共性，不外乎是：患者患的是什么病（关于诊断的问题）？为什么会得这个病（关于病因的问题）？这个病可以预防吗（关于预防的问题）？用什么方法治疗，其效果怎么样（关于治疗的问题）？能不能治好（关于预后的问题）？这些临床问题（clinical questions）往往直接或间接地来自患者，临床医生的常规临床实践就是回答和解决患者这些临床问题的过程。

临床研究问题（clinical research questions）源于临床问题，临床实践是建立在临床和许多与临床相关学科的发展和研究基础之上的，包括对人体的生物功能、结构、生理生化和病理、疾病的病因（包括环境因素和遗传因素）、发病机制、疾病过程和表现形式的不断深入和日益全面的认识，也包括早期、准确和安全有效地诊断和防治疾病的技术、药物、器械的发明和研究。这些研究起源于临床实践中遇到的技术层面或实施层面的障碍及人类对控制疾病以追求健康长寿的需求，这些障碍和需求构成了临床研究问题，也就是说，临床研究问题是尚无解决方法、尚无理性认识或尚无

对策规范的临床问题，临床研究问题也可以是对一些已知的结论甚至已经建立的理论提出的质疑。而临床研究问题的解决可提高解决临床问题的能力。

目前医学上对许多疾病的认识程度和防治能力尚存不足之处，所以合格的临床医生不仅要利用现有的诊断、治疗和预防技术解决患者的临床问题，还需要关注和了解临床实践中存在的障碍，学会将不能处理的临床问题转化为临床研究问题，从而促进医学水平的提高和医学技术的进步与发展。

一、临床研究选题的来源

临床研究选题来源多样，途径多元，研究者可以依据需求和实际情况决定通过哪个途径选题。

（一）文献来源的选题

从文献中选题是传统的选题途径。研究者需要集中阅读大量近期本专业领域高水平专业杂志中发表的论文，了解国际学术发展动向，从"热点问题"中寻找选题。这种选题的优点是可操作性强，只要大量阅读近期文献，肯定能找到许多"热点问题"，结合研究者个人的情况和研究的环境和条件，选择一个问题作为选题。这类选题可以借鉴文献中前人的成功经验，使科学问题的凝练、研究假说的提出、临床研究方案的选择等都比较容易。通过阅读文献会激发新的思路和提出新的想法，好的文献综述可以使人在较短时间内对某一专题的研究问题、研究进展、已经获得的知识和尚需继续研究的问题得到系统的认识。近20年来，循证医学理论的不断完善和在临床研究中的应用，极大地促进了临床诊治指南科学化的制定和更新过程。标准的临床诊治指南对每一种治疗或预防措施均按证据级别分类，并会对特定疾病目前在诊断、预防和治疗上尚未解决的问题进行总

结和论述,指明哪些治疗或哪些特殊人群的治疗还缺少证据,并指出新的研究方向。参加学术活动也是促进发现新的研究问题的极好机会,因为学术交流,特别是优秀专家的讲座会高屋建瓴地综述学科的最新进展和提出将来的研究方向。

对于新进入临床研究领域以学习掌握临床研究基本方法和技能为目标的研究生可以选择这一选题途径,年轻的研究者在成长初期研究能力不足时同样可以选择这一选题途径。

(二)临床问题来源的选题

从文献中选题可能存在脱离临床实际的问题,克服这一缺陷的方法是"战略前移",即从临床实践入手,发现问题,寻找选题。在临床实践中,临床医生一方面要不断地将更新的疾病知识转化为解决患者临床问题的具体决策行动,从而改善患者的健康,同时,也在反复验证现有知识和诊治技术是否能完全地解决患者的问题。临床实践是临床研究问题的基本来源,而尚未解决的问题和不断产生的新问题是不断驱动临床医学发展的动力。医生在大量临床实践的活动中遇到许多困难,这些困难背后孕育着发展的机遇,孕育着发现和提出有价值的临床研究选题的机会。从临床实践中寻找选题的第一步是提出临床问题,当临床实践中遇到的问题在现有临床常规中无法解决,这些问题就是选题的起点。

(三)企业和科研单位研发新产品来源的选题

企业和科研单位在研发药物或医疗器械过程中通常需要临床研究和临床试验数据,以证实研发的药物或医疗器械安全有效。这类研究的选题通常在研发前就已经明确,研究者的任务是按规范的要求做"规定动作"。这类研究的选题是事先规定的,研究者在选题方面能够选择和调整的空间很小。研究者能够发挥作用的空间主要是如何做好科研设计,在满足研发产品需要的同时考虑科学性和可行性如何落实等。

(四)社会需求来源的选题和参考科研规划研究方向选题

除了临床专家提出临床研究选题外,公众健康利益相关的各方面的人员都可以提出临床专业需要研究和解决什么问题。如医疗费用不断增长,超出了社会能够承担的范围,如何控制和降低医疗费用就成为一个需要研究的选题方向。目前

政府管理部门对临床研究方向提出要求是社会需求来源选题的主要表现形式。随着社会管理的发展和临床研究务实创新的内在需求的释放,患者、患者亲属、患者的照顾者、卫生经济方面的专家、医学伦理方面的专家、新闻媒体工作者、人大代表等各方面的人员都有可能参与到临床研究选题中来,促进临床研究选题跳出临床专业的框架,将临床研究放在社会发展的大背景中选题,使之与社会发展更紧密地结合。

从各级科研课题申报指南中获得启发,各级科研课题申报指南都会明确提出鼓励研究的领域和重点资助范围,说明需要研究的领域和需要研究的问题。科研人员应视其为"良师益友",认真解读和领会,以准确掌握科研方向和动态。我国科学技术部、国家卫生健康委员会和地方科研管理机构的互联网网站都会定期公布各种科研计划或项目的申报指南,临床医生可以从中找到政府关注的健康问题和计划资助的研究项目的方向。临床医生应当学会利用互联网查询与自己感兴趣的研究问题相关的信息,同时寻找感兴趣的研究课题。当然,申报指南所列内容和范围都比较宏观、笼统,科研人员从中得到启发后,应结合自己的工作领域,从某一方面提出创意、见解并确定选题。

二、选题的实施步骤

临床研究选题其基本步骤包括发现临床问题、提出和凝练临床问题,凝练临床问题背后的科学问题,对选题的创新性、科学性、实用性和可行性进行评估。

(一)发现和提出临床问题

发现和提出临床问题是临床研究的起点,是临床研究的基础。如前所述,临床问题的来源多样,途径多元,就从临床实践入手来说,医生在临床实践中会遇到大量问题,其中许多问题用现有的理论、方法和技术无法解决,或解决得不满意,具有这样特征的问题就是临床研究需要凝练和总结的临床问题。

1. **现象发现与描述** 临床工作中遇到的问题通常是一个现象,如某种疾病没有有效的治疗方法,需要寻找有效的治疗方法;或治疗某种疾病的疗效存在缺陷,需要改进提高等。提出临床

问题时,研究者只需要局限在临床现象本身的描述,不涉及研究或解决问题的思路方法。临床问题以现象描述为主要特点,不要延伸到后面的科学问题甚至研究方案,只要能够把现象描述清楚即可。清晰的描述,可以明确临床问题的边界,有利于临床问题的提出、凝练和构建,是研究者需要注意和掌握的要点。

2. **临床问题的提出**　临床中遇到的问题非常复杂,许多问题交织在一起。就临床现象描述而言,每个临床问题都可以写出一连串现象,尤其是医生按照临床思维方式提出临床问题时通常以复杂的形式进行描述,但临床研究不可能同时研究和解决许多问题,因此,从临床研究的角度提出临床问题必须遵循简单的原则,研究者提出的临床问题最好能用一句话表述清楚,每个临床问题最好能集中到一个"点"上,与其他问题分离、边界清楚、重点突出、能够抓住关键,使人看了眼前一亮。

3. **具有研究的价值**　提出临床问题并不是仅仅为了研究,更重要的是为了解决临床问题。提出和凝练临床问题的过程中研究者要不断地从临床需求考虑所提的临床问题是否有研究价值。经过反复筛选凝练出来的具有研究价值的临床问题,可以是后果严重(如可以导致患者死亡)的问题,可以是影响人群重大的疾病(如常见病、多发病、慢性病)诊断、治疗中的关键问题,也可以是给患者提供就医便利、节约社会成本的诊疗模式等。临床问题只要具备一个这样的特征,往往预示着针对这个临床问题开展的研究是有意义的研究。

(二)凝练科学问题

临床问题无法直接研究,原因是过于复杂,无从下手。通过临床研究解决临床问题的技术路线是,首先提出临床问题,然后凝练临床问题背后的科学问题,即科学规律,通过研究将科学规律梳理清楚,再将通过研究获得的规律用于指导解决临床问题。因此,研究者需要寻找临床问题背后的科学问题,凝练科学问题。

凝练科学问题实际上就是临床研究问题的构建过程,是科学研究立题的基础,将临床问题凝练成临床科研问题是一个由感性认识上升到理性认识的严密的科学思维过程,它是临床科研工作过程的重要阶段,也是临床科研工作者理论水平和科研能力的综合体现。构建研究问题是为了使研究问题的定义、层次、涉及的范围和相关的影响因素更加清晰、明确。可以首先建立工作模型(working model)或概念模型(conceptual model),把中心的研究问题考虑为一个回归模型的因变量。例如,如果研究问题是如何改善某种疾病的长期预后,可以先将该疾病的长期预后作为工作模型的因变量考虑,并给予明确的定义,如长期是几年,预后采用什么指标,接着将所有可能影响该疾病长期预后的因素列为自变量,也分别给予明确的定义。这样就比较容易把研究问题和相关的因素界定清楚和考虑周全,继而指导对研究题目的可行性评价和选择研究设计。其他帮助构建研究问题的常用方法还有PICO分析等方法(参见本书相关章节)。在复杂的临床问题中筛选出有研究价值的问题其基础就在于如何凝练和构建问题,限定边界和范围,使之有可能进行研究,最后总结为一句话。以胚胎停育病例越来越多为例,在这一临床现象背后肯定有原因,有规律。科学问题可以采用下面的方式表述:哪些危险因素与近年来胚胎停育患病风险升高相关? 科学问题的特点是具有一定的普适性,非常简单,通常用一句话即可概括说明。提出并凝练科学问题的基础是建立科研的思维习惯,与临床思维习惯不同,需要反复实践才能逐步掌握,是研究者选题阶段需要下功夫反复训练的重点。

(三)相关文献支持

提出并凝练临床问题和科学问题后,在与同行交流、讨论的基础上,还应查阅文献寻找相关证据,如果文献中已有证据并且能够回答自己的问题,则可以在临床上直接应用证据解决临床问题;如果文献中的证据尚不能解决自己的问题,则可以考虑将临床问题转变成临床研究问题。由于临床科研工作具有延续性和继承性的特点,构建临床研究问题后也必须查阅文献,得到文献的支持。查阅文献的目的在于:首先,查明自己构建的临床研究问题的背景资料与现状、研究历史、国内外研究动态、研究水平等,从而判断是否与其他人的工作重复或类似,避免盲目性;其次,为自己构建的问题寻找理论依据;最后,查阅与临床研究问题相关文献以启发和充实自己的研究思路和方法。在胚胎停育的案例中，文献检索发现既往已经对多个危险因素与胚胎停育的关系做过许多研究，情况已经基本搞清楚了。在这种情况下，如果继续沿着原来的思路进行研究，只能重复证实已知的规律，创新性不足，必须另辟蹊径，寻找近年来新出现的可能与胚胎停育发病风险升高的危险因素。如果能够提出新的危险因素进行研究，在研究中必须涵盖已知的危险因素，将新的危险因素与已知危险因素放在一起做综合分析评价，才有可能从总体上解释胚胎停育与哪些危险因素相关，近年来胚胎停育病例增多主要与哪些危险因素相关。从这个案例中可以看到，文献检索与评阅可以帮助研究者站得更高，看得更远，在创新的同时有能力在总体上把控研究的方向。

（四）可行性论证

临床研究受专业理论知识、技术水平、经费以及伦理等多种因素限制，因此，并非所有的临床问题都可以转换成研究问题。如果课题根本没有实现的可能，选题工作就失去了意义。临床研究项目可行性论证包括如下几方面：

1. 技术可行性　是指是否具备完成该项研究所需的技术能力，包括研究者本身是否具有相关的专业知识背景、是否具有前期工作基础、是否掌握研究所需要的关键技术和方法等。

2. 实施上可行性　要考虑拟开展的研究项目在具体实施阶段的各个环节所需要的条件是否具备，如研究对象（患者群体）、研究团队的资质、试剂、仪器设备、实验室以及临床试验基地等条件是否具备。对复合型或综合性、大团队项目，还要具备协调各子项目团队协同配合的能力。

3. 经费可行性　经费是顺利开展临床研究的保证，临床问题转化成临床研究项目一般需要经费支持，研究经费可以从多种渠道申请，但不同的研究资金有不同的资助额度，研究者应根据研究者可能得到的经费支持强度以判断自己选择的研究课题是否在经费保障上可行。

4. 时间进程可行性　包括研究者本人和研究团队的时间安排，所申请的研究基金对项目的时间进程的要求和研究设计本身需要的时间是否符合。临床医生既要从事临床实践工作，又要兼顾临床科研，一旦选择了某个研究项目，应保证有足够的时间来完成。

（五）选题应遵循的其他原则

1. 需求性原则　重大医学研究选题既要瞄准科技前沿问题，又要结合防病治病中迫切需要解决的难题。需求性原则主要从研究需求的大小和来源，研究结果可能导致的变化或带来的效益的角度来衡量。判断能否满足社会需要时应考虑如下几个方面：①拟开展研究的疾病是否属常见病和多发病，研究问题的解决是否可惠及较大的病患群体；②拟开展的研究是否属于国家或地区的研究规划中列出的研究重点；③研究结果是否可能在一定程度上改善临床实践；④研究结果是否可能增添新的知识并具有一定的科学影响力；⑤研究结果可能产生的社会影响力；⑥研究结果是否可能推广或转化成具有自主知识产权的相关产品。

2. 创新性原则　创新是科学研究的重要特点，是科研选题得以成立的基本条件和价值所在。所谓创新性是指研究问题和采用的研究方法具有原创性、独特性和首创性，但在医学临床实践工作中提出的研究问题不一定是新的问题，也往往不是从未有人研究过的问题，在方法学上大部分需要参考标准化的研究设计，但任何研究问题都应当是尚无明确答案的问题，或已经有明确的阶段性答案，需要发展和完善，或是补充前人研究的不足，研究结果应能增加新的知识或信息。

3. 科学性原则　应根据现代科学基本原理、个人经验体会、前人认识的科学总结来确定选题，必须细致、严密、反复推敲，必须符合客观实际和业已证明是正确的科学原则和法则。

4. 伦理原则　对任何临床研究问题的研究过程都应符合医学伦理标准。医学研究的伦理性评价应遵照被普遍接受的指南，包括被国内、外广泛接受的《赫尔辛基宣言》和《药物临床试验质量管理规范（GCP）》标准。

第二节　立　　题

在提出临床问题、凝练科学问题、查阅文献、提出科研工作假说的基础上，设计科学的研究方案，对选题和研究方案的创新性、科学性、实用性和可行性进行评估后，即可立题开展研究或申报科研项目。

一、提出研究假说

基于前述选题所凝练的临床研究问题,尚需要提出一个研究假说才可以起步开展研究工作,科学研究需要根据假说,进行科学构思,确立研究题目。假设是科学研究中一种广泛应用的方法,它是根据已知的科学原理和科学事实,对未知的自然现象及其规律性所给出的假定性说明或推测性解释,是推理的结果。假说的提出是立题的核心和灵魂,假说的正确与否,关系着科研工作的成败,科学假说的水平,关系着科研成果水平的高低。科研工作就是围绕假说而展开。比如,在临床医疗实践过程中,对于不明病因疾病进行病因学研究,首先必须面对被研究的疾病,依据它在人群中的分布特点、临床表现、病理损害的定位及其损害的程度,以及现有水平的各种化验、检查结果,作出一系列的排除诊断,进而在检索相关文献、系统综合分析的基础上,提出可能的"病因研究假设",进而实施研究验证假说,假说的验证就是推理指导下的实验研究和调查研究。

科学的假设是在一定的经验材料和科学理论基础上经过逻辑思维加工提出来的,因此,同一个"临床研究问题",由于事实依据不同,对科学理论的理解和思维方式不同等,常常会出现不同的假设。不仅不同学者对某一临床研究问题会提出不同的假设,甚至同一学者对同一问题,在不同时期也会提出不同、甚至差别很大的假设,在科学上出现不同的假设,促进对一个问题的全面认识是一种很正常的现象,也是科学进步的重要标志。

当然,科学上各种不同的假设有时受主客观认识水平的限制,总有正确和错误之分,也有完善与不完善之别。但是假设的提出应持科学求实、严谨、创新的态度,力争使自己对所研究问题的假设,建立在较为可靠的科学理性基础之上,只有这样才有利于科学的发展。

写好科研工作假说需要较为可靠的科学理性思维和规范的科学语言习惯,可以从文献中成功的研究者那里学习如何撰写科研工作假说。好的论文题目略加修改即可成为一个科研工作假说。如论文题目为"Firebird 药物洗脱支架联合国产替罗非班治疗急性冠状动脉综合征的安全性及疗效"的研究,其科研工作假说可以写为"Firebird

药物洗脱支架联合国产替罗非班治疗急性冠状动脉综合征有可能获得更好的疗效和安全性"。科研工作假说中的关键词是"有可能",其第一层含义是申请人认为这种联合治疗方案获得成功的机会比较大,有探索和研究的价值;第二层含义是申请人给自己留了退路,如果研究结果与预期不一致,申请人可以解释说这种联合治疗方案有失败的风险,研究结果证实这种联合治疗方案不宜在临床推广应用,仍是一个有价值的结果,可以促使我们从其他途径寻找更好的治疗急性冠状动脉综合征的方法。这个案例给我们的提示是,科研工作假说并不神秘,它就在分析解决临床问题的研究过程中产生。入门阶段可以先向文献中成功的案例学习,然后自己在临床研究中不断实践,是一个可操作的过程。同时,提出科研工作假说是一个不断积累经验的过程,持之以恒,不断进取才有可能取得成功。在科研工作假说提出过程中,研究者要特别注意保护自己独特的思想和见解,既要了解大家的想法,又要保持自己思想的独立性,与其他研究者和文献保持一定的距离。

二、研究假说的优化完善

提出科研工作假说也是申报科研项目标书中的亮点,同时也是标书撰写过程中的难点。在提出临床问题和凝练科学问题的过程中,在阅读文献的过程中,申请人需要不断考虑如何使研究做得更好,如何更好地回答别人没有搞清楚的问题,以提出一个好的科研工作假说。撰写科研工作假说既然是一个难点,就不可能一步到位。科研工作假说的优化是一个对研究课题不断认识的过程,是研究者不断探索,不断挑战头脑中固有观念的过程。在科研工作假说优化过程中可以形成不同的版本,用编号进行管理,不断修改,不断完善。

三、研究假说的特点

1. 科学性　科研工作假说的提出应当以一定事实为依据,不能主观凭空臆想。假说的科学性主要强调来源的客观性,一是个人初步实践的事实依据;二是别人或前人的资料。

2. 假定性　尽管假说有一定的科学依据,是经过科学思维做出的推测性设想,但毕竟是对未知问题及其规律的猜测和推断,必然只是一种假定性说明,它具有不确定的性质。

3. 创新性 科研工作假说的创新性,基础是选题的创新性,但临床研究受伦理和临床研究环境限制,大跨度的全新探索很难实现,多数情况下研究者难以做到。临床科研工作假说创新性的特点一般来说是每次创新的步子都很小,只研究和回答一个很小的问题。临床研究并不要求一定是全世界第一,能够做到最好,做不到时只要创新在一定范围内存在即可。如某种规律在国外的患病人群中被观察到,在中国的患病人群中是否同样存在不清楚,进行研究同样具有创新性。同理,在一个区域范围内有类似情况也可以参考这一做法。科研工作假说中的创新点一定要明确,通常的做法是科研工作假说直接说明创新点。

4. 简单性 新假说应具有逻辑上的简单性,即假说体系中彼此独立的假设或公理最少。力求运用尽可能少的概念和公理概括事实和现象,使科学假说的内容结构简单明确,逻辑结构严谨。对于每个课题研究,科研工作假说用一句话即可概括说明,假说越简单明了,说明研究者对研究的问题越清楚,范围越明确,越具有可行性。

5. 跳跃性 科研工作假说的创新具有跳跃性,其特征不是简单的积累,数量的增加,规模的扩大,而是一种新的想法和做法,跳出常规思维的羁绊,在人们熟视无睹的领域提出一个全新的概念或设想,具有跳跃性。同时,假说还具有发展的螺旋性特点,一个真正解决问题的假说成立,一般不会一次完成。需要通过若干次假定—检验—再假定—再检验,根据检验的客观事实,不断修改与补充,才能逐步完善。

6. 可行性 在创新的同时,新的设想应在现实环境中有可能实现,即应具有一定的可行性。科研工作假说提出的设想在实现过程中可能有一定难度,而这正是在研究过程中需要解决的问题。在申报项目的标书中可以对研究中的可行性、难点及应对措施予以阐述。说明申请人在这方面有考虑,有准备,有预案,有能力解决研究中遇到的困难。

四、研究方案与技术路线

科研设计决定了临床研究的质量和科研水平,没有科学严谨的设计,不但达不到预期的结果,还会产生错误的结论,误导临床医师和广大患者,也浪费宝贵的时间和科研经费,所以研究者在进行科研之前一定要花比较多的时间考虑科研设计问题,在明确了临床问题和科学问题,提出科研工作假说的基础上,需要将这些设想落实在一个具体的临床研究方案中,必须有完整的设计方案后再动手做研究。研究者应在现实可行性的基础上,选用成熟的学术界公认的适于解决和回答所提出的科学问题的临床研究设计方案,如病例对照研究、队列研究、横断面研究和随机对照试验等。临床研究方案的选择原则和具体技术细节可以参考本书中的相关章节。

技术路线是指研究者对要达到研究目标准备采取的技术手段、具体步骤及解决关键性问题的方法等在内的研究途径,在申报项目的标书中应尽可能详尽,每一步骤的关键点要阐述清楚并具有可操作性,它是研究者研究思路的最直观体现,所以一定要清晰易懂,让专家和同行看起来一目了然。技术路线可以采用流程图或示意图说明,再结合必要的解释。合理的技术路线可保证顺利的实现既定目标。技术路线部分的撰写应围绕临床研究方案展开,落实到每个技术细节。如研究对象部分应从研究人群选择、抽样方法、样本量估算、纳入标准和排除标准、分组、对照等角度分别说明;观察指标部分应重点说明主要观察指标的名称、收集资料的工具和方法、评价标准等;数据库和统计分析部分应说明研究中将采用学术界公认的常规工具和技术,以保证临床研究能够获得完整可靠的数据库,为分析评价奠定基础,统计分析方法要符合统计学规范和原则;质量控制部分需要明确在研究中可能存在的偏倚来源、准备采用哪些技术措施控制偏倚,以保证研究的质量;伦理部分应对受试者的健康获益和潜在风险做客观评估,进而评价研究课题是否符合伦理原则。

研究方案和技术路线作为一个整体共同服务于项目或课题的研究内容,在项目申报标书撰写过程中要全盘考虑,统一安排,全面完整地展示一个拟开展的研究过程,给评审专家良好的印象,即这个课题的设计方案和技术路线已经落实,可以考虑资助。同时作为研究者还要明确的是研究方案和技术路线不仅要在课题申报、开题中涉及,结题(技术)报告和验收汇报中,也同样会涉及。

第三节　临床科研论文的撰写

医学科研论文的写作是每一位科研人员、临床医务人员及研究生应该掌握的基本技能之一。临床科研论文作为医学科研成果的载体和临床实践的经验总结，是临床科研工作必不可少的组成部分，是临床科研工作者对其学术成果与科技信息运用文字、数据、图表、符号等的表达，是提供新的科学信息和科学证据以及推广和交流科研成果与临床经验的主要方式。不仅是医学信息储存、交流的重要手段，同时也是促进科研成果转化的重要形式，更是医务人员借鉴、提高医学临床诊治水平、服务于患者的有效途径。一篇科研论文的质量是科研水平的直接体现，也是影响作者及其所在单位、地区、甚至国家在相关学术界地位和威望的重要基础。理所当然，科研论文成为对研究者科研水平和科研贡献进行评估的重要指标之一。临床科研论文按照体裁不同，可分为论著、文献综述、述评、病例报告、病例分析、临床病例讨论、技术方法与技术革新等类型，鉴于篇幅的限制和普适性，本章将重点介绍论著、病例报告和文献综述的写作方法。

在撰写科研论文时命题应恰当规范、目的明确、研究背景清楚、研究方法科学合理、获取资料客观准确、分析推论方法正确、结论可靠、论点鲜明、条理清楚、文字简明、图表规范，充分体现出科研论文应具有的先进性、科学性、逻辑性和简洁性，要坚持严肃的态度、严谨的学风、严密的方法。因此，学习、掌握与应用撰写医学科研论文的原则与方法，对于写出高质量和高水平的研究论文，具有十分重要的意义。

一、临床科研论文撰写的基本原则

临床科研论文是科技论文的组成部分，因其学科不同，在写作的目的、内容及表达形式上与其他学科有所区别，但其基本要求是一致的，即要客观、真实地反映事物的本质和内在规律性。因此，要求作者在撰写时必须遵循以下基本原则。

（一）科学性

科学性是撰写临床科研论文的立足点和首要条件，没有科学性，临床科研论文就失去其一切价值。科学性具体体现在真实性、准确性、可重复性及逻辑性四个方面的要求。

1. **真实性要求**　论文的选题一定要是基于自己所做的研究或者自己所观察的临床病例，来不得半点虚假，否则就有编造或者有剽窃他人的成果之嫌。材料的真实性表现在取材或资料的收集一定要客观、真实、完整；实验研究或临床观察的样本数量应达到课题的基本要求；研究设计要严谨、合理，要排除可能影响结果的所有干扰因素；实验方法与检测技术要科学和先进，设立恰当的对照组，必要时采用随机双盲对照法；实验数据客观可靠，所得数据必须进行统计学处理；论点、论据、论证有客观性和充分的说服力，讨论、分析、推理和结论既要有事实根据，又要符合辩证逻辑原理。临床研究论文还要报告具体的干预措施、诊断标准、排除标准、疗程、疗效标准等。

2. **准确性要求**　论文命题要准确，要能反映研究内容的主题。数据要准确，实验观察、资料统计时要认真仔细，数据要进行反复核对，结果必须准确无误，不能有任何的差错，不能主观臆测和更改结果数据。论点要客观准确，应能经得起他人反复推敲。引用文献要准确，一定是自己亲自阅读过的文献。用词要准确，避免出现似是而非或有歧义的语句。

3. **可重复性要求**　研究结果要经得起任何人在任何时间和地点用相同的条件重复出来，要经得起时间的检验，尤其是实验研究，如果他人采用同样实验方法均不能重复得出该项研究结果，则该论文没有任何价值。只有充分保证了研究的科学真实和准确性，才能使研究结论具有可重复性。无论"发现"有多么惊人，在相同条件不能被重现，都是没有意义的，可重复性是自然科学研究的基本原则。

4. **逻辑性要求**　论文是科学思维的产物，逻辑思维的功能在于论证，论证是靠严格、准确的论据和逻辑推理来阐述问题的。就医学论文来说，要建立在客观的第一手材料的基础上，用严密的逻辑思维去分析、判断所取得的结果，根据结果再推理论证结论。这是一种把感性认识上升为理性认识的过程，感性认识是对事物表面现象的认识，理性认识是对事物本质的认识，这是认识过程的升华。因此，论文撰写过程中的分析、推理、判断不仅要有事实根据，而且要符合逻辑学原理和生物学规律。

（二）创新性

创新性是科研论文的灵魂，是评价科技论文的重要标志，更是衡量论文学术价值的重要依据。所谓"创"，意指创造、创见、初次，其可理解为是前人没有发表过或做过的，或理解为不是简单地重复他人的工作。有所创造——用不同以往的方法、技术，解决他人没有解决的问题或没有全部解决的问题。有所创见——以独特的视角，发现问题，找到问题的症结，提出自己的见解。"新"即新颖，可理解为新的发现、新的发明、新的方法、新的技术、新的剖析、新的见解、新的突破、新的研究成果等等。论文的创新性不是凭空捏造出来的，是建立在前人工作的基础之上，所以一定要在确立选题方向之后，将所收集到的文献进行消化、吸收，求同存异，在不同处下功夫。即使是临床常见病、常用方法、常见技术，通过长期观察、实践，发现新问题，并进行深入、细致的研究，提出新的见解或是提出新的解决问题的方法，或即使是模仿和重复别人的工作，也应做到仿中有创、推陈出新，有自己独到见解，即从新的角度阐明对老问题的新发现和新见解，亦不失为一篇有新意的好文章。

（三）实用性

医学是一门科学性和实用性很强的科学，作者在选题时所选题目不仅要符合科学性，也要考虑实用性。实用性是指能够满足医务人员在临床工作中的某种实践技能、操作性要求的选题，是指论文的实用价值。换句话说就是要对临床实践有指导意义。医学论文的科学性、创新性、实用性是评价医学论文质量的三个非常重要指标。评价一篇临床科研论文的实用价值，主要是看其社会效益和经济效益如何，其研究结果是否可用于指导临床实践和推广应用，其方法技术是否为现实所需以及能否有助于解决疾病诊断防治中某个技术问题或是阐明某个疾病的发病机制等。凡是能推动医学科学发展和医学技术进步的都是有实用价值的医学论文，这些论文一旦发表，就会具有较高的科学价值和实用意义。

（四）可读性

撰写和发表医学科研论文的目的是为了交流、传播、存储新的医学信息，以便为读者或后人所利用，因此要求医学论文具有良好的可读性。论文的可读性、取决于作者的逻辑思维能力和语言文字功底。论文撰写时要做到：①结构严谨，符合逻辑思维习惯；②层次分明，按照医学论文的格式约定，依次表达，段落衔接合理；③用词准确，语言简明、完整、通顺、标点符号使用正确，尽可能使用短语，不用口语，不使用华丽辞藻和夸张性形容词；④准确表达本意，开门见山，直截了当。总的来说，整篇论文应结构严密、论点鲜明、论据充分、论证有力、结论明确、重点突出，便于读者正确理解全文。

（五）规范性

规范性也是医学论文写作的基本原则之一，对于规范，广义地说既有内在的规范也包括外显的规范。内在的规范就是对于学术研究的态度要"务实、求真"，外显的规范则表现为论文的语言规范及格式的规范。狭义的规范性是指撰写论文应符合撰写医学论文的一般规范要求，包括论文的格式、题目的设定、资料的引用、注释的标明、词语和缩略语的选择、标点的运用、插图、表格、公式、计量单位、数字等的呈现都应符合规范要求，以适应现代学术、信息、情报交流与贮存的需要。

（六）其他几项应遵循的原则

1. 知识产权 世界贸易组织对"知识产权"的范围作了以下定义：①版权与邻接权；②商标权；③地理标志权；④工业品外观设计权；⑤专利权；⑥集成电路布图设计（拓扑图）权；⑦未披露过的信息（商业秘密）专有权。在我国所称的自主知识产权是指中国的公民、法人或非法人单位经过其主导的研究开发或设计创作活动而形成的、依法拥有的独立自主实现某种技术知识资产的所有权，其中包括从其他中国公民、法人或非法人单位那里购得的知识产权。

临床科研论文发表有关的知识产权问题主要应注意在以下几个方面：①是否有泄密行为。不能只重视成果发表，轻专利。不能在发表文章的过程中将科技成果的技术内容公开，导致科技成果不能获得专利权，得不到有效的保护。在论文写作与投稿中，对文稿中涉及保密内容的问题应作慎重、稳妥的技术处理，只限于说明成果、发明的意义和作用，不阐述具体的技术过程，不给出关键性数据。②是否有侵权行为，即是否有剽窃、抄袭或引用他人成果未标明出处。《中华人民共和国著作权法实施条例》第十九条"使用他人作品的，应当指明作者姓名、作品名称；但是，当事人另有约定或者由于作品使用方式的特性无法指明的除外"。③是否属于滥用著作权行为，如一稿多投等。因此，杂志社要求在投稿时，提交单位介绍信，声明无一稿两投，不涉及保密，署名无争议等，并且要求提交全部作者签名同意投稿和著作权转让等文件。

2. 著作权与署名权　著作权是基于文学艺术和科学作品依法产生的权利。它属于民事权利，是知识产权的重要组成部分。它既包含与人身利益相联系的著作人身权，也包括属于财产内容的著作财产权。实行著作权体现了两条原则：一是保护作品的创作者与传播者的正当权益，调动其创作与传播作品的积极性，促进优秀作品的创作与广泛传播；二是协调作者、传播者与公众三者的利益关系，鼓励广大公众积极参加社会文化活动，提高全民族的科学文化素质，推动社会主义文化与科学事业的发展繁荣，促进社会主义精神文明与物质文明建设。

署名权作为一种精神性权力，是著作权法中著作人身权的重要内容。法律上规定，在作品上署名的人就是作品的创作者，表明作者身份的权利，也称为姓名表示权。法律规定署名权的目的，在于保障不同作品来自不同作者这一事实不被混淆，署名就是标记，旨在区别。因此，行使署名权应当奉行诚信原则，应当符合有效法律行为的要件，不得滥用署名权，否则会导致署名无效的后果。

署名权作为著作人身权的重要内容，与著作财产权具有明显区别，署名权不能与作者人身相分离，并且具有永久性，法律保护不受时间限制，不可转让和继承。

3. 引文　引文（citation）是指作者为了说明自己的观点而对别人的论著或相关材料中的句子或段落的引用。引文的主要作用是为论著提供理论依据，起支持论题观点的作用，同时为引文统计、评价学术期刊提供科学依据。引文要求引用的文字或话语必须与论题有关，原则上应该是引用最新的文献；所引文字或话语必须经过严格的

选择、认真的核对，做到准确无误；引用外文资料一般要译成中文；凡是没有公开发表的文献资料，一般不能引用。引文使用规范与否、引文前后标点使用规范与否，不仅直接关系学术论文的质量高低，而且也能体现作者的文风、学风是否正派以及对他人的研究成果是否尊重。

适宜引用并在正文中标注参考文献的内容包括：观点、数据、定义、论断、方法、相关论述、书名、质疑别人的观点、只言片语。不必在正文中标注参考文献的内容为：普遍真理（道理）、常识（原理）、事实性描述、由小项统计得出的小结论。不宜间接引用的内容是：间接数据、间接论断、非来源概念。

应该避免的三种引文方式：①自引，是指作者在其后期产出文献引用自身前期产出文献的文献引用形式。目前，论文作者的自引呈增长趋势，作者都有不同数量的文献自引现象。然而，期刊评价在计算影响因子时，包括自引，但"自引并不反映他人对该论文的关注程度"，这样自引文献越多，越不能反映期刊的真实价值和社会影响，无形中降低了期刊评价的权威性，因此自引文献不宜提倡，除非很有必要。②转引，转引方式有两种，一是作者引用的文献来源于原始文献，但没有看过原文，而是从别人的论文所附的参考文献中套录的；二是作者引用的文献不是来源于原始文献，而是来源于引用者的文献。前一种方式的弊端在于难以确定参考文献（引用内容）正确与否，后一种方式属于间接引用，两种方式均应当避免。③策引，是指作者出于某种策略（如提高自己论文的地位）上的需要而有意列举"名人"论著的现象。策引有两种方式，一是作者有意识地去选"名人"之作，二是作者有意识地去选"权威"期刊。

学术界许多人把参考文献与引用文献视为同一概念，事实上二者是有区别的。按照《现代汉语词典》的解释，引用是"采用别人说过（写过）或做过的为依据"之意，参考则是"为一定的目的而查阅、利用有关材料"之意。所以，引用文献必定是参考文献，但参考文献不一定是引用文献。

4. 伦理问题　在临床医学研究中，当以人或动物为研究对象时，会涉及伦理学问题，伦理学问题越来越受到学者和公众的关注，医学期刊也开

始按照伦理学的要求审查和刊用论文。自 2005 年 1 期开始,所有的中华医学会系列杂志的稿约中均加入了有关医学科研伦理方面的要求。在论文写作中,当报告以人为研究对象时,作者应该说明其遵循的程序是否符合负责人体试验委员会(单位性的、地区性的或国家性的)所制定的伦理学标准并得到该委员会的批准,是否取得受试对象的知情同意。动物实验也要说明是否获得有关动物实验伦理委员会的批准。其内容可在"对象与方法"一节的"受试对象"一段作详尽交代。此外,论文报道中注意保护患者的隐私,不要使用患者的姓名、缩写名和医院的各种编号(如住院号、影像图片的检查号等),不要写明患者住院、手术、出院的确切时间,尤其在列举病案图例时更不宜采用。如要刊用人像,要使其不能为他人所辨认,不然,一定要征得患者个人的书面同意。

目前,有些杂志要求在投稿时或录用论文后,作者要出具伦理委员会批准文件和受试对象签的知情同意书的复印件,否则不予刊用。

二、文献综述的写作

文献综述(literature review),简称综述(review),是作者在大量阅读有关研究文献的基础上,经过归纳整理,分析鉴别,对某一时期内某一学科、某一专业或技术领域的最新知识、存在问题以及新的发展趋势等进行的系统、全面的评述。对研究者了解该领域的研究方向,研究重点和创新等方面有着极其重要的意义。文献综述是科研选题和立题的依据,一个成功的文献综述,能够以其系统的分析评价和有根据的趋势预测,为新课题的确立提供强有力的支持和论证。写好一篇文献综述,会在学术思想上启发自己,在科学方法方面有所借鉴,初学者,应多写综述,这也是科研基本功的训练过程。

(一)目的与特点

1. 目的

(1)反映学科新动态、加快知识的传播与更新:让读者在较短的时间内了解该专题的概况、最新进展、当前急需解决的问题。另外,可以让读者了解该研究的历史背景、前人的工作、争论焦点、发展前景,以及作者对某个问题的看法和评论。

(2)协助科研选题和立题:文献综述既介绍了某一学科领域或某一方面所取得的重要研究成果,同时也指出了存在的问题,以及发展趋势,当某个研究有新突破或新进展时,撰写一篇综述,不仅可以了解新知识,也可从中汲取经验,帮助作者和读者进行选题和立题,为选择课题提供了很大的方便。

(3)继续教育的需要:有报道显示,每三年,70%的知识可能已过时或被新的知识取代。对于广大的基层医务工作者,由于工作繁忙,文献资源有限,知识的不断更新,需要有实用价值、真实可靠的文献综述,作为广大医务人员的继续教育资源,使临床医师在最短的时间内吸取尽可能多的新知识、新观点和新技术,帮助他们及时扩展视野、更新知识。

(4)临床医疗和管理科学决策的需要:医疗和卫生管理决策不能单凭个人的主观意愿和经验,必须基于科学的研究证据。以某一关键问题为中心去筛选医学研究文献,通过综合和评价,写出科学性强、实用价值大的文献综述,指导临床医疗实践和卫生决策,促进医疗和管理决策科学化。

(5)自我提高的需要:经常撰写文献综述可以培养归纳、整理、分析问题的思维能力。

2. 特点

(1)"文献"是文献综述的基础:文献综述是对已有的他人研究工作的回顾,有针对性地检索文献并阅读大量原始文献是撰写综述的前提条件。

(2)"综"是综合分析:文献综述不是对原始文献的简单罗列,收集的文献要归纳整理,去伪存真,客观、准确、有重点地介绍有关问题。

(3)"述"是论述:最好有自己的论点,并能引经据典地论证自己观点的合理性和可靠性。

(4)参考文献:必须提供与本专题有关的参考文献目录。

(5)情报学特点:医学文献综述属医学情报学研究范畴,是医学情报研究成果之一。从广义上讲,写医学文献综述也是一种科研活动,但它的研究对象是文献;其重点在于运用逻辑方法和统计方法,对广泛收集到的资料进行鉴别、分类、归纳并作系统反映,为科学研究和决策提供参考。

刚刚开始练习写文献综述,可称之为习作性文献综述,对于参加工作不久的医疗卫生人员和起步开展医学研究的研究生来说,它有如下好处:①有利于培养作者归纳、分析问题的思维能力。在大量文献中,取其精华,进行归纳分析,写出一篇简洁、概括性的综述来,不是一次就能写好的,需要不断地练习,反复思考,再三修改才能完成。②有利于作者系统、全面地了解某一专业领域的问题,更好地进行工作,这样可提高自己的业务水平。③利于作者开展临床医疗工作或科研课题的选题。广泛复习前人所取得的成果、成功的经验和失败的教训,或存在的问题以及解决此问题的方法,这对自己的工作和进行科学研究十分有帮助。

(二)综述的类型

1. **叙述性文献综述** 叙述性文献综述(narrative review)即传统文献综述(traditional review),是由作者根据特定的目的和需要或兴趣,收集有关的文献资料,采用定性分析的方法,对论文中阐述的研究目的、方法、结果、结论和观点等进行分析和评价,用自己的观点和判断,将一系列相关文献,经过综合归纳、条理化,综合成文,供学术交流或发表。这类综述需要作者有一定的专业水平,对该领域有较深的了解,收集的文献充分,经过认真阅读和评价,撰写时有严谨的科学态度,就会写出高质量的文献综述。如作者掌握文献量不足,一知半解,引用文献资料缺乏科学态度,再加上写作不认真,这样的综述质量就不会太高。

2. **系统综述(systematic review)** 系统综述(systematic review,又译为系统评价),是一种全新的文献综合方法,指针对某一具体临床问题(如疾病的病因、诊断、治疗、预后),系统、全面地收集全世界所有已发表或未发表的针对该问题的研究,采用临床流行病学的原则和方法严格评价文献,筛选出符合质量标准的原始研究文献,进行定性或定量合成,从而获得科学可靠的结论。系统综述可以是定性的(定性系统综述,qualitative systematic review),也可以是定量的(定量系统综述,quantitative systematic review),即包含定量分析过程(如 Meta 分析)。系统综述的整个过程非常明确,具有良好的重复性,其获得的结论是循证医学实践的最高级别的证据,对临床医疗决策服务有重要的意义。

系统综述和 Meta 分析的撰写详见本书第十章。

(三)叙述性文献综述的撰写方法

1. **选题** 题目不是凭空产生的,一般常围绕以下内容考虑选题:在工作或科研中感到有某问题存在,或是自己感兴趣的问题;某学科或某研究领域近年来发展较快,需要了解其前沿和最新进展或研究领域有关的新理论、新技术、新动向;在阅读资料中发现对某问题的说法很多,且较混乱,并有矛盾之处;为自己的研究方向和课题提供背景资料;近年来某问题有进展,有关部门下达的调研任务等。

具体选题时,要注意以下几点:①题目要结合自己的工作,只有在自己熟悉的工作范围和研究领域内才能写出切合实际的文章。②要注意客观条件,是否能获得某类文献资料,或该类文献某国发表较多,而自己对该国文字并未掌握,就不必勉为其难。③题目要具体明确,不宜太大,过大的题目材料多,论述的面广,难以深入,但也不能小题大做。④选题要有创新,有实用价值。

2. **收集文献** 文献是撰写综述的基础,综述者的文献占有量是决定综述质量的重要因素。因此,应重视文献的收集和积累。文献综述选题确立后,收集文献有两种方法:

(1)通过文献查文献:寻找一篇或数篇有权威性的文献,然后根据他们文末所列的参考文献进一步寻找有关文献。采用这种较为传统的文献收集方法要注意补查最新的文献。

(2)通过各种检索工具:如光盘检索、基于 Internet 网的计算机检索系统查找文献。这种方法方便、快捷、全面。文献检索的基本过程包括:分析整理信息需求,可以参考 PICO 原则进行分析;选择相应的文献资源数据库;选择恰当的检索词(主题词和关键词);制定检索策略并实施于检索过程之中。收集文献必须广泛,不应漏检近年的最新文献。在广泛阅读文献资料的基础上,深入阅读一些具有代表性和权威性的原始文献,在阅读过程中,做好读书笔记,为下一步的写作做好准备,至于与主题无关或关系不大的文献,可以不必阅读。鉴于文献的来源有原著、文摘和专题评述、年鉴及综述,撰写文献综述不应以二次研究资料作为参考文献,必须找到原文进行阅读。但非原始文献可作为信息的来源去查原著,作为文献检索的补充。

3. 构思和拟定写作提纲 文献综述不是文献资料的简单堆积和罗列,在正式写作之前,应在文献阅读的基础上,把文献分类整理,筛选出有意义的资料,再根据文献综述的目的,斟酌构思,列出写作提纲及大小标题,然后将主要资料、结果及主要观点分门别类列在下面,形成较为完整的文献综述的基本框架。这样才有可能完成一篇条理清晰、层次分明,标题与内容相一致的文献综述。

4. 撰写文献综述 文献综述的撰写过程就是根据事先构思的写作提纲,将高质量、结论可信的文献,经过归纳使之条理化,结合作者自己的观点进行综合并按照文献综述的一般格式要求整理成文的过程。文献综述的格式一般包括文题、著者、摘要、关键词、前言(引言)、正文、小结和引用的参考文献等部分。

(1)文题:文献综述的题目应简明、醒目、达意。既能概述综述的内容,又能引人注目,使读者看过文题就可知道综述的主旨。题目用字一般不超过 20 个汉字。

(2)著者:作者署名、工作单位及脚注内容的具体要求,请参照前述论文撰写基本原则的要求。脚注需要写明基金项目、作者简介(姓名,职业,研究方向等)信息。

(3)摘要和关键词:综述的摘要格式不同于论著的结构式摘要,没有硬性规定,但要求应简单扼要,应是对综述内容的简短陈述,具有自立性和自含性,即不阅读全文就能获得必要的信息。一般其表达形式可以为:以"介绍了……""简述了……""回顾了……""分析了……"等句式指示论文主题所涉及的各分论题及其内容范围,以"指出……""得出……""提出……""分析表明……"等句式表述作者的创新性见解的具体内容,包括学术观点、发展方向预测以及建设性意见或建议等。摘要一般为 100~200 字(如拟投稿,则应按照拟投稿杂志的要求),一般不用图表、化学结构式、非公知公用的符号和术语。

关键词是从论文中选取用以表达全文主要内容值信息的单词或术语,是具有可检索性的重要医学信息点,据有关规定一般给出 3~8 个关键词。

(4)前言:简要介绍所综述的课题的研究目的及意义,说明有关概念,界定综述范围,介绍本综述的选题背景,包括研究的历史、现状、前景和争论焦点等,使读者对全文有一个概括性的了解。

(5)正文:正文是综述的核心部分,也是具体内容所在,主要包括论据和论证。通过提出问题和分析问题,比较各种观点的异同点及其理论根据,从而提出作者的见解。

这部分的写作无固定格式,但内容要紧扣主题,可以从各个不同的侧面和层次来阐明有关问题的历史背景、现状、争论焦点或存在问题以及发展趋势。一般这部分每段开始应是综合提炼出观点,然后用资料中的结果作为论据,切忌将文献综述写成"剪贴"式。为把问题说得明白透彻,正文可列出数个标题或小标题展开分述,通常多按事物发展的时间顺序介绍,也可按问题的现状加以阐述。引用他人资料不可断章取义,更不能歪曲原作意思,要尊重别人的工作。论述问题切忌片面,对有争论的观点,一般习惯上将肯定的意见放在前面,否定的意见放在后面。作者也可结合自己的认识、体会和工作经验对某一观点表示认同、支持,或表示怀疑、反对。

(6)小结:小结是对综述的内容概括地做出总结,应注意与前言部分相呼应。对中心部分论述的问题、目前存在的问题和今后的研究方向,作者可提出自己的观点和见解。对有争议的观点,作者应表明自己的观点,但用词要恰如其分和留有余地。

(7)参考文献:写综述应有足够的参考文献,这是撰写综述的基础。参考文献是综述的重要组成部分,所列参考文献应限于作者本人亲自阅读的原始文献,需要转引时应注明转引的来源。它除了表示尊重被引证者的劳动及表明文章引用资料的根据外,更重要的是为读者在深入探讨某些问题时,提供查找有关文献的线索。参考文献在一定程度上反映了综述的深度和广度。参考文献的编排格式可参考各期刊稿约中的要求。

5. 复核审定　初稿完成后，要反复认真修改，包括内容的增减，结构的统一，数据的核对和文字的加工。首先是作者自己的修改，然后可请专家和同行进行审阅复核，避免文章中出现错误和不妥之处。全文力求做到主题明确、概括完整、层次清楚、文字简洁、数据可靠。

6. 撰写文献综述注意事项　①大量罗列堆砌文章：结果导致不是以所研究的主题为中心来展开，只是材料的罗列，没有自己的观点，变成了读书心得清单。②文题不确切：文题过大或过小，难于说明文章的立意与主题。常见的问题有文不对题；文题不鲜明，未准确概括出文章的范围和特点；文题太长，不醒目；文题太高、太大，耸人听闻。③概念不清：论述不明确，概念使用混淆。④论点不明确：没有中心，没有明确的结论，对一些相互矛盾材料和观点，只引用而不表态。⑤推理不严谨：在没有充分阅读文献资料前提下，进行推理判断，结果漏洞百出，不能自圆其说。⑥新颖性不够：所收集选用的文献陈旧，缺少近年的文献。⑦内容空泛：没有相应的业务知识，不能深刻理解所收集文献的内容，不能形成自己的论断。⑧引用文献问题：参考文献不是作者亲自阅读的，而是从他人引用的资料中再次转引。

三、临床病例报告的写作

病例报告（case report）是一种常见的医学论文体裁，也是深受临床医生欢迎的论文体裁之一。病例报告往往通过对 1 个、2 个或系列病例的诊疗经过进行生动地描述，为临床医生提供第一手的感性资料，是以临床病例及其相关资料为主要内容的记实性文章。人们通常将临床上遇到的具有特殊意义的病例写成病例报告，目的是引起人们对此种病例的关注和了解。

所谓具有特殊意义的病例，一般来说是指以下一些情况：①少见疾病或少见病型、罕见病或综合征、既往未被描述过的疾病；②从未被人们认识的某些疾病的临床表现、临床特征或发病过程，或令人困惑的症状和体征；③某些药物治疗中少见的毒副作用和某药物新的治疗用途；④罕见

病的误诊和误治；⑤治疗疑难重症中出现的"奇迹"；⑥一种新的治疗方案或手段；⑦一种新的或者特殊的检查方法；⑧某些疾病的少见或罕见并发症；⑨发现人体的少见或罕见器官结构和组织的异常；⑩发现新的微生物或寄生虫导致的感染性疾病。综上所述，这些病例必须具有一定的特殊性，并且能为读者提供一些新的信息，通过病例报告可以提高读者对该病的认知，分享处理困难病患的经验，从而有利于将来对该病的诊断和治疗。

（一）病例报告的撰写格式

病例报告的撰写也应像其他题材的医学论文写作一样，必须遵循拟投杂志的"投稿须知"，并以近期刊登的病例报告为写作参考模板。一般来讲，病例报告和科研论著的结构相类似，其常用格式主要包括文题、作者、前言、病例描述、讨论及参考文献六个部分。另一种为研究论文的标准格式，即 IMRAD 格式，按照 IMRAD 格式，其内容一般包括：题目、作者、摘要、前言、方法、结果、讨论和参考文献八个部分，主要用于病例观察伴有实验室研究的病例。这里只简要介绍前一种病例报告的写作格式。

1. 文题　病例报告的题目应准确、简洁、醒目，与内容相符，词语"病例报告"应与本报告中最受关注的内容同时列于文题中。

2. 作者　病例报告应该由一名作者来撰写，其他的作者应该是那些有突出贡献的人。通常一篇病例报告的作者由 2~3 名作者组成。

3. 前言　前言多用非常简短的文字描述所报告的病例来源、有关背景及发现该病例的情况。其所述内容要依据病例报告的方向和发现价值来写。一般情况下整个前言有几十个字即可，不宜写得太长，过于详细。

4. 病例描述　该部分是病例报告论文的核心部分，病例描述的撰写要遵循临床实践的基本原则。内容上须对患者的相关信息、临床病史、家庭、社会职业病史、临床检查结果、诊断和鉴别诊断、治疗计划、结果和患者病情的进展、随访和并发症进行陈述。它必须遵循逻辑序列和时间线，撰写应按照时间顺序，先介绍病史，再介绍临床检查结果，然后再描述病情的进展、治疗经过，最后介绍治疗结果。病情叙述应该完整，阳性特征应

突出描述,不要和大量的阴性特征或者不相关的内容混在一起。写作时要预先考虑到读者会问什么样的问题,这些问题的答案要在文章中明确给出。图表可以使读者更加清楚地理解问题,因此在撰写病例描述内容时可插入患者所用仪器的照片、手术的流程图、生理检查的图片以及一些总结表。

病例描述的写作,文字尽可能精炼。如报告的是新的诊断方法或治疗方法,就要侧重突出病例的诊治经过。如报告的是病理现象,就应该报告取材的部位、条件、组织处理、制作标本的方法等。如报告的是一种疾病,诊断应该明确,疗效应该请楚。

5. 讨论 病例报告的讨论部分一般要求简单精练,不宜长篇大论,应该紧紧地围绕自己所报道的病例展开,阐述在病例中的"新发现",既要借鉴他人的经验教训,也要结合自己的体会。主要包括以下内容:①回答为什么该病例值得报告,并对该病例的罕见性及未预料性的论据进行讨论;②讨论该病例与以往已发表资料的关系,包括相反的观点;③对病例特征的可能解释,对临床研究及治疗的提示作用,包括不良的药物反应及药物的相互作用;④在"讨论"的最后部分对所讨论主题的未来研究及对临床实践的提示作用提出建议。由于病例报告提供的信息和证据是有限的、其理论是推测性的,因此,不要下武断的结论和提出夸大的建议。

6. 参考文献 不同类型的病例报告对参考文献的要求不同,相比较研究类或综述类的文章,病例报告中参考文献或许不是很重要,但也不能完全忽视,有些文章为找出佐证作者的观点,以及需要和自己的资料进行比较而列出参考文献也是可以的,但不宜过多,列得太多,占篇幅过多,不可取。

总之,对病例报告的写作要实事求是,体现真实性,病例要有特点,资料要完整简要,重点要突出,文字要精炼,讨论要精辟,令人看后能了解该病例的病情发生、发展、诊断、治疗、预后的简要过程等,读后感到有所收益。

(二)病例报告撰写应注意的问题

作者在写病例报告前,应先检索大量相关文献,甚至要做查新工作,必须明确所报告的病例是罕见还是少见,如果属"首例"或"首次"报道,还要表明是世界范围还是国内或区内,因此对"首例""首次"的使用要谨慎。

杂志社往往要求提供患者的年龄、职业和地区来鉴定患者,这些信息对病例报告很重要。但要注意的是,涉及人体的研究大多需要取得患者的知情同意(informed consent),这是基本的伦理要求,在开始写病例报告前就该取得患者签署的知情同意书,期刊一般都要求作者在投稿时递交患者签名的知情同意书。如果患者未成年,则必须取得其双亲或监护人的知情同意;对没有能力同意调查或治疗的成人,则需取得其家属的同意。对患者的隐私要做到绝对的保密,不可泄漏任何有可能透露出患者身份的信息,尤其要注意照片,患部的图片不应该透露出病患的身份特征。

(三)病例报告的写作规范

许多医学期刊,在其稿约中对病例报告的写作会提出各自特定的要求。目前国际上针对病例报告的写作规范,最知名的就是由国际 CARE 小组制定的 CARE 指南。该指南的宗旨是为临床医护人员撰写和发表病例报告提供必要的指导,通过全面而详细地列出一篇病例报告中应具备的各项要素以及相对应的具体写作要求,旨在提高作者对患者诊疗过程描述的透明度和准确度,同时也为病例报告的发表提供规范性指导。"CARE"是一个英文缩略语,由"case"的前 2 个字母以及"report"的前 2 个字母所组成。因此,顾名思义,CARE 小组就是因"病例报告"而生。2013 年 CARE 小组发布了第 1 版 CARE 指南;2016 年 1 月,CARE 小组发布了 2016 版 CARE 信息清单更新版。与 2013 年的版本相比,2016 年的这一更新版在内容方面进行了不少修改,也增补了一些全新的内容,尤其是凸显了临床诊疗中的医学伦理学要求。表 15-1 为 2016 版 CARE 信息清单更新版(英文版)的中文翻译,供读者参考。临床医生应善于在日常工作中,收集有价值的临床病例资料,为撰写病例报告积累优质资源;同时,通过学习国际上的病例报告写作规范以及各医学期刊对病例报告的写作要求,提升写作水平,以实现撰写高质量病例报告的目标。

表 15-1 病例报告写作规范——CARE 信息清单 2016

主题	项目编号	清单项目描述
文题	1	词语"病例报告"应与本报告中最受关注的内容同时列于文题中
关键词	2	4~7 个关键词——包括关键词"病例报告"
摘要	3a	背景：本病例报告为已有的医学文献增添了什么新的内容？
	3b	病例小结：主诉、诊断、干预、结局
	3c	结论：从本病例中主要"获取"了什么经验？
引言	4	当前的医疗标准以及本病例的贡献：列出参考文献（1~2 段文字）
时间表	5	将本病例报告中的信息按时间轴列成表或图
患者信息	6a	对病例的人口统计学信息以及其他患者和当事人的信息予以隐私保护
	6b	主诉：促使患者本次就诊的主要症状
	6c	相关既往史，包括既往的干预措施和结局
体格检查	7	相关的体检发现
诊断评估	8a	评估内容，包括调查、实验室检查、影像学检查等
	8b	诊断推理，包括考虑到的其他诊断以及存在的困难
	8c	考虑提供与评估、诊断和干预相关的图或表
	8d	提供预后特征（如适用）
干预	9a	干预类型，例如推荐的生活方式、治疗、药物疗法、手术等
	9b	干预管理，例如剂量、强度、持续时间
	9c	记录干预的变化，以及相应的解释说明
	9d	其他同时实施的干预
随访和结局	10a	临床医师的评估（如合适的话，增加患者或当事人对结局的评价）
	10b	重要的随访诊断评估结果
	10c	对干预依从性和耐受性进行评估，包括不良反应
讨论	11a	对作者在处理本病例时的优势和局限性进行讨论
	11b	详细指出如何将本病例报告告知临床实践或临床实践指南（clinical practice guideline，CPG）
	11c	基于本病例报告，如何提出一个可检验的假设？
	11d	结论及其理论依据
患者观点	12	患者或当事人对此次医疗过程的评价（如适用）
知情同意书	13	绝大多数期刊要求提供病例报告中的患者的知情同意书
其他信息	14	致谢部分；竞争性利益；如有需要，提供伦理审查委员会的证明

四、临床科研论著的写作

尽管医学论著所述内容不同，论证方法各异，体裁不一，但归纳起来必须向读者提供四个方面的信息，即研究什么与为何研究、怎样研究，发现什么、结果的解释与评价，也就是常说的四段式——前言（introduction）、材料与方法（material and methods）、结果（results）和讨论（discussion），国外简称 IMRAD。依照国际医学期刊的惯例要求，一篇完整的临床论著的书写格式主要由题目、作者、摘要、关键词、前言、材料（对象）与方法、结果、讨论、结论、致谢、参考文献等组成。当然，这种格式并非一成不变，作者可根据具体情况做适当归并与调整，如可将材料与方法合并写，也可将讨论与结论合并写。相关体裁的研究论文国际上已有推荐的报告规范可供撰写论文时参考。论文中专业术语应使用 1989 年以后由全国科学技术名词审定委员会审定公布的名词，以科学出版社出版的《医学名词》和相关学科的名词为准。尚未通过审定的名词，可选用最新版《医学主题词表（MeSH）》《医学主题词注释字顺表》《中医药主题词表》中的主题词。药物名称应使用最新版《中华人民共和国药典》和《中国药品通用名称》（均由中国药典委员会编写）中的名称，均采用国际非专利药名，不用商品名。现就科研论著的一般书写格式各部分分述如下。

（一）论文题目

论文的题目（title），又称文题、标题或题名。它是用最精练、最准确的文字对文章的主要内容和中心思想的概括表达，论文的题目本身就是一条重要的医学信息点，因此，论文题目要求具体、确切、简洁、鲜明且有特异性和可检索性。使读者一看文题，就能知道文中要说明的主要内容和了解该文的特点与性质，题目拟得好，可吸引更多的读者，会受到编者、审者的青睐，题目不当，可使文章逊色，甚至使稿件投稿落选。

论文题目是一个句子，能表达完整的意思，一般包括三方面的基本内容，即施加因素、受试对象和效应，要能够体现——受试对象（调查、观察对象）、施加因素（处理手段）和实验效应之间的关系。例如《认知行为治疗对强迫障碍患者药物治疗依从性的影响》其中"认知行为治疗"是"施加因素"，"强迫障碍患者"是"受试对象"，而"药物治疗依从性"则是其"实验效应"。

论文题目的写作要达到以下要求：

1. 具体确切，表达得当 具体就是不抽象、不笼统。确切就是不含糊、不夸张。应恰如其分地表达文章的内涵，如实地反映研究的范围。

2. 简洁精练，高度概括 题目应简明，突出主题，要删除一切可用可不用的字词，充分体现科技文章的风格和特点。一般中文文题字数以 20 个汉字以内为宜，最多亦不超过 30 个字，文题中间不用标点，题末不用句号。题目太长就不鲜明简洁和引人注目。非长不可时考虑用加副标题的办法来解决。副标题常常是将主要研究方案列出附在正标题之后，但必须用圆括号或破折号与主题分开，位于正标题之下，以区分于正标题。较大的题目则应分成若干分题。每个分题单独写一篇文章，且尽可能不设副标题。

3. 新颖有特色 指的是要求突出论文中特别有独创性、有特色的内容，文题不能一味模仿，要有创新，给人以新意。不要套用"×× 病 ×× 例临床分析"，或千篇一律地冠以"研究""探讨""体会"之类的陈词俗套。题目可有多种写法，可以目的命题、以研究对象命题、以研究方法命题、以研究结论命题等。"研究""探讨""观察""分析"等词不是不能用，而是应在必要时用。

4. 论文题目要有可检索性 题目应适应学术交流和信息传递的需要，用词严谨规范，凡病名、解剖生理名词、治疗方法、检查方法等，不得用俗称、习惯用语或过时的旧名词，中文用词必须使用全国自然科学名词审定委员会公布的名词。

（二）作者署名

1. 署名的条件 国际医学期刊编辑委员会（International Committee of Medical Journal Editors，ICMJE）在 1978 年开始提出《向生物医学期刊投稿的统一要求》，几乎每年均更新一次。在 2013 年 8 月修订时，更名为《学术研究实施与报告和医学期刊编辑与发表的推荐规范》（Recommendations for Conduct, Reporting, Editing and Publication of Scholarly Work in Medical Journals），简称《ICMJE 推荐规范》。在新版《ICMJE 推荐规范》中，ICMJE 建议医学论文作者署名必须同时满足以下 4 条：①对研究工作的思路或设计，有重要贡献，或者为研究获取、分析或解释数据；②负责起草、撰写和修改文章的主体部分；③负责投稿文章的最终审核确认；④同意对研究工作的各个方面承担责任以确保与论文任何部分的准确性或诚信有关的问题得到恰当的调查和解决。仅仅提供资金、收集数据、普通监管，不能列入作者。不能同时满足作者的 4 个条件，可以列为致谢人，并注明所做贡献，通讯作者要拿到所有被致谢人的书面许可。

按照文责自负的原则，论文一经发表，署名者应对该作品负有一切责任，包括政治上、学术上和法律上的责任。如果论文中存在剽窃、抄袭等弄虚作假的内容,或有政治上、学术上的错误,署名者应负全部责任。

2. 署名的排列 作者署名主要按作者(或单位名称)在研究中的作用、贡献以及所能承担的责任依次写明姓名和所在单位,而不是论资排队。近年来参照国际主流医学期刊的署名方式,国内也已在论文署名作者中标明通讯作者。所谓通讯作者往往指课题负责人,他/她提供课题研究经费和研究主要思路与设计,并承负着论文科学性和可靠性的重要责任,要负责与编辑部的一切通信联系和接受读者的咨询等。实际上通讯作者应该是研究成果知识产权的主要拥有者。

作者的工作单位、地址、邮政编码以及电子邮件等信息应详细列出,以便于读者及编辑部联系。值得注意的是,作者离校就业或工作单位变动时,作为论文作者的工作单位应与开展论文研究时的所在单位一致,如果需要同时出现目前工作单位,应征得原所在单位的同意,且应排在原单位之后。

3. 多学科综合研究课题论文的署名 课题组组长的姓名一般排列在前,组员按贡献大小依次排列在后。若在总的研究课题中又有分课题的情况下,分课题单独发表时,分课题的组长可以名列在前,组员按在研究成果中所起的作用大小排列。对多中心协作研究课题的论文,可以署负责课题的法人单位或直接署课题组织的名称,全部作者可附录于文末,但必须符合上述条件。同时还必须注明负责该论文的联系与解释者。

4. 署名的人数 目前尚无统一的规定。但国内许多医学期刊规定,以主要参加工作者为限,其余作者可采用注释形式列于文章首页下方,指导者、协作者、审阅者可列入致谢中,并应征得被致谢者同意。

5. 署名的格式 署名应署真名、全名,科研论文不应署笔名。其外文署名依据《中国人名汉语拼音字母拼写规则》(中华人民共和国国家标准 GB/T 28039—2011)一律用汉语拼音,写全名,不能用缩写,顺序也是姓前名后,姓和名的首字符大写,其间留空一格,例如:Chang Weimin(常卫民)、Wang Jie(王杰)。双字名(例:Weimin)两字的拼音之间不用连字符号。如果双字名的第二个字是以"a""o""e"开头的音节,其与第一字的最后一个音节拼读有可能混拼时,则用隔音号"'"将两个音节分开,如"张西安"应拼写成"Zhang Xi'an"。鉴于期刊对外发行和学术交流的需要,为便于国外读者能够清楚署名中的"姓"和"名",国内部分期刊或作者在投稿国外期刊时,有采用"姓"的拼音各字母全部大写,"名"的拼音首字母大写的方式,比如:CHANG Weimin(常卫民)、WANG Jie(王杰)、ZHANG Xi'an(张西安)。此外,应注意在投稿英文期刊填写网页上表格中的姓名时,其外文署名不应将双字名(Weimin)的 Wei 作为中间名填写。

(三)摘要与关键词

摘要(abstract)是论文主要内容的高度概括和浓缩。读者通过阅读摘要,就能获得必要的信息,以此判定有无必要阅读全文。摘要可离开原文,具有自立性和自含性,一般采用第三人称,独立成篇,自成体系,便于文献检索、刊物收录、计算机数据库输入,或作二次文献使用。摘要部分不列图表,无需引文,不分段落,一般不单独使用缩略语。

摘要分提示性摘要与结构式摘要两种类型。提示性摘要,也称指示性摘要,常用于文献综述、述评、病例报告等医学论文摘要的写作,主要起提示作用,重点介绍主题范围、目的等,一般不需要写具体数据、方法、结果和结论。结构式摘要有相对固定的结构形式,常用于科研论著摘要的写作,通常包含"目的、方法、结果、结论"四个部分。①目的(objective):简要说明研究的目的、意义及其重要性;②方法(methods):简述课题的设计、研究对象(材料)与方法、观测的指标、资料的收集处理以及统计分析方法等;③结果(results):简要列出主要的、有意义或新发现的研究结果(具体数据),并指出其临床与统计学意义;④结论(conclusion):表达经过科学分析、论证所获得的主要研究结论或见解,但不能超出研究结果的范围而过度推论,同时指出这些结论的理论意义或实用价值,以及可否推广应用。结构式摘要的字数一般控制在 200~300 字。中文杂志的英文摘要通常置于中文摘要之后,英文摘要须与中文摘要的内容相对应、一致,并符合英文的文法与语法规则要求。英文摘要多采用被动语态或第三人称撰写,一般不用缩写、简称和特殊符号,必须使用时,要采用国际国内公认的、通用的,并以标准的书写方法书写。医学专业术语应采用人民卫生出版社出版的《英汉医学词汇》和《英汉医学词典》最新版本中的专业术语。

此外,国际上有些医学期刊对摘要的书写格式和内容有不同要求,其内容包括背景(background)、目的(objective)、设计(design)、场所(setting)、对象(subject)、干预措施(intervention)、测量(measurement)、结果(results)和结论(conclusion),此种写法称为完全型结构式摘要,前述的四段式结构称为简明型结构式摘要。如拟投稿国外期刊杂志,应先了解拟投稿杂志的要求。

关键词(keywords)是指出现在论文中的具有检索意义,并能表达论文实质内容的名词和术语,是论文中最能反映论文主题信息的特征词汇、词组或短语,是为标引或检索文献而设的一种人工语言,便于编制索引和咨询检索。因此,要求关键词简洁、明确,并将论文中可供检索的关键点列出。出现在论文文题、文摘或是全文中的关键词,通常也被称之为文本词(text word),因其不受词表[比如:《医学主题词表》(medical subject headings,MeSH)]约束,所以也被称之为自由词(free text)。关键词首先应尽量使用美国国立医学图书馆编辑的最新版《Index Medicus》中MeSH内所列的词,如没有合适的主题词可选,可以使用恰当的习用自由词。

(四)前言

论文的前言(introduction),又称为引言、序言或研究背景,是写在论文正文前面的一段短文,为论文的起始部分。一般中文文章均不将"前言"列为标题,只是有一段文字将正文引出,内容涉及本研究的概念、定义、范围、研究假设、研究现状和存在问题等研究的背景资料,以及拟解决的问题、研究的目的和意义。能使读者对该文有大致了解,起到导读的作用。通过阅读前言,一般能够回答:①该论文所要研究的是什么问题? ②这些问题是来源于文献(即他人的研究)中,还是来源于作者的实际工作中? ③该论文准备解决哪些具体问题? ④解决之后将在理论与实践中产生什么影响或具有什么意义? 字数不宜过多,要切题,将论文的目的写清楚,使读者一目了然,同时起到给读者一些预备知识的作用,然后开始引出研究正文部分。

(五)材料与方法

材料与方法(material and method)是论文的重要组成部分,是对论文研究设计及实施方法的介绍,要能够体现论文的科学性和真实性,需要详细撰写,以便他人必要时重复和审核。"材料"主要交代作者用什么具体实验对象或什么具体的资料来进行研究,"方法"指用什么具体实验方法或搜集资料的方法来收集资料以及所采用的统计分析方法等。因此"材料与方法"在有些类型的研究论文中也称为"对象与方法"或"资料来源与方法"。"材料和方法"不能和"结果"部分合并撰写。

1. 以动物为受试对象的"材料与方法"写作要求 以动物为受试对象的"材料与方法"写作要交代实验条件和实验方法。实验条件包括实验动物的来源、品系名称、级别、雌雄、年龄(月龄或周龄)、体重、合格证号、提供单位和生产许可证号、选择标准、麻醉与手术方法、标本制备过程以及实验环境和饲养条件等。实验方法包括动物分组方法、给药剂量与途径、动物处理、指标测定方法、数据处理方法,所用仪器设备及规格、试剂、操作方法。常规试剂只需说明试剂的名称、生产厂家、规格、批号,新试剂还要写出分子式和结构式。此外,考虑到动物保护和伦理学问题,文中应交代该项研究是否接受过所依附单位伦理委员会的审查,并获得通过的内容。

2. 以人为受试对象的"材料与方法"写作要求 以人为受试对象的医学研究,其对象包括患者与非患者,既可来源于医院,也可来源于社区,而医学研究多是针对样本人群开展的研究,因此必须明确交代是否是随机样本、抽样方法及样本量大小等内容。将研究对象的来源介绍清楚,其主要目的除了估计抽样误差外,尚能帮助读者了解论文结论的适用范围。

(1)研究对象:首先,应交代清楚研究对象的来源。即选择和纳入的研究对象是从社区中随机抽取的、还是方便抽样或随意选择的,是否是来自医院的就诊病例。其次,诊断标准及纳入和排除标准要确切。涉及疾病诊断的,文中必须说明确切的诊断标准,应尽量使用"金标准",并标明出处,纳入标准和排除标准的定义应明确且界定清晰。再者,研究的样本量和分组方法要报告清楚,明确地介绍。对研究对象的数量,文中要给出估算的依据。如为有对照的研究，例如临床试验研究，文中应该交代研究对象的实际分组方法，是随机分组还是非随机分组。若是随机分组则应阐明具体的随机分组方法，如简单随机、区组随机或分层随机，切不可简单地写"随机分组"一句话。如为非随机分组，亦应给出相应的分组以及有关随机隐匿的方法。因为是以人为研究对象，便会涉及到伦理学方面的问题，所以文中要介绍该研究是否接受过所依附单位医学伦理委员会的审查，是否获得通过，以及研究对象是否对研究知情，有无签署知情同意书等。

（2）研究设计：论文中应明确扼要描述所采用的研究设计方案，如临床试验研究可能是"随机对照试验""非随机对照试验""交叉对照试验"等；病因研究可能是"病例对照研究""队列研究"等；预后研究可能是采用了"前瞻性队列研究""回顾性队列研究"等；描述性研究可能是"病例分析""普查""抽样调查"等研究设计方案。必要时可采用适当的图表表示。对于某些研究过程无法归类的，与其试图把其归类为某研究设计类型，不如在论文中真实描述其实际研究过程。

（3）试验的干预措施：临床研究中涉及的诊断、治疗或预防性干预措施效果评价试验的，对试验组或对照组给予的干预措施或对照措施，在论文应详细交待。例如用于患者的治疗试验的药物，应详细说明每日使用的剂量、次数、用药途径、疗程、根据治疗反应作剂量调节或停药的指标等，中药还应注明产地。所采用的手术方式、治疗仪器或其他干预方式也要写明其具体内容。

（4）测量指标及判断结果的标准：给予受试对象干预措施后，会产生不同的效应，例如有效、无效、药物不良反应、恶化等，有关效应的测量指标和判断结果的标准，撰写论文时必须清楚说明。在疾病预后的观察研究中，也应有痊愈、致残及死亡等指标的判断标准与方法。涉及有关实验室和特殊检查的指标与方法，要注明所应用的试剂、来源、质量标准、批号，实验仪器的名称、来源、型号、标准，实验的操作方法、精确度等。属特殊检查的图像性资料，亦应注明检查的方法和结果判断及其一致性检验的方法，以确定资料的可靠程度。

（5）质量控制：凡涉及有关偏倚及防止的对策，应在论文中反映出来，以利于读者判断研究的真实性。例如，应用随机方法防止选择性偏倚，应用盲法控制信息偏倚，改善研究对象依从性的措施等。

（6）资料统计分析：应对论文中涉及的资料分析内容、使用的统计方法、统计学假设检验水准，变量的定义与赋值，以及所选用的统计分析软件均应交代清楚，统计方法如果是众所周知，则毋须详述，如果采用新的统计方法，应介绍计算公式，引自文献等，使读者了解应用是否确切，也能够为读者学习借鉴提供文献来源。

（六）结果

"结果"（results）是一篇论文的核心部分，是研究者艰苦劳动的成果。其内容是将观察和实验研究所得到的资料和数据用文字和图、表形式表达出来。它既是作者对自己原先设计的目的或所提出问题的直接回答，也是下文逻辑推理、深入讨论的依据。因此结果部分实际上反映了论文的水平和价值，所以，写好结果部分就显得十分重要。结果部分的标题，也可根据不同论文的特点采用"实验结果""临床疗效""手术结果"等不同写法，以更确切地反映其实际内容。

结果撰写要注意的问题：

1. 围绕主题，重点突出　一项研究，可能得出多个方面的结果，可以从不同的角度写出几篇论文。但就某一篇论文而言，通常只能有一个主题，除了主题内容外，也可有其他内容，但相对主题而言都是次要的。因此，在一篇文章中报告结果时，要紧扣主题，切忌面面俱到，什么都想说，最后什么都没说清。

2. 资料真实，数据可靠　结果必须以研究事实为根据，既要介绍正面的、阳性的结果，也要交代反面的、阴性的结果，要实事求是，绝不能主观臆测，为迎合研究设计或项目的需要对观察到的结果随意取舍，如把不符合主观设想的数据或结果随意删除，将失去真实性。当然也不能将原始资料不加筛选地简单罗列、全盘端出。

3. 数据处理，方法得当　结果反应的是经过统计学处理的数据，不是原始数据，更不是原始记录。统计学处理主要是使原始数据从难理解变成易于理解，并从原始数据的偶然性中揭示出隐藏在其中的某些必然规律。所以科研论文报告一般应对所得数据进行统计学处理，且应正确选择统计分析方法与结果表达方式，统计学处理应给出具体的统计值,例如标准差、标准误、F=3.868、P=0.026。数字精确度应符合论文研究要求,且全文齐同化一,要正确使用法定计量单位和各种符号。

4. 层次分明,逻辑严谨 结果部分层次上应与材料方法相呼应,应根据不同情况分段叙述,可以设小标题,小标题之下亦可再设分标题,为结论和讨论埋下伏笔。但应注意结果部分不作结论和评论,不需在结果中进行分析,因为综合分析是归于讨论部分的内容。这样严格的限定,其意义在于保证这部分内容纯属研究结果,而不是分析和推理。

5. 处理好文、表、图三者关系 撰写结果时,可用文字,也可文字、图、表并用。凡简要文字能叙述清楚的内容就不用图表,如为了使数据和资料的表达更清楚,需要图、表并用,应有机配合,切忌文图表三者内容重复,繁琐赘述。采用的图表应符合规范要求,如图的大小规格,统计表须用三线表等。临床医学研究的论文结果中往往还会运用插图和照片,如心电图、脑电图、X片、CT片等来表示研究中的发现,插图的画面要重点突出,照片要注意拍摄的环境及技术条件的一致性,应能符合拟投稿杂志的要求。

6. 结果中不要引用参考文献 因为参考文献中的内容都是别人的研究结果,纵然很有参考价值,终究不是自己研究所得。

(七)讨论

讨论(discussion)是对论文中的结果做出理论性分析、推论、解释和预测,使之上升为理论,从理论的高度和深度阐明事物的内在联系和规律,显示本研究成果的学术水平和价值。它是全篇文章的精华所在。讨论部分是以结果部分为基础和线索进行分析和推理,表达作者在结果部分所不能表达的推理性内容。讨论的内容应当从实验和观察结果出发,实事求是,切不可主观推测,超越数据所能达到的范围。讨论写作的好坏很大程度上取决于作者文献掌握的多少,作者的分析能力如何,切忌将讨论部分写成他人文献的综述。

1. 讨论应包括的内容 ①进一步陈述研究的主要发现,说明和解释其理论依据以及临床使用前景。②与国内外相关研究的结果进行比较,分析其异同点及可能的原因,并进行客观公正的评价,提出自己的观点、见解和建议,指出结果的可能误差和研究中有无例外或尚难解释的问题。

③对本研究的优点和不足之处进行实事求是的评价、分析和解释,对可能存在哪些偏倚、偏倚的来源、偏倚对结果的可能影响以及本研究的内部真实性和外部真实性等进行讨论。④提出有待进一步研究的问题,提出今后的研究方向、展望、建议和设想,给读者以启迪。⑤根据研究结果已证实或不能证实的问题,做出恰如其分的结论。

2. 撰写讨论应注意的问题 ①讨论最好设立有小标题,提示本部分讨论的中心内容,按结果栏目中的顺序并结合文献分段撰写,或标出序号。其次序应从时间、因果、重要性、复杂性,相似与相反的对比等方面来考虑,使内容有条理,有联系,重点突出。②讨论必须确切、有据有证,避免以假设来"证明"假设,以未知来说明未知,并依次循环推论。③讨论不可文不对题,不可脱离结果,要与研究的目的结合起来,以结果为依据,与前人的结果和论点作比较,对结果作合理的解释和恰当的评价,必须具有说服力,论证要符合逻辑。与前人的结果和论点作比较时,引用文献一般不成段、成句引用,而是摘其观点和结论或数据,并加标注。④详略得当、突出新发现,阐述自己的见解,切勿冗长,面面俱到,离题。⑤要实事求是,评价要客观公正,不要乱下结论,或不愿指出研究的局限性,报喜不报优,隐瞒观点。⑥在引证必要的文献作为结论的论据时,切忌引用过多,罗列文献,写成一篇小综述。⑦避免简单重复前言、结果中的内容。

(八)结论

结论(conclusion)是对整篇文章去粗取精,由表及里的处理和综合分析,提炼出典型的论据,构成若干概念和判断。结论的措辞要严谨,表达要准确,它不是正文中某些结语的简单重复,也不是研究成果的罗列,结论要突出新见解,做出有根据的评价。结论一般可逐条列出,每条单独列一段,可由一句话或几句话组成,文字简短,不用图表。

现在论著类文稿已不写结论部分,而是以内容摘要的形式列于正文前面或讨论中。其他类型的文稿,可按其体裁和内容撰写结论或小结。当结论相关内容见于讨论部分时,一般是在结束讨论后,在论文的最后一段撰写总体结语,以反映论文的目的、解决的问题和最后得出的结论。

任何研究论文都要尽可能地提出明确的结论,回答科研构思或科学假说所提出的问题,因此结论也是科研构思或科学假说的答案。结论应写得简明扼要,精炼完整,逻辑严谨,表达准确,有条理性。它可提供读者在阅读时的方便,使之再次回忆和领会文中的主要方法、结果、观点和论据。撰写结论时,对不能明确的或无确切把握的结论,可用"印象"二字表示,并适当选用"提示""似乎"等留有余地的词,以代替"证明""证实"等肯定的词。

(九)致谢

致谢(acknowledgement)是对课题研究或论文写作过程中给予某些指导、帮助、支持、协作的单位和个人,或提供技术信息、物质或经费支持的单位和个人,而这些人又不符合作者署名的原则和条件,应在文末以致谢的形式将有关人员的名字或单位名称一一列出致谢,并说明具体贡献,如"技术指导""参加实验""收集数据""参与现场调查""审阅指导论文"等。致谢必须实事求是,并应征得被致谢者的同意。致谢并非每篇文章都必须要有。

致谢通常书写方式为:

致谢:本文曾得到 ××× 帮助、审阅、指导。或本文承蒙 ××× 帮助、审阅、指导,谨此致谢。

(十)参考文献

参考文献(references)是论文中的重要组成部分之一。该部分要求列出在研究过程和论文撰写时所参考过的有关文献目录及相关信息。列出文献目录不仅是尊重他人工作和严谨科学作风的体现,也可向读者提供更多的相关研究线索。

各个学术期刊对参考文献的书写格式均有明确的规定,投稿学术期刊时应按拟投稿杂志的规范要求书写。国际标准化组织(ISO)和我国的国家标准(GB)均有规定标准,另外,还有国际上生物医学期刊广泛接受的温哥华格式。

以下是《中华医学杂志》参考文献书写格式,供参考(引致《中华医学杂志》稿约)。

按 GB/T 7714-2005《文后参考文献著录规则》采用顺序编码制著录,依照其在文中出现的先后顺序用阿拉伯数字标出。有 DOI 编码的文章必须著录 DOI,列于该条文献末尾。题名后如是电子文献,还应标注文献类型,其文献类项和电子文献载体标志代码参照 GB 3469-1983《文献类型与文献载体代码》。参考文献中的作者列出第 1~3 名,超过 3 名时,后加",等"或其他与之相应的文字。外文期刊名称用缩写,以 Index Medicus 中的格式为准;中文期刊用全名。每条参考文献均须著录起止页。参考文献必须由作者与其原文核对无误。举例:

[1] Cappa C, Gregson K, Wardlaw T, et al. Birth registration: a child's passport to protection[J]Lancet Glob Health, 2014, 2(2): e67-68. DOI: 10.1016/S2214-109X(13)70180-3.

[2] 李惊子. 血尿[M]// 王海燕. 肾脏病学 .2 版. 北京: 人民卫生出版社, 1996: 282-287.

[3] Ockner RK. Acute viral hepatitis[M]//Wyngaarden JB, Smith Jr LH, Bennett JC, eds. Cecil textbook of medicine. 19th ed. Philadelphia: Saunders, 1992: 763-770.

[4] Abood S. Quality improvement initiative in nursing homes: the ANA acts in an advisory role[J/OL]. Am J Nurs, 2002, 102(6): 23[2002-08-12]. http://www.nursingworld.org/AJN/2002/june/Wawatch.htm.

五、医学科研论文的报告规范

以上介绍了医学科研论文写作的总体要求和方法,为了提高医学科研论文的质量,相对统一医学科研论文的报告规范十分必要,近年来国际上针对不同性质的临床科研报告制定了系列规范要求。对随机对照试验制定了统一报告标准——CONSORT(consolidated standards of reporting trials),对观察性流行病学研究,建立了加强观察性流行病学研究报告质量的规范——STROBE(strengthening the reporting of observational studies in epidemiology),对诊断试验研究制定了诊断试验准确性研究报告规范——STARD(standards for reporting of diagnostic accuracy),对病例报告的写作制定了 CARE 指南(见前述)。本部分将介绍临床试验报告的统一标准声明及加强流行病学中观察性研究报告质量声明。

(一)临床试验统一报告规范

随机对照试验因其设计严谨、纳入排除标准严格、结果估计精确度高,被公认为是干预措施效果评价的金标准,为了提高随机对照试验报告质量,由临床试验学者、统计学家、流行病学家和生物医学编辑组成的国际小组制定了随机对照试验相关报告规范即临床试验报告的统一标准(Consolidated Standards of Reporting Trials, CONSORT)声明。自从 JAMA 于 1996 年发表了"提高随机对照试验报告质量 CONSORT 声明"后,CONSORT 经历了 2001 年和 2010 年两次修订,修订后的 CONSORT 2010 声明涵盖了"文题和摘要、引言、方法、结果、讨论和其他信息"6个方面的规范要求,包括由25个条目组成的清单(表15-2)和受试者流程图(图15-1)。迄今,

CONSORT已衍生出了其他试验类型的扩展版,研究者及论文作者可以根据需要在官网上获得 http://www.consort-statement.org/。

表 15-2　随机临床试验报告规范(CONSORT 2010 检查清单)

领域 / 主题	编号	条目	页码
文题和摘要			
	1a	标题中说明研究的性质,如随机对照试验	
	1b	以结构式摘要报告试验设计、方法、结果和结论(具体的指导建议见摘要CONSORT,"CONSORT for abstracts")	
引言			
背景与目的	2a	介绍科学背景和立论依据	
	2b	明确的研究目的与假说	
方法			
试验设计	3a	描述试验设计(如平行设计、析因设计),包括各组人数分配比例	
	3b	描述研究开始后方法上的重要改变(如试验开始后纳入标准的改变),并说明原因和理由	
受试者	4a	受试者的纳入、排除和退出标准	
	4b	收集资料的单位和地点	
干预	5	详述每组干预的细节(以便其他研究者的复制)及实际实施情况,包括了实施时间和实施方式	
结局	6a	明确定义预先指定的首要和次要结局变量,包括了解如何和何时进行评价	
	6b	如果在试验开始后对结局变量进行了修改,必须说明原因	
样本量	7a	样本量是如何确定的	
	7b	必要时,解释期中分析及试验终止原则	
随机			
随机序列产生	8a	随机分配序列产生的方法	
	8b	随机化方法的类型,描述随机化细节(如是否有区组化,有的话,区组长度是多少?)	
分配隐匿机制	9	随机分配序列实施的机制,描述分配干预前为隐藏序列号所采取的步骤	
实施	10	谁生成了分配序列,谁招募受试者,谁分配受试者入组	
盲法	11a	若使用了盲法,需指明谁是干预的被盲者(如受试者、干预给予者、结果评价者)及如何设盲法	
	11b	如若涉及,描述每组干预的相似性	
统计方法	12a	用于比较组间主要和次要结局的统计学方法	
	12b	其他分析的统计学方法,如亚组分析和校正分析	
结果			
受试者流程图(强烈建议使用图)	13a	报告随机分配到每一组的受试者例数,接受已分配治疗的例数,以及纳入主要结局分析的例数	
	13b	报告进行随机化后每组的退出和排除情况及原因	
招募	14a	明确招募受试者的时间和随访时间的长短	
	14b	说明为何试验结束或中止	

续表

领域/主题	编号	条目	页码
基线数据	15	用表格形式呈现每组受试者的基线人口学和临床特征	
纳入分析的人数	16	在每组中,每个分析所包含的参与者人数(分母)以及分析是否按原始分配的组进行的	
结局和估计	17a	给出各组主要和次要结局结果的估计效应值及其精确度(如95%CI)	
	17b	如果结局指标是二分类变量,建议同时呈现绝对和相对效应值	
附加分析	18	报告所有其他进行的分析,包括亚组分析和校正分析,说明哪些是预先设定的分析,哪些是探索性的分析	
不良反应	19	详细记录各组所有重要的不良反应和意料之外的效应(具体指导建议见:不良反应CONSORT "CONSORT for harms")	
讨论			
局限性	20	试验的局限性,报告潜在偏倚和不精确的原因,以及出现多种分析结果的原因(如果有这种情况的话)	
普适性	21	试验结果被推广的可能性(外部真实性、可应用性)	
解释	22	解释试验结果与其他研究是否一致,权衡利和弊,并考虑其他证据	
其他信息			
注册	23	临床试验注册号和试验的注册机构需要提供	
研究方案公开	24	如果有,完整的研究方案在哪里可以获取	
资金资助	25	基金来源和其他支持(如提供药品)来源,资助者所起作用	

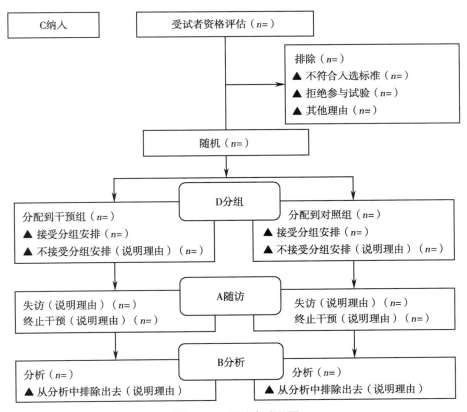

图 15-1　受试者流程图

（二）观察性研究报告规范

观察性研究是医学研究中较为常见的方法，指研究者不对被观察者的暴露情况加以限制，通过调查分析的方法，客观地记录某些现象的现状及相关特征，进行流行病学研究，其主要用途是描述疾病或健康状况在人群中的分布，探索和检验疾病与暴露之间的因果关联。这类研究设计较易实施，医学伦理学问题较少，但研究中可能存在多种偏倚，影响结果的真实性。因此，在评价任何一个观察性研究结果时，主要的问题是判断观察到的暴露与疾病之间的关联是否由偏倚、随机误差或混杂所造成。毫无疑问，清晰透明的研究报告有助于读者的阅读和评价，但近年来国内外的研究都发现，此类研究报告普遍存在不完整和不规范的问题。为了避免在报道观察性研究时重要信息缺失、不全或含混等现象，从而改进这类研究报告的质量，一个国际小组制定了加强流行病学中观察性研究报告质量声明（STROBE 声明）。STROBE 的制定始于 2004 年，以同年 9 月在英国 Bristol 大学召开的为期 2 天的国际会议为标志，与会者包括流行病学家、方法学家、统计学家、7 家著名杂志的编辑以及少数医生，会议的主要内容是对之前文献汇总形成的 STROBE 清单草稿中的每个条目进行讨论进而达成共识，并在会后公布了 STROBE 清单第 1 版的内容，即加强流行病学中观察性研究报告质量（Strengthening the Reporting of Observational studies in Epidemiology，STROBE）声明。随着研究的不断深入，工作组经过反复讨论、磋商，于 2005 年 4 月、2005 年 9 月、2007 年 10 月对 STROBE 声明进行了修订，使其更加全面、细致，更具科学性和合理性。由于流行病学观察性研究常包含数种研究设计和诸多的主题，因此制定小组把 STROBE 建议限定在 3 种研究设计（队列研究、病例对照研究和横断面研究），并制定成一种通用的格式。以后可以进一步扩展到其他的研究设计和专门的主题领域，如遗传和分子流行病学。同时，STROBE 的制定还是一个不断更新的过程，工作小组会根据评论、评价和新证据而定期推出更新的建议版本。STROBE 已被诸多杂志的稿约所推荐，受到了学术界的广泛关注。

STROBE 声明旨在为全面完善地报告观察性研究提供指导，虽然 STROBE 有助于显示出研究的优缺点，但是制定者提醒不要用清单去判断研究的质量，也希望作者不要用清单去修饰他们的研究报告，这也是 STROBE 声明中一再强调的。另外，他们还强调 STROBE 只是为如何更好地报告观察性研究提供指导（研究报告中要包含清单中所有条目，但并无严格的顺序要求，这些内容的顺序和格式应根据作者的意图，杂志风格和研究领域的传统确定，不应 STROBE 化），清单内容不是研究设计和实施流程，也不是评价观察性研究报告清晰度的量表。尽管如此，相信随着 STROBE 的不断改进与广泛应用，不仅观察性流行病学研究的报告会不断完善，也有助于改善观察性研究实施的质量和结果评价，最终促进更科学的临床和预防实践。

最新版的 STROBE 声明是由 22 个条目组成的清单，这些条目是优质观察性研究报告必备的重要内容，分别针对论文的题目和摘要（条目 1）、引言（条目 2~3）、方法（条目 4~12）、结果（条目 13~17）和讨论（条目 18~21）以及其他信息（条目 22，关于研究资金）等，具体见表 15-3。其中有 18 个条目同时适用于三种观察性研究设计，其余 4 个条目（条目 6、12、14 和 15）则根据设计类型而定。

除了适用于三种传统观察性研究设计的 STROBE 声明，针对其他类型的观察性研究也有学者制定了相应的 STROBE 扩展版，例如针对基因－疾病相关性研究的基因相关性研究 STROBE 扩展版（STREGA）及针对传染病分子流行病学研究的扩展版（STROME-ID）等，可根据需要在 STROBE 官方网站查询（https://www.strobe-statement.org/index.php?id=strobe-home）。

表 15-3　STROBE 声明——观察性研究必需项目清单

领域 / 主题	编号	条目
题目与摘要	1	（a）在题目或摘要中用常用术语表明研究所采用的设计 （b）摘要内容要丰富，并且能准确地表述研究中做了什么、发现了什么
引言		
背景 / 原理	2	对所报告的研究背景和原理进行解释
目的	3	阐明具体研究的目的，包括任何预先设定的假设
方法		
研究设计	4	尽早在论文中陈述研究设计的要素
研究机构	5	描述研究机构，即研究地点及相关资料，包括招募研究对象的时间范围（起止时间）、暴露、随访和数据收集等信息
研究对象	6	（a）队列研究：描述选择研究对象的合格标准、源人群和选择方法，描述随访方法 病例对照研究：描述选择确诊病例和对照的合格标准、源人群和选择方法，描述选择病例和对照的原理 横断面研究：描述选择研究对象的合格标准、源人群和选择方法 （b）队列研究 – 配对设计：描述配对标准和暴露与非暴露数目 病例对照研究 – 配对设计：描述配对标准和每个病例对应的对照数目
研究变量	7	明确定义结局、暴露、预测因子、可能的混杂因子及效应修饰因子，如涉及，给出诊断标准
资料来源 / 测量	8*	对每个有意义的变量，给出数据来源和详细的评估（测量）方法。如果有一个以上的组，还应描述各组之间测量方法的可比性
偏倚	9	描述解决潜在偏倚的方法
研究样本量	10	描述样本量大小确定的方法
定量变量	11	解释定量变量是如何分析的，如涉及，描述定量数据分组的方法和分组原因
统计学方法	12	（a）描述所有的统计学方法，包括控制混杂方法 （b）描述亚组和交互作用检查方法 （c）描述缺失值处理方法 （d）队列研究：如果可能，解释失访的处理方法；病例对照研究：如果可能，解释病例和对照的匹配方法；横断面研究：如涉及，描述根据抽样策略确定的统计方法 （e）描述所有敏感度分析
结果		
研究对象	13*	（a）报告研究各阶段参与的人数，如可能合格的人数、参与合格性检查的人数、证实合格的人数、纳入研究的人数、完成随访的人数及完成分析的人数 （b）解释在各阶段参与者退出研究的原因 （c）建议使用流程图
描述数据	14*	（a）描述参与者的特征（如人口学特征，临床与社会特征）以及暴露和潜在混杂因素的相关信息 （b）描述每个变量的缺失数据人数 （c）队列研究：总结随访时间（如平均时间及总和时间）
结局数据	15*	队列研究：报告发生结局事件的人数或随访期间测量指标的变化 病例对照研究：报告各个暴露类别的数量或暴露的综合指标 横断面研究：报告各暴露类别的人数或总结暴露情况

续表

领域 / 主题	编号	条目
主要结果	16	（a）报告未校正的估计值。如涉及，给出混杂因素校正后的估计值及其精确度（如95%CI），指明按照哪些混杂因素进行了校正及选择这些因素进行校正的原因； （b）如对连续变量进行分组，要报告每组观察值的范围； （c）如果有关联，可将有意义时期内的相对危险度转换成绝对危险度
其他分析	17	报告进行过的其他分析，如亚组分析、交互作用分析和敏感度分析
讨论		
主要结果	18	概括与研究假设有关的重要结果
局限性	19	讨论研究的局限性，包括潜在的偏倚或不准确的来源、讨论任何潜在的偏倚方向和大小
解释	20	结合研究目标、研究局限性、多因素分析、类似研究结果和其他相关证据，谨慎给出一个总体的结果解释
普适性	21	讨论研究结果的可推广性（外部真实性）
其他信息		
基金	22	提供研究资金的来源和资助机构在研究中的作用，如涉及，提供资助机构在本文基于的初始研究中的作用

＊注：在病例对照研究中分别给出病例和对照的信息；如果可能，在队列研究和横断面研究中分别给出暴露组和非暴露组的信息。

（孙业桓）

参 考 文 献

1. 李立明. 临床流行病学[M]. 北京: 人民卫生出版社, 2011.

2. Kleinbaum DG, Kupper LL, Morgenstern H. Epidemiological Research[M]. Belmont: Lifetime Learning Publication, 1982.

3. Miettinen OS. Theoretical Epidemiology[M]. New York: John Wiley & Sons, Inc, 1985.

4. Rothman KJ. Modern Epidemiology[M]. Boston: Little, Brown and Company, 1986.

5. 柳川洋, 他. 疫学基礎から学ぶために[M]. 東京: 南江堂, 1996.

6. Last JM. A Dictionary of Epidemiology[M]. New York: Oxford University Press, 1995.

7. Kahn HA, Sempos CT. Statistical Methods in Epidemiology[M]. New York: Oxford University Press, 1989.

8. 肖明耀. 误差理论与应用[M]. 北京: 计量出版社, 1985.

9. 谭红专. 现代流行病学[M]. 2版. 北京: 人民卫生出版社, 2008.

10. 王建华. 临床流行病学[M]. 6版. 北京: 人民卫生出版社, 2004.

11. 王滨有. 流行病学学习指导与习题集[M]. 北京: 人民卫生出版社, 2008.

12. 黄悦勤. 临床流行病学[M]. 4版. 北京: 人民卫生出版社, 2010.

13. Szeto CC, Kwan BC, Chow KM, et al. The safety and short-term efficacy of aliskiren in the treatment of immunoglobulin a nephropathy-a randomized cross-over study[J]. PLoS One, 2013, 8(5): e62736.

14. 李静. 随机分配方案的隐藏[J]. 中国循证医学杂志, 2004, 4(10): 714-715.

15. 王家良. 临床流行病学[M]. 3版. 上海: 上海科学技术出版社, 2009.

16. 王吉耀. 循证医学与临床实践[M]. 2版. 北京: 科学出版社, 2006.

17. Haynes RB, Sackett DL, Guyatt GH, et al. Clinical Epidemiology: How to Do Clinical Practice Research[M]. 3rd ed. Philadelphia: Lippincott Williams & Wilkins, 2005.

18. 孙中行. 临床流行病学[M]. 2版. 沈阳: 辽宁科技出版社, 1995.

19. 黄悦勤. 临床流行病学[M]. 2版. 北京: 人民卫生出版社, 2006.

20. 王滨有. 临床实用流行病学[M]. 哈尔滨: 黑龙江科技出版社, 2002.

21. Gliklich RE, Dreyer NA. Registries for Evaluating Patient Outcomes: A User's Guide[S]. 3rd ed. Rockville: Agency for Healthcare Research and Quality, 2012.

22. 耿贯一. 流行病学[M]. 2版. 北京: 人民卫生出版社, 1995.

23. 王家良. 临床流行病学[M]. 3版. 北京: 人民卫生出版社, 2008.

24. 林果为, 沈福民. 现代临床流行病学[M]. 上海: 上海医科大学出版社, 2000.

25. Sackett DL, Haynes RB, Tugwell P, et al. Clinical Epidemiology: A Basic Science for Clinical Medicine[M]. 2nd ed. Philadelphia: Lippincott Williams & Wilkins, 1991.

26. 金丕焕. 医用统计方法[M]. 上海: 上海医科大学出版社, 1998.

27. 沈洪兵. 流行病学[M]. 8版. 北京: 人民卫生出版社, 2013.

28. Greenberg RS. 医学流行病学[M]. 4版. 游伟程, 译. 北京: 人民卫生出版社, 2006.

29. Moons KG, Royston P, Vergouwe Y, et al. Prognosis and prognostic research: what, why, and how?[J] BMJ, 2009, 338: b375.

30. Gordis L. Epidemiology [M]. 2nd ed. Philadelphia: W.B. Saunders Company, 2000.

31. Hennekens CH, Buring JE. Epidemiology in Medicine [M]. Philadelphia: Lippincott Williams & Wilki, 1987.

32. Haynes B, Sackett DL, Guyatt GH, et al. Clinical Epidemiology: How to Do Clinical Practice Research [M]. 3rd ed. Philadelphia: Lippincott Williams & Wilkins, 2005.

33. Fletcher RH, Fletcher S W, Wagner E H. Clinical Epidemiology: The Essentials [M]. 3rd ed. Philadelphia: Lippincott Williams & Wilkins, 1996.

34. Rothman KJ, Greenland S. Modern Epidemiology [M]. 2nd ed. Philadelphia: Lippincott Raven Publishers, 1998.

35. 詹思延. 流行病学 [M]. 6 版. 北京: 人民卫生出版社, 2007.

36. 李立明. 流行病学 [M]. 7 版. 北京: 人民卫生出版社, 2012.

37. 王家良. 临床流行病学 [M]. 2 版. 北京: 人民卫生出版社, 2002.

38. 刘续宝, 王素萍. 临床流行病学与循证医学 [M]. 4 版. 北京: 人民卫生出版社, 2013.

39. 孙贵范. 预防医学 [M]. 北京: 人民卫生出版社, 2006.

40. 常存库. 揭开生命与疾病奥秘的钥匙: 医学科学方法学 [M]. 北京: 中国协和医科大学出版社, 2006.

41. 贺石林, 陈修. 医学科研方法导论 [M]. 北京: 人民卫生出版社, 1998.

42. 李定国, 黄红. 医院流行病学教程 [M]. 北京: 科学出版社, 2002.

43. Weinstein MC. 临床决策分析 [M]. 曹建文, 译. 上海: 复旦大学出版社, 2005.

44. Liang J F, Wang H K, Xiao H, et al. Relationship and prognostic significance of SPARC and VEGF protein expression in colon cancer [J]. J Exp Clin Cancer Res, 2010, 29: 71.

45. 梁尚争. 血清紫色反应在口腔颌面部恶性肿瘤诊断中的初步评价 [J]. 华西口腔医学杂志, 1985, 1: 008.

46. 黄悦勤, 董问天. 美国人格诊断问卷 (PDQ-R) 在中国的试测 [J]. 中国心理卫生杂志, 1998, 12 (5): 262-264.

47. 黄志文. 呋喃唑酮治疗消化性溃疡的双盲对照观察 [J]. 新医学, 1984, 23 (4): 195.

48. 黄悦勤, 党卫民, 刘肇瑞, 等. 北京市三所高校大学生 SARS 流行期的心理状态现况调查 [J]. 中国心理卫生杂志, 2003, 17 (8): 521-523.

49. 何耀, 李兰荪. A 型性格与冠状动脉病变的关系研究 [J]. 中华心血管病杂志, 1991, 19 (4): 214-216.

50. 许锐恒, 耿贯一. 天津市肺癌与吸烟关系的病例对照研究 [J]. 中华流行病学杂志, 1983, 4 (4): 194-195.

51. 何耀, 常青, 黄久仪, 等. 军队男性中老年人脑卒中发病和死亡的队列研究 [J]. 中华流行病学杂志, 2003, 24 (6): 476-479.

52. 刘浩, 朱立光, 苏卫红, 等. 广西壮族自治区 40 岁以上人群冠心病事件发病影响因素的队列研究 [J]. 中华流行病学杂志, 2005, 26 (12): 964-966.

53. 王小钦, 林果为, 王军, 等. 上海地区急性白血病患者五年生存率及预后因素分析 [J]. 中华内科杂志, 1999, 38 (12): 827-831.

54. 张合林, 平育敏, 白世祥, 等. 应用 COX 模型对食管癌切除术预后的研究 [J]. 中华胸心血管外科杂志, 2000, 16 (6): 346-349.

55. 陈主初. 病理生理学 [M]. 北京: 人民卫生出版社, 2001.

56. Tierney LM, Mcphee S J, Phpadakis M A. Medical diagnosis & treatment [M]. 39th ed. New York: McGraw-Hill, 2000.

57. 何耀, 封康, 王洁, 等. 老年人群代谢综合征的患病率及其与心脑血管病的关系 [J]. 中华老年心脑血管病杂志, 2006, 8 (9): 597-600.

58. 左婷婷, 陈万青. 中国乳腺癌全人群生存率分析研究进展 [J]. 中国肿瘤临床, 2016, 43 (14): 639-642.

59. 陈一佳, 苏健, 覃玉, 等. 睡眠时间和 2 型糖尿病患者死亡风险的前瞻性队列研究 [J]. 中华流行病学杂志, 2019, 40 (4): 394-399.

60. 彭鹏, 吴春晓, 龚杨明, 等. 上海人群胃癌生存率研究 [J]. 中国癌症杂志, 2016, 26 (5): 414-420.

61. 刘续宝, 孙业桓. 临床流行病学与循证医学 [M]. 5 版. 北京: 人民卫生出版社, 2018.

62. 唐金陵, Glasziou P. 循证医学基础 [M]. 2 版. 北京: 北京大学医学出版社, 2016.

63. 李立明. 流行病学: 第一卷 [M]. 3 版. 北京: 人民卫生出版社, 2015.

64. 王吉耀. 循证医学与循证实践 [M]. 4 版. 北京: 科学出版社, 2019.

65. Gastel B, Day RA. How to Write and Publish a Scientific Paper[M]. Eighth Edition. Santa Barbara, California: Greenwood, 2016.

66. Chen R et al. Guangzhou Experience Treatment of Severe Acute Respiratory Syndrome with Glucosteroids: The Guangzhou Experience[J]. Chest 2006, 129: 1441−1452.

67. Chang H et al. Correlates of institutionalized senior veterans' quality of life in Taiwan[J]. Health Qual Life Outcomes, 2010, 8(1): 70.

中英文名词对照索引

D

E

F

G

H

J

K

L

M

N

P

Z

28